U0397918

肿瘤科常见病综合诊治与病理诊断

臧传鑫　等 主编

上海科学普及出版社

图书在版编目（CIP）数据

肿瘤科常见病综合诊治与病理诊断／臧传鑫等主编. —上海：上海科学普及出版社，2023.9
ISBN 978-7-5427-8642-5

Ⅰ.①肿… Ⅱ.①臧… Ⅲ.①肿瘤–诊疗 Ⅳ.①R73

中国国家版本馆CIP数据核字（2023）第254665号

统　　筹　张善涛
责任编辑　郝梓涵
整体设计　宗　宁

肿瘤科常见病综合诊治与病理诊断

主编　臧传鑫　等

上海科学普及出版社出版发行

（上海中山北路832号　邮政编码200070）

http://www.pspsh.com

各地新华书店经销　　山东麦德森文化传媒有限公司印刷

开本 787×1092 1/16　印张 22.75　插页 2　字数 582 000

2023年9月第1版　　2023年9月第1次印刷

ISBN 978-7-5427-8642-5　定价：198.00元

本书如有缺页、错装或坏损等严重质量问题

请向工厂联系调换

联系电话：0531-82601513

编委会

主编

臧传鑫　日照市中医医院

刘　萍　滕州市中心人民医院

尹作花　济南市槐荫人民医院

王明霞　临邑县人民医院

冯　倩　山东省庆云县人民医院

张树霞　山东省庆云县人民医院

杨世奎　山东省青州市人民医院

副主编

宋宜慧　山东省济宁市曲阜市人民医院

陈梅香　湖北省武汉市江夏区第一人民医院（协和江南医院）

王　蕊　淄博市中心医院

宋萌萌　泰安市中医医院

张黎芳　山东省招远市中医医院

冯倩倩　泰安市中心医院

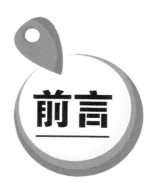

前言

随着临床治疗技术水平不断提高,肿瘤的诊疗已逐步进入"慢性病管理时代"。《"健康中国2030"规划纲要》提出,到 2030 年,实现全人群、全生命周期的慢性病健康管理,总体癌症 5 年生存率提高 15％。这对强化落实癌症防治工作,持续提升癌症综合诊疗水平,实现"共建共享健康中国"有着积极且重要的意义。虽然目前我国恶性肿瘤患者数量有所下降,但其仍居我国居民死因第一位,患者疾病负担严重,癌症防控工作依旧道阻且长。

有研究证实,肿瘤预后与发现、治疗的早晚密切相关,这就要求临床医师能对肿瘤的病理变化做出快速而准确的诊断并进行有效的治疗,所以临床医师必须熟练掌握常见肿瘤的病理诊断与治疗技能。为满足临床医师对常见肿瘤诊疗知识的需求,我们特组织了一批肿瘤学专家,他们结合自身临床诊疗实践经验和现代科研成果,编写了这本《肿瘤科常见病综合诊治与病理诊断》。

本书通俗易懂地阐述了临床常见肿瘤的发生、发展机制,诊断和鉴别诊断,以及治疗思路,并特色性地加入了肿瘤的中医治疗;内容上力求推陈出新,文字上删繁就简,结合肿瘤学的特点,突出了新理论、新技术在临床上的应用。本书结构严谨、重点突出,反映了当今临床强调的规范化、个体化治疗和循证医学的理念,可以指导临床医师从患者的细微变化中获得肿瘤的信息,达到疾病早发现、早诊断、早治疗的目的,适合从事肿瘤专业的临床医师和医学院学生参考使用。

现代肿瘤学发展迅速,各种新的诊疗方法层出不穷,且本书由多人执笔,在写作风格和内容取舍方面可能存在不足之处,敬请广大读者批评指正。

《肿瘤科常见病综合诊治与病理诊断》编委会
2023 年 5 月

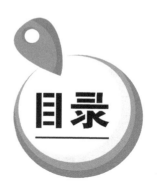

目录

第一章

绪　论

第一节　肿瘤的一般形态学特征

一、肿瘤的大体形态

除白血病外，绝大多数实体瘤都以形成肿块为特点。肿瘤的形状、大小和数目、颜色、结构和质地、包膜和蒂等形态特点多种多样，但也有规律可循，并在一定程度上可反映肿瘤的良、恶性。

（一）形状

实体瘤可呈圆球形、椭圆形、扁球形、长梭形、结节状、哑铃状、葫芦状、分叶状、息肉状、蕈伞状、乳头状、斑块状或溃疡状。膨胀性生长的肿瘤边缘整齐或有包膜。浸润性生长的肿瘤边缘不规则，伸入周围正常组织，呈犬牙交错状、蟹足状或放射状。

（二）大小和数目

肿瘤大小不一。原位癌、微小癌或隐匿癌的体积小，直径<1 cm。心脏间皮瘤可能是人类最小的肿瘤，仅数毫米。位于体表或重要脏器（如脑和脊髓）的肿瘤以及高度恶性肿瘤通常体积较小。良性或低度恶性肿瘤生长在非要害部位时体积巨大，如卵巢囊腺瘤、脂肪肉瘤，直径可>50 cm，重量>1 000 g。

肿瘤常为单个，有时可多发。常见的多发性肿瘤有家族性大肠腺瘤病、神经纤维瘤病、子宫平滑肌瘤、骨软骨瘤和骨髓瘤等。复发的肿瘤可在局部形成数个病灶，转移性肿瘤也可形成多个转移灶，但非多发。

（三）颜色

肿瘤的颜色常与其相应正常组织的颜色相似。多数肿瘤的颜色呈白色或灰白色，如纤维肉瘤、神经纤维肉瘤、乳腺癌等；脂肪瘤、神经鞘瘤呈黄色；血管瘤、内分泌肿瘤呈红色或红褐色；恶性黑色素瘤呈灰黑色或黑色。此外，软骨性肿瘤多呈浅蓝灰色，粒细胞肉瘤在新鲜标本上可呈淡绿色。

（四）结构和质地

实体瘤由实质和间质组成。肿瘤实质是肿瘤的主要成分，肿瘤间质则包括支持和营养实质细胞的结缔组织、血管和神经等。肿瘤的结构和质地取决于肿瘤实质和间质的成分和数量。

海绵状血管瘤、囊性畸胎瘤、囊腺瘤和囊腺癌的结构呈囊状。叶状囊肉瘤、管内乳头状瘤呈裂隙状。平滑肌瘤、纤维瘤病呈漩涡状。高度恶性的肉瘤如淋巴瘤或未分化肉瘤的切面均匀一致。

癌的质地一般硬而脆,但实质细胞多的癌如乳腺髓样癌则较软。各种腺瘤、脂肪瘤、血管瘤的质地较柔软。纤维瘤病、平滑肌瘤常较坚韧。钙化上皮瘤、骨瘤和软骨瘤质地坚硬。高度恶性的肉瘤则软而嫩,似鱼肉状。

(五)包膜

包膜一般是良性肿瘤(脂肪瘤、神经鞘瘤、各种腺瘤和囊腺瘤)的特征,但良性肿瘤未必都有包膜,如乳头状瘤、平滑肌瘤、血管瘤、内生性软骨瘤等。凡有包膜的肿瘤,如肿瘤侵犯并穿透包膜,往往意味着是恶性肿瘤。如甲状腺滤泡状肿瘤包膜完整时为滤泡状腺瘤,瘤细胞穿破包膜则为滤泡状癌。恶性肿瘤通常无包膜。或仅有不完整的包膜或假包膜。所谓假包膜是指大体上似有包膜,但镜下为增生的纤维组织,在这种"包膜"上或"包膜"外已有瘤细胞浸润。有些恶性肿瘤初起时可有包膜(如小肝癌),后期包膜被突破,瘤细胞浸润至包膜外。

(六)蒂

发生于真皮、皮下、黏膜下或浆膜下等部位的肿瘤有时有细长或粗短的蒂,如软纤维瘤、乳头状瘤、胃肠道息肉状腺瘤、骨软骨瘤等。带蒂的肿瘤大多为良性,恶性肿瘤很少有蒂。食管癌肉瘤可有蒂,位于肝表面的肝癌偶也可有蒂。

二、肿瘤的组织形态

良性肿瘤的组织结构与其相应的组织近似,恶性肿瘤的组织结构则与其相应的组织偏离较远。无论良性还是恶性肿瘤,上皮性或间叶性肿瘤均由实质和间质两部分组成。

(一)实质

实质是肿瘤的主质,由肿瘤细胞组成。肿瘤细胞的排列方式与其分化程度及异型程度有密切关系。由上皮细胞组成的肿瘤可出现下列结构形式:腺管状、腺泡状、乳头状、栅状、小梁状、巢状、筛状、圆柱状和囊状等。由结缔组织、肌肉组织以及神经组织等成分组成的肿瘤,可出现下列排列方式:漩涡状、编织状、轮辐状、栅状、裂隙状、菊形团、假菊形团、洋葱皮样、花冠状和波纹状等。由淋巴造血组织组成的肿瘤多呈弥漫性排列。上皮性肿瘤通常有一层基膜将瘤细胞与间质分开,但这层基膜常不完整,尤其在肿瘤浸润处。

(二)间质

肿瘤的间质由肿瘤细胞诱导产生,常介于瘤细胞和正常细胞之间,对肿瘤的生长起重要作用。肿瘤间质由结缔组织、血管和神经等构成。结缔组织含细胞、纤维及基质。肿瘤中的血管可为被侵犯组织的残留血管,也可为被肿瘤刺激诱发的新生血管。肿瘤中神经多为原有的,偶有再生的神经纤维。

肿瘤间质中结缔组织的固有细胞是纤维细胞和成纤维细胞,此外还有未分化细胞和巨噬细胞等。未分化的间充质细胞多分布在血管周围,具有多向分化的潜能,可分化为(肌)成纤维细胞、脂肪细胞、软骨细胞、骨细胞、组织细胞和肥大细胞等。结缔组织的纤维成分包括胶原纤维、弹力纤维和网状纤维。结缔组织的基质由糖胺聚糖和蛋白质等组成。肿瘤间质中还可有炎症细胞浸润,包括淋巴细胞、浆细胞、中性粒细胞和嗜酸性粒细胞等。结缔组织在肉瘤和分化差的癌中较少,在分化较好的肿瘤中较多。某些恶性肿瘤如乳腺硬癌、胆管癌、结缔组织增生性恶性肿瘤中含有丰富的胶原纤维,硬癌中还有较多弹性纤维。网状纤维则多存在于间叶来源的肿瘤中,而在上皮性肿瘤中网状纤维仅围绕在细胞巢周围。

肿瘤间质中血管可多可少。良性肿瘤血管一般较少。原位癌中无血管进入肿瘤组织,某些类型癌如乳腺硬癌和肺瘢痕癌中血管也很少。内分泌肿瘤、肝细胞癌、腺泡状软组织肉瘤、副神经瘤中常有丰富的血管或血窦。

三、良性肿瘤与恶性肿瘤的区别

根据肿瘤对人体危害程度不同,可分为良性肿瘤和恶性肿瘤。良性与恶性肿瘤的区别主要依据肿瘤的分化。此外,复发和转移也是重要依据,但这些区别均具有相对性。有时良性肿瘤与恶性肿瘤之间的界限并非截然可分,故要判断肿瘤的良、恶性绝非易事,需要长期工作的经验积累才能胜任。

(一)良性肿瘤

良性肿瘤通常生长缓慢,呈膨胀性扩展,边界清楚,常有包膜。肿瘤分化好,色泽和质地接近相应的正常组织,组织和细胞形态变异较小,核分裂象不易见到。肿瘤完整切除后几乎都能治愈,一般不复发,也不转移,预后良好。即使肿瘤未完全切除而复发时,也是以非破坏性方式生长。外科病理诊断实践中发现在极其罕见的情况下(<1/50 000 病例),形态学良性的肿瘤发生远处转移,如皮肤良性纤维组织细胞瘤、涎腺多形性腺瘤,依据目前常规组织学检查完全无法预测其生物学行为。位于重要解剖部位(如心脏和颅脑)或者分泌过多激素(如去甲肾上腺素)的良性肿瘤,可产生严重后果,甚至危及生命。

(二)恶性肿瘤

恶性肿瘤通常生长迅速,呈浸润性扩展,破坏周围组织,无包膜或仅有假包膜。肿瘤分化差,组织和细胞形态与相应的正常组织相差甚远,显示异型性,排列紊乱或极性丧失,细胞核不规则,深染或空淡,核仁显著,核分裂象增多,且可出现病理性核分裂象。肿瘤浸润广泛,手术切除后常复发,容易转移,危及生命。

(三)交界性肿瘤

生物学行为介于良性和恶性肿瘤之间的肿瘤称为交界性肿瘤或中间性肿瘤,也有学者将主观上难以区别良、恶性的肿瘤称为交界性肿瘤。属于交界性肿瘤的有卵巢交界性浆液性或黏液性囊腺瘤、膀胱尿路上皮乳头状瘤、甲状腺非典型滤泡状腺瘤、非典型纤维黄色瘤、非典型脂肪瘤、血管内皮瘤、侵袭性骨母细胞瘤等。

最近,软组织肿瘤 WHO 分类工作小组将介于良性和恶性之间的中间性肿瘤分为两类:局部侵袭性和罕有转移性。①局部侵袭性中间性肿瘤:常局部复发,伴有浸润性和局部破坏性生长方式,但无转移潜能。为了确保局部控制,需行广泛切除手术,切缘为正常组织。这类肿瘤如韧带样瘤型纤维瘤病、非典型脂肪瘤性肿瘤/分化良好脂肪肉瘤和 Kaposi 样血管内皮瘤等。②罕有转移性中间性肿瘤:常局部复发,此外,还偶可发生远处转移,通常转移到淋巴结和肺。这种转移的概率<2%,且依据组织形态学表现无可靠的预测标准。这类肿瘤如孤立性纤维瘤、婴儿性纤维肉瘤、丛状纤维组织细胞瘤和 Kaposi 肉瘤等。

仔细的形态学观察和随访研究使人们对肿瘤的生物学行为有了更深入的了解。某些交界性肿瘤的诊断标准也会随之发生一些改变。例如,间质浸润一直被视为上皮性恶性肿瘤的形态特征,但 WHO 最新分类将卵巢肿瘤中那些乳头"脱落"或"飘浮"在间质中的非破坏性浸润的浆液性肿瘤和颈管型黏液性肿瘤归为交界性肿瘤,只有那些破坏性间质浸润的肿瘤才诊断为浆液性癌和黏液性癌。又如,限于结直肠黏膜层内,形态学呈恶性特征的腺体(包括黏膜内浸润)现诊断为高级别上皮肉瘤变,而不诊断为黏膜内癌,只有恶性腺体突破黏膜肌层侵犯到黏膜下层才能明确诊断为结直肠癌。

(宋宜慧)

第二节 肿瘤的定义、命名与分类

一、肿瘤的定义

Willis 曾将肿瘤定义为,肿瘤是一个不正常的组织块,呈过度而不协调的生长,其诱发的刺激因素停止后,仍然继续过度的生长。给肿瘤一个简单的定义是比较困难的,现在趋向认为肿瘤是机体局部组织的细胞在各种内在和外界的致瘤因素长期作用下,逐渐发生的过度而不协调生长所形成的异常新生物;它是由正常细胞获得了新的生物学遗传特性转化而来,并伴有分化和调控的异常;当诱发的刺激因素消除后,仍继续与机体不相协调地过度生长。

二、肿瘤的命名

肿瘤的命名可分为普通命名法和特殊命名法两种。普通命名法是根据肿瘤的发生部位、组织来源及良恶性征象而命名。良性肿瘤的命名方式,一般由组织来源加瘤命名,如纤维瘤、脂肪瘤等。恶性肿瘤的命名方式,如果来自上皮组织称为癌,即此组织来源加癌,如鳞状细胞癌、腺癌等;如果来自间叶组织,即组织来源加肉瘤,如纤维肉瘤、平滑肌肉瘤等。特殊命名法无一定规律,有来自传统习惯或特殊情况的约定俗成。以人名命名,如 Ewing 瘤、Kaposi 肉瘤;以细胞形态命名,如燕麦细胞癌、印戒细胞癌等;以分泌激素或功能命名,如胰岛素瘤、胃泌素瘤、APUD瘤等;含多种组织成分的肿瘤用复合性命名,如血管脂肪瘤、纤维腺瘤、骨软骨瘤等;以细胞嗜色特性命名,如嗜银细胞瘤、嗜铬细胞瘤等。

三、肿瘤的分类

目前仍以形态学为基础,综合肿瘤的组织来源和性质两方面来分类。

(一)上皮组织来源的肿瘤

上皮组织可来自外胚层(如皮肤)、中胚层(如泌尿、生殖系)及内胚层(如胃肠)。良性肿瘤有乳头状瘤、腺瘤等;恶性肿瘤有鳞状细胞癌、腺癌等。

(二)间叶组织来源的肿瘤

间叶组织包括纤维组织、脂肪组织、脉管组织、肌细胞、骨及软组织等。良性肿瘤有纤维瘤、脂肪瘤、软骨瘤、骨瘤等;恶性肿瘤称为肉瘤,如纤维肉瘤、脂肪肉瘤、横纹肌肉瘤等。

(三)淋巴造血组织来源的肿瘤

淋巴造血组织来源于中胚层,由它发生的肿瘤包括淋巴组织肿瘤、骨髓原始造血组织肿瘤等,多为恶性肿瘤,如非霍奇金淋巴瘤、多发性骨髓瘤等。

(四)神经组织来源的肿瘤

神经组织来源于神经外胚叶,包括神经纤维、神经鞘膜、神经节、神经母细胞及神经胶质细胞等,常见的肿瘤有神经胶质瘤、神经纤维瘤等。

(五)胚胎残余组织来源的肿瘤

胚胎残余组织可见于很多脏器及组织,如肺母细胞瘤、肝母细胞瘤、肾母细胞瘤、脊索瘤等。

(六)组织来源尚未完全肯定的肿瘤

如腺泡状软组织肉瘤、颗粒细胞肌母细胞瘤、上皮样肉瘤、透明细胞肉瘤等。

肿瘤是机体与环境致瘤因素以协同或序贯的方式,使一些组织的细胞在基因水平上失去对其生长的正常调控,呈现过度而不协调的克隆性增殖所形成的新生物。肿瘤的发生是一个长期的、多阶段的、多基因改变累积的过程,具有多基因控制和多因素调节的复杂性。因此,加强肿瘤生物学基础的研究,对进一步认识肿瘤的本质、发展以及推动肿瘤的防治均有重要的理论意义和实践价值。

(陈梅香)

第三节　恶性肿瘤的分级和分期

一、恶性肿瘤的病理分级

根据恶性肿瘤的病理形态对肿瘤进行分级,可表明肿瘤的恶性程度,为临床治疗和预后判断提供依据。病理分级依据肿瘤细胞分化程度、异型性、核分裂象、肿瘤的类型等来判断。由于肿瘤形态的复杂性,目前尚无统一的方法进行病理分级。国际上普遍采用的是3级分级法,有些肿瘤采用4级、2级或不做进一步分级。有时也将良性肿瘤与恶性肿瘤放在一起进行分级。

Broders(1922)将鳞状细胞癌分成4级,代表由低到高逐步递增的恶性程度。①Ⅰ级:未分化间变细胞在25%以下。②Ⅱ级:未分化间变细胞在25%～50%。③Ⅲ级:未分化间变细胞在50%～75%。④Ⅳ级:未分化间变细胞在75%以上。

这种分级法曾被广泛应用于其他肿瘤,由于4级法较烦琐,现已普遍采用3级法。以皮肤鳞状细胞癌为例。①Ⅰ级:癌细胞排列仍显示皮肤各层细胞的相似形态,可见到基底细胞、棘细胞和角化细胞,并有细胞间桥和角化珠。②Ⅱ级:细胞分化较差,各层细胞区别不明显,仍可见到角化不良细胞。③Ⅲ级:无棘细胞,无细胞间桥,无角化珠,少数细胞略具鳞状细胞的形态。

三级法既可用"Ⅰ""Ⅱ""Ⅲ"级表示,也可用"高分化""中分化"和"低分化"表示。各种腺癌也可根据其腺管结构和细胞形态分为3级。Ⅰ级的瘤细胞相似于正常腺上皮,异型性小,且有明显腺管形成;Ⅱ级的瘤细胞异型性中等,有少量腺管形成;Ⅲ级的瘤细胞异型性大,且无明显腺管形成,呈巢状或条索状生长。

膀胱尿路上皮癌既可分为4级,也可分为3级。现不再使用分级法而改为浸润性和非浸润性尿路上皮癌,后者再分为尿路上皮原位癌,低级别和高级别非浸润性乳头状尿路上皮癌和低度恶性潜能非浸润性乳头状肿瘤。

神经胶质瘤(星形细胞瘤、少突胶质瘤、室管膜瘤)分为4级,Ⅰ级为良性,Ⅱ、Ⅲ、Ⅳ级分别为低度、中度和高度恶性。实性畸胎瘤也分为4级。①0级：全部组织分化成熟。②Ⅰ级：有小灶性的胚胎性或未成熟组织。③Ⅱ级：中等量胚胎性或未成熟组织，可见到核分裂象。④Ⅲ级：大量胚胎性或未成熟组织，核分裂象多。

美国国立癌症研究所根据软组织肉瘤的类型再将其恶性程度分为3级。①Ⅰ级：分化好的脂肪肉瘤、黏液脂肪肉瘤、隆凸性皮肤纤维肉瘤。②Ⅰ～Ⅱ级：平滑肌肉瘤、软骨肉瘤、恶性周围神经鞘膜瘤、血管外皮瘤。③Ⅱ～Ⅲ级：圆形细胞脂肪肉瘤、恶性纤维组织细胞瘤、透明细胞肉瘤、血管肉瘤、上皮样肉瘤、恶性颗粒细胞瘤、纤维肉瘤。④Ⅲ级：Ewing肉瘤、横纹肌肉瘤、骨肉瘤、腺泡状软组织肉瘤、滑膜肉瘤。上述软组织肉瘤中Ⅱ级无或仅有少量坏死（<15%），Ⅲ级有中度或显著坏死（>15%）。

由于不同肿瘤分级的标准不完全相同，不同的病理医师在分级时都会带有主观性，故有时重复性差。肿瘤具有异质性，即使同一类型肿瘤，甚至同一肿瘤不同的区域，其分化程度和核分裂数不同，在分级时可受取样误差的影响，由于预后与肿瘤分化最差的区域相关，所以在分级时，必须有足够的肿瘤组织，以保证存在分化最差的区域，作出正确分级。有时，组织学表现与生物学行为之间存在不一致性。例如，前列腺癌的Gleason分级系统根据低倍镜下的腺体结构而分为5级，这一分级系统更能反映肿瘤的生物学行为；乳腺浸润性导管癌依据核的异型程度、腺管形成多少和核分裂象3个指标分级对预后的判断更为可靠。

二、恶性肿瘤的病理分期

国际抗癌联盟（UICC）建立了一套国际上能普遍接受的分期标准，即TNM系统。该系统的目的在于：①帮助临床医师制订治疗计划；②在一定程度上提供预后指标；③协助评价治疗结果；④易于肿瘤学家之间交流信息。分期系统必须对所有不同部位的肿瘤都适用，且在手术后取得病理报告可予以补充。为此，针对每个部位均设立两种分期方法：临床分期（治疗前临床分期），又称为TNM（或cTNM）分期；病理分期（手术后病理分期），又称为pTNM分期。

pTNM分期是在治疗前获得的证据再加上手术和病理学检查获得新的证据予以补充和更正而成的分期。pT能更准确地确定原发性肿瘤的范围、浸润深度和局部播散情况；pN能更准确地确定切除的淋巴结有无转移，以及淋巴结转移的数目和范围；pM可在显微镜下确定有无远处转移。病理分期和临床分期对恶性肿瘤预后判断常比肿瘤的组织学分型和分级更有价值。

全身各个部位病理分期总的定义如下。

pT——原发性肿瘤。

pT_x：组织学上无法评价原发性肿瘤。

pT_0：组织学上无原发性肿瘤的依据。

pT_{is}：原位癌。

pT_1、pT_2、pT_3、pT_4：组织学上原发性肿瘤体积增大和/或局部范围扩大。

pN——区域淋巴结。

pN_x：组织学上无法评价区域淋巴结。

pN_0：组织学上无区域淋巴结转移。

pN_1、pN_2、pN_3：组织学上区淋巴结累及增多。

注：原发性肿瘤直接侵犯到淋巴结，归入淋巴结转移；淋巴引流区域的结缔组织中肿瘤结节直径>3 mm而无残留淋巴结的组织学证据时，归入pN作为区域淋巴结转移；肿瘤结节≤3 mm

则归入 pT,即为不延续的浸润。

当肿瘤转移的大小作为 pN 分级中的一个标准,如在乳腺癌中,应测量转移灶的大小,而不是整个淋巴结的大小。

pM——远处转移。

pM_x:镜下无法评价远处转移。

pM_0:镜下无远处转移。

pM_1:镜下有远处转移。

注:在许多部位应记录有关原发性肿瘤组织学分级的信息。

G——组织学分级。

G_x:无法评价分化程度。

G_1:分化好。

G_2:中度分化。

G_3:分化差。

G_4:未分化。

注:G_3 和 G_4 有时可放在一起为 $G_{3\sim4}$,分化差或未分化。

（王　蕊）

第二章

肿瘤的病理学基础

第一节 概　　述

　　肿瘤的诊断是一个多学科的综合分析过程。临床医师通过病史、体格检查和各种诊断技术,对全部资料进行综合分析,才能确定诊断。近年来,随着肿瘤诊断技术不断改进和新技术不断涌现,肿瘤诊断准确性已大幅提高。然而要确定是否为肿瘤、鉴别肿瘤的良恶性、判定恶性程度以及明确肿瘤的组织学分型,目前仍然要依赖病理学诊断。病理学诊断是被公认为最终诊断的是"金标准"。肿瘤病理学是外科病理学的一个重要分支,通常分为细胞病理学和组织病理学。为了规范肿瘤病理学诊断标准,便于国际交流,促进临床、病理和流行病资料比较,世界卫生组织(WHO)的《世界卫生组织肿瘤组织学分类》丛书以常规组织病理学为基础,结合免疫组织化学、细胞生物学和分子遗传学以及临床特点对肿瘤进行分类和组织学分型。

一、肿瘤的诊断依据

　　肿瘤的诊断为临床治疗服务,诊断依据是治疗的前提,还反映了肿瘤资料的可靠程度。伴随医疗技术的革新,肿瘤的诊断依据也在不断变化,日趋精确、可靠。目前把肿瘤的诊断依据分为以下 5 级。

(一)临床诊断

　　临床诊断仅根据临床病史和体格检查所获得的临床症状和体征等资料,结合肿瘤基础知识和临床实践经验,在排除其他非肿瘤性疾病后所作出的诊断。临床诊断依据通常只能用于回顾性死因调查,一般不能作为治疗依据。

(二)专一性检查诊断

　　专一性检查诊断是指在临床符合肿瘤的基础上,结合具有一定特异性检查的各种阳性结果而作出的诊断。它包括实验室和生化检查、影像学(放射线、超声、放射性核素等)检查等。例如,肝癌的甲胎蛋白、大肠癌的癌胚抗原检测;肺癌的胸部 X 线片上可见到肿块影;消化道肿瘤的X 线钡餐造影或钡剂灌肠;骨肿瘤的计算机体层摄影术(computed tomography,CT)和磁共振成像(magnetic resonance imaging,MRI)检查可大致确定肿瘤的性质和范围;恶性淋巴瘤的正电子发射断层扫描(positron emission tomography,PET)-CT 检查可确定肿瘤累及部位和范围;腹部脏器肿瘤的超声检查;甲状腺结节的放射性核素显像检查等。

(三)手术诊断

外科手术或各种内镜检查时,通过肉眼观察病变的特性而作出的诊断,但未经病理学取材证实。

(四)细胞病理学诊断

细胞病理学是依据脱落细胞学或穿刺细胞学以及外周血涂片检查而作出肿瘤或白血病的诊断。

(五)组织病理学诊断

经空芯针穿刺、钳取、切取或切除肿瘤后,制成病理切片进行组织学检查而作出的诊断称为组织病理学诊断。上述5级诊断依据的可靠性依次递增,故组织病理学诊断为最理想的诊断依据。在手术和内镜检查时,如疑为肿瘤,均应取活组织检查,特殊情况下至少应做细胞学涂片检查。恶性肿瘤治疗前,除极少数情况下,均应取得明确的组织病理学诊断,否则无论临床上如何怀疑患者患有恶性肿瘤,都不能完全确立诊断和实施毁损性治疗。某些肿瘤如肺癌可以通过痰涂片查找癌细胞而确诊,白血病可以通过骨髓穿刺活检和外周血涂片检查作出诊断和分型。对于院外已确诊的肿瘤患者,尚需复查全部病理切片和/或涂片,以保证肿瘤病史资料的完整性和可靠性,纠正可能产生的诊断失误。

二、肿瘤的命名和常用诊断术语释义

(一)肿瘤的命名

见表 2-1。

表 2-1 肿瘤的命名

组织来源	良性肿瘤	恶性肿瘤
一种肿瘤细胞构成的间叶组织肿瘤		
结缔组织和衍生组织	纤维瘤	纤维肉瘤
	脂肪瘤	脂肪肉瘤
	软骨瘤	软骨肉瘤
	骨瘤	骨肉瘤
内皮和相关组织		
血管	血管瘤	血管肉瘤
淋巴管	淋巴管瘤	淋巴管肉瘤
滑膜		滑膜肉瘤
间皮		间皮瘤
脑被膜	脑膜瘤	间变性脑膜瘤
血细胞和相关细胞		
造血细胞		白血病
淋巴组织		淋巴瘤
肌肉		
平滑肌	平滑肌瘤	平滑肌肉瘤

续表

组织来源	良性肿瘤	恶性肿瘤
横纹肌	横纹肌瘤	横纹肌肉瘤
上皮组织瘤		
鳞状上皮	鳞状细胞乳头状瘤	鳞状细胞癌
皮肤基底细胞或附件		基底细胞癌
腺体或导管内衬上皮	腺瘤	腺癌
	乳头状腺瘤	乳头状腺癌
	囊腺瘤	囊腺瘤
呼吸道上皮	支气管腺瘤	支气管源性癌
肾上皮	肾小管腺瘤	肾细胞癌
肝细胞	肝细胞腺瘤	肝细胞癌
尿路上皮	尿路上皮乳头状瘤	尿路上皮癌
胎盘上皮	水泡状胎块	绒毛膜癌
卵巢或睾丸上皮		精原细胞瘤、胚胎性癌
黑素细胞肿瘤	痣	恶性黑色素瘤
一种以上肿瘤细胞构成的,通常源于一个胚层-混合性肿瘤		
涎腺	多形性腺瘤（涎腺混合瘤）	涎腺源性恶性混合瘤
肾胚基		
一种以上肿瘤细胞构成的,通常源于一个胚层-畸胎源性肿瘤		
性腺或胚胎残余中的多能细胞	成熟畸胎瘤、皮样囊肿	未成熟畸胎瘤、恶性畸胎瘤

（二）常用诊断术语释义

1.肿瘤

机体在各种致病因子作用下,引起细胞遗传物质改变导致基因表达异常、细胞异常增殖而形成的新生物。肿瘤细胞失去正常调控功能,具有自主或相对自主生长能力,当致病因子消失后仍能继续生长。

2.良性肿瘤

无浸润和转移能力的肿瘤。肿瘤通常有包膜或边界清楚,呈膨胀性生长,生长速度缓慢,瘤细胞分化程度高,对机体危害小。

3.恶性肿瘤

具有浸润和转移能力的肿瘤。肿瘤通常无包膜,边界不清,向周围组织浸润性生长,生长迅速,癌细胞分化不成熟,有不同程度异型性,对机体危害大,常可因复发、转移而导致死亡。依据肿瘤细胞异型性、浸润和转移能力的大小,又可将恶性肿瘤分为低度、中度和高度恶性肿瘤。

4.交界性肿瘤

组织形态和生物学行为介于良性和恶性之间的肿瘤,也可称为中间性肿瘤。在肿瘤临床实践中,良、恶性难以区分的肿瘤并不少见,这类肿瘤的诊断标准往往不易明确地界定。因此,在作交界性肿瘤诊断时,常需附以描述和说明。交界性肿瘤还可分为局部侵袭性和偶有转移性两类。前者常局部复发,伴有浸润性和局部破坏性生长,但无转移性潜能;后者除常有局部复发外,还偶可发生远处转移,转移的概率<2%。

5.乳头状瘤

良性上皮性肿瘤,大体检查或在显微镜下表现为指状突起的乳头状结构,如鳞状上皮或尿路上皮的乳头状瘤。

6.腺瘤

通常指腺上皮或分泌性上皮的良性上皮性肿瘤,如结肠或甲状腺的良性肿瘤。

7.癌

上皮性恶性肿瘤。它包括鳞状细胞癌、尿路上皮癌、腺癌、基底细胞癌等。需注意的是癌症泛指一切恶性肿瘤,有时被用作癌的同义词;当恶性肿瘤广泛播散,称作癌病。在病理学诊断术语中,不使用“癌症”和“癌病”这些名称。

8.肉瘤

间叶组织来源的恶性肿瘤,通常包括纤维组织、脂肪、平滑肌、横纹肌、脉管、间皮、滑膜、骨和软骨等间叶组织的恶性肿瘤。

9.淋巴瘤

又称为恶性淋巴瘤,是一种在造血和淋巴组织中主要累及淋巴结和/或结外组织或器官,通常形成明显肿块的淋巴细胞恶性肿瘤。淋巴瘤包括非霍奇金淋巴瘤和霍奇金淋巴瘤。非霍奇金淋巴瘤可依据细胞起源分为B细胞肿瘤以及T细胞和自然杀伤细胞肿瘤;依据细胞分化阶段还可分为前体细胞和成熟细胞肿瘤。

10.白血病

一种在造血和淋巴组织中主要累及骨髓和周围血液,不形成肿块的骨髓细胞或淋巴细胞及其前体的恶性肿瘤。有时白血病和淋巴瘤可同时存在。

11.母细胞瘤

通常指组织学相似于器官胚基组织形成的恶性肿瘤,如起自视网膜胚基的视网膜母细胞瘤。偶尔,母细胞瘤可以是起自某些幼稚细胞的良性肿瘤,如脂肪母细胞瘤。

12.畸胎瘤

发生在性腺(卵巢、睾丸)和性腺外中线部位(纵隔、骶尾部、松果体等),由内、中、外3个胚层的不同组织类型或成分所形成的肿瘤。依据组成不同组织类型细胞的成熟程度分为未成熟畸胎瘤(不成熟胚胎型组织)和成熟畸胎瘤(成熟成人型组织)。成熟畸胎瘤常呈囊性,由类似表皮及其附属器的成熟组织衬覆囊肿时,称为皮样囊肿。偶尔,成熟畸胎瘤某种成分恶变为癌或肉瘤,称为成熟畸胎瘤恶变。少数畸胎瘤可由二个胚层,甚至,一个胚层(外胚层或内胚层)的组织类型组成,后者称为单胚层畸胎瘤,如卵巢甲状腺肿是最常见的单胚层畸胎瘤。

13.混合瘤

由多种细胞类型的结合所形成的肿瘤,如涎腺多形性腺瘤、乳腺维腺瘤、子宫恶性中胚叶混合瘤。

14.间叶瘤

由除纤维组织以外的两种或两种以上间叶成分(脂肪、平滑肌、横纹肌、骨和软骨等)所形成的肿瘤。依据间叶成分的良、恶性,可分为良性间叶瘤和恶性间叶瘤。在诊断间叶瘤时,应注明各种不同类型的间叶成分。

15.癌肉瘤

由癌和肉瘤两种不同成分密切混合所形成的肿瘤。

16.碰撞瘤

两种不同类型的肿瘤发生在同一部位而形成的肿瘤。

17.瘤样病变

非肿瘤性增生所形成的瘤样肿块,如瘢痕疙瘩、骨化性肌炎、结节性肝细胞增生、男性乳腺增生等。瘤样病变与真性肿瘤的区别在于,前者缺乏自主性生长能力,有自限性。过去曾经认为是瘤样病变的一些疾病现已认为是真性肿瘤,如韧带样型纤维瘤病,是一种呈浸润性生长,常易局部复发但不转移的成纤维细胞克隆性增生,而不是瘤样病变。

18.错构瘤

正常器官原有的两种或两种以上细胞增生且排列紊乱所形成的肿块,如肾脏血管平滑肌脂肪瘤、肺错构瘤等。

19.迷离瘤

胚胎发育过程中,某些组织异位到正常部位增生而形成的肿块。

20.囊肿

一种衬覆上皮、充满液体和腔隙所形成的肿块。囊肿可为肿瘤性(如囊腺瘤)、先天性(如甲状腺舌管囊肿)、寄生虫性(如包虫囊肿)、潴留性或种植性囊肿。当囊肿仅为纤维性囊壁而无内衬上皮时,称为假性囊肿。

21.增生

组织中正常排列的细胞数目增多称为增生。增生的细胞形态正常,无异型性。引起增生的刺激因子可为生理性(如妊娠和哺乳期乳腺)或病理性(物理性、化学性或生物性),引起增生的刺激因子一旦去除,组织可以恢复到正常状态。

22.化生

一种终末分化的细胞转变成另一种成熟的细胞称为化生。现已知化生的细胞实际上来自正常细胞中的储备细胞,并非是终末分化的正常细胞。在化生过程中,化生细胞可异常增生,进展成恶性肿瘤。例如,子宫颈鳞状细胞癌常由颈管柱状上皮化生为鳞状上皮,在此基础上发生异常增生,最终进展为恶性肿瘤。

23.分化

从胚胎到发育成熟过程中,原始的幼稚细胞能向各种方向演化为成熟的细胞、组织和器官,这一过程称为分化。肿瘤可以看成是细胞异常分化的结果,不同肿瘤中瘤细胞分化的水平不同。良性肿瘤细胞分化成熟,而恶性肿瘤细胞分化不成熟。按照恶性肿瘤的细胞分化程度可分为高分化、中分化和低分化。少数肿瘤分化太差,以至于无法确定分化方向时,称为未分化肿瘤。偶然,分化好的恶性肿瘤,在发展过程中出现分化差的高度恶性区域,称为去分化肿瘤。

24.间变

恶性肿瘤细胞失去分化称为间变,相当于未分化。间变性肿瘤通常用来指瘤细胞异型性非常显著的未分化肿瘤。

25.癌前病变

癌前病变是恶性肿瘤发生前的一个特殊阶段。所有恶性肿瘤都有癌前病变,但并非所有癌

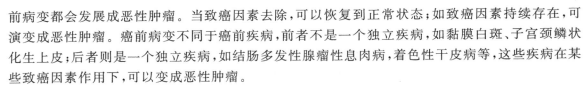

前病变都会发展成恶性肿瘤。当致癌因素去除,可以恢复到正常状态;如致癌因素持续存在,可演变成恶性肿瘤。癌前病变不同于癌前疾病,前者不是一个独立疾病,如黏膜白斑、子宫颈鳞状化生上皮;后者则是一个独立疾病,如结肠多发性腺瘤性息肉病,着色性干皮病等,这些疾病在某些致癌因素作用下,可以变成恶性肿瘤。

26.增殖

细胞以相同的方式复制和增加称为增殖。在肿瘤病理诊断中其含义与增生相当,当增生细胞在细胞学上有异常时,称为非典型增生。增殖的细胞如果没有数量变化,而仅以细胞体积增大,致使组织和器官增大,称为肥大。

27.非典型细胞学上的异常

表现为细胞,尤其细胞核的不规则性,称为非典型。炎症或修复性增生细胞以及肿瘤细胞,在形态学上都可出现不同程度非典型,但炎症和修复性增生细胞的非典型轻微,缺乏真正的异型性。

28.异型增生

也称非典型增生。异型增生是一种以细胞学和结构异常为特征的癌前病变。细胞学异常包括细胞核增大、不规则、核仁明显、核浆比例增大、核分裂象增多;结构异常包括细胞排列紊乱、极向消失。依据细胞学和结构异常的程度通常可分为轻度、中度和重度异型增生。"dysplasia"还可用来表示器官发育异常而依然处于原始胚胎性结构状态,为避免误解和误用,此时最好用"分化不良"或"发育不全"。

29.原位癌

又称为上皮内癌或浸润前癌,是指细胞学上具有所有恶性特点,但尚未突破上皮基膜的肿瘤。

30.瘤形成

从字义上讲,瘤形成是指肿瘤形成的过程,瘤形成所产生的病变则为肿瘤。在临床使用上,两者常混用,未严加区分。

31.上皮内瘤形成、上皮内瘤变

上皮性恶性肿瘤浸润前的肿瘤性改变,包括细胞学和结构两方面的异常。上皮内瘤变与异型增生的含义非常近似,有时可互用,但前者更强调肿瘤形成的过程,而后者则更强调形态学的改变。上皮内瘤变涵盖的范围也比异型增生广,还包括原位癌。过去,上皮内瘤变与异型增生一样,分为Ⅰ、Ⅱ、Ⅲ级,现趋向分为低级别和高级别两级。低级别上皮内瘤变的细胞学和结构异常较轻,仅累及上皮层的一半;高级别上皮内瘤变的细胞学和结构异常均非常显著,累及上皮质大部分或全部。高级别上皮内瘤变常与浸润癌同时存在,活检时病理报告为高级别上皮内瘤变不表示患者无同时存在的浸润癌。

32.浸润癌

突破基膜侵犯间质的上皮性恶性肿瘤,依据浸润深度分为早期癌、中期癌和进展期(晚期)癌。早期浸润癌如果浸润范围很小,可诊断为微小浸润癌,其预后很好,类似于原位癌。此外,在结直肠这一特殊部位,形态学符合腺癌特征的肿瘤仅侵犯黏膜层内,而未穿透黏膜肌层侵犯黏膜下层,仍应诊断为高级别上皮内瘤变,而不诊断为黏膜内癌。

三、病理诊断的局限性

在各种肿瘤诊断技术中,病理学诊断至今仍被誉为"金标准"。然而,无论哪一种肿瘤诊断方法都有一定的局限性,病理学诊断也不例外,临床医师和病理医师对此必须有清醒的认识。病理医师作病理学诊断时,在大多数情况下能作出明确诊断,但也可能难以作出肯定诊断,甚至无法作出诊断,有时还可发生诊断不足或诊断过头。其原因涉及多方面,包括临床医师获取标本或病理医师取材是否适当,病理技术人员制片质量是否符合诊断要求,病理医师的经验和业务水平是否足以保证作出正确诊断等。

癌症不是单一疾病,现已知不同类型的肿瘤至少 300 多种,每一种肿瘤有其特有的发展过程和生物学特征。临床医师在取活组织时,肿瘤患者可处于疾病发展过程中的任何一个阶段,当肿瘤尚未显示其特征性形态学改变阶段,就不可能作出明确诊断。病理医师接受标本后,需取材并制作成切片后才能在光学显微镜(简称光镜)下作诊断,故这种检查属于抽样检查,最终在光镜下见到的病变仅是其一小部分,有时不能代表整个病变,尤其是小块组织活检标本。

除了上述客观原因外,临床医师在获取标本和病理医师取材时,也可由于技术上的原因而造成病理诊断困难或无法作出明确诊断。例如,病变小,位置深,活检时仅取到肿瘤旁组织或退变坏死组织;获取组织过少或挤压严重。又如,切除标本中的病变微小(如甲状腺乳头状微癌),病理医师在巨检和取材时可能漏取病变组织而导致诊断不足(漏诊)。病理标本处理过程中,如组织固定不及时、脱水不净、切片过厚、刀痕和折叠、染色不良等,也可直接影响病理诊断的准确性。

病理诊断常需依据临床表现、手术所见、肉眼变化和光镜形态等特征综合判断后作出的。对于一些疑难病例或少见肿瘤的病理诊断,尚需结合免疫组织化学、超微结构、细胞和分子遗传学特征,甚至随访结果才能确诊。因此,从某种意义上说,肿瘤病理诊断是一门依赖经验积累的诊断学科,需要病理医师不断实践,积累经验,才能逐步提高诊断水平。病理医师在诊断时和临床医师在阅读病理报告时,如发现病理诊断结果与临床不相符合,必须及时互相沟通,以免误诊误治。要作出完整而准确的诊断,临床医师和病理医师必须紧密合作。临床医师应该给病理医师提供患者详细病史和相关临床资料。例如,鼻咽癌患者放疗后,局部活检时可出现非典型细胞,病理医师如不了解病史很可能误认为恶性细胞,实际上很可能是成纤维细胞非典型增生。又如,肺的腺癌可以是原发性,也可以是继发性,病史中是否有其他恶性肿瘤以及组织学类型,可能影响最终的病理诊断。肺腺癌在形态学上有时不易与胸膜恶性间皮瘤鉴别,如患者年龄大,男性,有石棉接触史,影像学上病变位于胸膜,则更可能是恶性间皮瘤。有些显著增生或重度炎症性良性病变(如结节性筋膜炎、病毒相关淋巴结炎)非常类似恶性肿瘤,易误诊肉瘤和恶性淋巴瘤。反之,有些生长缓慢,分化好的癌或肉瘤(如甲状腺滤泡性癌和低度恶性纤维黏液样肉瘤)又可误诊为良性肿瘤。此外,有些肿瘤的生物学行为具有中间性或交界性特点,也会造成诊断上的困难。对于病情复杂的疑难病例,可举办由临床医师、影像诊断医师、病理医师和其他相关人员共同参与的临床病理讨论会,共同商讨后妥善处理。

(尹作花)

第二节 组织病理学基础

一、病理检验的一般程序

(一)标本的验收

标本应由医院制剂室配制的缓冲中性福尔马林液固定(pH 为 7.0～7.4),以保证切片质量。接受标本时应首先核对送检标本与病理申请单是否相符,检查固定液是否足够。如标本过大应先观察,切开后进行固定。有教学和科研需要时可先彩色照相,选取新鲜组织做电镜、免疫组织化学或其他实验研究。送检前应将标本编号并进行登记。

(二)肉眼观察

检查前应先核对标本号、姓名、标本名称等与申请单是否相符,再详细阅读病理申请单上的病史和临床诊断。观察活检组织时,一般应注意其大小、形状、颜色、质地和块数,大小是用尺测量后按厘米、毫米记录;如系切除标本,应先描述整体情况,测量其体积(长×宽×高),必要时还要称重量,然后沿长径切开,记录切面情况,必要时用简图说明。

(三)选取组织块

在肉眼观察的同时,应选择合适的部位取组织块,以便包埋制片后做镜下观察。选材必须以有代表性与有诊断价值为原则,一般最好选病变与正常交界处。各种脏器应多做切面检查,特别是甲状腺、前列腺等,有时需要做间隔 2 mm 平行切面,以免漏掉微小癌灶。检验结束后,应尽可能对切除标本做出肉眼诊断,以便与镜下所见对照。

(四)显微镜检查

镜检前应先核对病理号与切片数,包埋块数与记录单是否相符,详细阅读申请单上所列各项,然后再观察切片。先用低倍镜观察一般结构,再用高倍镜进一步详察细微结构,做到全面细致。根据镜下所见,结合肉眼诊断和临床情况,考虑各种可能的诊断,通过互相鉴别,排除其他病变,做出诊断。如果患者以前曾在本院做过病理检查,应一并复查对照。对不能确诊或疑难的病例,应送上级医师进行复查。有些病例需反复取材、特殊染色和免疫组织化学检查,应先根据光镜所见发出初步报告,待各项辅助检查结束时,及时发出最终报告。

(五)病理诊断报告

病理检验医师应实事求是,根据病理材料客观地做出诊断,做到既不诊断过头,也不诊断不足,并且避免漏诊。一般采用以下 5 种级别。

1.明确的诊断

对有把握者,可直接做出诊断,如食管鳞形细胞癌。

2.有保留的诊断

50％把握,可在诊断病名前冠以考虑或可能,如胃黏膜活检见高度异型增生的腺管,考虑为管状腺癌;亦用于肯定性质而难以确定类型时,如小细胞恶性肿瘤,可能为恶性淋巴瘤。

3.可疑的诊断

多数由于取材不足,难以肯定诊断,应根据实际情况写明"疑为"或"高度疑为"字样。

4.送检标本

缺乏典型的特异性病变者,可写"符合"临床诊断,如肉芽肿性淋巴结炎,可符合结核。

5.需进一步检查

根据送检材料,既不能肯定,也不能否定临床诊断时,则可写明"不能排除",例如增生的淋巴组织,不能排除恶性淋巴瘤。对不明确的诊断,一般常需进一步检查确诊。

肿瘤切除标本的组织病理学诊断,应包括肿瘤的部位、大体类型、大小(长×宽×高)、组织学类型、浸润范围、切缘情况、血管、淋巴管和神经有无浸润,以及淋巴结转移情况等,以便考虑是否需要进一步扩大手术,补充化疗或放射治疗等;特殊或罕见的肿瘤,介于良、恶性之间的交界性肿瘤,或生物学行为不甚明确肿瘤,必要时应在备注栏内注明意见或有关参考文献,以供临床参考。

二、常用的病理检查方法

(一)常规石蜡切片

石蜡切片是病理学中最常用的制片方法,故称常规切片。各种病理标本固定后,经取材、脱水、浸蜡、包埋、切片和染色等,一般 24 小时即可完成全部制片过程。卫生行政主管部门要求各级医院切片质量优良率在75%～85%以上,以保证诊断质量。一般 4 天左右就可做出病理诊断。石蜡切片的优点是取材可以广泛而全面,制片质量比较稳定,阅片也方便,适用于各项钳取、切取和切除标本检查。病理检查中 80%～90%应用常规切片。有时还可根据科研工作的需要,做成大切片,以部分或整个脏器切面做成一张切片,长达5～10 cm或更大,以观察病变的全貌,但切片体积越大,厚度越厚,不利于细微结构的观察。

(二)快速石蜡切片

将上述常规制片过程简化,并在加温下快速进行。在加热条件下,依次用福尔马林固定、丙酮脱水和浸蜡后,将组织嵌入预制的蜡块中,然后切片和染色。每一块组织的全部制片过程仅 20 分钟左右,取材组织可达 1.0 cm×1.0 cm,一般约 30 分钟即可做出诊断报告。此法优点是设备简单,只要有石蜡切片机的基层医院均可进行。此法的病理形态与常规切片相似,可适用于各种标本的快速诊断,尤其是软组织肿瘤或宫颈锥形切除标本;不足之处是耗费人力和试剂较多,废气污染小环境,取材略小,制片质量有时不易掌握,花费的时间比冰冻切片要长。

(三)冰冻切片

恒冷切片机是目前常用的冰冻切片机,切片过程均在恒冷箱内进行,温度可以根据需要调节。单个组织块 15～30 分钟可发出报告,多个组织块连接切片时单耗时间还可缩短;制片质量稳定良好,与石蜡切片相似并可用于组织化学和免疫组织化学的制片。缺点是此机价格较贵,基层医院难以常规开展。

(四)印片和刮片

在没有条件进行快速石蜡制片、冰冻切片时,可根据体检查取可疑组织作印片或刮片。将印片或刮片经固定及染色后,根据细胞学形态做出快速诊断。此法一般属于应急措施,其确诊率要低于冰冻组织学切片,但比单纯肉眼诊断要高,诊断医师须具备足够的经验,并密切结合临床和肉眼所见。此法亦可与其他快速切片法联合应用,使细胞学和组织学互相取长补短,有利于提高确诊率。

三、组织病理学检验的应用范围

(一)常规石蜡切片

如前所述,所有活组织检查标本毫无例外地均应送病理做常规石蜡切片检查,如本院无病理科(室)时应及时送上级医院病理科检验,当地无病理检验单位则送外地做出病理诊断,绝对不允许把标本丢弃,以致延误病情而影响诊治。在肿瘤医院门诊中,有时可见到一些转移与复发病例,询问原发病灶则未经病理检验,或送检后患者一直未知病理结果,以致错失及时治疗的良好机会。

(二)快速切片

临床各科申请快速诊断应事先征得病理科(室)的同意,因此属于手术中的会诊关系,但急诊或术中意外发现者除外。快速石蜡或冰冻切片由于耗费人力和试剂远较常规切片多,因而目前尚不能广泛应用于常规,即使选择性用于部分常规诊断,事后仍需用石蜡切片对照归档,故快速切片主要用于术中病理会诊。当前的一般指征如下。

1.确定病变是否为肿瘤

用于未经组织病理学证实的病例;如属肿瘤,应判断肿瘤为良性、恶性或介于两者之间的交界性。

2.了解肿瘤的扩散情况

特别是邻近器官、组织或淋巴结有无浸润或转移;明确手术切缘情况,有无肿瘤累及,手术范围是否合适。

3.帮助识别手术中某些意外以及确定可疑的微小组织

如甲状旁腺、输卵管、输精管或交感神经节等。

4.判断手术取材是否足以供诊断

如在探查手术时,尽管肉眼所见酷似晚期肿瘤,仍应取材送快速切片,待诊断确定后才能结束手术,否则事后未获病理诊断将影响进一步治疗和疗效分析。

5.取新鲜组织供特殊研究的需要

如电镜取材、肿瘤药物敏感试验、流式细胞分析技术、激素受体测定或淋巴细胞标志等,但这种研究常需要先确定诊断,也可与诊断同步进行。

快速病理诊断时由于取材不能过多,且时间紧迫、技术要求很高,故其确诊率较常规切片为低,有一定的误诊率和延迟诊断率。以冰冻切片为例,一般确诊率为90.4%～98.1%,误诊率为0.7%～3.5%,延迟诊断或不能确诊率为1.4%～6.1%。Otxeson等报道术中病理会诊的理由,34.6%为特殊研究需要,其延迟诊断率及误诊率远较其他各组为高。

（王明霞）

第三节　肿瘤标志物

一、概述

肿瘤标志物是指由肿瘤细胞或组织产生的能反映肿瘤自身存在的化学物质。可用于肿瘤的诊断、预后和疗效观察。

（一）理想肿瘤标志物应具备的特征

理想的肿瘤标志物应具备以下一些特征。

（1）必须由恶性肿瘤细胞产生，并可在血液、组织液、分泌液或肿瘤组织中测出。

（2）不应该存在于正常组织和良性疾病中。

（3）某一肿瘤的肿瘤标志物应该在该肿瘤的大多数患者中检测出来。

（4）临床上尚无明确肿瘤证据之前最好能测出。

（5）肿瘤标志物的量最好能反映肿瘤的大小。

（6）在一定程度上能有助于估计治疗效果、预测肿瘤的复发和转移。

然而，实际上并不存在绝对理想的肿瘤标志物。现今所知的肿瘤标志物中，绝大多数不但存在于恶性肿瘤中，而且也存在于良性肿瘤、胚胎组织，甚至正常组织中。因此，这些肿瘤标志物并非恶性肿瘤的特异性产物，但在恶性肿瘤患者中明显增多。故有人将肿瘤标志物称为肿瘤相关抗原。

（二）分类

肿瘤标志物可以分成以下几大类。

（1）癌胚蛋白C，如甲胎蛋白（AFP）、癌胚抗原（CEA）。

（2）肿瘤相关抗原，如CA19-9，CA125。

（3）酶，如神经元特异性烯醇化酶、前列腺酸性磷酸酶。

（4）激素，如降钙素、绒毛膜促性腺激素、促肾上腺皮质激素。

（5）特殊血浆蛋白，如β-微球蛋白、本周蛋白。

此外，原癌基因、抑癌基因及其产物也被越来越广泛地用作肿瘤标志物。

（三）临床意义

肿瘤标志物的检测和研究在临床上具有重要的意义，可应用于以下几个方面。

（1）肿瘤普查，如甲胎蛋白普查在我国是筛选诊断有无临床症状小肝癌的最主要方法。

（2）肿瘤高危人群的筛选，如家族性甲状腺体样癌的家族中，患这种癌的概率比一般人群高，对这些高危人群检测降钙素水平有助于筛选出可能患早期甲状腺体样癌的患者。

（3）肿瘤的诊断和鉴别诊断，如前列腺酸性磷酸酶不同于其他组织中的酸性磷酸酶，可用于前列腺癌的诊断和判断转移癌是否来自前列腺。

（4）监测肿瘤，在肿瘤治疗前、治疗中和治疗后检测肿瘤标志物的水平可帮助了解治疗效果，监测肿瘤有无早期复发和转移，如CEA对大肠癌、HCG对绒毛膜癌的监测。

（5）肿瘤分类，如用CEA和NSE可区别胃肠道肿瘤是腺癌（CEA阳性，NSE阴性）还是类癌（CEA阴性，NSE阳性）。

（6）肿瘤分期，前列腺癌的晚期患者血清PSA明显高于早期患者，检测血清PSA水平可辅助诊断分期。

（7）肿瘤定位，利用放射性核素标记的抗体与肿瘤抗原结合，然后通过扫描来定位肿瘤。

（8）肿瘤治疗，即应用抗体结合细胞毒药物治疗肿瘤。

目前图像诊断（包括CT、磁共振）、化学诊断（血清学和免疫学）及细胞学与组织学诊断是肿瘤诊断三大支柱，而后两者均以肿瘤生物学标志为主要或辅助观察指标。现已发现有肿瘤抗原、激素、受体、酶与同工酶、癌基因与抗癌基因及其产物等100余种肿瘤标志物，目前临床常用的肿瘤标志物有 20 多种。肿瘤标志在肿瘤诊断,检测肿瘤复发与转移,判断疗效和预后以及人群普查等方面都有较大的实用价值,而且在肿瘤发生和发展机制研究中也具有重要作用。肿瘤标志物除用于肿瘤诊断外,可以其为靶点,进行肿瘤的靶向治疗及免疫治疗。

二、肿瘤标志发展概况

1848 年 Henry Bence Jones 发现 Bence Jones 蛋白可作为诊断多发性骨髓瘤的指标。在以后一段较长的时期内,由于没有理想的测定方法,对肿瘤标志物的研究和应用进展不大,直到 20 世纪60 年代至 80 年代,由于免疫学、生物化学、分子生物学及其相应技术,特别是单克隆抗体技术的发展,促使肿瘤生物学标志的研究和应用进入一个崭新的时代,发现了许多肿瘤标志物。肿瘤标志的发展可分为三个阶段。

第一阶段:1963 年苏联的 Abele 发现甲胎蛋白(AFP)可用于肝细胞癌的诊断,其后 Gold 和 Freedman 从结肠癌组织中发现癌胚抗原(CEA),自此以后,肿瘤抗原在肿瘤诊断中开始引人注目。

第二阶段:1975 年以后由于单克隆抗体的应用,特别是一些与肿瘤有关的糖链抗原,又出现了一批可用于临床诊断的标志,如 CA 系列的单抗、CA19-19、CA125 等。

第三阶段:1980 年 Cooper Weinbery 和 Bishop 发现癌基因,这将肿瘤标志的研究扩展提高到基因水平。

肿瘤标志物是 1978 年 Herberman 在美国 NCI 召开的人类免疫及肿瘤免疫诊断会上提出的,次年在英国第七届肿瘤发生生物学和医学会议被大家确认,并公开开始引用。自 1986 年以来,国际肿瘤标志学会组织和主持了多次国际人类肿瘤标志学术会议。它已成为肿瘤学中一个重要的新学科、新领域。

20 世纪 80 年代末,国内从事肿瘤标志研究和应用的科技工作者和临床医务工作者,积极创造条件开展这一领域的科研工作,并积极开展组建和筹备中国肿瘤标志专业委员会的工作。1992 年 1 月 14 日,经中国抗癌协会二届四次常务理事会议决定批准成立“中国抗癌协会肿瘤标志专业委员会”。肿瘤标志专业委员会成立以后,为了进一步推动国内外肿瘤标志学术交流,使我国肿瘤标志的研究和应用尽快赶上国际先进水平,先后召开了多次全国肿瘤标志学术会议。这几次全国性肿瘤标志学术会议和全国性肿瘤标志学习班的举办,不仅推动了国内肿瘤标志物的研究和应用,也促进了这一领域的学术交流和发展。

三、肿瘤标志物的临床应用

在肿瘤的研究和临床实践中,早期发现、早期诊断、早期治疗是关键。肿瘤标志物(TM)在肿瘤普查、诊断、判断预后和转归、评价治疗疗效和高危人群随访观察等方面都具有较大的实用价值。自 20 世纪80 年代以来,随着应用 B 淋巴细胞杂交瘤制备肿瘤单克隆技术的不断成熟,出现了大量的抗肿瘤的单克隆抗体,并与同时出现且日新月异的免疫学检测技术(RIA、IRMA、ELISA、CLIA、IFA、TRFIA 等)相结合,发展了众多的 TM 检测项目且不断地应用于临床,已成为肿瘤患者的一个重要检查指标。

(一)肿瘤标志物临床应用概述

一般而论,TM 主要是指癌细胞分泌或脱落到体液或组织中的物质,或是宿主对体内新生物反应而产生并进入到体液或组织中的物质。这些物质有的不存在于正常人体内只见于胚胎中,有的在肿瘤患者体内含量超过正常人体内含量。通过测定其存在或含量可辅助诊断肿瘤,并可分析其病程、指导治疗、监测复发或转移、判断预后,这类 TM 称为体液 TM。随着分子生物学技术的发展,从分子水平发现基因结构或功能的改变以及具有一定生物学功能的基因产物的非正常表达均与肿瘤的发生、发展密切相关,所以测定癌基因、抑癌基因及其产物也属 TM 之列。由于这些物质存在于细胞膜上或细胞内如激素受体、生长因子受体、白血病表型、分子基因等,故把这类物质称为细胞 TM。由于肿瘤发生发展的原因至今不明,因此,TM 的定义还有待于进一步的完善。

一般认为理想的 TM 应具有下列特点:①敏感性高,能早期测出所有肿瘤患者;②特异性好,鉴别肿瘤和非肿瘤患者应 100% 准确;③有器官特异性,能对肿瘤定位;④血清中浓度与瘤体大小、临床分期相关,可用以判断预后;⑤半衰期短,能反映肿瘤的动态变化,监测治疗效果、复发和转移;⑥测定方法精密度、准确性高,操作简便,试剂盒价廉。

但至今为止,尚无一种"理想"的 TM。由于肿瘤基因的复杂性,没有一种肿瘤是单一类型的,故发现"理想"的 TM 就十分困难。

(二)肿瘤标志物的分类及临床应用

肿瘤标志物用于临床诊断的有许多种,一般分类有癌胚抗原类、酶类、激素类、糖蛋白类、癌基因类和细胞表面肿瘤抗原类等六大类。前四类称为血清 TM,后两类称为细胞 TM,目前大都可用于临床检测。

血清中所含有的肿瘤标志物是目前肿瘤临床常用的检测方法之一,可辅助检测早期肿瘤复发,有助于临床诊断、分期、判断疗效并指导治疗及监测肿瘤的转移或复发。血清 TM 的种类及其临床意义阐述如下。

1.胚胎性蛋白

在人类发育过程中,许多原本只在胎盘期才具有的蛋白类物质,应随胎儿的出生而逐渐停止合成和分泌,但因某种因素的影响,特别是肿瘤状态时,会使得机体一些"关闭"的基因激活,出现返祖现象,进而重新开启并合成和分泌这些胚胎、胎儿期的蛋白。

(1)甲胎蛋白(AFP):AFP 在胚胎期是功能蛋白,合成于卵黄囊、肝和小肠,脐带血含量为 1 000～5 000 μg/L,1 年内降为成人水平＜40 μg/L,终身不变。AFP 在临床上用于以下辅助诊断。

产前诊断:胎儿宫内死亡、神经管畸形、无脑儿和脊柱裂。

急慢性肝炎,在 1 100 例肝炎患者测定中发现 16.7% 患者 AFP 20～90 μg/L,8.7% 患者 AFP 90～400 μg/L,28% 患者 AFP 400～1 000 μg/L,其中,1 例维持 1 000 μg/L 以上达 6 周,后逐步下降。

原发性肝细胞癌患者约 70% 以上 AFP 在 400 μg/L 以上,多逐渐升高,亦有不高于 400 μg/L,甚至在正常水平的患者。

AFP 异质体,是指肝癌细胞产生的 AFP 与新生肝合成的在糖基链的 AFP 量上有区别。因此,可用 Con-A(刀豆凝集素-A)来区别,异质体亲和力大,胚胎 AFP 则亲和力小,可用电泳方法来区别肝细胞来源与肝癌细胞来源的 AFP。

(2)癌胚抗原(CEA):CEA 是一种酸性糖蛋白,胚胎期在小肠、肝脏、胰腺合成,成人血清含量极低(＜5 μg/L,29%,吸烟者为 15～20 μg/L,6.5% 可达 20～40 μg/L)。CEA1965 年被发现时,认为是结肠癌的标志物(60%～90% 患者升高),但以后发现胰腺癌(80%)、胃癌(60%)、肺癌

（75％）和乳腺癌（60％）也有较高表达。

2.糖蛋白抗原

由于细胞膜成分异常糖基化而形成的抗原。这类物质又是单克隆抗体，故又称为糖类抗原（CA）。这类抗原标志物的命名是没有规律的，有些是肿瘤细胞株的编号，有些是抗体的物质编号，常用检测方法是单克隆抗体法，有的还同时用两种不同位点的单抗做成双位点固相酶免疫法，这些比一般化学法测定的特异性有很大的提高。而对一些糖类抗原的异质体，则通常用不同的植物凝集素来进行分离检测。

（1）CA50：这是一种唾液酸酯和唾液酸糖蛋白，正常组织中一般不存在，当细胞恶变时，糖基化酶被激活，造成细胞表面糖基结构改变而成为 CA50 标志物。许多恶性肿瘤患者血中 CA50皆可升高，如 66.6％的肺癌、8.2％的肝癌、68.9％的胃癌、88.5％的卵巢或宫颈癌、94.4％胰腺或胆管癌，其他如直肠癌、膀胱癌等皆有 70％以上是升高的。

（2）CA125：最初认为它是卵巢癌特异的，但深入研究，它也是一种广谱的标志物。82.2％卵巢癌、58％胰腺癌、32％肺癌及其他非妇科肿瘤皆有不同程度的升高，但作为卵巢癌的辅助诊断是个重要的标志物，与病程有关。

（3）CA15-3：这是乳腺细胞上皮表面糖蛋白的变异体，近年推出作为乳腺癌标志物，正常40 U/mL。哺乳期妇女或良性乳腺肿瘤皆低于此值。乳腺癌晚期 100％和其他期 75％患者存在此值明显升高。50％的肝细胞癌患者、53％的肺癌患者、34％的卵巢癌患者均可见该标志物，因而该标志物是广谱的。由于 CEA 在乳腺癌中也有诊断价值，如两者联合可将阳性率提高 10％。

（4）CA19-9：CA19-9 为唾液酸化的乳-N-岩藻戊糖Ⅱ，是一种类黏蛋白的糖蛋白成分，与Lewis 血型成分有关。异常升高也是在多种肿瘤出现，如 79％胰腺癌、58％结肠癌、49％肝癌、67％胃癌，胆囊癌、肺癌、乳腺癌皆有 10％左右升高。

（5）CA549：CA549 也是乳腺癌的标志物，它是一种酸性糖蛋白，大部分的健康女性<11 U/mL，异常升高者比例并不高，可见于 50％乳腺癌、卵巢癌、40％前列腺癌、33％肺癌患者。由此，作为乳腺癌的早期诊断，CA 则还较欠缺，应联合应用其他 TM。

（6）CA72-4：CA72-4 是一种高分子量糖蛋白，正常人血清中含量低于 6 U/mL，异常升高在各种消化道肿瘤、卵巢癌均可产生。对于胃癌的检测特异性较高，以超过 6 U/mL 为临界值。良性胃病仅 1％以下者升高，而胃癌升高者比例可达 42.6％，如与 CA19-9 同时检测，阳性率可达 56％。

（7）鳞状细胞相关抗原（SCC）：这是从宫颈癌细胞中提纯的，是宫颈癌特有的 TM。SCC 在正常鳞状上皮细胞内也存在，随着鳞状上皮细胞的增殖（恶性）而释放入血。异常升高可见于宫颈鳞癌，21％宫颈腺癌也有升高。肺鳞癌有较高的阳性率，各家报道从 40％～100％不等，而小细胞肺癌阳性率则较低（3.7％）。食管鳞状上皮癌、口腔鳞状上皮癌皆有较高的阳性率，且随肿瘤的分期呈现不同变化（20％～80％）。可见 SCC 是鳞状上皮癌的重要标志物。

（8）CA242：这是一种黏蛋白型糖抗原，可作为胰腺癌和结肠癌特有的 TM，其灵敏度与CA19-9 相仿，但特异性、诊断效率优于 CA19-9。在肺癌等其他恶性肿瘤中也有较高的检出率。

（9）NMP22：系核基质蛋白（NMP）是膀胱癌的一种新的标志物，检测尿 NMP22 可鉴别良、恶性膀胱疾病。

3.蛋白质抗原

蛋白质肿瘤标志是最早发现的标志物，检测方法相对比较容易，是常规临床检测项目。

(1)细胞角蛋白 19(CYFRA21-1):细胞角蛋白是细胞体的中间丝,根据其分子量和等电点不同可分为 20 种不同类型,其中,细胞角蛋白 19 在肺癌诊断中有很大价值,是非小细胞肺癌的重要标志物。在肺癌的血清浓度阈值为 22 $\mu g/L$,其敏感性、特异性及准确性分别为 57.7%、91.9% 和 64.9%。从组织学角度看,鳞癌的敏感性(76.5%)较腺癌(47.8%)为高,也高于 SCC 对两者的诊断率。细胞角蛋白 19 与 CEA 联合应用,诊断非小细胞肺癌符合率已可达到 78%。

(2)β_2-微球蛋白:表达在大多数有核细胞的表面,相对分子量为 11 800,是 HLA-A、B 和 C 抗原的 β 链部分。临床上多用于证实淋巴增殖性疾病,如白血病、淋巴瘤及多发性骨髓瘤。其水平与肿瘤细胞数量、生长速率、预后及疾病活动性有关。例如,骨髓瘤 β_2-微球蛋白水平高于 4.0 mg/L 时,预示生存时间短,高于 6.0 mg/L 时,对化疗反应不敏感。此外,根据此水平还可为骨髓瘤患者分期。

(3)铁蛋白:这是一种铁结合蛋白,存在于各种组织、病理状态下,释放到血液增加,不是肿瘤特异的标志,在多种癌症患者血中均有不同程度的阳性率,肝癌患者的阳性率在 70% 以上,所以可辅助肝癌诊断。此外,在肺癌、乳腺癌等患者铁蛋白水平也有显著升高,且与病程有关。

(4)前列腺特异性抗原(PSA):PSA 是目前诊断前列腺癌最敏感的指标,可用于前列腺癌的早期诊断、监测治疗及预测复发。PSA 是由前列腺上皮细胞产生的一种大分子糖蛋白,它具有极高的组织器官特异性。正常人体血清内 PSA<4 $\mu g/L$,这个正常值有随年龄增长的趋势。年龄小于 50 岁者一般低于 4.0 $\mu g/L$,50～55 岁为 4.4 $\mu g/L$,60～69 岁为 6.8 $\mu g/L$,年龄超过 70 岁可达 7.7 $\mu g/L$,异常升高预示有患前列腺癌的可能。以高于 4 $\mu g/L$ 为临界值,早期前列腺癌 63%～70% 阳性,总阳性率可达 69%～92.5%。

有报道,PSA 值如为 4.0～10.0 $\mu g/L$,特异性相对较低,只有 25% 确诊前列腺癌;但超过 10.0 $\mu g/L$ 者,往往又是晚期前列腺癌,失去早期治疗时机,这是个急待解决的问题。PSA 在血清中以多种形式存在,它主要与蛋白酶抑制物形成复合物。然而,另一种 PSA 即游离 PSA(f-PSA),不与蛋白酶抑制物结合。由于未知的原因,前列腺癌患者血清 f-PSA 百分比比正常人和前列腺良性疾患低。因此,测定 PSA 的类型和百分比有利于鉴定前列腺良性和恶性疾病,f-PSA 百分比较低可能是前列腺癌恶性度较高。而 f-PSA 百分比受年龄、前列腺大小和总 PSA(t-PSA)水平影响,据报道,50～55 岁 f-PSA 临界值应低于 20%,60～69 岁应低于 20%,70～75 岁低于 28%,固定临界值应小于 25%(占 PSA 的量)。有报道 773 例经组织学证实的患者(379 例前列腺癌,394 例良性前列腺病)f-PSA 为 0.2～5.0 $\mu g/L$,百分比为 20%～52%,而前列腺癌组为 12%,良性组为 18%。国内报道,如以 t-PSA>4.2 $\mu g/L$ 为诊断标准,其敏感性为 100%,特异性仅 68%,符合率为 74%;如以 f-PSA/t-PSA(F/T)值小于 0.11 为诊断标准,其敏感性为 85%,特异性 98%,符合率 96%;如以 t-PSA>4.2 $\mu g/L$,同时 F/T<0.11 为诊断标准,其敏感性为 86%,特异性为 99%,符合率 97%。可见,最后一个指标为最佳。

4.酶类

酶及同工酶是最早出现和使用的 TM 之一。肿瘤状态时,机体的酶活力就会发生较大变化,这是因为:①肿瘤细胞或组织本身诱导其他细胞和组织产生异常含量的酶;②肿瘤细胞的代谢旺盛,细胞通透性增加,使得肿瘤细胞内的酶进入血液,或因肿瘤使得某些器官功能不良,导致各种酶的灭活和排泄障碍;③肿瘤组织压迫某些空腔而使某些通过这些空腔排出的酶反流回血液。

(1)神经元特异性烯醇化酶(NSE):血清 NSE 是神经内分泌肿瘤的特异性标志,如神经母细胞瘤、甲状腺髓质癌和小细胞肺癌(70%升高)。正常人血清 NSE 水平低于 12.5 U/mL。目前，NSE 已作为小细胞肺癌重要标志物之一。NSE 是神经母细胞瘤和小细胞肺癌的标志物。神经母细胞瘤是常见的儿童肿瘤，占 1～14 岁儿童肿瘤的 8%～10%。NSE 作为神经母细胞瘤的标志物，对该病的早期诊断具有较高的临床应用价值。神经母细胞瘤患者的尿中 NSE 水平也有一定升高，治疗后血清 NSE 水平降至正常。血清 NSE 水平的测定对于监测疗效和预报复发均具有重要参考价值，比测定尿液中儿茶酚胺的代谢物更有意义。小细胞肺癌(SCLC)是一种恶性程度高的神经内分泌系统肿瘤，占肺癌的 25%～30%，它可表现神经内分泌细胞的特性，有过量的 NSE 表达，比其他肺癌和正常对照高 5～10 倍以上。SCLC 患者血清 NSE 检出的阳性率可高达 65%～100%，目前已公认为 NSE 可作为 SCLC 高特异性、高灵敏性的 TM，有报道，NSE 水平与 SCLC 转移程度相关，但与转移的部位无关，NSE 水平与其对治疗的反应性之间也有良好的相关性。

(2)前列腺酸性磷酸酶(PACP)：主要用于诊断前列腺癌，但诊断价值不及 PSA。

(3)a-L 岩藻糖苷酶(AFU)：AFU 是存在于血清中的一种溶酶体酸性水解酶，相对分子量 230 000，单个亚基分子量 50 000。AFU 正常参考值(化学法)为(324±90)mol/L。

AFU 是原发性肝癌的一种新的诊断标志物，广泛分布于人体组织细胞、血液和体液中，参与体内糖蛋白、糖脂和寡糖的代谢。原发性肝癌患者血清 AFU 活力显著高于其他各类疾病(包括良、恶性肿瘤)。虽然 AFU 升高的机制不甚明了，但可能有以下几种：①肝细胞和肿瘤细胞的坏死使溶酶体大量释放入血；②正常肝细胞的变性坏死可使摄取和清除糖苷酶的功能下降；③肿瘤细胞合成糖苷酶的功能亢进；④肿瘤细胞可能分泌某种抑制因子，抑制肝细胞对糖苷酶的清除能力或释放某些刺激因子，促进肝细胞或肿瘤细胞本身合成糖苷酶。总之，血清 AFU 活性升高可能是由多种因素综合作用的结果，是对原发性肝细胞性肝癌检测的又一敏感、特异的新标志物。

血清 AFU 活性动态曲线对判断肝癌治疗效果、估计预后和预报复发有着极其重要的意义，甚至优于 AFP。但是，值得提出的是，血清 AFU 活力测定在某些转移性肝癌、肺癌、乳腺癌、卵巢或子宫癌之间有一些重叠，甚至在某些非肿瘤性疾病如肝硬化、慢性肝炎和消化道出血等也有轻度升高，在使用 AFU 时应与 AFP 同时测定，可提高原发性肝癌的诊断率，两者有较好的互补作用。

5.激素类

激素是一类由特异的内分泌腺体或散在体内的分泌细胞所产生的生物活性物质，当这类具有分泌激素功能的细胞癌变时，就会使所分泌的激素量发生异常。常称这类激素为正位激素异常。而异位激素则是指在正常情况下不能生成激素的那些细胞，转化为肿瘤细胞后所产生的激素，或者是那些能产出激素的细胞癌变后，分泌出的是其他激素细胞所产生的激素。衡量异位激素的条件是：①有非内分泌腺细胞合成的激素；②某种内分泌细胞却分泌其他分泌腺细胞的激素；③肿瘤患者同时伴有分泌异常综合征；④这类肿瘤细胞在体外培养时也能产生激素；⑤肿瘤切除或经治疗肿瘤消退时，此种激素含量下降，内分泌综合征的症状改善。

(1)人绒毛膜促性腺激素(HCG)：这是存在于胎盘中的糖蛋白激素，相对分子量为45 000，当怀孕时血与尿中水平上升，正常人血中只含微量。以特殊的免疫试验可测定 HCG 的 β 亚单位。由于 60% 以上的非精原细胞瘤患者体内 HCG 上升，所以，β-HCG的测定可监视非精原细胞瘤的治疗反应及复发状况，甚至有些肿瘤复发可在临床体征出现前几周或几个月通过测定 HCG 查出。对于妇科恶性肿瘤，除了测定完整的 HCG、游离的 β 亚单位外，还可测尿与血中的促性腺激素的片段,称之为β核心(β-core)。联合测定尿中β-core与血中癌抗原125(CA125)可对临床卵巢癌的诊断提供有意义的信息。

(2)降钙素(CT):降钙素是由甲状腺滤泡C细胞合成、分泌的一种单链多肽激素,故又称甲状腺降钙素,是由32个氨基酸组成,相对分子量3500。CT降钙素的前体物是一个由136个氨基酸残基组成大分子无活性激素原,相对分子量为15 000,可迅速水解成有活性的CT降钙素,人类CT降钙素的半衰期只有4～12分钟,正常情况下它的靶器官是骨、肾和小肠,主要作用是抑制破骨细胞的生长,促进骨盐沉积,增加尿磷,降低血钙和血磷。放射免疫测定为常用方法,正常参考值为小于100 ng/L。

目前,甲状腺髓样癌患者的降钙素一定会升高,因为降钙素的半衰期较短。所以,降钙素可作为观察临床疗效的标志物。肺癌、乳腺癌、胃肠道癌以及嗜铬细胞瘤患者可因高血钙或异位分泌而使血清降钙素增加。另外,肝癌和肝硬化患者也偶可出现血清降钙素增高。

6.组织肿瘤标志物

检测细胞与组织内的肿瘤标志物对于认识肿瘤的类型及形成治疗的生物靶位均有帮助。组织肿瘤标志物可粗略分为以下4类。①分化标志:激素受体,如雌二醇受体(ER)、孕酮受体(PR)等;②增殖标志:细胞周期相关抗原(Ki67)、PCNA、生长因子及其受体周期素,周期素依赖的蛋白激酶(CDK)及CDK的抑制蛋白(CKI)等;③转移潜在性标志:蛋白酶-脲激酶-血纤维蛋白溶解原激活剂与组织蛋白酶D,nm23基因产物——核苷酸二磷酸激酶,以及细胞黏附因子等;④癌基因及抗癌基因:癌基因如myc,H-ras,ErbB2等,抗癌基因如p53,p16,视网膜母细胞瘤克隆出的基因(Rb)及结肠癌抑癌基因等。虽然,这些组织肿瘤标志将来有希望在肿瘤临床中成为诊断、预后判断及调整治疗的工具,但绝大多数目前还仅处于研究观察阶段。

目前,正式用于临床的只有乳腺癌激素受体的测定,对决定乳腺癌的治疗方案具有重要意义。20世纪80年代初就有报道:ER(一)/PR(一)采用内分泌治疗有效率为9%,ER(+)/PR(一)为32%,ER(一)/PR(+)为53%,ER(+)/PR(+)为71%。因此,测定乳腺癌组织中的ER与PR对于预示内分泌治疗的效果、决定治疗方案是极其重要的。

(三)肿瘤标志物的临床应用价值

1.普查

如果一种TM能满足上述"理想TM"标准的第一、第二点,则该标志物可用于普查,但实际上没有一种TM的特异性和灵敏度均能达到100%,从而使TM用于普查受到限制。以癌胚抗原(CEA)普查一组结肠癌为例,发病率为37/10万,假阳性数高达4998人,而检出的结肠癌患者只有26人。因此,这一类TM一般不适宜对无症状的人群进行普查。但某些TM可用于高危人群的普查,如在乙型肝炎表面抗原(HBsAg)携带者和肝硬化患者中检测甲胎蛋白。

用TM进行普查应考虑下列原则:①应十分清楚该肿瘤的发病率;②该TM应能检测早期肿瘤;③该肿瘤的早期治疗应比晚期治疗更经济有效;④测定方法的灵敏度、特异性和重复性良好;⑤普查所需费用能被接受。

2.定位

TM基本上不能对肿瘤定位,因为绝大多数TM无器官特异性,只有极少数的TM如前列腺特异抗原(PSA)、前列腺酸性磷酸酶(PAP)具有器官特异性,只可惜这些指标虽能进行器官定位,但不具肿瘤特异性。

3.确诊

由于 TM 无足够的灵敏度,不能排除假阴性结果,同时还有假阳性的可能,因此,通常不能单凭 TM 进行确诊。但 TM 有助于临床鉴别诊断。

4.分期

大多数 TM 与疾病分期有关,且浓度与肿瘤大小(如结肠癌 CEA 浓度与肿瘤大小有关)或分期(如几乎所有的 TM 在肿瘤晚期时呈现较高的浓度)之间通常存在着关联,但这只是总体而言。由于各期 TM 的浓度范围极广且互相重叠,因此,并不能根据个体测得值来判断肿瘤大小,也不能以 TM 的浓度来精确地指示各期肿瘤。

5.疗效监测

TM 最重要的价值,是能明确手术、放疗或药物治疗是否有效。有的 TM 可反映肿瘤残存量,这种定量关系十分重要,如用 β-HCG 监测绒毛膜癌的疗效、检测抗药性和推断“零肿瘤细胞”(检测极限以下),以决定何时停止治疗的报道就是最好的例子。

任何标志物半衰期显著超过“正常”半衰期,均与残留肿瘤不断产生 TM 有关,表示手术切除的不完全,或肿瘤抗药,或肿瘤复发。虽然目前尚无一种能被普遍认可的、用 TM 浓度来评价治疗有效性的标准,但 Beastall 提出的方案是值得重视的,即:无效,TM 浓度与治疗前相比下降 50% 以下;改善,TM 浓度与治疗前相比下降 50% 以上;有效,TM 浓度与治疗前相比下降 90% 以上;显效,TM 浓度下降至非恶性肿瘤的参考值内。

治疗中或治疗后 TM 浓度变化有 3 种基本类型:①浓度下降到正常水平,提示肿瘤全部除去或病情缓解;②浓度明显下降但仍持续在正常水平以上,或短期下降到正常水平后又重新增高,提示有肿瘤残留和/或肿瘤转移;③浓度下降到正常水平一段时间(约数月)后,又重新增加,提示复发或转移。应注意,如化疗、放疗或手术后立即测定 TM 浓度,可能会有短暂的升高,这是由于肿瘤坏死所致。另外,化疗、放疗或手术后 TM 浓度重新恒定升高,可能表示治疗无效,应尽可能改用其他治疗方式。并不是同一器官的肿瘤均表达相同的 TM,为了确定何种 TM 适宜监测疗效,最好在手术前检测一组 TM,然后选择升高的 TM 作为监测指标。但是,即使某些 TM 在手术前浓度并不增加,也可能作为预示复发和转移的指标。少数肿瘤也可采用组合 TM 来进行监测,如 AFP 和 HCG 监测睾丸癌。

6.预后

术前 TM 浓度增加,术后浓度降低,表示这些 TM 对此肿瘤具有预后价值。特别在病程监测中,TM 的浓度增加或降低与疾病的预后密切相关。如睾丸癌以 HCG 和 AFP 作为预后指标,HCG<50 kU/L 或 AFP<500 ng/mL 的 4 年生存率为 96%,HCG>50 kU/L 或 AFP>500 ng/mL 的 4 年生存率为 56%。另外,结肠癌时 CEA 浓度、非霍奇金淋巴瘤(特别是多发性骨髓瘤)时 β 微球蛋白、卵巢癌时 CA125 等都有预后的价值。

7.预测

TM 另一重要的特性就是预测价值,其依据是 Bayes 法则。可用阳性预期值(PPV)和阴性预期值(NPV)来表示。PPV 与 NPV 不仅与灵敏度和特异性有关,还与人群的患病率有关。某一 TM 的灵敏度、特异性、PPV、NPV 不是固定不变的,而是依赖于选定的临界值。将临界值提高,可增加特异性,但灵敏度随之降低;反之,将临界值降低,则灵敏度提高,但特异性下降。对 TM 而言,以正常参考值表示已基本无意义,通常以临界值来表示。因为,在实际应用中考虑的是最佳临界值,即区分“正常”的分界线。它不同于正常参考值的运用,正常参考值来自一组对照

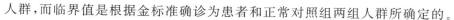

人群,而临界值是根据金标准确诊为患者和正常对照组两组人群所确定的。

(四)肿瘤标志物的合理应用及注意事项

由于各种免疫标记技术的快速发展,所检肿瘤指标越来越多,对肿瘤的早期诊断、观察评价、治疗效果及判断预后具有极大意义,但至今仍没有一种标志物是对肿瘤完全特异的。其原因是一些良性病变也能出现程度不同的阳性反应,即便是肿瘤本身也常可由于在发生发展过程中的各种因素而呈一过性或阶段性阴性反应。故此,近年来国内外学者一致认为动态观察和多种标志物联合检测,并紧密结合临床表现,特别是影像特点综合判断,是提高肿瘤诊断阳性率最富有成效的方法与措施。

1.动态记录 TM 的浓度变化

TM 测定的临床价值在于动态观察,有时即使在参考值范围内的浓度变化,可能也是有价值的。某些肿瘤如术后 CEA 浓度快速增高(每 6 个月增长 4 μg/L 以上)表示骨和肝转移,而术后 CEA 浓度缓慢增加(每 6 个月 2～4 μg/L)表示脑、软组织和皮肤转移。因此,每个患者总是最佳的自身对照。但为了保证结果的可靠性,当测得的 TM 浓度增加时,应在短期内(14～30 天)进行重复测定。

2.定期测定 TM 浓度

应根据不同的患者,不同的肿瘤制订不同的测定时间表。一般而言,治疗前应测定每个患者 TM 的原始值,治疗后第 1～2 年,应每月测定(测定时间应根据 TM 的半衰期,通常在2～14 天完成),至浓度明显下降后,每 3 个月测定 1 次。第 3～5 年,应每年测定 1～2 次。第 6 年起,每年 1 次。但每次改变治疗之前、TM 浓度增加或怀疑复发和转移时,均应及时测定 TM 浓度。

3.合理选用 TM

同一肿瘤可含有一种或多种 TM,而不同或同种肿瘤的不同组织类型既可有共同的 TM,也可有不同的 TM。因此,选择一些特异性较高的 TM 联合测定某一肿瘤,有利于提高检出的阳性率,而且,合理选用 TM,常可在临床症状出现之前数月鉴别出复发和转移。

TM 的组合测定:可提高检测的灵敏度,但常导致特异性下降,NPV 增高,PPV 降低。因此,TM 的组合测定应同时考虑灵敏度、特异性、NPV 和 PPV。几种常见肿瘤的常用联合检测"谱"如下。

(1)结肠癌:CEA、CA19-9 是首选,其特异性达到 80% 以上。

(2)胰腺癌:CA19-9 对胰腺癌的诊断已较好,如加上 CA125、CA50 则可把诊断率提到 90% 以上。

(3)肺癌:单用 CEA 对肺癌诊断已有较高的特异性,但如加上 NSE、SCC 则特异性更高。细胞角蛋白 19 加 CEA 对非小细胞肺癌的诊断率达 78%,可与 AFP 诊断肝癌媲美。

(4)乳腺癌:以黏蛋白型糖蛋白分子 CAM26＋CAM29＋脑型肌酸激酶同工酶(CK-BB)和 CAM26＋CAM29＋CA15-3 两个组合最好,敏感度可达 94% 和 96%。

(5)卵巢癌:CA125 加 CA19-9 和铁蛋白等皆是较好的联合,其他许多检查尚不成熟。

(6)胃癌:由于尚无更特异的标志物,以 CA19-9 加 CEA 仍是目前较好的联合,有条件时可加 CA724,则阳性率更高。

以上介绍的各种联合也不是十全十美,有时联合检测的增加,提高了敏感性,反而降低了特异性。因此,在联合应用时,一定选准特异性较强的标志物作不同标志物的联合,再做仔细的分析,才能使联合检查达到尽可能"完美"的程度。

(王明霞)

第四节　肿瘤病理诊断技术

一、免疫组织化学技术

(一)免疫组织化学技术原理

免疫组织化学技术是从组织化学方法衍生出来的,是在单克隆抗体技术产生后,利用免疫学原理,将抗原抗体反应应用于组织细胞化学而进一步通过级联放大,增加敏感性,最后用辣根过氧化物酶(简称 HRP)显色,从而定位组织细胞中抗原(蛋白多肽、酶)等多种基因产物的特异方法。其基本原理是利用抗原与抗体特异性结合形成"抗原-抗体复合物"的机制,通过化学反应使标记抗体的显色剂(荧光素、酶、金属离子、同位素)显色来确定组织细胞内抗原或抗体(多肽和蛋白质),对其进行定位、定性及定量研究的技术。

(二)免疫组织化学技术的主要步骤与常用标志物

1.免疫组织化学技术的主要步骤

主要步骤如下:①提取抗原;②用免疫原免疫动物(兔)制备抗血清(多克隆抗体)或免疫动物(鼠)后,用杂交瘤技术制备单克隆抗体;③纯化抗体;④抗体标记组织切片;⑤染色反应;⑥观察结果。

2.常用标志物

(1)酶标志物,为最常用的标志物。理想的标记酶应具有以下条件:①底物是特异性的,且易于显示;②酶反应产物稳定,定位良好;③酶的活性高并且稳定;④酶与抗体的结合不影响抗原-抗体的特异性反应;⑤被检组织中不应存在内源性相同的酶或其底物。常用的标记酶有辣根过氧化物酶(HRP)、碱性磷酸酶(AKP)、葡萄糖氧化酶(GOD)等。

(2)荧光标志物:是指在高能量光波的激发下能产生荧光的物质。常用的有异硫氰酸荧光素(FITC)、四甲基异硫氰酸罗达明(TIUTO)。

(3)亲和组织化学标志物:生物素和卵白素系统,其亲和力明显高于抗原抗体的结合力。

(4)金属标志物:如铁蛋白和胶体金,多用于免疫电镜。

(三)常用免疫组织化学染色方法

1.直接法

将荧光素(免疫荧光法)或酶直接标记在第一抗体上,以检查相应的抗原。直接法具有特异性强的特点,但敏感性差,耗费抗体多。

2.间接法

先用荧光素或酶标记第二抗体,一抗为特异性抗体,二抗仅有种属特异性。特点是:①预先标好二抗,较方便;②比直接法敏感,但仍差。

3.PAP 法与双 PAP 法

过氧化物酶-抗过氧化物酶复合物法(PAP),先将辣根过氧化物酶(HRP)免疫兔/羊/鼠,制成兔/羊/鼠抗 HRP;然后再与 HRP 结合,形成一个稳定的多角形结构(PAP)。特点是:①敏感性较高;②背景染色相对低;③双 PAP 敏感性更高,但背景相对较重。

4.ABC法

卵白素-生物素过氧化物酶复合物法(ABC),利用卵白素与生物素特有的高度亲和力,先将生物素与酶结合形成生物素化 HRP,再以生物素化 HRP 与卵白素按一定比例混合,形成一个复合物。同时先将二抗生物素化。

(1)如将卵白素换成链霉亲和素,则为 SABC(strept-ABC)法。

(2)将链霉亲和素和生物素先连接起来,则称 LSAB 法。

(3)用链霉素抗生物素蛋白连接辣根过氧化物酶,则为 S-P 法。

(4)若用碱性磷酸酶标记链霉卵白素则称 SAP 法。

(5)若分别用碱性磷酸酶和辣根过氧化物酶标记链霉卵白素,则称 DS 法。

其特点是:①敏感性高(比 PAP 高 8～40 倍);②背景淡,链霉亲和素更好;③方法较简便,时间较短;④应用范围广,也可用于原位杂交和免疫电镜。

5.链式聚合物偶联技术

链式聚合物偶联技术(EPOS 和 EnVision 系统)为近几年发展起来的快速、高敏的免疫组化新方法。其中心环节是使用了一个酶标的"脊状"葡聚糖分子。EPOS 是将一抗连接于酶标葡聚糖上,直接与组织特异抗原结合,然后用底物显色剂显色,因而减少了一步免疫化学步骤。EnVision是将第二抗体与酶标葡聚糖连接,与已结合的第一抗体反应,最后与底物显色剂显色。由于这些方法都避免使用(链霉素)卵白素和生物素,因此可以消除由内源性生物素所导致的非特异性染色。特点是:①敏感性高;②方法简便、省时;③提高一抗稀释度;④背景清晰。

(四)免疫组织化学染色过程中需注意的有关事项

免疫组织化学染色过程中需注意的有关事项主要有以下几个方面。

1.正确设置免疫组织化学的对照

对照原则:首先对照第一抗体;替代对照要注意相同的原则;阳性结果阴性对照,阴性结果阳性对照;染色清晰,定位准确。

(1)空白对照:用 PBS 置换第一抗体。

(2)血清替代对照:用同种动物的正常血清代替第一抗体。

(3)抑制对照:用未标记的抗体先和相应的抗原结合。

(4)吸收对照:用纯化的抗原对抗体先行吸收。

(5)阳性对照:用已知或已被实验证明为阳性的组织。

(6)自身对照:利用组织切片内的各种不同的组织成分作对照。

2.假阳性反应

(1)非特异性反应:边缘现象、皱褶和刀痕、出血和坏死等。

(2)内源性过氧化物酶:红细胞、炎细胞、退变坏死细胞和某些腺上皮分泌物,以及某些富含过氧化物酶的组织如脑、肝等。

(3)抗体的交叉反应:抗体本身含有与人体组织发生交叉反应的成分。

(4)试剂浓度过高或失效。

3.假阴性反应

(1)组织固定不当或固定时间过长。

(2)抗体效价过低或久置失效。

(3)组织中抗原被黏稠基质或分泌物阻隔。

(4)DAB 或 H_2O_2 的浓度不当。

(五)免疫组织化学在肿瘤诊断和鉴别诊断中的应用

1.在肿瘤诊断中应用免疫组织化学染色的原因

(1)在常规病理活检中,通常有 $5\%\sim10\%$ 的疑难病例不能明确诊断。

(2)形态学相似但不同组织来源肿瘤(如未分化癌和恶性淋巴瘤)的诊断与鉴别诊断。

(3)一些转移性肿瘤常常缺乏特有的组织学特征,因而无法确定其原发病灶(如甲状腺癌和前列腺癌)。

(4)通过一些反映细胞增生和与肿瘤恶性程度有关的标志物协助识别肿瘤的良、恶性。

2.各种不同组织及其肿瘤常见的标志物

免疫组织化学最突出的优点是能在微观世界原位地确定组织及细胞结构的化学成分。正常组织和肿瘤组织中均存在或产生多种多样的抗原,通过这些抗原成分可以识别各种正常组织和肿瘤的来源。迄今在石蜡切片上具有诊断价值的抗原已经有 100 多种,表 2-2 为各种不同组织及其肿瘤的常见标志物,它们在肿瘤诊断和研究中具有重要的应用价值。

表 2-2　各种不同组织及其肿瘤常见标志物

标志物	抗体	常见阳性肿瘤
上皮标记	广谱细胞角蛋白(CK/AE1/AE3)	上皮性肿瘤
	上皮细胞膜抗原(EMA)	上皮源性肿瘤,尤其是低分化腺癌
软组织标记	广谱肌动蛋白	肌源性肿瘤
	结蛋白	肌源性肿瘤(肌细胞分化最早的标记)
	波形蛋白	间叶源性肿瘤
神经内分泌标记	突触素(SY)	嗜铬细胞瘤、节细胞神经瘤、APUD 瘤
	胶质纤维酸性蛋白(GFAP)	星形胶质细胞瘤
	S-100 蛋白	神经源性肿瘤、恶性黑色素瘤、脂肪肉瘤
	神经元特异性烯醇化酶(NSE)	神经内分泌肿瘤(特异性较差)
淋巴造血组织标记	白细胞共同抗体(LCA)	造血组织肿瘤(造血细胞的特异性标记)
	T 细胞 CD3	T 细胞淋巴瘤
	B 细胞 CD20	B 细胞淋巴瘤
细胞周期素标记	周期素 B1	G_2 期和 M 期
	周期素 D1	G_1 期进入 S 期重要调控因子
	周期素 D2	G_1 期进入 S 期重要调控因子
	Ki-67antigen	S、G_2、M 期(G_0 期缺如)
	增生细胞核抗原(PCNA)	增生细胞(S 期、G_1 期、G_2 期)

二、原位杂交技术

原位核酸分子杂交(ISH)是应用特定标记的已知核酸探针与组织或细胞中待测的核酸按碱基配对的原则进行特异性结合,形成杂交体,杂交后的信号可以在光镜或电镜下进行观察。由于核酸分子杂交的特异性强、敏感性高、定位精确,并可半定量,因此该技术已广泛应用于生物学、医学等各个领域的研究之中。

（一）荧光原位分子杂交技术

荧光原位分子杂交（FISH）技术的发展为研究染色体上 DNA 的序列提供了一个最直接的方法。其具有经济、安全、快速、稳定、灵敏度高等优点，多彩 FISH 可在同一核内显示两种或多种序列，还可对间期核染色体进行研究；应用不同的探针可显示某一物种的全部基因，某染色体染色片段及单拷贝序列；结合共焦激光显微镜可对间期核及染色体进行三维结构研究，精确检测杂交信号。

（二）用于荧光原位杂交（FISH）技术的探针

1.重复序列探针

基于染色体重复序列的探针有两种。一种是着丝粒探针，主要用于确定特定染色体的数目，如鉴定三体、单体等染色体数目异常，特别是在没有或中期染色体质量不好时，这些探针也能从间期细胞获得信息。另一种是端粒探针，用于确定特定染色体数目和末端变化等，可鉴定 G 显带或 FISH 涂染探针不能发现的隐匿易位。

2.涂染探针

染色体涂染探针通过流式分拣或正常中期染色体显微切割获得所需全长染色体，再进行 DOP-PCR 扩增、荧光标记获得。所标探针与肿瘤细胞中期染色体杂交检测特异染色体的细胞遗传学改变，特别是验证可疑的染色体重排。但不能检测细小的染色体内变化，如缺失、复制或倒位。染色体涂染可以分析整个基因组，并可以一次扫描全部染色体异常。

3.区带特异探针

区带特异探针可用于检测复杂或隐匿的染色体变化，如与疾病关联的缺失、扩增、倒位和易位。这类探针不仅可以用于实体瘤的诊断，也可检测微小残留病灶以及存档材料的遗传学分析。

4.反义涂染

用流式分拣或染色体显微切割技术分离出感兴趣的异常染色体，经过扩增、标记作为涂染探针与正常中期染色体杂交（CGH 也可认为是反义 FISH，即用肿瘤 DNA 与正常中期染色体）。应用显微切割技术分离异常染色体未知区域，通过反义涂染揭示其特性。除了 G 带染色体，显微切割技术也可用在 mFISH 的中期染色体上，进一步测定已证实的染色体间的变化。

（三）荧光原位杂交技术系列

1.多色荧光原位杂交

多色荧光原位杂交是应用不同光谱的荧光染料结合探针标记技术，将 24 条（22 条常染色体和 2 条性染色体）不同的涂染探针标记上不同的荧光染料，做原位杂交可以检测每条染色体，即使是在肿瘤细胞高度重排的核型中，也可以通过不同的颜色加以辨认。其主要用于染色体隐匿性重排及复杂染色体核型。

（1）光谱染色体核型分析（SKY）：原理是 24 条染色体特异涂染探针用 5 种荧光染料通过不同的组合标记每条探针，再同时杂交。此方法结合了傅里叶频谱、电荷偶合设备成像和光学显微方法，将荧光素产生的发射光信号放大，经过干涉仪和光谱透镜后，荧光素发射光谱之间的微小差异可被 CCD 相机捕获，发射光谱首先被分配给蓝、绿、红 3 种颜色，变成可视的图像显示出来。在所有的多色染色体带型技术中，SKY 的信噪比最低。SKY 技术的重要应用之一就是增补和完善传统细胞遗传学获得的资料，极大地方便了数量大、复杂的染色体异常分辨。

（2）24 色多元荧光原位杂交：24 色多元荧光原位杂交（M-FISH）是近年建立的一种新技术。

其原理是使用 5 种荧光染料按比例标记探针,杂交后形成 24 条染色体,并各自呈现特异的荧光色彩以供核型分析。它为研究人员提供了更丰富详尽的细胞遗传学信息,包括确定标记染色体的来源、检测微小的染色体易位和检测复杂的染色体易位,尤其为肿瘤细胞染色体分析提供了全新、高效的方法。M-FISH 组合标记同 SKY 相似,只是检测和区分不同荧光信号的方式不同。

(3)组合比率荧光原位杂交:组合比率荧光原位杂交(COBRA-FISH)与上述方法不同,其通过比率标记 24 条人染色体涂染探针只用 4 种荧光染料,3 种荧光染料标记 12 条染色体涂染探针,另一种荧光染料标记另外 12 条探针,并通过专门滤镜获得图像。

(4)着丝粒多元荧光原位杂交:M-FISH、SKY 等通常需要大量的 DNA 探针(微克),杂交需要 2～3 天,而且不能检测间期细胞核,未标记的染色体涂染探针市场上不易得到。着丝粒多元荧光原位杂交(CM-FISH)用着丝粒探针代替染色体涂染探针,通过切口平移法标记,杂交和 FISH 一样,只需要 10～15 分钟,即可洗片,大大缩短了杂交时间,而且有很强的荧光信号,所获图像用普通软件即可分析。

2.交叉物种彩色显带

交叉物种彩色显带(rxFISH)其原理是利用其他动物物种的染色体制备探针池,与待检的人的中期染色体杂交。人类与长臂猿的基因组 DNA 有 98% 的同源序列,且同源序列在二者的基因组中的分布不同,因此杂交后,可在人的中期染色体上呈现不同的颜色,形成彩色带纹。根据彩色带型的变化,这种方法可以很好地区分易位、重复、缺失以及倒位。SKY 及 M-FISH 往往不能明确指出缺失和倒位,而 rxFISH 可以获得明确的结果。

3.原位杂交显带技术

为了准确定位原位杂交部位所处染色体及其区带,染色体必须显带。但杂交与显带过程会互相影响。后来人们注意到,人类短间隔插入重复序列中的一种 Alu 家族,Alu 片段约 300 bp 长,在基因组中重复约 90 万次,平均间隔 3～4 kb 就插入一个。有人利用部分 Alu 序列作为引物,用 PCR 方法扩增 Alu 之间的 DNA,称 Alu-PCR 法。但 Alu 序列在基因组内分布不是随机的,有些区域比较密集,有些区域较稀疏,只有前者才有 PCR 产物。人们用 Alu-PCR 产物作为探针与人类染色体标本杂交,结果得到类似 R 带的荧光带型。故人们在进行基因定位时,只需将目的探针与 Alu-PCR 探针同时应用,用不同颜色的荧光标记,就可同时显示杂交信号和染色体带型。

4.FISH 基因定位

基因定位时,不但需要确定某段靶序列在染色体上的位置,还需确定两个或两个以上靶序列在线性 DNA 分子的排列次序和距离,才能绘出基因图。一般用同位素杂交:先确定每一靶序列在中期染色体上的位置,然后根据它们到端粒的距离确定出线形排列次序。而用 FISH 方法,两种或两种以上的探针能同时与中期染色体杂交,只要根据两种颜色杂交位点的相互位置,就能直接确定次序。但中期染色体是线形 DNA 分子经过折叠和包装后形成的,若两个靶序列相距很近,例如间距小于 1 Mbp,受包装过程的影响,它们在线形 DNA 分子上的排列与在中期染色体上的排列不一定相同,甚至可能完全相反。

学者们发现,靶序列之间在间期核的平均相对距离与它们在线形 DNA 分子上的距离呈正相关。利用间期核 FISH 分析不但能排除染色体包装的影响,还能提高测距的分辨率。

5.荧光原位杂交技术的应用

荧光原位杂交技术的应用十分广泛,目前主要有如下几个方面。

（1）基因定位与基因制图:原理前面已叙述。荧光原位杂交(FISH)已经极大地加速了人类基因定位和基因制图的进程。

（2）基因诊断:精确、直观、明了。

（3）间期细胞遗传学。

（4）FISH 在肿瘤生物学中的应用。①肿瘤细胞遗传学;②基因定位,FISH 可用于分离出的癌基因与抑癌基因初步定位;③病毒基因插入基因组部分的检测,利用 FISH 可以检测到病毒整合到人基因组中的情况,对深入研究病毒致瘤机制,以及检测、防治肿瘤均具有重要意义;④基因的扩增与缺失,原癌基因的激活方式有突变、基因扩增、易位、病毒序列插入,抑癌基因的失活方式有点突变、基因缺失,FISH 为研究基因的扩增和缺失提供了新的方法,能将基因扩增和染色体重复分开。

三、生物芯片技术

生物芯片技术是将大量具有生物识别功能的分子或生物样品有序地点阵排列在支持物上并与标记的检体分子同时反应或杂交,通过放射自显影、荧光扫描、化学发光或酶标显示可获得大量有用的生物信息的新技术。生物芯片技术包括基因芯片、蛋白质芯片、细胞芯片、组织芯片以及元件型微阵列芯片、通道型微阵列芯片、生物传感芯片等新型生物芯片,可对 DNA、RNA、多肽、蛋白质、细胞、组织以及其他生物成分进行高效快捷的测试和分析。生物芯片技术可应用于测序、疾病诊断、药物筛选等方面。

（一）基因芯片

基因芯片是指采用原位合成或显微打印方法,将大量 DNA 探针固化于支持物表面上,产生二维 DNA 探针阵列,然后与标记的样品进行杂交,通过检测杂交信号来实现对生物样品快速、并行、高效地检测;可自动、快速地检测出成千上万个基因的表达情况,为基因诊断、药物筛选以及新基因发现提供了有力的手段。

（二）蛋白质芯片

蛋白质芯片技术的基本原理是将各种蛋白质有序地固定于滴定板、滤膜和载玻片等各种载体上成为检测用的芯片,然后用标记了特定荧光素的蛋白质或其他成分与芯片作用,经漂洗将未能与芯片上的蛋白质互补结合的成分洗去,再利用荧光扫描仪或激光共聚焦扫描技术测定芯片上各点的荧光强度,通过荧光强度分析蛋白质与蛋白质之间相互作用的关系,由此达到检测多种蛋白质及其功能的目的。如抗体芯片可排列数百种单克隆抗体,通过这张芯片,人们在一次实验中就能够比较几百种蛋白的表达变化。对于诊断疾病,如传染病、肿瘤、遗传病等临床工作,以及信号传导、细胞周期调控、细胞结构、细胞凋亡和神经生物学等基础研究都具有广泛的应用前景。

（三）组织芯片

组织芯片又称组织微阵列,是 1998 年在 cDNA 微阵列的基础上发明的,它将数十个、数百个乃至上千个小的组织片整齐地排列在一起置于载玻片上,形成微缩的组织切片,是继基因芯片和蛋白质芯片之后生物芯片家族的又一新成员。组织芯片的原理是根据不同需要,利用特殊的仪器,将多个(病例)小组织片高密度整齐地排列固定在某一固相载体上(载玻片、硅片、聚丙烯或尼龙膜等),而制成微缩的组织切片。

组织芯片的特点:①体积小、信息含量高,可根据不同需要进行组合和设计;②既可用于形态学观察也可用于免疫组织化学染色、原位杂交、FISH 等原位组织细胞学观察和研究,且自身内对照和可比性强;③高效快速,低消耗,可高效利用库存蜡块肿瘤标本。其最大潜在作用是将基因、蛋白水平的研究与组织形态学相结合,使应用同一实验指标,同时快速研究大量不同组织样本(高通量、多样本)的设想成为现实,减少了实验误差,几十倍、上百倍地提高组织病理学研究的效率,节约实验材料和试剂,同时使实验结果有更可靠的可比性;对于原始病理资料的保存和大量样本的回顾性研究具重要的意义。

组织芯片的应用范围:①研究目的基因在不同病变(肿瘤)间的表达差异;②寻找疾病新基因,疾病(肿瘤)中新基因、突变体与基因多态性的检测;③药物的筛选;④疾病的病理诊断;⑤质量控制等。

四、比较基因组杂交技术

比较基因组杂交(CGH)技术基本原理是用不同的荧光染料分别标记正常人基因组 DNA 与肿瘤细胞 DNA,然后与正常人中期染色体杂交,通过检测染色体上两种荧光(红、绿)的相对强度比率,两组 DNA 相异部分会显出颜色偏移,可计算出 DNA 的缺失与放大,从而了解肿瘤组织 DNA 拷贝数的改变,并能同时在染色体上定位。

(一)CGH 的优缺点

CGH 具有一系列技术优点:不需要制作肿瘤细胞的中期染色体片;允许全基因组扫描染色体拷贝数的改变,并且不需要对改变发生的部位有预先的了解;可以对甲醛固定、石蜡包埋的病理标本进行回顾性研究;将 CGH 与激光显微切割联合起来,可以分析组织、克隆异质性。然而该技术的局限是只有当扩增的片段大于 2 Mbp,缺失的片段大于 10 Mbp 才能被检测到。此外,CGH 另一个主要的缺陷就是不能检测平衡的染色体重排。

(二)CGH 应用领域

(1)肿瘤 DNA 的扩增或缺失,大多数用 CGH 方法检出的染色体异常扩增或缺失区域中可能存在候选基因。

(2)鉴定其他细胞遗传学方法难于判断的某些成分(如双微体、标记染色体等)的染色体来源。

(3)为研究肿瘤进展的机制提供有意义的线索,从不同阶段的肿瘤标本中提取 DNA,经过扩增后利用 CGH 检测并比较检测结果,可以将肿瘤细胞的镜下组织学表型与基因型联系起来。

(4)恶性肿瘤患者的诊断和预后。应用 CGH 技术对恶性程度不同的肿瘤患者进行研究,发现某些与肿瘤恶性程度有关的染色体异常,从而对肿瘤进行分类并指导预后。

(5)临床遗传病诊断。

五、聚合酶链反应技术

(一)聚合酶链反应技术基本原理

聚合酶链反应技术(PCR)又称无细胞克隆技术,由 Mullis 发明于 1983 年。其利用 DNA 变性和复性原理,在模板 DNA、引物和 4 种脱氧核糖核苷酸存在的条件下,依赖于 DNA 聚合酶在体外酶促合成与模板 DNA 互补而特异的 DNA 片段。经高温变性、低温退火和适温延伸 3 个步骤的次循环,使两条引物间的特异 DNA 拷贝数扩增一倍,而且这种新的 DNA 链又可成为下次循环的模板。如此反复进行,PCR 产物以 2^n 的指数形式迅速扩增,经过 25~30 个循环后,理论上可使基因扩增 10^9 倍以上,实际上一般可达 10^6~10^7 倍。PCR 技术敏感、特异、快速,大大提高了 DNA 的获得率。

(二)聚合酶链反应相关技术及应用

经过不断的改进,除了常规 PCR 外,现今已发展出了逆转录 PCR、扩增已知序列 DNA 的 PCR(反向 PCR、锚定 PCR)、扩增未知 DNA 序列的 PCR(差异显示 PCR、简并 PCR)、致突变 PCR、实时定量 PCR、原位 PCR、巢式 PCR、多重 PCR 以及 PCR 与其他方法的联合使用(PCR-SSCP、PCR-RFLP)等多种类型的 PCR 技术。PCR 及其相关技术主要应用于病原学检测、肿瘤的诊断及鉴别诊断(如肿瘤中特异性融合基因检测和淋巴瘤基因重排等)、肿瘤的易感性预测、癌基因扩增与突变检测、遗传病诊断等方面。较常应用于病理学领域的 PCR 技术主要如下。

1.逆转录 PCR

逆转录 PCR(RT-PCR)是 PCR 反应的一种广泛应用的变形。在 RT-PCR 中,一条 RNA 链被逆转录成为互补 DNA,再以此为模板通过 PCR 进行 DNA 扩增。它将 cDNA 合成与 PCR 技术结合起来对基因转录产物进行定性与定量的检测。RT-PCR 实验包括抽提 RNA、逆转录和 PCR 反应 3 步。在实际应用中,RT-PCR 又常分为一步法和两步法 RT-PCR。在临床病理诊断中,运用 RT-PCR 结合 DNA 测序技术检测软组织肉瘤或白血病中的特异性融合基因表达,为其诊断和鉴别诊断提供了可靠的分子依据。

2.实时定量 PCR

实时定量 PCR 的反应体系中除了普通 PCR 的引物外,还有一条荧光探针,探针的两端分别标记了荧光报告基团和荧光淬灭基团,当探针保持完整时,荧光淬灭基团抑制荧光报告基团发出荧光。PCR 反应开始后,Taq 酶的外切酶活性将荧光探针切断,荧光淬灭基团的作用消失,荧光报告基团就发出了荧光信号,其强弱与 PCR 的产物数量成正比,根据荧光信号强弱,通过分析得到样本的原始拷贝数。

实时定量 PCR 的优点为:①解决了传统 PCR 技术不能定量和扩增产物污染的问题;②避免了普通定量 PCR 操作过程中的污染;③操作简便、快捷,结果准确,应用方便。

3.原位 PCR

原位 PCR 将 PCR 技术的高效扩增与原位杂交的细胞定位结合起来,在组织细胞原位检测单拷贝或低拷贝的特定的 DNA 或 RNA 序列。原位 PCR 技术包括直接原位 PCR 和间接原位 PCR 两类,已成为扩增固定细胞和石蜡包埋组织中特定 DNA 和 RNA 序列的有用工具。

原位 PCR 技术主要应用于:①检测病毒等外源性基因片段;②内源性基因片段如重组基因、癌基因片段等;③遗传病基因检测如 β-地中海贫血。

六、原位 PCR 实验技术及其应用前景

1990 年 Haase 等人建立的原位 PCR 技术,在短短数年得到了迅速的发展和广泛应用,显示了强大的生命力。普通聚合酶链反应(PCR)虽然是一种高效而敏感的核酸测定方法,但其必须从混合组织细胞中提取核酸,所以难以断定扩增产物的真正来源。原位杂交虽具有细胞内定位能力,但对于核酸中个别少数变异或细胞内靶核酸含量很少时则无能为力。原位 PCR 技术则弥补了上述两种方法的不足,其既可检测出低拷贝的 DNA 和 RNA,又可确定其来源和在细胞内定位。

原位 PCR 可用于对悬浮细胞、涂片细胞及组织切片进行核酸检测。从效果来看,悬浮细胞要优于涂片细胞,涂片又优于切片。实验材料一般采用 10% 缓冲甲醛作前固定,也可用乙醇或

丙酮等作前固定。经前固定后的组织采用蛋白酶、核酸酶处理后,再用多聚甲醛固定,以稳定核酸提高实验效率,称之为后固定。固定的目的是为了保存组织细胞的形态结构,便于定位,并保存好用做 PCR 模板的起始物 DNA 或 RNA。

预处理中最重要的步骤是蛋白酶对组织的消化。常用蛋白酶 K、胰蛋白酶或胃蛋白酶对组织进行消化,组织经消化后增加了通透性,使反应试剂能够进入细胞内,并暴露出了靶序列,从而能够很好地进行扩增。消化不足,则通透性差,将影响 PCR 的结果;消化过度,则破坏了细胞形态结构,使 PCR 产物向外弥散;两者均可导致假阴性结果。石蜡切片如省略了蛋白酶消化时,则无扩增产物,而消化过度则减少了 PCR 产物保留在原位,并可导致组织脱片。因此,适当的蛋白酶浓度与消化时间非常重要。Nuovo 认为消化时间过长将大大增加非特异性 DNA 的合成。

原位 PCR 扩增的基本原理及反应条件和传统的 PCR 基本相同。原位 PCR 分为直接法和间接法两种,前者直接采用掺入标记的核苷酸来检测扩增的 DNA 片段;后者使待测的特定 DNA 片段在扩增后,再用标记探针进行原位杂交检测扩增产物。后者的特异性要优于前者,而封闭材料则必须保证反应液不外渗,这是原位 PCR 成功的基础。

原位 PCR 中使用的引物分为两种:①多对引物;②单对引物。前者用以指导合成一个大片段产物(1 000 bp),在间接法原位 PCR 中,使用多对引物是获得良好灵敏度、较高特异性的保证之一。但使用多对引物合成费用高,在应用上受到一定限制。

原位 PCR 探针及标记可分为核素类和非核素类。目前以后者应用较多,其包括生物素探针、荧光素探针及地高辛标记探针等。尤其是地高辛标记探针操作简便,定位准确,特异性与敏感性强,对人体无害,目前应用较为普遍。

在 PCR 反应过程中可使用热启动的方法,即在达到相对较高的温度时再加入 DNA 多聚酶或引物,因为 TaqDNA 聚合酶在较低温度下仍有较强的活性。在 PCR 反应加热过程中,在样品温度达到 72 ℃ 以前,引物可与部分单链模板形成非特异结合,并在 TaqDNA 聚合酶的作用下延伸,导致了非靶序列的扩增,影响了 PCR 的特异性。热启动使 TaqDNA 聚合酶只在样品温度超过 70 ℃ 时才发挥作用,从而减少了非靶序列的扩增,大大降低了非特异性 DNA 的合成,减少了引物错配的可能,提高了敏感性和特异性。在原位 PCR 扩增中,Mg^{2+} 的浓度非常重要。牛血清蛋白(BSA)也是一种原位 PCR 扩增所需要的试剂。原位 PCR 循环次数也很重要,Pate 等在检测 EGF 受体 mRNA 时经 10 次 PCR 循环后,EGF 受体 mRNA 的量已达到最优值,再增加循环次数只会大大增加非特异产物的合成。

原位杂交地高辛标记探针标记数不应低于 50%,杂交液中探针浓度不应低于 5 pmol/mL,太低则杂交信号太弱。杂交温度需根据探针中核苷酸 G 和 C 含量计算。杂交时间一般为 4 小时,时间长则易脱片。

由于引物的特异性、聚合酶的错误引导、PCR 产物弥散及检测程序的变化都可导致假阳性和假阴性的结果,因此实验结果必须要有严格的对照。用 PCR 或 RNA 酶消化对照,省略引物、聚合酶、逆转录酶和探针等阴性对照都是必不可少的。

原位反转录 PCR 是将反转录和 PCR 扩增结合起来检测细胞内低拷贝 mRNA 的方法。标本首先要用 DNA 酶进行处理,以破坏组织中原有的 DNA,保证 PCR 扩增的模板是从 mRNA 反转录合成的 cDNA,而不是细胞内原有的 DNA。如果 PCR 扩增的引物与细胞本身的基因 DNA 相距较远,残留在细胞内的 DNA 不会被扩增,也可不用 DNA 酶处理,直接进行反转录。原位反转录 PCR 以 mRNA 为模板,在逆转录酶的作用下,在随机六聚物和游离核苷酸存在的条件下,在 42 ℃下进行 30～60 分钟的反应,一旦 cDNA 合成结束,可将标本加热至 90 ℃以上,灭活逆转录酶或用 PBS 洗涤 5 分钟,接着以 cDNA 为模板进行 PCR 扩增。

再生式序列反应(SR)为一项直接进行 RNA 扩增的技术。反应需三种酶:①AMV 逆转录酶;②RNaseH;③T7RNA 聚合酶。通过这三种酶的作用,以 RNA/DNA 和单链 DNA 为中间体,通过逆转录和转录反应的反复循环实现靶 mRNA 的扩增。

目前,原位 PCR 主要用于检测病毒核酸。其在探测染色体易位、基因重组和癌基因以及识别人外周血单个核细胞中 HLA-DQ 单倍型的类型等方面也做了一些尝试。可通过原位 PCR 快速简便测定的病毒主要有 HIV-1、HPV、HBV、HSV、Visna 及 CMV 等。

原位 PCR 是一个复杂的、迄今尚未完全明了的生化反应过程,影响实验结果的因素很多且不很确定,操作技术亦带有一定的偶然性,因而使其应用受到了限制。分子学方法常出现假阳性,其原因可能为:①制样困难;②病毒低拷贝数;③RNA 在感染细胞中降解等。在分子学诊断方法中,间接法原位 PCR 较直接法敏感,直接法尽管使用了 DNA 酶预处理和热启动仍有假阳性。Long 等认为应用于组织切片出现较高的假阳性率,主要归结于在固定、包埋、切片过程中 DNA 的损失和扩增时生物素或地高辛标记核苷酸掺入到内源性 DNA 片段,这种由于 DNA 聚合酶造成的假象称为“DNA 修复假象”。

（尹作花）

第三章

肿瘤的病理诊断

第一节　原发性垂体肿瘤

一、原发性腺垂体肿瘤

原发性腺垂体肿瘤包括腺瘤、不典型腺瘤和癌，其中腺瘤占绝大部分。

（一）腺瘤

腺垂体腺瘤分类应根据组织学、免疫组化、超微结构、临床内分泌功能、影像学和手术所见综合考虑。腺瘤大小为 0.1～10 cm。≤1 cm 者称为微小腺瘤或小腺瘤，＞1 cm 为中等大腺瘤，≥10 cm 为大腺瘤。腺瘤可位于鞍内或扩张至鞍外（如鞍上、蝶窦、鼻咽、海绵窦）等。一般为膨胀性生长，亦可侵袭性生长，侵犯硬脑膜、骨、神经及脑组织等（侵袭性腺瘤）。手术时所见腺瘤常为紫红色，质软。大腺瘤可有出血、坏死及囊性变。PRL 腺瘤可见砂粒体样小钙化灶。

所有腺瘤形态一致。瘤细胞似正常前叶细胞或稍大，瘤细胞弥漫成片或排成索、巢、假腺或乳头状结构，间质为血管丰富的纤细间质，瘤细胞可有一定的异型性但核分裂罕见。单凭 HE 形态不能鉴别上述分类中各种类别的腺瘤，只有用免疫组织化学结合临床内分泌功能才能进行正确分类。

1.生长激素细胞瘤

占垂体腺瘤的 10％～15％，占手术切除垂体腺瘤的 25％～30％。临床表现为肢端巨大症或巨人症。血清 GH 和胰岛素样生长因子-1 增高。有些患者血内 PRL 也可增高。

大体上这些肿瘤一般界限清楚，位于腺垂体的侧翼。根据电镜下瘤细胞内分泌颗粒的多少，分为多颗粒型和少颗粒型。多颗粒型主要由嗜酸性粒细胞构成，免疫组化可见胞质 GH 强阳性（图 3-1）。核 Pit-1 强阳性，核周低分子量 CK 中度阳性，胞质可不同程度表达 α-亚单位。分泌颗粒圆形，150～600 nm。少颗粒型由排列成实性片块嫌色细胞构成，核异型性和核仁明显。核旁有中丝构成的球形纤维小体，此小体低分子量 CK 强阳性。GH 灶性弱阳性，核 Pit-1 阳性，分泌颗粒直径 100～250 nm。

2.催乳素细胞腺瘤

催乳素细胞腺瘤是垂体腺瘤中最常见的一种，但半数是尸检时偶然发现，手术切除者并不多,占手术切除垂体腺瘤的11%～26%,可能是这种肿瘤常常由内科治疗的缘故。年轻妇女多见,男性患者年龄相对较大,女性患者临床表现为泌乳和卵巢功能不正常如无月经和不育等。男性主要表现为性功能低下,偶尔可有泌乳。血清PRL升高(＞250 ng/mL)。影像学显示女性患者常为小腺瘤而男性多数为大腺瘤并向鞍上伸展。

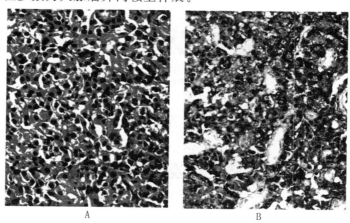

图3-1 生长激素细胞腺瘤

A.HE染色:瘤细胞多角形,胞质丰富,强嗜酸性;B.免疫组化GH强阳性

小腺瘤最常见于前叶的后侧部分,大腺瘤可侵入硬脑膜、鼻窦和骨。肿瘤软、红或灰色,质实,如有砂粒体则可显沙砾感。

少颗粒PRL腺瘤是最常见的一种亚型。嫌色细胞排列成乳头、小梁或实性片块,也可围绕血管形成假菊形团,可有钙化和砂粒体形成。免疫组化:PRL强阳性呈核旁(相当于Golgi区)PRL阳性小球,核Pit-1常阳性,ER亦可阳性。分泌颗粒球形,少,大小150～300 nm,分泌颗粒的异位胞吐是PRL瘤的电镜诊断标志。多颗粒型PRL腺瘤较少颗粒少见。由嗜酸性粒细胞构成,胞质弥漫性PRL阳性。分泌颗粒大者可达700 nm,异位胞吐也为诊断指标。

3.腺瘤

具有生长激素和催乳素细胞分化的功能。

(1)混合型GH-PRL细胞腺瘤:这种腺瘤具有少颗粒型PRL和多颗粒型GH腺瘤的临床表现和病理形态。

(2)生长催乳素细胞腺瘤,最常见于巨人症和年轻的肢端巨大患者。①病理:肿瘤主要由嗜酸性粒细胞构成,排列成弥漫或实性片块,其中可见散在嫌色细胞。②免疫组化:同一细胞可显GH和PRL阳性,α-亚单位可不同程度阳性,低分子量CK染色显核周阳性,像多颗粒GH瘤,核Pit-1强阳性,偶尔ER阳性。分泌颗粒核心色泽均匀,颗粒异型性明显,大者可达到1 000 nm。可见异位胞吐。

(3)嗜酸性干细胞腺瘤,患者临床上有轻度高PRL血症,有或无肢端巨大,通常血清GH不高。此瘤多见于女性,生长快,呈浸润性生长。病理:由略嗜酸的大细胞形成实性片块,胞质空泡状(相当于巨大线粒体),PRL强阳性,GH散在阳性,有些肿瘤甚至检测不出GH,电镜下胞质内充满大线粒体和巨型线粒体,可见散在含纤维小体或核旁成束CK(＋)中丝的细胞。分泌颗粒少,150～200 nm,可找到异位胞吐。

4.促肾上腺皮质激素细胞腺瘤

占垂体腺瘤的 10%～15%。临床表现为 Cushing 综合征（垂体依赖性高皮质醇血症）。血浆 ACTH 升高较异位分泌 ACTH 患者的血浆 ACTH 低。病理：引起 Cushing 综合征最常见的为垂体嗜碱细胞小腺瘤（由促皮质激素细胞构成，常位前叶的中心部位）；而引起 Nelson 综合征者常为大腺瘤而主要是嫌色细胞或少颗粒细胞腺瘤。

（1）多颗粒 ACTH 腺瘤是最常见的 ACTH 瘤亚型，由嗜碱细胞排列呈血窦样结构，免疫组化显示 ACTH、β-内啡肽和其他 POMC 来源的肽阳性。引起 Cushing 综合征的腺瘤可见低分子量 CK（+），而 Nelson 综合征时肿瘤细胞不含角蛋白微丝，分泌颗粒大小形态和核心致密度不等，105～450 nm。

（2）少颗粒 ACTH 腺瘤：较多颗粒型少见，光镜下肿瘤由嫌色细胞构成。CK 强阳性而 ACTH 和其他由 POMC 衍生肽弱阳性。电镜下细胞器发育不好，少量分泌颗粒，颗粒的大小、形态和密度变异大。

（3）Nelson 瘤（双侧肾上腺切除后垂体长出的肿瘤）无 CK 阳性微丝。

（4）Crooke 细胞腺瘤：在高皮质醇血症反馈作用下正常垂体 ACTH 细胞可出现核周玻璃样物沉着，称 Crooke 变性。由 Crooke 变性细胞构成的腺瘤罕见，形态像多颗粒 ACTH 腺瘤。电镜下核周有成环状中丝（角蛋白）聚集，分泌颗粒被推致细胞边缘和包裹在高尔基区内，核异型性明显。

5.促甲状腺激素细胞腺瘤

罕见，仅占垂体腺瘤的 1% 左右。临床可表现为甲亢、甲低或甲状腺功能正常。由于大多数 TSH 腺瘤为浸润性大腺瘤，可影响视野。

（1）病理：大体常为侵袭性和纤维化大腺瘤。光镜下瘤细胞为嫌色细胞，细胞界限不清，核不同程度异型性，间质纤维化较常见，偶尔可见砂粒体（图 3-2）。

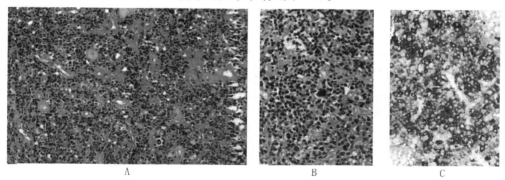

A   B   C

图 3-2　促甲状腺激素细胞腺瘤

A.光镜下为嫌色细胞；B.砂粒体；C.免疫组化 TSH 强阳性

（2）免疫组化：TSH 阳性，分泌颗粒球形，大小 150～250 nm，沿胞膜排列。有些颗粒多的细胞，偶尔可见 350 nm 的大颗粒。

6.促性腺激素细胞腺瘤

虽然临床上可有性功能失常的表现，但主要临床症状为由于肿瘤造成的头痛，视野影响和脑神经损伤。中年男性多见。发生在绝经前年轻妇女可出现原发性卵巢功能衰退的症状。诊断此瘤必须有血清 FSH 或 LH 或二者均升高。一般是 FSH 升高或 FSH 和 LH 均高，单独 LH 升高者罕见。

病理:分男性型和女性型 2 种,均为嫌色细胞,排列成索、乳头或实性,可有假菊形团形成,灶性细胞嗜酸性变常见。

FSH/LH 男性型电镜下像无功能腺瘤,细胞器很少。FSH/LH 女性型瘤细胞内有丰富的轻度扩张的粗面内质网,高尔基体呈蜂窝状。二型分泌颗粒均很少,＜200 nm,位于胞膜附近,免疫组化:α-亚单位、β-FSH 和 β-LH 不同程度阳性。

7.多激素垂体腺瘤

这种腺瘤可分泌多种激素,最常见为 GH＋PRL 或 GH、PRL 和 TSH 等。虽然分泌多种激素,但临床上常常仅表现一种激素的功能。

病理:形态和免疫组化可显示单一种细胞分泌多种激素或多种细胞分泌多种激素,即单一形态多激素腺瘤和多形态多激素腺瘤。

8.无功能细胞腺瘤

约占垂体腺瘤的 1/3。无激素亢进症状,主要症状为头痛、视野受损、脑神经损伤,偶尔有海绵窦症状。如瘤细胞广泛坏死出血则可导致垂体功能低下症状或垂体卒中。

病理:诊断无功能垂体腺瘤主要靠形态。无功能促生长激素细胞腺瘤像少颗粒 GH 腺瘤。无功能催乳素细胞腺瘤和无功能促甲状腺激素细胞腺瘤形态与其相应的功能性腺瘤相似。无功能促皮质激素细胞腺瘤常伴有催乳素血症。此瘤的 Ⅰ 型像功能性多颗粒 ACTH 瘤,Ⅱ 型则像少颗粒 ACTH 瘤,无功能促性腺细胞腺瘤形态与其功能性腺瘤同,代表无功能腺瘤的最大一组。嗜酸性粒细胞瘤代表无功能促性腺细胞腺瘤伴广泛嗜酸性变。细胞排列成片或巢,含丰富的嗜酸性颗粒状胞质。

(二)不典型腺瘤

不典型腺瘤的形态特点是核分裂指数升高。一般良性腺瘤很难找到核分裂,而不典型腺瘤可以找到或＞2/10 HPF(图 3-3),Ki-67 指数＞3%,示这种腺瘤可能具侵袭性或潜在的复发性。15% 不典型腺瘤表达 p53。良性腺瘤亦可侵犯垂体实质、腺周硬脑膜或邻近的骨和软组织,所以不典型腺瘤不是基于肿瘤的侵袭性而是根据核分裂,Ki-67 指数和 p53 表达。

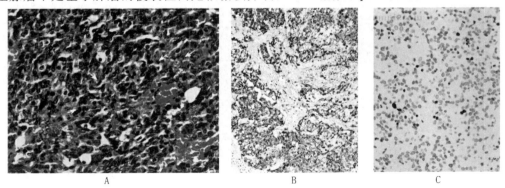

图 3-3　不典型腺瘤

A.瘤细胞核分裂明显增多;B.本例为 PRL 细胞腺瘤,PRL 阳性;C.Ki-67 指数高

(三)垂体癌

当垂体腺瘤侵犯破坏周围硬脑膜及骨组织时称为侵袭性腺瘤。诊断癌的指标是出现转移。垂体癌一般起始为垂体腺瘤,可引起种种激素异常,或临床上无功能,只有以后出现转移或侵犯

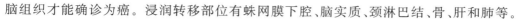

脑组织才能确诊为癌。浸润转移部位有蛛网膜下腔、脑实质、颈淋巴结、骨、肝和肺等。

1.病理

形态上无特殊的改变,可出现细胞密集、坏死、出血、核分裂增多、核异型性明显。Ki-67指数高,可高达12%,而腺瘤仅1%,侵袭性腺瘤4.5%;但亦有的垂体癌Ki-67指数在腺瘤范畴内。

2.免疫组化

除NSE、Syn、CgA阳性外各种垂体激素亦可阳性。

3.遗传学

各种垂体腺瘤和垂体癌均有不同程度的染色体不平衡,如GH腺瘤、PRL腺瘤和ACTH腺瘤的染色体不平衡为48%~80%,GH腺瘤中最常见,为9、17增多,18、1、2、11丢失。PRL腺瘤中常见的为4q、5q增多,1、2、11和13丢失。ACTH腺瘤中5、8和11丢失常见,促性腺激素细胞腺瘤中13q丢失常见。一般来说染色体不平衡在侵袭/复发腺瘤较腺瘤多见,癌又较侵袭/复发腺瘤多见。Nam等研究结果认为11q13和13q的杂合性丢失(LOH)对预测垂体腺瘤的侵袭性有意义。Rickert等分析4例垂体癌转移,染色体不平衡平均为8.3(增多7,丢失1.3),最常见的增多为5、7p和14q,他们认为14q丢失可能与垂体癌的恶性进展和转移有关。

二、神经垂体和下丘脑原发性肿瘤

(一)节细胞瘤

节细胞瘤亦称神经节瘤,由成熟的神经元细胞构成,瘤细胞很可能来自下丘脑的神经节细胞。临床症状主要由肿块引起,如下丘脑调节异常、垂体功能低下和高催乳素血症。由于这些肿瘤能合成下丘脑肽类激素,所以有时可伴有其他激素症状,包括肢端巨大症、性早熟或Cushing综合征。

1.大体

肿瘤大小不一。

2.光镜

由成熟的神经节细胞构成,双核或多核细胞多见。瘤细胞分布于不等量的神经胶质-纤维组织构成的间质内,小血管增生。

3.免疫组化

Syn和NF(+)。

4.电镜

瘤细胞有丰富的内质网、线粒体和神经微丝。分泌颗粒集中于细胞胞突中。肢端巨大症的患者肿瘤常为组合性即节细胞瘤+少颗粒促生长激素细胞腺瘤。

(二)胶质瘤

胶质瘤包括星形细胞瘤、少突胶质细胞瘤和室管膜瘤,毛细胞星形细胞瘤是最常见的一种,多见于年轻人,发生在儿童的低恶性度的胶质瘤预后好。放射后的胶质瘤和累及视神经的胶质瘤侵袭性强和很快致死。

(三)脑膜瘤

鞍区脑膜瘤女性多见,占脑膜瘤总数的20%,完全限于鞍内的脑膜瘤罕见。

(四)颗粒细胞瘤

颗粒细胞瘤见于神经垂体和垂体柄,大多数肿瘤体积小,为尸检偶然发现。手术切除肿瘤都因肿瘤大而引起临床症状。形态与身体其他部位的颗粒细胞瘤相同,肿瘤无包膜但界限清楚,GFAP 和 S-100 常常阴性。

(五)脊索瘤

发生在蝶鞍的脊索瘤患者年龄＞30 岁,生长缓慢,但局部侵袭性。形态与其他部位脊索瘤同。免疫组化示低分子量 CK、EMA 和 S-100 阳性,有时 CEA 亦显阳性。

(六)神经鞘瘤

鞍内神经鞘瘤罕见,形态及免疫组化与其他部位神经鞘瘤同。

三、鞍区其他肿瘤和转移性肿瘤

(一)颅咽管瘤

颅咽管瘤由颅颊囊残留物发生,占颅内肿瘤的 2%～4%,是儿童最常见的蝶鞍肿瘤,约占儿童中枢神经肿瘤的 10%。颅咽管瘤任何年龄都能发生,高峰为 5～20 岁,第 2 个高峰为 50～60 岁。3/4 有肿块效应(头痛和视野缺损)。大多数患者有垂体功能低下,＜50%患者有高催乳素血症,约 25%患者有尿崩症。儿童可呈侏儒。

影像学多数为囊性病变,仅 10%为实性。50%显蝶鞍增大和被腐蚀,＞50%鞍区钙化。肿瘤可浸润下丘脑,甚至第三脑室,由于此瘤的高浸润性,手术常切不净,以致术后复发率高;特别是年轻患者,可高达 10%～62%。术后放疗可降低复发率。颅咽管瘤为良性但局部浸润性,仅有个别恶变的报道。

病理:85%完全在鞍上,仅 15%有鞍内成分。大多数肿瘤诊断时＜1 cm,界限清楚但不一定有包膜。切面囊性多见,内含黏稠油样液(像黑泥)及胆固醇和钙化,光镜下在疏松的纤维间质中有上皮细胞岛和囊,胆固醇结晶,角化碎屑(成为钙化核心)。组织学类型可分为造釉细胞瘤型和乳头型。乳头型多见于成人,特点是假乳头状鳞状上皮,呈实性或囊状,一般没有纤维化和胆固醇;此型似较造釉细胞瘤型预后好。免疫组化:CK(＋),电镜可见张力纤维和细胞间连接,无分泌颗粒。

(二)生殖细胞肿瘤

生殖细胞肿瘤包括生殖细胞瘤、胚胎性癌、畸胎瘤、内胚窦瘤和绒癌,约占成人颅内肿瘤的不足 1%,占儿童颅内肿瘤的 6.5%,最常见的部位为松果体,其次为鞍上。鞍区纯的生殖细胞瘤和纯的畸胎瘤最多见,也有混合性生殖细胞瘤。所有生殖细胞肿瘤形态与其他部位同。

(三)Langerhans 细胞组织细胞增生症

Langerhans 细胞组织细胞增生症(Langerhans cell histi-ocytosis,LCH)包括嗜酸性肉芽肿、HSC 症、L-S 病,可累及神经垂体和下丘脑,导致尿崩症,垂体功能低下和高催乳素血症。LCH 很少累及前叶,形态与其他部位同,免疫组化 CD-1a(＋),S-100(＋)。电镜下可找到 Birbeck 颗粒。

(四)间充质肿瘤

文献报道的有血管瘤、血管球瘤、血管网状细胞瘤、脂肪瘤、软骨瘤、软骨肉瘤、软骨黏液样纤维瘤、骨巨细胞瘤、软组织腺泡状肉瘤、骨肉瘤及纤维肉瘤等。形态与其他部位软组织肿瘤同。

(五)转移性肿瘤

由于垂体血运丰富,所以许多恶性肿瘤如肺、乳腺和胃肠道癌经血行转移到垂体并不少见,有的报道可高达 26.7%。累及神经垂体较腺垂体多见。

(王明霞)

第二节 甲状腺肿瘤

一、甲状腺腺瘤

甲状腺腺瘤(thyroid adenoma,TA)是由单一前体细胞发生基因突变或异常引起局灶性甲状腺滤泡细胞增生、增殖的结果,是最常见的甲状腺良性肿瘤,占所有甲状腺疾病的16%~25%。TA可以发生在各个年龄段,以15~40岁中青年妇女多见,呈散发性。肿瘤多为单发,表现为甲状腺实质内单个边界清楚的肿物,有完整的包膜,大小从直径数毫米到3~5 cm不等,个别患者甚至可达10 cm以上。肿瘤内部有时可见囊性变、纤维化或钙化。临床病理分为滤泡性腺瘤和乳头状腺瘤两种,前者多见。

(一)临床表现

TA多数无自觉症状,常在无意中偶然发现颈前区肿块;多数为单发,圆形或卵圆形,表面光滑,边界清楚,质地韧实,与周围组织无粘连,无压痛,可随吞咽上下移动。肿瘤直径一般在数厘米至十余厘米不等,生长速度较缓,病程可长达数十年,此类患者常可出现瘤体钙化而使瘤体触质坚硬。但如果一旦发生瘤体内出血,体积可迅速增大,且伴有疼痛和周围器官压迫症状,如呼吸困难和吞咽不适。部分肿块出血吸收后(一般是2~3个月)会缩小,部分瘤体生长速度过快,实质部分因血供不足而发生坏死、液化发生囊性变。少数增大的肿瘤逐渐压迫周围组织,引起气管受压、移位,患者会感到呼吸不畅或呼吸困难,特别是平卧时为重。胸骨后的TA压迫气管和大血管后可能引起呼吸困难和上腔静脉压迫症。多数典型的TA不影响甲状腺功能。需注意的是,中老年女性的TA常为滤泡性腺瘤,生长迅速,血运丰富,常伴有压迫症状,部分往胸骨后生长;术中肿瘤质脆而容易破裂,出血多而导致解剖不清,手术难度较大,容易引起喉返神经损伤致术后声音嘶哑。少数TA可发展为功能自主性腺瘤(20%)而引起甲状腺功能亢进,出现心慌、手抖、多汗、消瘦和易饥等症状。

(二)病理特征

临床上TA一般生长缓慢,体检时随吞咽而上下移动。肉眼:多为单发,圆或类圆形,切面多为实性,色暗红或棕黄,可并发出血、囊性变、钙化和纤维化。

其共同的组织学特点或病理诊断要点:①有完整纤维包膜的单个结节;②肿瘤的组织结构与周围甲状腺组织不同;③瘤体内部结构具有相对一致性(变性所致改变除外);④对周围组织有挤压现象。根据肿瘤细胞形态学特点,一般将TA分为以下几种病理类型。

1.滤泡性腺瘤

滤泡性腺瘤是最常见的病理类型,占所有良性甲状腺肿瘤的85%,根据滤泡分化程度,又可分为以下几种亚型。

(1)胚胎型腺瘤:又称梁状和实性腺瘤,瘤细胞小,大小较一致,分化好,呈条索状、小梁状或网片状排列,有少量不完整的滤泡状腺腔散在,无胶质,水肿的疏松纤维间质类似胚胎期甲状腺。

(2)胎儿型腺瘤:又称小滤泡型腺瘤,主要由小而一致、仅含少量胶质或没有胶质的小滤泡构成,上皮细胞为立方形,与胎儿期甲状腺组织相似。

（3）单纯型腺瘤：又称正常大小滤泡型腺瘤，肿瘤包膜完整，肿瘤组织由大小较一致、排列拥挤、内含胶质的滤泡组成，与成年人正常甲状腺相似的滤泡构成。

（4）胶样型腺瘤：又称巨滤泡型腺瘤，肿瘤组织由大滤泡或大小不一的滤泡组成，滤泡内充满胶质，并可互相融合成囊，肿瘤间质少。

2.乳头状腺瘤

滤泡上皮细胞排列成单层，呈乳头状向腺腔内突出，滤泡常形成大囊腔，故亦称囊性乳头状瘤。间质少，肿瘤常并发出血、坏死及纤维化。具有乳头状结构者有较大的恶性倾向，故良性乳头状腺瘤少见。

3.变异类型

（1）嗜酸性粒细胞型腺瘤：又称 Hürthle（许特莱）细胞腺瘤，较少见。瘤细胞大而多角形，核小，胞质丰富嗜酸性，内含嗜酸性颗粒。电镜下见嗜酸性粒细胞内有丰富的线粒体，即 Hürthle 细胞。瘤细胞排列成索网状或巢状，很少形成滤泡。

（2）不典型腺瘤：少见，瘤体包膜完整，质地坚实。其瘤细胞丰富，生长较活跃，有轻度不典型增生，可见核分裂象。瘤细胞排列成索或巢片状，很少形成完整滤泡，间质少，但无包膜和血管侵犯。此类型肿瘤术后应追踪观察，可做降钙素、上皮膜抗原（epithelial membrane antigen，EMA）和角蛋白等免疫组织化学检查，从而与甲状腺髓样癌和转移癌相鉴别。

（3）透明细胞腺瘤：发生于甲状腺的透明细胞型滤泡型腺瘤罕见，应与原发甲状腺透明细胞癌、异位的甲状旁腺腺瘤或转移性肾透明细胞癌鉴别。大体观瘤体包膜完整，切面淡红色，质软及韧。镜下见细胞体积较大呈多边形或圆形，胞质透明或细颗粒状，核异型不明显，包膜完整未见肿瘤细胞浸润。由于本病非常罕见，故容易误诊。因此，当甲状腺肿瘤细胞胞质透明或嗜酸性时，应当充分取材、询问病史、行免疫组织化学检测及特殊染色以明确组织来源而排除转移性肾透明细胞癌、甲状旁腺腺瘤及甲状腺透明细胞癌，以免误诊而影响治疗。

（4）功能自主性腺瘤（autonomously functioning adenoma，AFA）：又称毒性甲状腺腺瘤或高功能腺瘤，由于该腺瘤发生功能增强，产生大量甲状腺激素，外周血 T_3、T_4 水平增高，以 T_3 增高较为明显，从而引起甲亢的表现。查体时往往可以发现甲状腺有结节，SPECT 扫描多为热结节，而周围甲状腺组织的放射性核素分布往往缺乏或减低。

二、分化型甲状腺癌

甲状腺癌是起源于甲状腺滤泡细胞和滤泡旁细胞的恶性肿瘤，其发病率近年来呈上升趋势，发病人数也迅速增加。根据 WHO 病理分型主要包括以下四类：甲状腺乳头状癌；甲状腺滤泡癌；甲状腺髓样癌和甲状腺未分化癌。依据组织学分化程度的不同又可将甲状腺癌分为分化型和未分化型。其中 PTC 和 FTC 属于分化型甲状腺癌（differentiated thyroid carcinoma，DTC），DTC 占所有甲状腺癌的 90％以上，文献资料显示此类患者 30 年生存率亦超过 90％，预后佳。

（一）甲状腺乳头状癌

甲状腺乳头状癌（papillary thyroid carcinoma，PTC）是甲状腺癌中最多见的一型，既往流行病学资料显示 PTC 占甲状腺癌的 60％～90％，近年来全世界范围内其发病率呈明显上升趋势。天津医科大学肿瘤医院 2011 年的一项调查结果显示，该院 PTC 患者比重已经占全部甲状腺癌的 96.0％左右，权重明显升高。其组织学亚型较多，临床特性呈多样化。

甲状腺乳头状癌的发病率因地区、营养状况及医疗水平而异。由于 PTC 远处转移率及病死

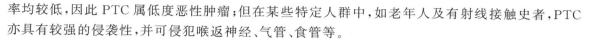

率均较低,因此 PTC 属低度恶性肿瘤;但在某些特定人群中,如老年人及有射线接触史者,PTC 亦具有较强的侵袭性,并可侵犯喉返神经、气管、食管等。

1.临床表现

PTC 患者初期多无自觉不适,甲状腺肿物为最常见表现。除微小癌外,甲状腺触诊可及单发或多发肿物,质硬,吞咽时肿块移动度减低。随病情进展,晚期可出现声音嘶哑、呼吸困难、吞咽困难等表现。若肿瘤压迫颈交感神经节,可产生 Horner 综合征。颈丛浅支受侵犯时,患者可有耳、枕部、肩等处疼痛。此外,有些患者就诊时可出现颈淋巴结转移及远处脏器转移。需注意的是,目前有相当比例 PTC 患者为微小癌,其临床表现隐匿。这类患者多在常规体检时行颈部超声检查发现甲状腺肿物,或以颈部淋巴结转移为首要症状就诊。颈淋巴结转移是 PTC 较常见的临床表现,可高达 50% 以上。转移淋巴结部位以同侧Ⅵ区最为常见。Ⅱ、Ⅲ、Ⅳ区也可见转移。Ⅰ、Ⅴ区偶见。血型转移较少,多见于肺,亦可出现肝、脑、骨转移。

2.病理特征

(1)大体形态:肿瘤直径为数毫米至数厘米不等,可单发亦可多发,多为硬而坚实,亦可硬韧或呈囊实性。微小者多为实性,最小可为数毫米,倘不注意,易被忽略;癌灶多无包膜,常浸润正常甲状腺组织而无清楚分界,呈星芒状,有的似瘢痕组织结节。肿物较大者一般切面呈苍白色,胶样物甚少,常有钙化,切割时可闻磨砂音。可有包膜或不完整,有时可为囊性伴部分实性成分,有时可见乳头状突起,也有的肿物边界极不清楚,无明显肿物轮廓,切面呈散沙状。

(2)镜检:在镜下,典型的 PTC 乳头状结构表现为由中央为纤维血管轴心、表面衬覆一层肿瘤性上皮所构成。典型的乳头较长,有复杂的分支。衬覆在乳头表面和肿瘤性滤泡的上皮细胞核具有特征性改变。细胞核大、互相重叠在一起。核圆形或卵圆形,核边缘欠规则,呈锯齿状或有皱褶,可出现与核长轴平行的核沟。核染色质常平行排列,聚于核内膜下,致使核膜增厚,核空淡,呈毛玻璃样。核仁小,不明显。核分裂现象罕见或无。在乳头纤维血管轴心中、淋巴管内、实性上皮成分之间和肿瘤性滤泡之间的间质中常存在同心圆层状结构的砂粒体。

(3)分型:近年来,国内外认为 PTC 组织学上的多样性可能与其临床表现上的差异具有密切的联系。WHO 已于肿瘤国际组织学分类标准中对 PTC 的组织学分型进行了重新分类,其中主要包括滤泡型、嗜酸性粒细胞型、弥漫硬化型、高细胞型、柱状细胞型等十余型。近年来也有研究将一类有纤维囊包裹的"滤泡亚型甲状腺乳头状癌"(EFVPTC)进行重新命名,现在它的名字则是"带有乳头状细胞核特征的非浸润性滤泡型甲状腺肿瘤"(NIFTP),此类型为极低度恶性潜能肿瘤,绝大部分肿瘤完整切除后已经可以治愈,不需要追加 RAI 治疗。

下面将对乳头状癌各分型的临床病理特征进行分述。

1)弥漫硬化亚型:该型常累及儿童和年轻成人,表现为双侧或单侧弥漫性甲状腺肿胀。大多数研究表明此型生物学上较经典型乳头状癌更具侵袭性,表现为更高的淋巴结转移率(几乎100%)和较高的远处转移概率。经过充分的治疗,病死率与经典型相似,大概与患者发病时年轻有关。甲状腺实质被白色较硬的组织弥漫替代,切面有砂粒感。典型的组织学特征如下。①弥漫累及单侧腺叶或双侧腺叶;②重度淋巴浆细胞浸润伴生发中心形成;③丰富散在的砂粒体;④多灶而分散的位于淋巴管内的乳头状癌小岛,伴明显的鳞状上皮化生巢(图 3-4);⑤在鳞状分化区域乳头状癌核特征缺失。

2)实性亚型:指具有 50% 以上实性生长方式的乳头状癌。由纤细的纤维血管分隔肿瘤细胞岛,肿瘤细胞圆形或不规则形,具有乳头状核的特征(图 3-5,图 3-6)。不出现肿瘤坏死。与普通的乳头状癌相比,其远处转移的频率稍高,预后稍差。此亚型在术中冷冻切片诊断时具有一定难度,因其往往没有明显纤维化,核特征没有常规切片中明显,部分病例浸润性生长亦不明显,但仔细观察在肿瘤边缘多有异型的肿瘤性小结节形成。主要的鉴别诊断是低分化癌(核较深染,核分裂象常见,可见灶性坏死,Ki67 增殖指数较高,多高于 10%)和髓样癌(点彩状染色质,淀粉样物,间质富于血管,降钙素阳性)。

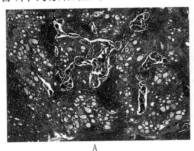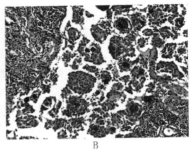

图 3-4　弥漫硬化型乳头状癌

A.桥本甲状腺炎的背景,多灶淋巴管内见乳头状癌巢(HE×50);B.较多砂粒体形成伴鳞状细胞化生巢(HE×200)

图 3-5　实性亚型乳头状癌

癌巢被纤细的纤维血管分隔(HE×200)

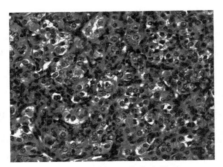

图 3-6　实性亚型乳头状癌

高倍显示可见肿瘤细胞核具有乳头状癌的核特征(HE×400)

　　3)高细胞亚型:肿瘤细胞的高度至少是宽度的三倍,呈典型乳头状癌特征的核大多位于基底。胞质丰富,因线粒体堆积而呈嗜酸性,有时胞质局灶透明(图 3-7)。常富于乳头及高度浸润性。肿瘤体积往往较大。更容易向甲状腺外扩展(2%～82%)。更具侵袭性(复发率 18%～58%,病死率 9%～25%)。

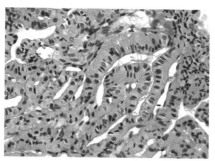

图 3-7　高细胞亚型乳头状癌

肿瘤细胞的高度是宽度的 3 倍以上,胞质嗜酸(HE×400)

4)柱状细胞亚型:有包膜的肿瘤可有包膜浸润,有时有血管浸润。浸润性肿瘤常表现为甲状腺外扩散。以混合性乳头、复杂腺体、筛状和实性结构为特征。乳头和腺体被覆高柱状细胞,核呈假复层排列、深染、卵圆形或梭形(类似于结直肠癌或子宫内膜样腺癌)。可出现核下空泡及透明胞质(图 3-8)不同于高细胞亚型,柱状细胞更高,核深染,呈明显假复层排列,胞质缺乏嗜酸性改变,高细胞亚型更像典型的乳头状癌。

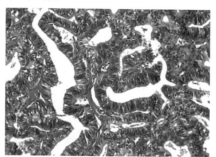

图 3-8　柱状细胞亚型乳头状癌

肿瘤细胞核拉长,类似结肠腺瘤或子宫内膜癌样(HE×200)

5)包膜内亚型:指完全由包膜包裹的乳头状癌。纤维性包膜可能显示或不显示肿瘤浸润,但淋巴结转移可能发生在无包膜或血管浸润的情况下。包膜内的乳头状癌形态多样,以乳头状和滤泡结构为最多见(图 3-9)。完全由滤泡组成的病例需仔细辨认核特征进行准确的评估。与经典型乳头状癌相比,患者较年轻,较少出现压迫症状,淋巴结转移率低,预后极好。

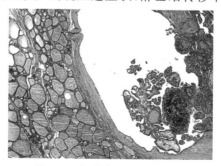

图 3-9　包膜内亚型乳头状癌

有完整包膜包裹,以乳头状为主(HE×50)

6)滤泡亚型:指全部或几乎完全由滤泡组成的乳头状癌。多数呈浸润性生长,无明显包膜,为滤泡浸润型;有完整包膜者,依据有无包膜浸润,又分为包膜完整亚型和包膜浸润亚型(图 3-10)。滤泡大小、形状不一,滤泡常常拉长,形状不规则,类胶质常常深染,边缘呈锯齿状。可出现砂粒体和间质硬化。诊断主要依靠乳头状癌典型的核特征,临床行为与经典的乳头状癌无明显差别。

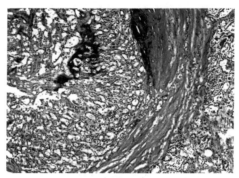

图 3-10 呈包膜浸润的滤泡亚型乳头状癌(HE×100)

7)Warthin 瘤样亚型:部分乳头状癌类似于唾液腺的 Warthin 瘤,呈乳头状生长,乳头轴心伴有大量淋巴浆细胞浸润(图 3-11)。乳头被覆细胞常常呈嗜酸性,可为立方或柱状细胞。该亚型往往伴有淋巴细胞性甲状腺炎或桥本甲状腺炎背景。

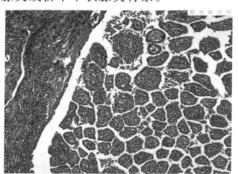

图 3-11 Warthin 瘤样亚型乳头状癌

乳头状结构,表面被覆嗜酸性肿瘤细胞,间质为淋巴组织(HE×100)

8)嗜酸性粒细胞亚型:主要由含丰富嗜酸性胞质的细胞组成,胞质可部分或全部透明(图 3-12)。具有典型的乳头状癌细胞核,核仁较明显。生物学行为及分子特征与经典型乳头状癌无差别。与嗜酸性粒细胞滤泡性肿瘤的鉴别非常重要,主要在于核特征及有无包膜和/或血管侵犯。

9)透明细胞亚型:经典型乳头状癌和滤泡亚型可以主要由透明细胞构成,常常是乳头状结构占优势,有些可见到滤泡生长方式。肿瘤细胞显示广泛的透明胞质,一部分肿瘤可见到嗜酸性粒细胞和透明细胞相混合(图 3-13)。细胞核的特征与经典型乳头状癌一致。

10)巨滤泡亚型:50%以上的区域由大滤泡组成。因为大多数这个亚型的肿瘤有包膜,容易与增生性结节或大滤泡腺瘤相混淆。巨滤泡的被覆细胞变扁,可能不显示乳头状癌的特征性核。然而,部分滤泡细胞含有大而亮的核和乳头状癌所特有的核沟和核内假包涵体用以明确诊断。这一亚型是以很少见到淋巴结转移为特点,当发生转移时,仍然保持原发肿瘤的大滤泡形态。

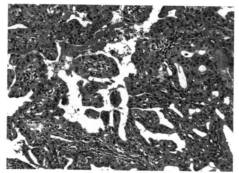

图 3-12　嗜酸性粒细胞亚型乳头状癌
肿瘤细胞胞质嗜酸,核具有异型性(HE×200)

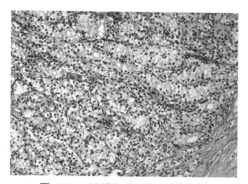

图 3-13　透明细胞亚型乳头状癌
瘤细胞胞质透明,细胞核具有乳头状癌的核特征(HE×200)

11)筛状-桑葚样亚型:罕见类型,以明显的筛状结构为特征,腔内缺乏类胶质;散在鳞状分化(桑葚样)岛(图 3-14)。其细胞核内常有轻度嗜酸性、均质、含生物素的包涵体。紧密排列的滤泡、乳头和小梁结构常混合存在。肿瘤细胞柱状、立方状或扁平。核染色质丰富,但局灶总可见典型的乳头状癌的核特征。肿瘤常界清,甚至有包膜,伴或不伴有包膜及血管浸润。易被误诊为高细胞/柱状细胞乳头状癌、玻璃样变梁状腺瘤、甲状腺低分化癌或腺癌。此亚型可发生于家族性腺瘤性息肉病(FAP,常为多中心)或为散发(常为孤立性)。发生于 FAP 患者的多数甲状腺癌属于这一亚型。女性明显多见(男女比例为 1∶17),确诊时的平均年龄为 27.7 岁,有时先于 FAP 的诊断。此亚型确诊的意义在于提示临床医师警惕与 FAP 的相关性。β-catenin 免疫组织化学染色核阳性是该亚型独特而普遍的表型。

12)伴丰富结节性筋膜炎样间质的亚型:为少见亚型,乳头状癌伴有丰富的结节性筋膜炎或纤维瘤病样反应性间质(图 3-15)。主体肿瘤由于很分散而不明显可能被掩盖,需仔细寻找,必要时需免疫组织化学染色辅助确诊。间质由梭形肌纤维母细胞组成,位于有外渗红细胞的含血管的纤维黏液基质中。间质与肿瘤的相互作用可能导致特殊的组织学结构,类似乳腺的腺纤维瘤、叶状肿瘤或纤维囊肿病。这些变化没有特殊不好的预后意义。

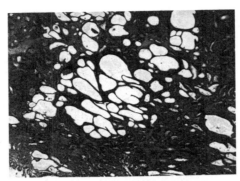

图 3-14　筛状-桑葚样亚型乳头状癌

典型的混合性结构特征,可见筛状、实性及乳头状结构(HE×50)

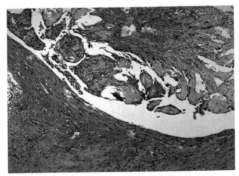

图 3-15　伴结节性筋膜炎样间质的乳头状癌(HE×100)

13)小梁亚型:超过 50% 的肿瘤呈梁状生长。肿瘤细胞呈立方或柱状,在长直的小梁内垂直排列(图 3-16)。肿瘤往往较大,具有侵袭性。预后较差,可能是乳头状癌的一种低分化亚型。

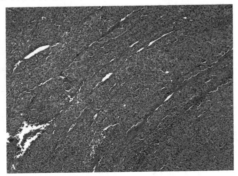

图 3-16　小梁亚型乳头状癌

肿瘤细胞呈小梁状生长方式(HE×100)

14)乳头状癌伴鳞状细胞癌或黏液表皮样癌:原发甲状腺鳞状细胞癌十分罕见。偶见乳头状癌与鳞状细胞癌混合存在(图 3-17)。这种混合性癌不应与乳头状癌伴鳞状上皮化生相混淆,前者呈侵袭性临床过程,而后者临床行为与通常乳头状癌相同。乳头状癌也可与黏液表皮样癌相混合,通常不伴有嗜酸性变或桥本甲状腺炎。

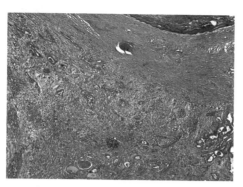

图 3-17 乳头状癌伴鳞状细胞癌

右下为乳头状癌成分,左侧为鳞状细胞癌成分,右上为钙化成分(脱钙处理后切片)(HE×50)

15)去分化乳头状癌:指乳头状癌与未分化或低分化甲状腺癌并存的状态(图 3-18)。未分化或低分化成分可出现于乳头状癌发生或复发时。这种转化可发生于原发灶或转移灶。由于高级别成分的存在,预后差,除非未分化或低分化成分仅占整体肿瘤的一小部分。

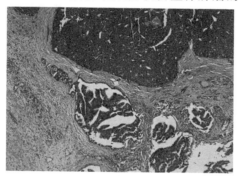

图 3-18 去分化乳头状癌

下方为乳头状癌成分,上方为低分化癌成分(HE×50)

16)乳头状癌伴梭形细胞化生:少数乳头状癌中会出现梭形肿瘤细胞,所占比例多少不等。形态温和的梭形细胞形成短束状,与乳头状癌成分融合。

17)乳头状癌伴脂肪瘤样间质:有少数病例,脂肪细胞散在分布于乳头状癌内。

(二)甲状腺滤泡癌

甲状腺滤泡癌(follicular thyroid cancer,FTC)是一种显示滤泡细胞分化,但缺乏乳头状癌特征的甲状腺恶性上皮来源肿瘤,与甲状腺乳头状癌同属于分化型甲状腺癌(DTC),是甲状腺癌第二种常见的组织学类型。目前全球 FTC 患者比重占所有甲状腺癌的 9%～40%,其结果差异取决于人种、摄碘情况以及甲状腺乳头状癌滤泡亚型作为子诊断的应用等因素,例如文献报道低碘地区甲状腺滤泡癌相对偏多。美国 SEER 数据库统计 1992—2012 年间的甲状腺癌患者,发现 75 992 名患者中 25.7% 为甲状腺滤泡癌,而我国的 FTC 占比以往为 10%～15%,但近年来有逐渐下降趋势。

1.临床表现

大部分患者的首发表现为甲状腺肿物,肿物生长缓慢,质地中等,边界不清,表面不光滑。早期随甲状腺的活动度较好,当肿瘤侵犯甲状腺邻近的组织后则固定,可出现不同程度的压迫症状,表现为声音嘶哑,发声困难,吞咽困难和呼吸困难等。与 PTC 相比,FTC 发生颈部和纵隔区域淋巴结转移较少,为 8%~13%,远处转移则较多,可高达 20% 以上,以肺部和骨转移为常见,其他脏器如脑、肝、膀胱和皮肤等也可累及。骨转移灶多为溶骨性改变,较少出现成骨性改变,少部分患者则以转移症状,如股骨、脊柱的病理性骨折为首发表现。

2.病理特征

(1)大体表现:大多数甲状腺滤泡癌呈实性,瘤体存在包膜,剖面呈黄褐色或浅棕色。可发生继发性改变,如出血、囊性变。根据包膜是否完整,甲状腺滤泡癌可分两型。①有包膜,但有显微镜下血管和/或包膜浸润,此型称为包裹性血管浸润型(图 3-19)。②包膜不完整并明显浸润周围甲状腺膜组织,此型称为浸润型(图 3-20)。包裹性血管浸润型滤泡癌肉眼观察像甲状腺滤泡性腺瘤。浸润型滤泡癌切面灰白色,可侵占大部分甲状腺组织并侵出甲状腺包膜外,与周围组织粘连或侵入周围组织如气管、肌肉、皮肤和颈部大血管并常累及喉返神经。

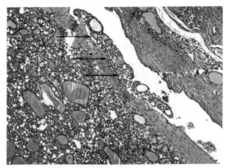

图 3-19　微浸润性滤泡癌(包裹性血管浸润型)
肿瘤栓子位于包膜血管内(箭头所示),表面被覆血管内皮细胞(HE×100)

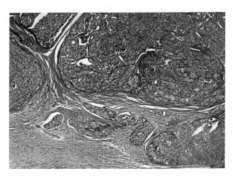

图 3-20　广泛浸润性滤泡癌
肿瘤广泛浸润邻近组织和多个血管(HE×50)

(2)组织学表现:甲状腺滤泡癌以滤泡状结构为主要组织学特征,无乳头状形成,淀粉样物少见。癌细胞一般分化良好,常似正常甲状腺组织,且滤泡中含胶体,有些似甲状腺肿结构,癌细胞可见轻度或中度间变,常见包膜、血管、淋巴管侵犯,癌组织在包膜外浸润性生长。根据滤泡大小,可将甲状腺滤泡癌分为大滤泡型、正常滤泡型以及小滤泡型。呈小梁状或实性排列的肿瘤可称为梁状或胚胎型。

除典型的滤泡癌外,许特莱细胞癌和透明细胞癌为甲状腺滤泡癌的两个特殊亚型。①许特莱细胞癌:形态与许特莱细胞腺瘤相似,具有丰富的嗜酸性胞质,因线粒体积聚而呈颗粒状,有包膜、血管和/或邻近甲状腺实质浸润或有卫星结节形成。过去研究认为该种亚型预后较差,5年生存率20%~40%;而新近研究表明组织学特征能准确地预测许特莱细胞的行为,无浸润的肿瘤可行腺叶切除治疗。②透明细胞癌:罕见,肿瘤由具有透明胞质的癌细胞构成。癌细胞界限清楚,胞质内富含糖原。诊断甲状腺透明细胞癌必须先除外转移性肾透明细胞癌和甲状旁腺癌。

三、甲状腺髓样癌

目前占所有甲状腺癌的1%~2%,较以往报道的比例有所下降。年龄高峰为40~60岁,亦可见于青少年和儿童。性别差别不大。髓样癌来自甲状腺的C细胞,能分泌降钙素。80%~90%的髓样癌为散发性,10%~20%为家族性。家族性髓样癌为常染色体显性遗传,常合并其他内分泌腺异常如嗜铬细胞瘤、甲状旁腺增生或腺瘤、黏膜神经瘤等,组成多发性内分泌腺肿瘤2型(2A型和2B型)。肿瘤由于分泌过多的降钙素而造成患者严重腹泻。此外,肿瘤还能分泌异位激素如ACTH、5-羟色胺、P物质和前列腺素等,因此部分患者可合并Cushing综合征或类癌综合征。

(一)大体

包膜可有可无,直径1~11 cm,界限清楚。切面灰白色,质实。散发性髓样癌多为单个结节,体积较大。家族性髓样癌常伴C细胞增生,为多结节性。分布在甲状腺两侧叶的中上部。

(二)光镜

癌细胞呈圆形、多角形或梭形。核圆形或卵圆形,核仁不显,核分裂罕见。肿瘤可呈典型的内分泌肿瘤样结构,或形成实性片块、细胞巢、乳头或滤泡样结构。如滤泡样结构中充有嗜酸性物质则与滤泡癌所含的胶质很难鉴别。梭形细胞常呈旋涡状排列或呈肉瘤样。髓样癌的另一个特点是间质有淀粉样物质沉着。淀粉样物质的形成据认为是与降钙素的分泌有关。现在越来越多的材料指出髓样癌的形态可像滤泡癌或乳头状癌而且没有间质淀粉样物质。这种肿瘤应做免疫组化及电镜观察,髓样癌为降钙(calcitonin)阳性(图3-21)。

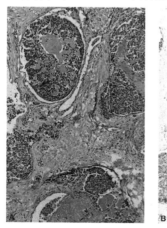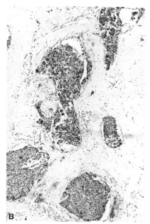

图 3-21　甲状腺髓样癌

A.癌细胞由小的圆形和卵圆形细胞构成,瘤细胞形成巢,有不等量的纤维组织分隔,细胞之间和间质内有淀粉样物沉着;B.降钙素染色强阳性

(三)电镜

有直径100~300 nm的神经分泌颗粒。颗粒大小较一致,核心电子密度较高。分子生物学技术检查显示有calcitonin mRNA和CGRP mRNA。

（四）遗传学

散发性髓样癌常有 1p,3p,3q,11p,13q,17p 和 22q 的杂合性丢失（LOH）以及 *RET* 基因突变。

约 2/3 病例手术时已有颈淋巴结转移。其他转移部位有上纵隔、肺、肝、肾上腺和骨等。手术时无淋巴结转移者预后好，10 年存活率可达 60%～70%；有淋巴结转移者 10 年存活率为 40% 左右。癌组织中有坏死、核分裂多和以梭形细胞为主者预后差。

近来发现越来越多的滤泡上皮和 C 细胞混合型癌，称为髓样-滤泡混合型癌或髓样-乳头混合型癌。光镜下癌细胞排列成小梁或滤泡样或乳头状结构。临床表现恶性度较高。

鉴别诊断：髓样癌为 calcitonin 阳性、thyroglobulin 阴性。滤泡癌、乳头状癌和未分化癌均为 thyroglobulin 阳性、calcitonin 阴性。髓样-滤泡混合型癌和髓样-乳头混合型癌则 thyroglobulin 和 calcitonin 均为阳性。

四、甲状腺未分化癌

甲状腺未分化癌（anaplastic thyroid carcinoma，ATC）又称为间变癌，而梭形细胞癌、巨细胞癌、多形性癌、肉瘤样癌、化生性癌或癌肉瘤也常隶属此类，这些名称都是以组织学形态特点或生物学行为来命名的。它是恶性程度最高的甲状腺肿瘤，也是所有甲状腺恶性肿瘤中预后最差的一种。

甲状腺未分化癌病因不明，其发生受遗传、环境和激素等因素的影响。病因学上一般认为，大多数患者是在原有乳头状癌、滤泡癌或低分化癌的基础上发生间变所致，部分患者有放射线接触史。甲状腺癌恶性程度进展被认为是一个多步骤的肿瘤演进过程，甲状腺滤泡细胞早期可发生 *BRAF*、*RAS* 基因突变，导致分化型甲状腺癌的发生，而 *p53* 基因突变导致了上述细胞进一步失分化成甲状腺低分化癌（poorly differentiated thyroid carcinoma，PDTC）和 ATC。而与 ATC 发生密切相关的基因组改变主要包括 RAS/RAF/MAPK/ERK 信号通路、PI3K/Akt/mTOR 信号通路等。

（一）临床表现

甲状腺未分化癌好发于 60 岁以上老年人。该病临床表现复杂多变，常具有以下特点。①症状多样性：一般为几种症状同时或相互交错出现，或以消化、呼吸系统的某一症状为突出表现，如常伴有吞咽困难、声音嘶哑、呼吸不畅和颈区疼痛等症状；②颈前常可触及板样硬肿物且发展迅速，边界不清，触诊活动度差或相对固定，这是肿瘤广泛侵犯周围组织且与转移淋巴结相融合所致；③早期即可发生淋巴道和血道的转移，转移常见于肺、肝、肾及上纵隔等部位。

（二）病理

组织学上甲状腺未分化癌全部或部分由未分化细胞组成，可直接发生于甲状腺滤泡细胞，亦可由分化较好的甲状腺癌细胞转化而来，此类细胞仅能通过免疫表型或超微结构辨认其上皮源性。由于在形态学上 ATC 表现形式多样，与其他甲状腺原发肿瘤可有部分形态重叠，甚至免疫与遗传学特点亦有重叠，因此其鉴别诊断比较困难。

甲状腺未分化癌往往体积大，质地硬，无包膜，可呈多结节状，切面呈灰白或棕褐色，常伴有坏死、出血，甚至囊性变。细胞学检查可见少量淋巴及单核细胞背景，肿瘤细胞单个或成簇分布，细胞呈鳞状、巨细胞样或梭形（图 3-22）。细胞质丰富，无明确边界，嗜酸性。细胞核明显异形或怪异，染色质粗块状，有单个或多个明显核仁，核分裂象多见，包括病理性核分裂象。

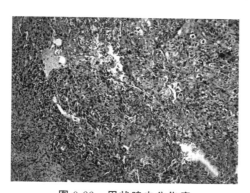

图 3-22　甲状腺未分化癌

可见上皮样及梭形肿瘤细胞弥漫分布,细胞异形性大并可见坏死(HE×100)

ATC 无统一的组织学形态,肿瘤之间差异较大,其组织学特点取决于梭形细胞、鳞状或上皮样细胞、巨细胞三种主要细胞成分的构成,表现为以梭形和巨细胞为主的肉瘤样形态,以上皮样细胞为主的癌样形态,或两者混合。

免疫组织化学方面与甲状腺乳头状癌和滤泡癌不同,ATC 的组织学形态更类似于软组织肉瘤,因此在病理诊断过程中常需要免疫组织化学的帮助。低分子量和高分子量角蛋白混合标记物 AE1/AE3 可出现在约 80% 的甲状腺未分化癌中,EMA 在 40% 左右的未分化癌患者中表达,CEA 表达一般不常见,TTF-1 表达呈弱阳性,以上标记物一般为局灶性表达,很少出现大面积的阳性区域。组织学上若未见明显的甲状腺滤泡上皮,则 Tg 不表达;若存在甲状腺球蛋白渗透,则可见 Tg 表达阳性。CD68 常在肿瘤组织中的破骨细胞样巨细胞中表达。此外,未分化癌一般很少出现如 Desmin、S100、Myoglobin 等的阳性表达,除非含有横纹肌、软骨及平滑肌肉瘤成分,但常可见 SMA 或 Actin 的灶性阳性表达。

(三)鉴别诊断

1.软组织肉瘤

若肿瘤组织中未见明确的乳头状癌、滤泡癌或低分化癌成分,在组织学形态上很难与恶性纤维组织细胞瘤、纤维肉瘤等软组织肉瘤相区别,但患者常有甲状腺结节病史或甲状腺癌手术史,短期内颈部肿块可迅速增大,病情凶险,提示甲状腺未分化癌可能性大。必要时行连续切片,在肿瘤与正常甲状腺组织交界部位,常能发现原发病变。此外,免疫组织化学能帮助识别肉瘤样组织中残留的上皮性癌成分。

2.髓样癌

部分髓样癌完全由梭形细胞组成,在组织学形态上易与未分化癌相混淆,但髓样癌的梭形细胞形态较温和,异型性小,核分裂象也比未分化癌的少,且常有较多小血管分布,间质中可见淀粉样物质沉着。髓样癌免疫组织化学 Ct、CgA、Syn 常呈强阳性。

3.伴胸腺样分化的梭形细胞肿瘤(SETTLE)

大部分的 SETTLE 肿瘤呈双向分化,既有上皮样成分又有梭形细胞成分。但 SETTLE 常发生于儿童及青少年时期,而 ATC 则常见于老年人。相较于 ATC,SETTLE 细胞异型性不大、核分裂象也不常见,上皮样成分尽管可见腺管或乳头状结构,但细胞呈柱状,有时还能见到纤毛,腺腔内无胶质,这些特点可与甲状腺滤泡相区别。此外,免疫组织化学能帮助确认该上皮细胞是否为真正的滤泡上皮细胞。

五、特殊类型甲状腺癌

(一)原发性甲状腺恶性淋巴瘤

原发性甲状腺恶性淋巴瘤(primary thyroid malignant lymphoma,PTML)是指原发于甲状腺内淋巴组织的恶性肿瘤,亦称为甲状腺淋巴瘤,临床上较为少见。

1.临床表现

PTML 好发于 50~80 岁的女性,高峰年龄在 60~70 岁。男女发病率比为(3~4):1。PTML典型的临床表现为短期内迅速增大的甲状腺肿块,多为分叶,质韧包块,可伴有声音嘶哑和呼吸困难,吞咽困难较为少见。多数患者甲状腺功能正常,约有 10% 的患者有甲状腺功能减低。少数患者可有恶性淋巴瘤的 B 症状(发热、盗汗和体重减轻等)。约 50% 的 PTML 患者有桥本甲状腺炎(HT)病史,而通过病理及免疫组织化学检测可发现更多的 PTML 同时伴有 HT。流行病学显示 HT 患者发生 PTML 的危险度为正常人群的 70~80 倍,每 200 例 HT 患者中将有 1 例发展为 PTML,HT 为 PTML 独立的危险因素。

2.临床病理特征

大体观:肿块大小不等、质地硬实、边界不清晰,无包膜包裹,切面颜色灰白,质地细腻,呈鱼肉状,少数标本伴有出血及坏死。

经染色镜检原发性甲状腺淋巴瘤,可发现该类肿瘤细胞比正常淋巴细胞要大,其细胞核容易被深染,染色质同样比正常细胞粗,且表现为颗粒状,部分呈现出无规则性核沟,其细胞质染色后颜色较浅。在镜检中可以清楚发现肿瘤细胞浸润或者已经对甲状腺滤泡结构造成破坏,部分滤泡已被完全填充,少数可见残余滤泡结构。同时 CD20、CD79a、LCA 均为阳性。PTML 约占全身性恶性淋巴瘤的 2.5%,大多数 PTML 是非霍奇金淋巴瘤。其中 50%~80% 的 PTML 是弥漫大 B 细胞淋巴瘤(DLBCL),20%~30% 是黏膜相关淋巴组织(MALT)淋巴瘤。大多数结外边缘型,其他罕见亚型包括滤泡淋巴瘤(12%)、霍奇金淋巴瘤(7%),小淋巴细胞淋巴瘤(4%)和 Burkitt 淋巴瘤(4%);同时也有 T 细胞为主 PTML 的个案报道。

3.病理诊断

PTML 是非甲状腺来源的恶性肿瘤,早期诊治可以获得很好的疗效,诊断的方法有多种,病理是诊断 PTML 的金标准。细针穿刺细胞学(FNAC)是初诊时首选的主要方法,但因 FNAC 所取的组织范围较小,很难在细胞学上将甲状腺淋巴瘤从未分化甲状腺癌、甲状腺炎中鉴别出来,尤其是像 MALT 这一类低度恶性的淋巴瘤;同时该项技术存在一定的技术安全性、患者耐受性、标本满意度和诊断准确性问题,限制了其在 PTML 的初始诊断地位。但随着流式细胞技术、免疫组织化学技术、PCR、Southern 印记法等对相关基因重排分析的发展,FNAC 对 PTML 的诊断能力也得到了提高,对诊断仍不明确的病例可在超声引导下行 FNAC,亦可用于不能手术或不宜手术但需组织学检查结果的患者,但假阴性率偏高。

与 FNAC 相比,切开活检或者切除活检能够获得组织学切片,组织切片比细针穿刺涂片能够更全面地反映组织病变的范围、细胞类型,是作为 FNAC 筛选后进一步确诊所必要的。而切开活检在组织病理学上比切除活检有优势,尤其是肿瘤增大并扩散到甲状腺外的组织,因为它没有明显的手术并发症,又可以获得足够的组织行相关的检查,常作为最终的诊断手段。

(二)甲状腺转移癌

由于甲状腺转移癌临床发病率极低,其鉴别诊断也较困难,常被误诊为原发甲状腺癌。本病诊断主要依靠病史、体检及必要的辅助检查,有恶性肿瘤既往史的患者发现甲状腺肿物,特别是对于具有高转移倾向的食管癌、肾癌、肺癌、乳腺癌等,应警惕甲状腺转移癌的可能性。也有患者以甲状腺转移癌为首发症状而没有恶性肿瘤既往史,此时应作详细的全身检查寻找原发灶。甲状腺转移癌男性多发,且转移灶多为单发。

细针穿刺细胞学检查简便、易行、创伤小,能对多数临床可触及的甲状腺肿物作出定性诊断。近年来开展的超声引导下针吸活检技术使穿刺部位更准确,尤其适用于手术困难、危险性大的病例。病理学检查和免疫组织化学在甲状腺转移瘤的诊断和鉴别诊断中有着重要作用,甲状腺转移癌免疫组织化学甲状腺蛋白染色为阴性,而甲状腺原发肿瘤 Tg 染色一般为阳性。

(三)儿童及青少年甲状腺癌

发生于儿童及青少年的甲状腺癌,无论病理、临床表现,还是长期预后,均与成人患者有所不同。有关儿童及青少年甲状腺癌的年龄范围尚不统一,文献对儿童及青少年甲状腺癌年龄段的划分没有一个明确的界定,不同文献报道包括 14 岁、15 岁、18 岁或 20 岁以前定义为儿童及青少年甲状腺癌。在 2015 年由 ATA 颁布的儿童及青少年甲状腺结节与分化型甲状腺癌诊治指南中,将儿童及青少年患者定义为年龄≤18 岁。

1.临床表现

儿童及青少年甲状腺癌以分化型甲状腺癌多见,但特点不同于成人,临床缺乏典型的症状和体征。大部分的分化型甲状腺癌表现为可触及的甲状腺结节,但是也有一部分甲状腺癌表现为颈部淋巴结肿大而不伴有被触及的甲状腺结节,而肿大的淋巴结容易被误诊为慢性淋巴结炎或淋巴结结核。因此,当发现儿童及青少年颈部淋巴结肿大时,应仔细检查双侧甲状腺。还有少数儿童及青少年甲状腺癌是在检查身体其他疾病时由影像学检查偶然发现,甚至有些甲状腺癌在发生远处转移后才被发现。有研究显示,与成人甲状腺癌相比较,儿童及青少年的单发结节癌比例甚高,为 38.6%～44.0%。儿童及青少年甲状腺癌与成年人甲状腺癌比较,局部侵袭性及转移能力较强,颈淋巴结及肺转移率高。文献报道儿童及青少年甲状腺癌颈淋巴结转移率一般为 40%,最高可达 90%。而在 2017 年天津医科大学肿瘤医院统计的一份包括 61 例 14 岁以下的甲状腺乳头状癌患者的病例中,56 例患者合并中央区淋巴结转移(91.8%),47 例患者合并侧颈淋巴结转移(82.5%),表明儿童及青少年分化型甲状腺癌较成人患者具有更强的侵袭转移能力。

2.病理类型

儿童及青少年甲状腺癌绝大多数为分化型甲状腺癌。Winship 报道,在 606 张儿童及青少年甲状腺癌病理切片中,434(71.6%)为乳头状癌,家族性髓样癌占 2.6%。天津医科大学肿瘤医院统计的1970—1987 年间的 59 例儿童及青少年甲状腺癌中,乳头状癌 44 例(74.5%),滤泡癌 9 例(15.3%),髓样癌 4 例(6.8%),未分化癌 2 例(3.4%)。而在近年来的报道中,儿童及青少年甲状腺癌中乳头状癌所占比例高达 90%甚至更多,滤泡癌不常见,而髓样癌及未分化癌则更为罕见。这和目前流行病学研究中发现的甲状腺癌病理类型变化趋势即乳头状癌增多而滤泡癌患者减少是相符合的。在儿童及青少年甲状腺乳头状癌的病理学亚型中,高细胞亚型和弥漫硬化型等高侵袭亚型比例相对偏高(图 3-23)。另外,儿童及青少年甲状腺癌尤其是 10 岁以下儿童的甲状腺乳头状癌,与成人相比可能不具备典型的乳头状结构,而且肿瘤可以不被包裹而表现为广泛侵犯腺体。

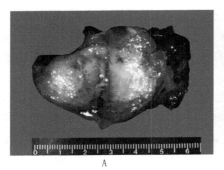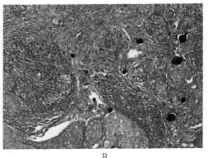

图 3-23　8 岁 PTC 患者肿瘤切除标本,病理亚型为弥漫硬化型甲状腺乳头状癌

A.大体标本;B.HE 染色

（王明霞）

第三节　胃　部　肿　瘤

一、胃腺瘤和息肉

（一）胃腺瘤（肿瘤性息肉）

多数位于胃窦,体积较大,单个,广基或有蒂（图 3-24）,来自肠上皮化生的腺上皮。外形像结肠的腺管状腺瘤、绒毛状腺瘤或绒毛腺管状腺瘤。

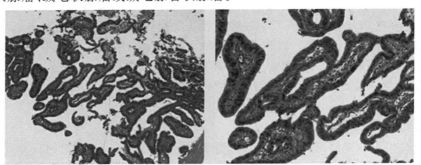

图 3-24　胃腺瘤

光镜下:腺瘤上皮显示不同级别的异型增生,上皮内有散在的神经内分泌细胞。腺瘤可癌变,特别是高级别异型增生和直径＞2 cm 者易发生癌变,但癌变率较低,仅 3.4％。

（二）增生性（再生性）息肉

来自增生的腺窝上皮。体积一般较小,直径 1 cm 左右,常为多发,有蒂或广基,表面光滑,略呈分叶状。多发的增生性息肉常集中于胃体胃窦交界处。

光镜下:息肉表面为增生肥大的腺窝上皮构成的大型腺管,中心部为增生的幽门腺或胃体腺,夹杂血管纤维平滑肌组织,深部腺体常呈囊性扩张。增生的腺体上皮无异型性。有些增生性息肉中心可见由表面上皮内褶成洋葱皮样结构。增生性息肉无癌变倾向。

（三）混合型息肉

混合型息肉,即腺瘤和增生性息肉的混合型。

（四）胃底腺息肉

胃底胃体黏膜形成多发性广基息肉状隆起,直径一般<5 mm。息肉内有被覆胃底腺上皮即含有壁细胞和主细胞的囊肿,表面腺窝短或缺如。这种息肉表面被覆单层腺窝上皮。

（五）幽门腺息肉

幽门腺息肉由紧密排列的幽门腺构成,腺上皮立方或短柱状,表达幽门腺黏液（MUC6）。

（六）炎性纤维样息肉

炎性纤维样息肉又名嗜酸细胞肉芽肿性息肉。这种息肉少见,好发于胃窦部,直径很少超过2 cm,常呈广基的息肉样肿物突入胃腔,表面被覆胃黏膜并可有溃疡形成。

光镜下:息肉由许多小血管和成纤维细胞呈旋涡状生长。这种细胞具有肌纤维母细胞的性质。息肉内有大量嗜酸性粒细胞和淋巴细胞质细胞浸润,炎性纤维样息肉的性质尚有争论,有学者认为是神经源性,但多数认为是炎症性质。

（七）其他类型息肉和息肉病

有幼年型息肉、黑斑息肉综合征的息肉和息肉病等。

二、胃癌

胃癌是常见的恶性肿瘤之一,在消化道癌中占第一位,主要分布在亚洲、拉丁美洲和中欧,世界范围的高发国有日本、中国、新加坡、智利、哥斯达黎加、委内瑞拉、匈牙利、波兰、德国、冰岛、保加利亚、罗马尼亚和马耳他等。我国胃癌发病率很高,主要高发区在西北、东南沿海各省以及东北和西南局部地区。我国胃癌的发病从沿海向内地方向、从东到西和从北到南有逐渐降低的趋势。

胃癌的病因因素已知的有:饮食因素、地理条件、种族因素、遗传因素、血型、真菌毒素和化学物质如亚硝胺等。其中饮食因素（如高盐饮食、油煎、熏制和粗糙食物等）、真菌毒素和亚硝胺吸引了大量研究人员的注意力。

（一）癌前状态和癌前病变

癌前状态是指某种临床状态伴有很高的发生癌的危险性如恶性贫血、残胃和 Menetrier 病。癌前病变是指一些很易发生癌的组织病理学异常如萎缩性胃炎伴肠化、胃黏膜上皮异型增生、胃溃疡和胃腺瘤。

1.残胃

因良性病变做胃部分切除后 5 年以上的患者发生残胃癌的危险性要比一般人群高 2～6 倍,手术后到发生癌的间隔 20～30 年。大多数癌发生在吻合口附近,亦可发生在残胃的其他部分。残胃癌的发生与手术前胃内病变性质、手术方式等均无关。手术后切口附近的黏膜可发生炎症、萎缩性胃炎、腺体囊性扩张、炎性息肉或增生性息肉。7%～21%伴不同程度的异型增生。

2.Menetrier 病和恶性贫血

这两种在我国均很少。国外报道二者均可合并胃癌。

3.慢性胃溃疡（慢性消化性溃疡）

近年来应用影像学技术和纤维内镜动态地观察胃内病变已证实有溃疡病史者合并癌可从溃疡以外的黏膜发生而不一定来自溃疡本身。癌溃疡和良性溃疡一样可以愈合、瘢痕化和再反复发作,此外,癌组织较正常黏膜容易发生糜烂和溃疡,早期胃癌又可较长时期存在而不进展等事实都说明胃溃疡在胃癌的组织发生中不是很重要的病变。目前一致认为胃溃疡可以癌变,但癌变率较低,不超过5%。

4.幽门螺杆菌感染

幽门螺杆菌感染与胃癌的发生有一定的关系。

5.胃腺瘤

少数直径>2 cm的广基腺瘤特别是伴高级别异型增生者可癌变,但腺瘤的癌变率很低,加之胃腺瘤少见而胃癌很常见,二者发生率的差别也说明腺瘤并不是真正的胃癌癌前病变。

6.萎缩性胃炎

作为癌前病变的依据主要是流行病学显示萎缩性胃炎与胃癌关系密切。国内外流行病学资料均表明胃癌高发区萎缩性胃炎的发病率也高,胃癌低发区萎缩性胃炎的发病率也低。临床随诊萎缩性胃炎10～20年后约8%病例有胃癌,但还没有动态地观察到从萎缩性胃炎发展成癌的资料。

长期被认为是癌前病变的肠上皮化生实质上是一种半生理现象,因为胃黏膜肠化随年龄增长而增多,目前认为含硫酸黏液的肠化即Ⅱb型肠化与胃癌的关系密切,不过到底是这型肠化发展成癌,还是在癌形成过程中发生肠化还有待进一步证实。

7.异型增生和上皮内肿瘤

以往对胃黏膜上皮的不典型增生在2010年版WHO消化系统肿瘤分类中,已改用异型增生或上皮内肿瘤,而不典型增生只是指那些炎症修复或再生上皮的细胞异型改变。异型增生可分低级别和高级别2类(图3-25、图3-26)。国内外资料均表明胃癌形成的潜力与细胞的异型增生的严重程度成正比。低级别异型增生黏膜腺体结构轻度异常,细胞轻至中度不典型性,核长形,位于基底部,核分裂轻中等量。高级别异型增生,核呈立方形,核浆比例失常,细胞和腺体结构明显异常,核分裂多见。黏膜内癌是指异型增生腺体或细胞侵入固有膜,浸润癌是指异型增生腺体或细胞已侵至固有膜外。

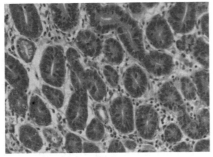

图3-25　胃低级别异型增生/上皮内肿瘤

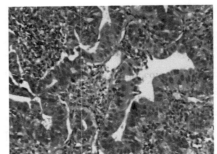

图3-26　胃高级别异型增生/上皮内肿瘤

胃癌男性多见,胃的任何部位都能发生,好发部位依次为胃窦(包括幽门前区)、小弯、贲门、胃底和胃体。

Borrmann(1926年)将胃癌大体分成Ⅰ～Ⅳ型:①Ⅰ型,肿瘤主要向腔内突起形成巨块、息肉或结节,表面可有糜烂,癌呈膨胀性生长,切面与周围胃壁界限清楚。②Ⅱ型,肿瘤向胃壁内生长,中心形成大溃疡,溃疡边缘隆起呈火山口状,呈膨胀性生长,切面与周围胃壁界限清楚。③Ⅲ型,形态与Ⅱ型相似但癌的底盘较溃疡大,呈浸润性生长,切面与周围胃壁界限不清。

④Ⅳ型,肿瘤在胃壁内弥漫浸润性生长,切面与周围胃壁界限不清,表面可有糜烂或浅溃疡。此型如累及胃的大部或全部者即为皮革胃。

1942年,Stout又描述了一型胃癌称为浅表扩散型胃癌。此型癌的特点是癌组织主要沿黏膜扩散,不形成突向腔内或侵入胃壁的瘤块,癌的面积明显大于浸润深度。大部分癌组织限于黏膜和黏膜下层,灶性地区亦可深入肌层甚至浆膜或浆膜外。

目前国内采用的大体分型不外乎上述五种基本型的改良,如分为巨块型(包括息肉状、结节状、蕈伞状和盘状巨块)、溃疡型、溃疡浸润型、浸润型(根据浸润范围又分成弥漫浸润型和局部浸润型两型)、浅表扩散型、混合型和溃疡-癌。溃疡-癌是指在已存在的慢性胃溃疡基础上发生癌。诊断条件:①慢性胃溃疡即U1-4,溃疡底部肌层完全破坏被瘢痕组织代替,溃疡边缘的黏膜肌层与肌层融合。②溃疡边缘的再生黏膜中(最好是仅在一侧黏膜内)有小的癌灶,溃疡底部绝对不应有癌。这种癌只有在它的早期才能诊断,到晚期时已与一般胃癌不能鉴别。

胃癌绝大部分为腺癌。胃癌的组织学分类种类繁多,主要根据腺体分化程度、间质的量和性质以及分泌黏液的量将胃腺癌分成许多种类型。国内常用的组织学分类:乳头状腺癌、腺癌或称管状腺癌(高分化、中分化、低分化)、黏液腺癌、印戒细胞癌、硬癌(间质有多量纤维组织)和未分化癌。

1965年,Lauren根据1 344例手术切除胃癌的组织结构、黏液分泌和生长方式将胃癌分成肠型胃癌和胃型(弥漫型)胃癌两类:肠型胃癌来自肠化的上皮,癌细胞形成腺管或腺样结构,黏液分泌主要在腺腔内或细胞外。大体上60%为巨块型,25%为溃疡型,15%为弥漫型。胃型胃癌来自胃上皮,为黏附力差的小圆形细胞,单个分散在胃壁中,大多数细胞分泌黏液而且黏液在胞质内均匀分布,少量在细胞外。大体上31%为巨块型,26%为溃疡型,43%为浸润型。肠型和胃型胃癌不仅在形态上有区别,在患者年龄、性别和流行病学等方面都有明显的不同。肠型胃癌多见于老年人,男性多见。胃癌高发区多见。癌周胃黏膜常伴广泛的萎缩性胃炎,预后较好。胃型胃癌多见于青壮年,女性多见,胃癌低发区多见,癌周胃黏膜无或仅有小片萎缩性胃炎,预后差。

(二)早期胃癌

早期胃癌是指位于黏膜下层以上的癌,不管其面积多大和有无淋巴结转移。诊断早期胃癌的关键是必须把病变部和其他周围的胃壁,甚至是全部胃标本作连续切块检查以保证所有的病型均在黏膜下层以上。早期胃癌的大体分型都按照日本内镜学会的分型。各型的混合称为复合型如表面凹陷型的中心有溃疡就形成Ⅱc+Ⅲ型。或表面凹陷型边缘又有表面隆起则成Ⅱc+Ⅱa型(图3-27)。复合型的命名是把优势的病变写在前面,中间用加号连接。国内外资料都表明早期胃癌以Ⅱc型最多见,其次为Ⅱc+Ⅲ、Ⅲ+Ⅱc型、Ⅱa型和其他复合型,Ⅱb型最少见。

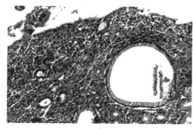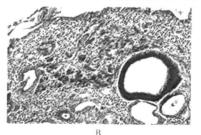

A　　　　　　　　　　　　　　　B

图 3-27　早期胃癌的低倍镜下形态

A.HE;B.粘卡染色

早期胃癌的组织学类型与一般胃癌同。限于黏膜内的癌称黏膜内癌,浸润黏膜下层者称黏膜下层癌。最大径<0.5 cm 的癌称微小癌。

(三)少见的胃癌

1.鳞癌和腺鳞癌

纯鳞癌极罕见。腺鳞癌含不同比例的腺癌和鳞癌成分。电镜下可见到一种既含黏液又含张力纤维的中间型细胞。

2.腺癌伴神经内分泌细胞分化

由于免疫组织化学技术的广泛应用,已发现越来越多的胃腺癌中含有多少不等的神经内分泌细胞。

3.肝样腺癌

这种癌含腺癌和肝细胞样分化的癌细胞,a-FP 阳性。常长成结节或巨块状。有广泛的静脉瘤栓(图 3-28)。预后差。

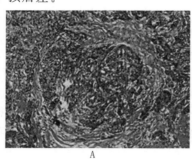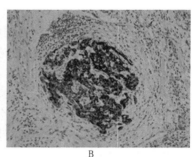

A   B

图 3-28 胃的肝样腺癌

A.HE;B.AFP

4.壁细胞癌

癌细胞有丰富的嗜酸性颗粒状胞质。电镜下:癌细胞质内有大量线粒体、管泡、细胞内小管和细胞内腔。

5.胃绒癌

胃原发性绒癌多见于老年男性,文献报道的胃绒癌中半数为纯绒癌,形态与子宫绒癌同,半数为合并腺癌的混合型。免疫组化:显示 HCG 阳性。

6.其他

还有癌肉瘤、黏液表皮样癌、恶性 Rhabdoid 瘤等。分子病理:特点是影响癌基因、抑癌基因和 DNA 错配修复的遗传和表遗传改变,最终导致细胞增殖、黏附、分化、信号传导、端粒酶活性和 DNA 修复失调。

(四)胃癌的扩散

1.局部蔓延种植

胃癌侵至浆膜外后可沿腹膜种植,在浆膜下淋巴管内播散,使淋巴管形成白色条纹称为癌性淋巴管炎。癌细胞蔓延侵袭邻近脏器如食管、肝、胰、胆总管、横膈、脾、十二指肠和横结肠,癌细胞可经腹腔或腹膜淋巴管转移至双侧卵巢,称为 Krukenberg 瘤。

2.淋巴管转移

胃癌转移至胃周和远处淋巴结的顺序:①贲门、小弯、大弯、幽门上下和胃左动脉旁;②肝动脉旁、腹腔动脉旁和脾动脉旁;③肝十二指肠韧带内淋巴结;④胰十二指肠后;⑤肠系膜根部;⑥结肠中动脉旁;⑦腹主动脉旁;⑧胸腔和胸导管周围淋巴结;⑨左锁骨上(Vir-chow 淋巴结)。

3.血行转移

晚期胃癌可经血行转移至全身,常见部位为肝、肺、骨、肾上腺、肾、脑和皮肤等处。

(五)预后

早期胃癌预后好,黏膜内癌的 5 年存活率 91%～100%,黏膜下癌 5 年存活率 80%～90%。侵及肌层的中期胃癌预后较侵至浆膜或浆膜外的晚期胃癌好,中期胃癌 5 年存活率 29%～88%,平均 70%。晚期胃癌 5 年存活率仅为 20%～30%。影响预后的因素有浸润深度、淋巴结转移、癌间质反应(间质中有大量淋巴细胞、浆细胞或嗜酸性粒细胞者预后较好)、癌组织中 Langerhans 细胞量(有多量 Langerhans 细胞者预后较好)、组织学类型(肠型胃癌预后好)、大体类型(呈膨胀性生长的 Borrmann Ⅰ 和 Ⅱ 型预后好)和肿瘤大小。

三、遗传性弥漫性胃癌

遗传性弥漫性胃癌(hereditary diffuse gastric cancer,HDGC)是一种常染色体显性癌-易感综合征,特点是患者患有弥漫性印戒细胞胃癌和乳腺小叶癌。1998 年,Guilford 等首次发现患者有 E-cadherin(CDH1)基因种系突变。1999 年,国际胃癌联合会(International Gastric Cancer Linkage Consortion,IGCLC)提出诊断 HDGC 的标准如下:①在第一代和第二代亲属中有 2 个或 2 个以上诊断为 HDGC 患者,至少有 1 人是在 50 岁以前确诊。②第一代和第二代亲属中有 3 个以上证实为 HDGC 患者,不管诊断时患者年龄大小,而且女性有小叶癌的危险性增加。③40 岁以前确诊为 HDGC,无家族史。④诊断为 HDGC 及乳腺小叶癌家族者至少有 1 人在 50 岁之前确诊为乳腺小叶癌或 HDGC。

(一)流行病学

绝大部分胃癌为散发性,但有 1%～3% 有遗传倾向性。胃癌发病率低的国家 CDH1 基因种系突变 >40%;而胃癌中-高发国家,CDH1 基因种系突变约 20%。

(二)部位

有症状者可与散发性皮革胃相似,无症状者 CDH1 基因携带者可不形成肿块而可以呈散在黏膜内印戒细胞癌斑块,并弥散及全胃。因此切缘应包括上至食管,下至十二指肠。内镜下 T_1 和 T_{1a} 期癌(早期癌)可 <1 mm,位于正常黏膜表面上皮下,而且不会扭曲小凹和腺体结构。

(三)病理

早期 HDGC 具 CDH1 突变者胃内多发 T_{1a} 灶,表面黏膜光滑,无淋巴结转移,癌灶位于黏膜内,表面光滑,肉眼看不出肿块。T_{1a} 病灶从 1 个至数百个,大小 0.1～10 mm,多数 <1 mm。病灶在黏膜腺顶部的癌细胞小,表面大,无症状。CDH1 突变者染色浅,肠化和幽门螺杆菌感染少见。TIS(原位)和 T_{1a}(侵至固有膜)背景可有慢性胃炎、肉芽肿性炎和淋巴细胞性胃炎。

(四)癌前病变

1.TIS

印戒细胞位于基膜内,替代正常上皮细胞,一般核染色深而且极向不正常(图 3-29)。

2.Pagetoid 样扩散

T_{1a} 的数量远远超过 TIS。CDH1 基因位于 16q22.1,有 16 个外显子,4.5 kb mRNA,编码 E-cadherin。

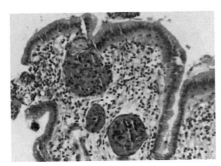

图 3-29　胃遗传性弥漫性胃癌（HDGC）/原位印戒细胞癌（TIS）

四、胃的神经内分泌肿瘤

消化道神经内分泌肿瘤习惯性分为类癌、不典型类癌和杯状细胞类癌。2000 年版 WHO 消化道肿瘤分类中将这类肿瘤分成：分化好的内分泌肿瘤，分化好的内分泌癌，分化差的内分泌癌/小细胞癌，混合型外分泌-内分泌癌。2010 年版又重新分类：NETG1（类癌），NETG2，NEC（大细胞或小细胞），混合型腺内分泌癌（MANEC）。

分级是根据核分裂和 Ki-67 in-dex。①G_1：核分裂＜2/10 HPF；Ki-67≤2%。②G_2：核分裂（2～20）/10 HPF；Ki-67 3%～20%。③G_3：核分裂＞20/10 HPF；Ki-67＞20%。

核分裂应数 50 HPF（1 HPF＝2 mm^2）。Ki-67 应在核染色强阳性处数 500～2 000 个细胞。如分级与 Ki-67 index 不符合，建议取较高分级。此分级证实对胃十二指肠和胰腺的 NET 是有用的，但对小肠 NET 尚无这种分级方法。

胃上皮内有多种神经内分泌细胞，但胃本身发生的 NET 和 NEC 相对较少见，仅占消化道 NE 肿瘤的 5%，可单发或多发，位于黏膜内或黏膜下层（图 3-30），切面灰白、黄色或黄灰色，无包膜。瘤细胞大小一致，立方或低柱状，排列成巢、索、花带、腺样或菊形团样。

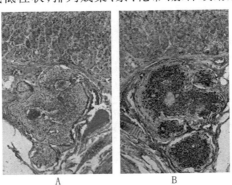

图 3-30　胃 NETG1，Gastrinoma

A.镜下 HE 染色；B.胃泌素免疫组化染色

免疫组化：显示神经内分泌标记如 CgA、Syn、CD56 均阳性，并可显示多种肽和胺类激素如胃泌素、生长抑素、组胺（ECL 细胞）、5-HT、VIP、PP 和 ACTH 等。

胃神经内分泌肿瘤为低度恶性肿瘤，即使有转移，预后亦较好。混合型腺神经内分泌癌的预后与晚期胃癌一样差。

五、胃间充质肿瘤

以往都把胃间充质来源的肿瘤归为平滑肌肿瘤。近年来免疫组织化学和电镜研究的结果认为这些肿瘤的组织发生还不清楚,瘤细胞可表现为平滑肌细胞、成纤维细胞、肌纤维母细胞、Schwann 细胞或未分化细胞;因此这些具有梭形或上皮样细胞的肿瘤不管其良恶性,可能是由向不同方向分化的原始间充质细胞构成。现在已经很清楚,胃间充质来源的肿瘤最多见的是胃肠间质肿瘤(GIST)。

(一)胃肠间质肿瘤(gastro-intestinal stromal tumor,GIST)

长期以来被误认为平滑肌组织的肿瘤以及胃肠自主神经来源的肿瘤(GANTs),实质上均为GIST,GIST 包括良性到恶性各阶段肿瘤。免疫组织化学 CD117 和/或 CD34 阳性,并有 Dog-1 阳性,但不少 GIST 可对上述几种抗体均呈阴性反应。

1.病理

GIST 大体形态与以往称为胃平滑肌性肿瘤者相同。小者可仅位于胃壁内,稍大可凸向胃腔,表面黏膜光滑,中央有脐形凹陷或溃疡。有的 GIST 可从胃壁向浆膜外生长,与周围脏器粘连。

镜下 GIST 细胞多数为多种多样的梭形细胞。梭形细胞可呈编织状排列,或无明显的排列结构。部分 GIST 除梭形细胞外,夹杂片状或灶性上皮样细胞。少部分 GIST 可完全由上皮样细胞构成。上皮样细胞可大小一致或异型性极明显(图 3-31、图 3-32)。多数梭形细胞 GIST 为 CD34 阳性。上皮样细胞型则阳性者少。少数胃 GIST 可以 SMA 甚至 Desmin 或 CK18、S-100 阳性。

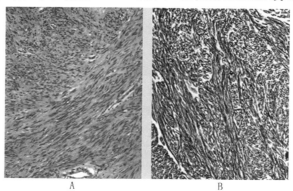

A   B

图 3-31　胃 GIST,梭形细胞型

A.HE;B.CD117

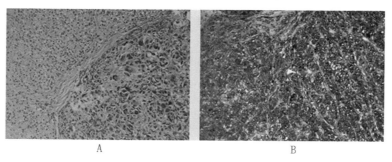

A   B

图 3-32　胃 GIST,上皮样细胞型

A.HE;B.CD117

2.分子病理

GIST 是由于 *c-kit* 基因突变或 *PDGFRA* 激活性突变而形成。由于 GIST 的形态和免疫组织化学均很复杂,所以判断良恶性较困难。AFIP 根据 1 784 例随诊结果将胃 GIST 分为以下预后组,见表 3-1。

表 3-1　AFIP 分类

预后组	大小(cm)	核分裂/50 HPF	随诊过程中肿瘤进展	
			胃 GIST	小肠 GIST
1	≤2	≤5	0	0
2	>2,≤5	≤5	1.9	4.3
3a	>5,≤10	≤5	3.6	24
3b	>10	≤5	12	52
4	≤2	>5	0	50
5	>2,≤5	>5	16	73
6a	>5,≤10	>5	55	85
6b	>10	>5	86	90

注:判断预后最好的指标是肿瘤大小及核分裂/50 HPF。

(二)胃平滑肌肿瘤

胃平滑肌肿瘤好发部位为胃窦。平滑肌肿瘤直径一般在 5 cm 以下。向腔内突起形成黏膜下肿块,或向浆膜外生长,或向腔内和浆膜外生长呈哑铃状。黏膜下肿块的表面黏膜光滑,中心常见一至数个溃疡。切面粉白色编织状。

光镜下与其他部位的平滑肌瘤同。平滑肌肉瘤体积较大,直径多在 5 cm 以上,大者可达 20 cm 或更大。切面鱼肉状有出血坏死。分化差的平滑肌肉瘤很容易诊断,但分化好的平滑肌肉瘤与平滑肌瘤很难鉴别。区别良恶性核分裂数各家标准也不一样。一般认为消化道平滑肌肉瘤的诊断标准要比子宫平滑肌肉瘤低,即有少数核分裂(<3/10 HPF)和有轻度核异型性就应考虑为恶性。胃平滑肌肉瘤可腹腔广泛种植并经血行转移到肝和肺等脏器。

免疫组织化学:SMA(+),Desmin(+)。

(三)胃血管球瘤

胃血管球瘤罕见。常位于胃窦,直径 1～5 cm,平均 2 cm 左右。胃血管球瘤位于胃肌层内,可突入黏膜下层形成黏膜下肿块,表面黏膜光滑,亦可有溃疡形成。切面灰红色如胎盘组织。无包膜,由周围肥大玻璃样变的平滑肌形成假包膜,肌纤维由此进入肿瘤,将肿瘤分隔成为不完整的小叶。

光镜:瘤组织由大小一致的血管球细胞构成(图 3-33),其间有血管丰富的间质,间质可玻璃样变。网织纤维染色可见小簇(2～4 个)瘤细胞或单个瘤细胞周围有网织纤维包绕。

(四)胃神经源肿瘤及其他罕见肿瘤

胃内可发生神经鞘瘤和神经纤维瘤。有时为全身神经纤维瘤病的一部分。肿瘤形态与其他部位的相同。神经鞘瘤和平滑肌瘤因二者都可有栅栏状排列,所以不易鉴别。通常神经鞘瘤有包膜而平滑肌瘤无包膜。用免疫组化很易鉴别:神经鞘瘤为 S-100 及 GFAP 阳性,而平滑肌瘤为 SMA 和 Desmin 阳性。

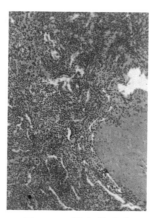

图 3-33　胃血管球瘤

　　胃的其他间充质肿瘤尚有脂肪瘤、恶性纤维组织细胞瘤、炎性肌纤维母细胞瘤、滑膜肉瘤、血管外皮瘤、Kaposi 肉瘤、横纹肌肉瘤和腺泡状软组织肉瘤等。

六、胃淋巴瘤

　　25％～50％非霍奇金淋巴瘤发生于结外,其中胃肠道最多见。在亚洲、北美及欧洲国家,胃肠淋巴瘤占所有非霍奇金淋巴瘤的 4％～20％,中东达 25％。胃肠淋巴瘤中以胃窦最常见(50％～75％),其次为小肠(10％～30％)和大肠(5％～10％)。胃淋巴瘤中主要为黏膜相关淋巴组织淋巴瘤,其次为弥漫性大 B 细胞淋巴瘤(DLBCL)。

　　流行病学及实验室研究证明胃淋巴瘤的发生与幽门螺杆菌(Hp)密切相关。

(一)黏膜相关淋巴组织淋巴瘤(MALToma)

　　此瘤形态特点是弥漫小 B 细胞[边缘带细胞(故 MALToma 又称结外边缘带细胞淋巴瘤)],有滤泡形成以及瘤细胞侵犯上皮形成淋巴上皮性病变(图 3-34)。

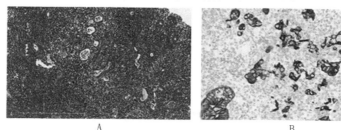

图 3-34　胃 MALToma

A.HE 低倍镜下形态;B.淋巴上皮病变 AE1/AE3

　　免疫组织化学:CD20、CD79α、Bcl-2 及 Ig-M 均阳性;CD5、CD10、CD23 均阴性,CD43＋/－,CD 11c＋/－。

(二)弥漫性大 B 细胞淋巴瘤(DLBCL)

　　确定地应称为胃原发性弥漫性大 B 细胞淋巴瘤。原发于胃的 DLBCL 可原发或由MALToma 转化而来。组织学与其他部位 DLBCL 同,但 30％～50％含 MALToma 成分。区别转化的 DL-BCL 和新生长的 DLBCL 没有临床意义。原发胃 DLBCL 由 ABC 或 GCB 发生。

免疫组织化学:CD19、CD20、CD22、CD79α均阳性;而CD10、Bcl-6和IRF4/muM₁表达率各家报道不同。

(三)套细胞淋巴瘤

除肠道多发性息肉状的套细胞淋巴瘤外,胃的套细胞淋巴瘤少见。免疫组织化学:Cyclin-D1阳性。

(四)其他

胃还可以发生其他淋巴瘤,如T细胞白血病/淋巴瘤,Burkitt淋巴瘤、霍奇金淋巴瘤等。

七、转移瘤

胃的转移瘤多数来自乳腺癌和黑色素瘤,但其他恶性肿瘤亦可转移至胃。

（尹作花）

第四节　肾　脏　肿　瘤

肾脏肿瘤以来源于肾小管上皮细胞的原发肿瘤最多见,多见于中老年患者。肾脏血运丰富,来自其他器官的转移性肿瘤也不少见。儿童的肾脏肿瘤少见,多数与胚胎残留组织有关。

一、肾实质的上皮性肿瘤

(一)良性肿瘤

1.肾皮质腺瘤

肾皮质腺瘤是来源于肾脏近曲小管上皮细胞的良性肿瘤,又称肾皮质管状腺瘤或乳头状/管状腺瘤,多见于老年人。各种晚期肾脏疾病的硬化肾,特别是长期的透析肾多见。患者无症状,高精度的影像学检查(CT、磁共振等)可发现。

(1)大体:肾皮质可见直径2 cm以下的球形结节,灰白色,与周围分界清楚。

(2)光镜:肉眼观察虽然肿瘤与周围分界清楚,但镜下无包膜。瘤细胞形态一致,细胞核染色质细腻,核仁不明显,有中等量的胞质,嗜酸性,无病理性核分裂象及坏死。瘤细胞呈管状、腺泡状或乳头状排列(图3-35)。

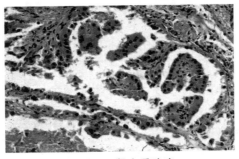

图3-35　肾皮质腺瘤

近曲小管上皮细胞局限性乳头状排列,瘤体小(HE×200)

（3）免疫组化：低分子量的 CK（＋），vimentin（＋）。

（4）鉴别诊断：①与高分化肾细胞癌的区别，后者瘤体直径大于 2 cm；出现透明细胞；出血坏死。②与肾小管局灶性结节状增生的区别，肉眼不形成肿瘤；增生肥大的肾小管属于代偿肥大，必与萎缩病变相伴随。

2.嗜酸细胞腺瘤

肾嗜酸细胞腺瘤是来源于肾脏集合管上皮细胞的良性肿瘤。又称瘤细胞性腺瘤、瘤细胞瘤。约占肾脏肿瘤的 5％。多见于老年人，平均年龄 62 岁。多数无临床症状，有的出现腰痛或血尿。多数通过影像学检查发现。

（1）大体：肿瘤与周围分界清楚，体积较大，平均直径 6 cm。切面均匀致密，红褐色，中心部位可出现水肿、玻璃样变或瘢痕形成。

（2）光镜：瘤细胞具有丰富的嗜酸性胞质，小圆形泡状细胞核，常见小核仁。偶见大而深染的怪异细胞核，无病理性核分裂象。瘤细胞呈实性巢索状排列，可混有管状和微囊状结构（图 3-36）。

（3）免疫组化：高分子量的 CK（＋），vimentin（－）。

（4）电镜：瘤细胞内大量拥挤的大的线粒体，其他细胞器很少。

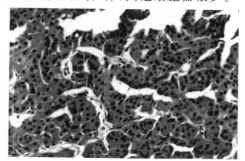

图 3-36　肾嗜酸细胞腺瘤
具有丰富嗜酸性胞质的瘤细胞呈实性巢状排列（HE×200）

（5）鉴别诊断：①与颗粒性肾细胞癌的区别，前者以实性巢状结构为主，后者以管状或乳头状结构为主；前者无坏死，后者常见出血坏死；前者瘤细胞形态较一致，后者多形性较明显，且常混有透明癌细胞；前者的瘤细胞以大量线粒体为超微结构特点。②与嫌色性肾细胞癌的区别，前者瘤体切面呈红褐色，后者为棕黄色；前者的瘤细胞胞质呈嗜酸性颗粒性，后者为毛玻璃状；后者的细胞膜厚，呈植物细胞样，核周晕明显，前者 Hale 胶状铁染色阴性，后者阳性；大量线粒体为前者的超微结构特点，后者则可见多数微泡。

3.后肾腺瘤

后肾腺瘤是来源于生后肾组织的良性肿瘤，又称胚胎性腺瘤、肾源性肾瘤。多见于青壮年，女性多见。患者无症状，高精度的影像学检查（CT、磁共振等）可发现。

（1）大体：肾实质可见直径平均 4 cm 的球形肿物，灰白色，与周围分界清楚。

（2）光镜：肉眼观察虽然肿瘤与周围分界清楚，但镜下无包膜。瘤细胞形态一致，细胞核染色质细腻，核仁不明显，有少量嗜酸性胞质，无病理性核分裂象。瘤细胞呈管状、腺泡状排列。间质呈无细胞的水肿样、黏液样或玻璃样变的状态（图 3-37）。无坏死。

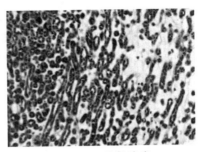

图 3-37 后肾腺瘤

小型瘤细胞呈小管状排列,间质水肿黏液变(HE×200)

(3)免疫组化:CK(+),vimentin(+),WT1(+),CD57(+)。

(4)鉴别诊断:①与黏液性管状和梭形细胞癌的区别,后者是近年来报道的低度恶性的肾肿瘤,具有明显的黏液形成和梭形细胞出现。②与肾集合管癌的区别,集合管癌虽然呈管状排列,但异型性非常明显;癌间质为丰富的伴有血管的纤维结缔组织;免疫组化高分子量 CK、植物血凝素阳性。③与肾母细胞瘤的区别,肾母细胞瘤为肾胚芽成分、上皮样成分和间胚叶成分共同构成的恶性肿瘤,异型性明显。④与乳头状肾细胞癌的区别,乳头状肾细胞癌的癌细胞有一定的异型性;以真乳头状排列为主;间质为富于血管的纤维组织。

(二)恶性肿瘤

1.肾细胞癌

(1)透明细胞性肾细胞癌:透明细胞性肾细胞癌是来源于近曲肾小管上皮的恶性肿瘤。又称肾腺癌、肾上腺样癌、经典性肾细胞癌,是肾脏最常见的恶性肿瘤,占肾脏肿瘤的 70%～80%。多见于老年人,平均 61 岁。男性多见[(1.6～2)∶1]。常见的临床表现为血尿、肾区疼痛和肾区肿块;影像学检查显示肾实质肿物。

大体:肾实质可见直径平均 8 cm(1.8～21 cm)的球形肿物,与周围分界清楚。切面呈黄色,易见出血、坏死及囊性变,10%～15%的病例可见钙化和骨化,使之呈多彩样。

光镜:肉眼观察虽然肿瘤与周围分界清楚,但镜下无包膜。癌细胞体积较大,呈立方形,有时呈柱状或楔形。胞质内含有大量糖原和脂类物质,使之呈透明状。细胞核染色质细腻或粗颗粒状、圆形、卵圆形或怪异形,核仁可大可小。病理性核分裂象不常见。癌细胞多呈实性巢索状排列,部分呈管状、腺泡状或乳头状排列。间质有丰富的毛细血管(图 3-38)。

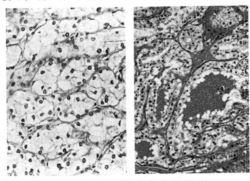

图 3-38 透明细胞性肾细胞癌

胞质透明的癌细胞呈巢索状排列(左:HE×200)或腺样排列(右:HE×200)

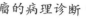

免疫组化:CD10(＋),低分子量 CK(＋),EMA(＋),vimentin(＋)。

电镜:癌细胞表面可见微绒毛,胞质内多数脂质空泡和糖原。

恶性程度分级,Fuhrman 根据癌细胞核的形态特点,将肾细胞癌分为 4 级,已得到广泛采用。Ⅰ级,细胞核呈均匀一致的圆形,直径<10 μm,核仁不明显;Ⅱ级,细胞核增大,略显不规则,直径达 15 μm,核仁明显;Ⅲ级,细胞核很不规则,直径达 20 μm,可见大核仁;Ⅳ级,细胞核呈怪异状,直径达 20 μm 或更大,可见大核仁,易见梭形癌细胞,核染色质呈凝块状。

鉴别诊断:分子遗传学分析显示,透明细胞性肾细胞癌时,3 号染色体的短臂缺失,有别于其他肾脏肿瘤。①与嫌色细胞癌的区别为嫌色性肾细胞癌呈单一的实性巢状排列。癌细胞胞膜较厚,呈植物细胞状。胞质呈毛玻璃状或细颗粒状,核周晕明显,Hale 胶状铁染色阳性。免疫组化显示高分子量 CK 和植物血凝素阳性。电镜下可见细胞内多数 150～300 nm 的空泡。②与经典的肾脏透明细胞肉瘤的区别为透明细胞肉瘤发生于儿童,预后很差,早期骨转移。免疫组化 CK(－),vimentin(＋)。③与呈透明细胞表现的乳头状肾细胞癌、囊性肾细胞癌依主要的肿瘤组织结构进行鉴别。④与上皮型肾血管平滑肌脂肪瘤的区别为后者上皮性抗原(CK、EMA 等)阴性,而显示黑色素的 HMB45 阳性。⑤与浸润的或转移的具有透明细胞特点的其他肿瘤的区别如下。肾上腺皮质癌者肾上腺有原发癌;免疫组化 CK 阴性。软组织透明细胞肉瘤者呈肉瘤样结构,癌巢不明显;免疫组化 CK(－),S-100(＋),HMB45(＋)。前列腺癌者免疫组化 PSA(＋)。

(2)颗粒性肾细胞癌:颗粒性肾细胞癌又称嗜色性肾细胞癌。来源于近曲肾小管上皮的恶性肿瘤,约占肾脏肿瘤的 7%。临床与肾脏透明细胞癌相同,预后较差。

颗粒性肾细胞癌常与透明细胞性肾细胞癌混合存在,所以新版 WHO 肾肿瘤分类中,未将该肿瘤独立列出。有学者认为颗粒细胞占癌细胞 75% 以上,仍可称颗粒细胞癌;透明细胞占75% 以上,称透明细胞癌;两者均占 50% 上下,称混合性癌。

(3)多房性透明细胞性肾细胞癌:多房性透明细胞性肾细胞癌起源于近曲小管上皮,具有多囊性生长的特点。

大体:肿瘤呈现多囊性表现。

光镜:囊壁内侧由具有透明细胞性肾细胞癌的肿瘤细胞被覆,可呈单层状,偶见低乳头状,癌细胞分化较好,相当于 Fuhrman Ⅰ级(图 3-39)。

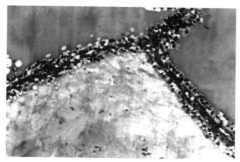

图 3-39 囊性肾细胞癌
囊壁被覆透明的癌细胞(HE×200)

免疫组化与电镜:与透明细胞性肾细胞癌相同。

鉴别诊断:①与透明细胞性肾细胞癌囊性变的区别,后者是在实性肿瘤的背景下,出血坏死的基础上,有囊性病变,缺乏真正的囊壁。②与囊肿壁伴有泡沫细胞反应的区别,真正的泡沫细胞由单核巨噬细胞衍变而成,CK 阴性,CD68 阳性,缺乏真正的癌巢,而且常伴有其他炎细胞浸润。

(4)乳头状肾细胞癌:乳头状肾细胞癌是来源于近曲肾小管上皮细胞的恶性肿瘤。占肾脏原发的上皮性肿瘤的 7%～14%。60～70 岁年龄段的老年人好发,尤多见于男性[男女比例为(2～3.9)∶1]。临床表现无特异性。预后较透明细胞性肾细胞癌好,较嫌色性肾细胞癌差。

大体:肾实质内界限清楚的球形肿块,平均直径 6.4 cm。切面可见纤维性假包膜,呈黄红白等多彩状。常见坏死和囊性变。

光镜:癌细胞呈立方状或多边状,可见较丰富的胞质,一种呈嗜酸性,另一种嗜碱性,或呈混合性,嗜碱性乳头状肾细胞癌较嗜酸性者预后差。癌细胞胞核较小,富含染色质。癌细胞排列成乳头状、乳头小梁状或乳头实体状,乳头有纤维血管性轴心,轴心内易见富含类脂的泡沫细胞。肿瘤无包膜,呈浸润性生长。根据被覆于乳头的上皮特点,分为两型。Ⅰ型,上皮呈小立方形,单层排列,预后较好;Ⅱ型,上皮细胞核较大,富有嗜酸性胞质,多层排列,预后较差(图 3-40)。

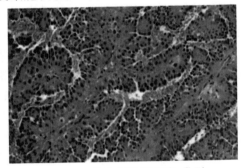

图 3-40　乳头状肾细胞癌,Ⅱ型
癌细胞核大,胞质丰富,呈多层的乳头状排列(HE×200)

免疫组化与电镜:与透明性和颗粒性肾细胞癌相同。

鉴别诊断:细胞遗传学显示 7、16、17 号染色体呈现三倍体,Y 染色体缺失。

应与有乳头样结构的透明细胞性肾细胞癌和集合管癌鉴别。有乳头样结构的透明细胞性肾细胞癌仅在实体结构的基础上,有少数乳头样构,而且以透明的癌细胞为主。集合管癌以管状结构为主,纤维性肿瘤间质丰富。

(5)嫌色性肾细胞癌:嫌色性肾细胞癌是来源于集合管上皮细胞的恶性肿瘤。约占肾脏肿瘤的 6%。平均发病年龄为 59 岁。多数无症状,部分患者可触到肿块,部分有血尿。预后较透明细胞性肾细胞癌好。

大体:是体积较大的肾脏肿瘤,平均直径 9.0 cm(2.0～23 cm)。呈分叶状,无包膜。切面呈均质黄棕色。部分病例有中心瘢痕、出血和坏死,囊性变罕见。

光镜:癌细胞呈大圆形或多边形,胞膜较厚,细胞界限清楚,有如植物细胞。丰富的毛玻璃状的胞质,透明的核周晕明显,形成了嫌色性肾细胞癌的特点。有时约 30% 的病例有细颗粒状胞质,但透明的核周晕明显,称嗜酸性嫌色性肾细胞癌。癌细胞多数呈实性巢索状排列(图 3-41),部分有灶状的管状和小梁状排列。少数病例呈肉瘤样结构。约 40% 的病例出现玻璃样变的间质。Hale 胶状铁染色阳性。

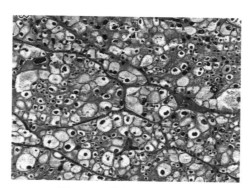

图 3-41　嫌色性肾细胞癌

癌细胞胞膜厚,可见透明的核周晕(HE×200)

免疫组化:高分子量 CK 阳性,vimentin 局部弱阳性。

电镜:胞质内多数 150～300 nm 的空泡。

鉴别诊断:嫌色性肾细胞癌的分子遗传学特点是 1 号染色体或 Y 染色体缺失,或混合性缺失。①与透明细胞性肾细胞癌的区别,后者的胞质更透明,前者的胞质呈毛玻璃状,细胞膜厚。两者的免疫组化、Hale 胶状铁染色和电镜表现均不同。②嗜酸性嫌色性肾细胞癌与肾的嗜酸细胞腺瘤和颗粒性肾细胞癌的区别,前者的核周晕明显,详见嗜酸细胞腺瘤项下。

(6)集合管癌:肾集合管癌是来源于集合管上皮细胞的恶性肿瘤,又称 Bellini 导管癌,占肾脏原发的上皮性肿瘤的 1% 以下。可见于任何年龄,总的发病年龄较轻,平均 34 岁(13～83 岁)。临床表现无特异性。预后较透明细胞性肾细胞癌差,多数患者首诊时已有转移。

大体:肿瘤位于肾髓质,增大时可波及肾皮质、肾窦乃至肾门脂肪组织。切面灰白实性,硬韧,可有出血、坏死及囊性变。

光镜:癌细胞立方状,胞质嗜酸性,有的嗜碱或嫌色,细胞核大,核仁明显,高恶性分级。癌细胞呈小管状或乳头状排列,少数呈肉瘤样结构。纤维性和胶原性间质较多(图 3-42)。肿瘤周围的肾小管上皮细胞常显示轻重不等的异型性。

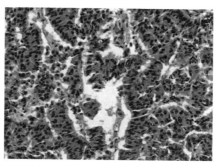

图 3-42　肾集合管癌

癌细胞异型性明显,呈管状排列(HE×200)

免疫组化与电镜:高分子量 CK、vimentin、植物血凝素阳性。电镜下癌细胞的线粒体较多,细胞表面可见少数粗大微绒毛,细胞间有桥粒。

鉴别诊断如下。细胞遗传学显示 1、6、14、15 和 22 号染色体呈单体表现。①与乳头状肾细胞癌的区别:乳头状肾细胞癌以乳头状结构为主,乳头轴心常见泡沫细胞,肿瘤间质较少。②与肾髓质癌的区别:肾髓质癌少见,癌细胞的恶性分级较高,主要呈索状或网状排列,肿瘤的纤维性间质非常明显,CK 阴性。③与伴有腺样结构的肾盂移行细胞癌的区别:伴有腺样结构的肾盂移行细胞癌应注意肾盂黏膜的病变,常可见肾盂内的菜花状或乳头状肿物,有移行上皮非典型增生和与肿瘤的移行状态;而且移行细胞癌常有全尿路(肾盂、输尿管、膀胱)多灶发生的特点。

(7)黏液样小管状和梭形细胞癌:肾黏液样小管状和梭形细胞癌可能来源于肾脏集合管上皮细胞,是具有黏液样小管状和梭形细胞特点的低级别多形性肾脏上皮肿瘤。无明显的年龄特征,女性较男性多(比例为1∶4)。

大体:肾实质内边界清楚的球形肿块,切面灰白,富有黏液感。

光镜:可见肿瘤由紧密排列的、小而狭长的小管构成,单个细胞小,呈立方状或卵圆形,核级别低,小管间为淡染黏液样间质。平行紧密排列的小管似有梭形细胞样结构,甚至与平滑肌瘤或肉瘤相似,偶见坏死、泡沫细胞浸润和慢性炎。黏液样间质染色呈酸性(图 3-43)。

免疫组化:可见多种 CK 表达阳性,vimentin 和 CD15 也可阳性。近曲小管标记物,如 CD10 和 villin 阴性。UEA 和植物凝集素阳性。

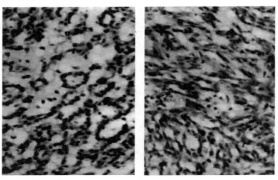

图 3-43　黏液样小管状和梭形细胞癌
黏液性间质,小癌细胞呈细管状和索状排列(HE×200)

电镜:可见梭形细胞具有上皮细胞的特点,如紧密连接、桥粒、微绒毛缘、腔缘和张力丝等。

鉴别诊断:易与后肾腺瘤混淆,后者虽然也有间质黏液,但瘤细胞呈规整的圆形,呈腺管状排列,免疫组化也与前者不同。

(8)肾管状囊性癌:肾管状囊性癌是近年确立的一种肾细胞癌,尚未列入 WHO 肾肿瘤的分类。可能来源于集合管上皮。

大体:肾实质的囊实性肿块,边界清楚。

光镜:癌细胞呈圆形或立方形,细胞核染色质细腻,核仁明显,嗜酸性胞质较少,分化较好,呈规则的腺管状排列,混有大小不等的囊腔形成,肿瘤间质可见稀疏的纤维和毛细血管(图 3-44)。

免疫组化:CD10(+)、高分子量 CK(+)、834βE12(+)、AMACR(+)、vimentin(+)。

电镜:癌细胞具有上皮细胞的特点,如紧密连接,桥粒等结构。

鉴别诊断:应与集合管癌、黏液样小管状和梭形细胞癌、肾皮质腺瘤等鉴别,它们各自的形态和免疫组化均不同。

(9)肾髓质癌:肾髓质癌的组织来源尚有争论,可能与肾盏或肾乳头有关。发病年龄为11～40 岁,以青年人好发,男性为女性的 2 倍。常与镰状细胞病伴发。病情进展快,预后差,发现肿瘤时,常已有转移,平均存活期仅 15 周。

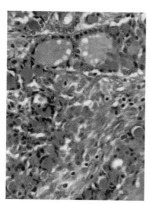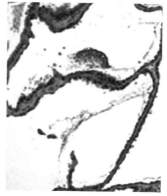

图 3-44　肾管状囊性癌
立方状癌细胞呈管状（左）和囊状排列（右）（HE×200）

大体：肿瘤主要位于肾髓质，肾皮质和肾盂周围可出现卫星结节。

光镜：癌细胞嗜碱性，细胞核染色质细腻，核仁明显。癌细胞呈腺网状排列，有不规则的腺腔形成，尚可见管状、梁状、乳头状乃至卵黄囊瘤样结构。纤维性间质明显，而且常有水肿和黏液变。

免疫组化与电镜：EMA（＋）、CEA（＋），CK 弱阳性。电镜下具有上皮源性的特点。

鉴别诊断：①与肾盂腺癌的肾髓质浸润的区别，肾盂黏膜的原发病灶乃至移行状态是肾盂腺癌的诊断依据，而且呈典型的腺管状或腺样排列；②与肾集合管癌的区别，集合管癌的细胞异型性较明显。癌细胞主要呈管状或腺样排列。纤维性间质明显。

（10）Xp11.2 易位／*TFE3* 基因融合肾细胞癌：这是具有染色体 Xp11.2 的不同易位，并产生 *TFE3* 基因融合的一类肾细胞癌。多见于儿童和年轻人。

大体：肿瘤呈黄褐色，常伴出血和坏死。

光镜可见透明癌细胞呈乳头状排列，并伴有嗜酸性癌细胞组成的实性巢状结构。

染色体分析：显示 t(x;1)(p11.2;q21) 或 t(x;17)(p11.2;q25)。

免疫病理学检查：可见 TEF3 蛋白阳性，而上皮抗原可以仅灶状阳性。

（11）肉瘤样肾细胞癌：肉瘤样肾细胞癌又称梭形肾细胞癌。

各种肾细胞癌均可混以梭形细胞形态的肉瘤样成分，所以新版 WHO 肾肿瘤分类中，未将其独立列出。当出现肉瘤样成分时，意味着恶性程度加大。

（12）家族性遗传性肾癌：由于基因异常或基因突变，导致许多遗传性癌综合征，部分遗传性综合征可累及肾脏，多有癌基因和抑癌基因以及基因突变参与。累及肾脏时，可出现各类型的肾细胞癌，称家族性遗传性肾癌。如 von Hippel-Lindau 综合征，染色体 3p25 出现异常，婴幼儿患者可出现视网膜异常、脑的血管网状细胞瘤、嗜铬细胞瘤、胰腺囊肿、神经内分泌肿瘤、内耳淋巴囊肿、附睾和阔韧带囊腺瘤等，肾脏常出现双侧多灶的乳头状肾细胞癌、肾囊肿等。

总之，发病年龄较轻、双肾和多灶状发生的肾细胞癌应多考虑家族性遗传性肾癌。染色体异常、基因突变在肿瘤的发生和发展中，具有重要意义，在预防和治疗中有一定作用。但是，当前在病理诊断应用上尚有困难。当前的策略是，对于儿童和青少年的肾癌，要注意遗传学调查，应做染色体和基因分析，阳性患者要实施监测。

2.肾母细胞性病变

肾母细胞瘤、肾原性残余、间叶性肾瘤和囊性肾瘤的发生，均与肾胚芽组织或肾母细胞组织有关,故统归于肾母细胞性病变的范畴。

(1)肾母细胞瘤:肾母细胞瘤是来源于肾胚芽组织的恶性肿瘤,又称 Wilms 瘤、胚胎瘤、腺肉瘤、腺肌肉瘤等。多见于 6 岁以前的儿童,偶见于成人。临床常首先发现腹部包块,偶见血尿和疼痛。

大体:肾内巨大瘤块,平均达 550 g,呈球形,边界清楚,切面鱼肉状,易见出血、坏死及囊性变。以囊肿为肿瘤的主体者,称囊性肾母细胞瘤。

光镜:肿瘤主要由三种基本成分构成,即未分化的胚芽组织、间胚叶性间质和上皮样成分。多数肾母细胞瘤均由上述三种成分构成(图 3-45),但各自比例不同。

免疫组化与电镜:vimentin(+),WT1、NSE、desmin、CK 可表现为灶状阳性。电镜可出现上皮性及间叶性多种形态。

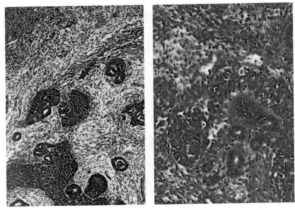

图 3-45 肾母细胞瘤
胚芽型(左:HE×100)和上皮样型(右:HE×200)

鉴别诊断:肾母细胞瘤与畸胎瘤、胚芽细胞型与小细胞恶性肿瘤、间胚叶性间质型与相应的肉瘤、上皮样型与各型肾细胞癌容易相混。而未分化的胚芽组织、间胚叶性间质和上皮样成分是肾母细胞瘤的主要诊断依据,即使单形态的肾母细胞瘤也只是以其中一种成分为主,多部位取材,总可以发现另外成分的存在。

(2)肾源性残余:肾内出现灶状胚性肾组织成分,称为肾源性残余。具有发展为肾母细胞瘤的潜能。3 岁以下的婴儿,肾源性残余的出现率约为 1%。40% 的肾母细胞瘤患者的肾内可见肾源性残余。

大体:肾内出现点片状灰白色小结节。据其存在的部位,分为肾被膜下的叶周型和肾实质深部的叶内型。

光镜:肾源性残余由原始的肾胚芽和肾小管样结构造成,分化较好。根据其存在部位,分为叶周型(位于肾叶的周围或肾被膜下)和叶内型(位于肾实质内)(图 3-46)。据其发展和形态,分为初发性肾源性残余、静止性肾源性残余和浸润性肾源性残余,静止性者最终被纤维组织取代,浸润性者将发展为肾母细胞瘤。初发性者既可以发展为静止性,也可以发展为浸润性。

鉴别诊断:与肾母细胞瘤的区别,肾源性残余体积小,结构单纯。

(3)肾母细胞瘤病:浸润性肾源性残余和不成熟的肾胚芽组织弥漫性或多灶状分布于肾实质内时,称肾母细胞瘤病。

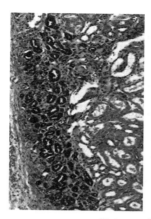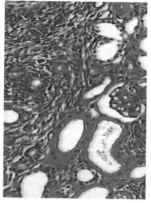

图 3-46 肾源性残余

叶周型肾源性残余(左:HE×200)和叶内型肾源性残余(右:HE×200)

(4)**间胚叶母细胞肾瘤**:间胚叶母细胞肾瘤是一种先天性与生肾组织有关的以梭形细胞增生为主的良性肿瘤。又称婴儿间胚叶肾瘤或婴儿平滑肌样错构瘤。多见于6个月以前的婴儿。

大体:肾内的球形肿物,边界清楚,切面灰白,有编织样结构。

光镜:瘤细胞表现为梭形,呈纵横交错的束状排列,有如子宫平滑肌瘤。束状排列的瘤细胞穿插于残存的肾小球和肾小管间(图 3-47)。瘤细胞与成纤维细胞、肌纤维母细胞和平滑肌细胞相似,称经典型间胚叶母细胞肾瘤。有时肿瘤细胞密集、核分裂增多、具有浸润特点时,称细胞性或非典型间胚叶母细胞肾瘤。较以纤维为主的经典型间胚叶母细胞肾瘤生长快。

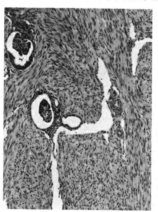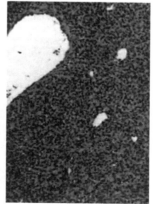

图 3-47 间胚叶母细胞肾瘤

较成熟的纤维细胞穿插于肾实质(左:HE×200),右为细胞性间胚叶母细胞肾瘤(HE×200)

免疫组化:vimentin、fibronectin 和 actin 阳性。

鉴别诊断:①与肾母细胞瘤的区别,间胚叶母细胞肾瘤结构单纯,肾母细胞瘤由三种成分或一种以上成分组成。②与肾透明细胞肉瘤的区别,后者为实体性肿瘤,肿瘤内不会遗留残存的肾组织;梭形细胞型透明细胞肉瘤呈梭形,胞质浅染透明,间质黏液样物质明显。③与肾横纹肌样瘤的区别,后者为实体性肿瘤,肿瘤内不会遗留残存的肾组织;多以圆形或椭圆形为主,胞质红染颗粒状,电镜下可见特殊缠绕存在的中间丝。

(5)**囊性肾瘤**:囊性肾瘤是以囊肿表现为特点的肾实质肿瘤,与肾囊肿性疾病不同。又称多囊性肾瘤。与肾母细胞瘤来源相同,只是分化良好。虽然各年龄均可发生,但婴幼儿最多见。

良性囊性肾瘤:又称多房性囊性肾瘤、肾的多部位囊肿。属于良性肿瘤。

大体:肾实质内边界清楚的多房性囊肿。

光镜:囊壁被覆着单层或重层立方上皮细胞,并混有鞋钉样细胞,胞质浅染或嗜酸性。囊肿之间为结缔组织,有时可见无功能的肾单位。

鉴别诊断:①与成人型和婴儿型多囊肾区别,后者为无边界的多囊性结构,常为双肾弥漫发生;②与囊性肾发育不良区别,后者在囊肿间,可见幼稚的间叶组织、幼稚的肾单位和软骨及骨样组织。

囊性或部分囊性分化性肾母细胞瘤,在良性囊性肾瘤的背景上,肿瘤的间质中出现了肾母细胞瘤的胚芽成分或原始的肾上皮成分。该肿瘤与实体性肾母细胞瘤不同,只需单纯手术切除,预后良好。

恶性囊性肾瘤:囊性肾瘤的间质呈现肉瘤样结构时,称为恶性囊性肾瘤。上皮成分为良性,间质呈纤维肉瘤样结构,呈浸润性生长。

(三)间叶性肿瘤

1.儿童期肾间叶性肿瘤

(1)肾透明细胞肉瘤:肾透明细胞肉瘤的组织来源尚不清楚。发病高峰为2岁左右,占儿童肾脏恶性肿瘤的4%。容易出现骨转移。

大体:肾髓质或肾中央出现球形肿块,界限清楚,切面鱼肉状,黏液样。

光镜:瘤细胞呈多边形,核染色质细腻,核仁不明显,胞质含有多数透明的空泡。瘤细胞呈巢索状排列,肿瘤间质可见网状毛细血管(图3-48)。此外,瘤细胞形态和排列尚有多种形式,如上皮样型、梭形细胞型、硬化型、黏液样型、囊肿型、血管周细胞瘤型、栅栏排列型以及多形细胞型等。

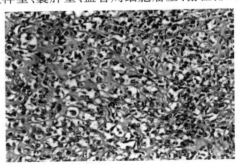

图3-48 肾透明细胞肉瘤

瘤细胞呈透明状,弥漫性分布(HE×200)

免疫组化:vimentin(+)、Bcl-2(+)。

电镜:瘤细胞的细胞器稀少。

鉴别诊断:①与透明细胞性肾细胞癌的区别,后者多见于老年人;免疫组化CK阳性;透明细胞肉瘤的细胞形态和排列呈多样性。②与肾母细胞瘤和间胚叶母细胞肾瘤区别。

(2)肾横纹肌样瘤:肾横纹肌样瘤的组织来源尚不清楚。好发于婴幼儿的高度恶性的肿瘤,发病高峰为1.5岁左右,占儿童肾脏恶性肿瘤的2%。15%的病例合并颅内的神经外胚叶恶性肿瘤。常合并高钙血症。

大体:肾内边界不清的实性瘤块,常见浸润和转移的卫星结节。

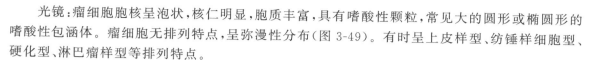

光镜:瘤细胞核呈泡状,核仁明显,胞质丰富,具有嗜酸性颗粒,常见大的圆形或椭圆形的嗜酸性包涵体。瘤细胞无排列特点,呈弥漫性分布(图 3-49)。有时呈上皮样型、纺锤样细胞型、硬化型、淋巴瘤样型等排列特点。

免疫组化:vimentin 阳性(图 3-50A)。

电镜:可见胞质内特殊的缠绕状的中间丝(图 3-50B)。

鉴别诊断:①与颗粒性肾细胞癌的区别,后者为成年人发病,呈癌巢、腺样或乳头状排列,CK阳性;②与肾母细胞瘤的区别,后者可见或多或少的肾胚芽细胞、中胚叶成分和上皮样成分的存在;③与肾透明细胞肉瘤的区别,后者可见透明细胞的存在;④与间胚叶母细胞肾瘤的区别,后者以梭形的纤维细胞为主,在肾实质内穿插生长。

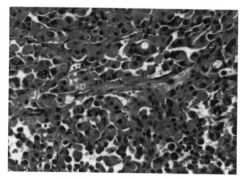

图 3-49　肾横纹肌样瘤

瘤细胞弥漫性实性分布,有丰富的嗜酸性胞质,呈横纹肌细胞样(HE×200)

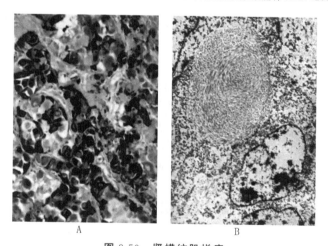

图 3-50　肾横纹肌样瘤

A.瘤细胞 vimentin 阳性(免疫组化×400);B.瘤细胞内可见缠绕的中间丝(电镜×15 000)

2.成年期肾间叶性肿瘤

肾脏可发生多种良性和恶性非上皮性肿瘤,如平滑肌瘤、平滑肌肉瘤、脂肪瘤、脂肪肉瘤、血管瘤、血管肉瘤、淋巴管瘤、白血病、淋巴瘤等,与其他部位的相应肿瘤相比,并无特异性,本节仅就几种特异性的肾非上皮肿瘤叙述如下。

(1)血管平滑肌脂肪瘤:肾血管平滑肌脂肪瘤为血管、平滑肌和脂肪组织构成的肾肿瘤,曾认为是一种错构瘤,近年来通过基因分析,认为是独立类型的真性肿瘤,也有学者认为属于多向分化的间胚叶母细胞肿瘤。主要发生于成年人,平均年龄 41 岁,女性多见。1/3 的患者合并结节性硬化症。

大体:肾内球形瘤块,边界清楚,切面呈多彩状,黄白相间,易见出血,与肾细胞癌无异。

光镜:瘤组织由畸形血管(管壁薄厚不等,内弹力膜消失,管腔大小不等)、梭形平滑肌束和脂肪组织构成,三种成分的比例可有明显差异。肿瘤内的平滑肌成分可出现一定的异型性,不能依此认为恶性(图 3-51)。

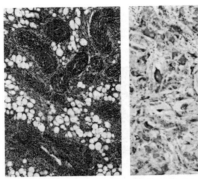

图 3-51　肾血管平滑肌脂肪瘤

由畸形血管、周围平滑肌和脂肪组成(左:HE×200),HMB45 阳性(右:免疫组化×400)

免疫组化:平滑肌成分不但有肌原性标记,而且常显示 HMB45 阳性。

电镜:平滑肌成分内的结晶状的黑色素前体。

鉴别诊断:①与间胚叶母细胞肾瘤的区别,后者主要发生于婴幼儿,成分单一,与肾小球和肾小管混杂存在;②与肾的平滑肌瘤、脂肪瘤或血管瘤的区别,后者成分单一;③当平滑肌成分出现异型性时,应与平滑肌肉瘤或横纹肌肉瘤鉴别,应多取材,发现多成分的组合,免疫组化 HMB45 阳性,有助于确诊。

(2)肾上皮样血管平滑肌脂肪瘤:该肿瘤虽然与肾血管平滑肌脂肪瘤相似,但以增生的上皮样细胞为主,具有一定的恶性潜能。合并结节性硬化症的概率更高。

大体:与血管平滑肌脂肪瘤相似,有时侵及肾外组织或肾动静脉。

镜下:以梭形和多角形上皮样细胞为主,有丰富的嗜酸性颗粒状胞质,可见大核的神经节样细胞,间变和核分裂象易见。呈片状和条索状排列。偶见灶状典型的血管平滑肌脂肪瘤区域(图 3-52)。

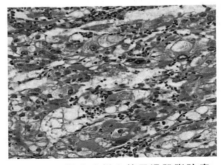

图 3-52　肾上皮样血管平滑肌脂肪瘤

平滑肌细胞胞质丰富,呈节细胞状,可见一定的异型性(HE×400)

免疫病理学和电镜检查与典型的血管平滑肌脂肪瘤相似。

(3)肾髓质间质细胞瘤：肾髓质间质细胞瘤又称肾髓质纤维瘤。是发生于肾髓质的良性肿瘤。多见于成年人。约50%的尸体解剖病例可发现该肿瘤。约50%的病例呈多发性。瘤细胞可分泌前列腺素,具有调解肾内血压和对抗高血压的功能。

大体：位于肾髓质的灰白色、边界清楚的小结节,直径多为0.3 cm左右。可多发。

光镜：瘤细胞呈星形或多边形,泡状核,松散透明的胞质,杂乱分布于疏松的间质中。偶见玻璃样变和淀粉样变。组织化学研究发现,瘤细胞含有中性脂肪、磷脂和酸性糖胺聚糖。

电镜：瘤细胞内有多数含脂类物质的电子致密颗粒。

鉴别诊断：应与肾的纤维瘤鉴别,后者瘤体较大,纤维细胞呈紧密的束状排列。

(4)肾小球旁器细胞瘤：肾小球旁器细胞瘤又称肾素瘤,为来源于肾小球旁器细胞的良性肿瘤,多见于成年人。患者表现持续性顽固的高血压,血浆内含有高水平的肾素。

大体：位于肾皮质的灰黄色、边界清楚的小结节,直径小于3 cm。

光镜：瘤细胞小圆形,胞核染色质细腻,胞质透明,含少数嗜酸性颗粒。胞质颗粒 PAS 或 Bowen 染色阳性。瘤细胞呈实性巢索排列,有时出现管状或乳头状结构,间质毛细血管和血窦丰富。

免疫组化：瘤细胞显示肾素阳性。

电镜：可见胞质内含肾素的内分泌颗粒(图 3-53)。

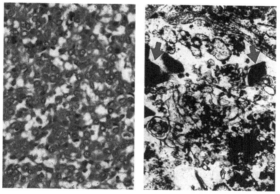

图 3-53　肾小球旁器细胞瘤

形态一致的小圆形肿瘤细胞呈巢索状分布,血窦丰富(左：
HE×200),瘤细胞内可见肾素结晶(右：电镜×10 000)

鉴别诊断：应与肾的血管瘤和血管周细胞瘤鉴别,后者瘤体较大,缺乏小圆形的瘤细胞,无肾小球旁器细胞瘤特有的临床症状。

二、肾盂肿瘤

肾盂部位的常见的良性上皮性肿瘤有移行细胞乳头状瘤和内翻性乳头状瘤,病理特点与膀胱的相应肿瘤相同,详见膀胱肿瘤的相应章节。

肾盂部位的常见恶性上皮性肿瘤有移行细胞癌、鳞状细胞癌和肾盂腺癌,病理特点与膀胱的相应肿瘤相同。当肾盂腺癌浸润于肾髓质时,应与集合管癌相鉴别,这时,发现肾盂黏膜的原发性病灶,是诊断肾盂腺癌重要依据。

(尹作花)

第四章

肿瘤的放射治疗

第一节　肿瘤放射治疗概述

一、肿瘤放射治疗物理学基础

在放射治疗（放疗）中，患者所接受的辐射剂量，一般不能在患者的体内直接测量，通常是用人体组织替代材料，如水模体中对各种类型的外照射治疗机进行剂量校准和剂量分布测定等，并将水模体中的吸收剂量转换为患者所接受的剂量。为此，需要利用和发展外照射照射野剂量学系统。

（一）照射野及照射野剂量分布的描述

根据国际辐射测量和单位委员会（International Commission on Radiation Units and Measurements，ICRU）的建议，需要了解有关照射野剂量学的一些名词和剂量学参数的定义，如射线束（从放射源出发沿着光子或电子等辐射粒子传输方向的横截面空间范围）、射线束中心轴（即射线束的对称轴）、照射野（由准直器确定射线束的边界并垂直于射线束中心轴的射线束平面）、源皮距（source-skin distance，SSD，从放射源前表面沿射线束中心轴到受照物体表面的距离）、源轴距（source-axis distance，SAD，从放射源前表面沿射线束中心轴到等中心的距离）、参考点（模体中沿射线束中心轴深度剂量确定为 100％的位置）、校准点（国家技术监督部门颁布的剂量学规程所规定的放疗机剂量较准的测量点）和射线质（用于表示射线束在水模体中穿射的本领）。

（二）剂量学参数

有关计量学参数需要了解以下几个方面的内容。

1.平方反比定律（inverse square law，ISL）

ISL 是放射源在空气中放射性强度（可表示为照射量率和吸收剂量率）随距离变化的基本规律。

$$ISL(d, d_0 d, S) = D_x / D_y = (S + d_0 / S + d)^2$$

2.百分深度剂量（percentage depth deep，PDD）

PDD 是最常用的照射野剂量学参数之一，水模体中以百分数表示，即射线束中心轴某一深度处的吸收剂量与参考深度的吸收剂量的比值：

$$PDD(E,S,W,d)=D_x/D_y\times100\%$$

参考深度的选择依赖于射线束的能量。通常对于势能低于400 kV X线,参考深度选择在水模体表面。高能 X 线及^{60}Co γ 射线,参考深度选择在最大剂量深度处。影响百分深度剂量分布的因素,包括射线能量、照射野、源皮距离和深度。

3.组织空气比(tissue air ratio,TAR)

TAR 是加拿大物理学家 Joins 于 20 世纪 50 年代初提出的,目的是解决^{60}Co 中低能量等光子射线束旋转治疗的剂量计算;其定义为水模体中射线束中心轴某一深度的吸收剂量,与空气中距放射源相同距离处,在一刚好建立电子平衡的模体材料中吸收剂量的比值。

$$TAR(E,W_d,d)=D_x/D_x$$

与百分深度剂量比较,组织空气比定义时的照射野大小,不在水模体的表面,而是在定义深度 d_0 处的照射野大小。影响 TAR 的因素仅为射线束的能量、照射野的大小和水模体中深度,不受源皮距离的影响(图 4-1)。

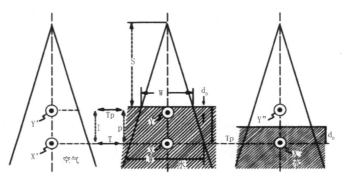

图 4-1　百分深度剂量(P)、组织空气比(T)和组织模体比(Tp)等参数

图中 Ⅰ 表示平方反比规律,T 表示最大剂量点处的组织空气比

二、放射治疗方法

各类放射源在临床应用中有两种基本照射方法:①体外照射亦称远距离照射,是指放射源位于体外一定距离的照射;放射线经过皮肤和部分正常组织集中照射身体内的某一部位,是目前临床使用的主要照射方法。②体内照射亦称近距离照射,与体外照射的区别是将密封放射源直接放入被治疗的组织内或放入天然体腔内(如鼻咽、食管、气管、管腔等部位)进行照射。内照射技术有五大类,即腔内、管内、组织间插入、术中和敷贴治疗。

三、照射技术及照射野设计原理

照射野设计是肿瘤放疗计划设计中的极其重要一环,既要体现对具体患者的治疗要求,又要考虑到治疗体位的可实现性和重复性及机器所能提供的极限条件。

(一)照射技术的分类

体外照射技术常用固定源皮距(SSD)、固定源轴距(SAD)和旋转(rotation,ROT)等三种技术。固定源皮距照射,即固定放射源到皮肤的距离,不论机头在何种位置。在标称源皮距下,即将治疗机的等中心放在患者皮肤上,肿瘤或靶区中心放在放射源和皮肤入射点的两点连线的延长线上。等中心定角照射是将治疗机的等中心置于肿瘤或靶区中心上,其特点是只要等中心在肿瘤或靶区中心上,机器转角的准确性及患者体位的误差都能保证射野中心轴通过肿瘤或靶区中心。旋转技术与SAD技术相同,也是以肿瘤或靶区中心为旋转中心,用机架的旋转运动照射代替SAD技术中机架定角照射。

(二)高能电子束和 X(γ)线照射野设计原理

1.高能电子束照射

根据高能电子束射野中心轴深度剂量线的特点和临床剂量学的需要,深度剂量曲线划分成3个剂量区:从表面到 d_{max} 为剂量建成区,区宽随射线能量增加而增宽,剂量梯度变化较大;从 d_{max} 到 d_{90}(或 d_{95})为治疗区,剂量梯度变化较小;d_{90}(或 d_{95})以后,剂量突然下降,称为剂量跌落区。从电子束剂量分布的特点看,用单野治疗偏体位一侧的肿瘤,如果能量选取合适,可在靶区内获得较好的剂量分布。若将靶区后缘深度 $d_{后}$ 取在90%或95%剂量线,电子束能量可近似选为 $E_0=3\times d_{后}+2\sim3(MeV)$,其中 $2\sim3$ MeV 为选用不同大小射野和适应加速器上电子能量设置所加的调整数。

2.X(γ)线照射野设计原理

(1)单野照射:根据高能 X(γ)线深度剂量曲线的特点,可用最大剂量点深度 d_{max} 将曲线分成剂量建成区和指数吸收区两部分。因剂量建成区内剂量变化梯度较大,剂量不易控制,靶区应放到最大剂量点深度之后。

(2)两野交角照射:对偏体位一侧病变。如上颌窦等,两平野交角照射时,因几何关系,在病变区形成"内野"型剂量分布,剂量不均匀。用适当角度的楔形滤过板,可使靶区剂量最均匀。

(3)两野对穿照射:对中位病变一般采取两野对穿照射。对穿照射的特点是,当两野剂量配比相等时,可在体位中心得到左、右、上、下对称的剂量分布。要使靶区剂量比两侧正常组织剂量高,拉开肿瘤剂量和正常组织剂量范围,得到>1的剂量增益比,一般应使每野在体位中心处深度剂量 $PDD_{1/2}\geq75\%$。

四、治疗方案的评估

(一)射野设计工具

1.射野设计的两个步骤

确定射野方向和形状,计算射野在体内的剂量分布。前者一般由医师或计划设计者根据肿瘤部位的需要和自己的经验自行设定,后者一般由软件自动完成。软件工具的主要功能是便利计划设计者确定射野方向和射野形状,并能直接反映射野的种类。

2.医师方向观(room's eye view,REV)

REV 是相当于医师在检查室(CT 或模拟机室)和治疗室由任意位置观察射野与患者治疗部位间的相对空间关系,以及射野间的相对关系;特别对非共面射野,REV 特别方便。

3.射野方向观(beem's eye view,BEV)

BEV 是设想医师或计划设计者站在放射源位置,沿射野中心轴方向观看射野与患者治疗部位间的相互关系。医师在给患者做X线透视或照相时,电视监视屏上的影像和X线胶片的影像就是 BEV 观察的结果。BEV 是 REV 的一种特殊情况。

(二)剂量体积直方图

由于 3D 计划系统中,剂量计算都是在 3D 网格矩阵中进行的,能够计算和表示出在某一感兴趣的区域,如靶区和重要器官的体积内有多少体积受到多高剂量水平的照射,这种表示方法称为剂量体积直方图(dose-volume histogram,DVH)。上述形式的 DVH 图如何使用,要看具体情况。积分 DVH(cureulative DVH,cDVH)对同一治疗计划中不同器官间剂量分布的评估非常有用;要想了解某一器官内受照体积与剂量间的相对关系,微分 DVH(differentiate DVH,dDVH)必不可少,因其指出多少个体积单元受到某一剂量范围内的照射。

DVH 是评估计划设计方案最有力的工具,表示有多少靶体积或危及器官(organ at risk,OAR)体积受到多高剂量的照射,根据 DVH 图可以直接评估高剂量区与靶区的适合度,由适合度挑选较好的治疗计划。

五、肿瘤的定位、模拟及验证

肿瘤的定位、模拟及验证贯穿整个放疗过程,是保证治疗过程中照射野位置和剂量准确性的重要环节,也是提高放疗疗效的重要措施。

(一)治疗体位及体位的确定

确定体位时,应考虑影响体位重复性的因素,包括皮肤脂肪层厚度、肌肉张力和重力。治疗体位应在治疗方案设计的最初阶段进行。合适的体位既要考虑治疗方案(布野)的要求,又要考虑患者的健康条件和每次摆位的可重复性。因此,在符合治疗方案布野要求的情况下,患者感到舒适的体位,应该是重复性较好的体位。

(二)体位参考标记

体位参考标记是用作肿瘤定位的标记,应该位于肿瘤附近的患者皮肤上或相应面(体)罩或定位框架上。参考标记应是影像设备(如 CT/MRI/PET 等)的显像物,并保证在不同影像设备上做定位时,参考标记的位置的一致性。参考标记应是半永久性的,至少在整个放疗过程中保持清晰可见。参考标记的位置应尽量靠近肿瘤(靶区)的中心,减少向摆位标记点转换的误差。

(三)CT 模拟机

计算机体层摄影模拟机(computed tomography,CT simulator)是实现 3D 精确放疗较理想的一种定位工具,由一台高档螺旋 CT 机、3D(治疗部位假体)重构软件和一套 3D 运动激光灯组成,其目的是建立患者治疗部位的 3D 假体。利用 3D 假体进行病变的定位(透视、照像)和制订治疗方案。治疗方案确定后,利用 3D 激光灯将在 3D 假体上制定治疗计划,利用参考标记点的坐标转换,复制到患者身上,确定摆位标记。

(四)CT 或 MRI 扫描

治疗体位摆好体位后,将 CT 定位"十"字标记或核磁定位"十"字标记,贴于参考标记的相应文身标记点处,注意"十"字叉应严格与文身标记重合。扫描前,先拍摄平片,在平片上确立参考标记点的平面为 CT 或磁共振成像(magnetic resonance imaging,MRI)扫描的参考扫描平面。给出参考扫描平面,确定 CT 或 MRI 的扫描范围,参考标记和肿瘤附近加密扫描。

(五)模拟定位机

模拟定位机是常规 2D 定位和 3D 治疗方案实施照射前进行模拟及验证的重要工具。治疗前模拟过程应该是模拟患者照射时的真实过程。在可能的情况下,应拍摄治疗方案规定的所有或至少几个射野的 X 线摄片,便于与治疗方案制订中射野的 DRR 照片做比较。

(六)射野影像系统

电子射野影像装置(electronic portal imaging device,EPID)是实施动态监测照射时患者体位、射野位置及形状的工具,治疗体位下的 EPID 影像通过局域网进入治疗计划系统(treatment planning system,TPS),与 DRR 和模拟机 X 线片进行比较和误差分析。

(七)射野挡块

挡块分不规则挡块(外挡)和射野内组织保护挡块(内挡)。外挡块约需五半价层厚的材料,内挡厚度应由 TPS 确定,挡块可以由模室制作或 MLC 形成。模拟机上做射野模拟和验证时,亦应有相对的"射野模拟挡块"进行射野摄片。

(八)进程表格

细则中按照图 4-2 所示的 3D(2D)治疗定位、模拟及验证的一般进程,制定进程表,图中凡能跨步操作的均用一箭头标明,非箭头标明的不能跨步操作。

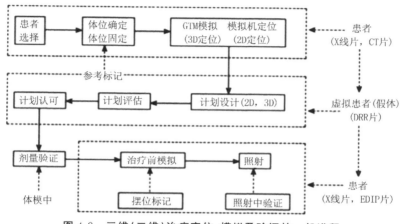

图 4-2　三维(二维)治疗定位、模拟及验证的一般进程

（陈梅香）

第二节　肿瘤放射治疗的分类

一、根治性放射治疗

根治性放射治疗是指通过给予肿瘤致死剂量的照射使病变在治疗区内永久消除,达到临床治愈的效果。

根治性放射治疗的患者需具备的条件:一般状况较好、肿瘤不能太大并无远隔器官转移、病理类型对射线敏感或中度敏感。根治性照射范围要包括原发灶和预防治疗区,照射范围较大,剂量较高,同时要求对肿瘤周围正常组织和器官所造成的损伤最小。

二、姑息性放射治疗

姑息性放射治疗是针对病期较晚、临床治愈较困难的患者,为了减轻痛苦、缓解症状、延长生存期而进行的一种治疗。

(一)高姑息放射治疗

肿瘤范围较广而一般状态较好的患者,可给予较高剂量或接近根治剂量的放射治疗,部分患者可能会取得较好的疗效。

(二)低姑息放射治疗

一般状态较差的患者,可给较低剂量的放射治疗,可取得缓解症状、减轻痛苦、止痛、止血、缓解梗阻等效果。

三、术前放射治疗或术前放化疗

术前放射治疗或术前放化疗为手术前进行的治疗,目的是提高手术的切除率、降低手术后复发率和提高远期疗效。

(一)术前放疗或术前放化疗的作用

(1)抑制肿瘤细胞的活性。

(2)防止术中引起肿瘤细胞的种植和播散。

(3)控制肿瘤周边的微小病灶和转移的淋巴结。

(4)提高手术切除率。

(5)消除肿瘤伴有的炎症和溃疡,减轻患者症状、改善患者状态。

(6)化学治疗与放射治疗同步,不但可增强放射治疗效果,而且可使远处存在的微小转移灶及血液循环中的肿瘤细胞得到早期治疗。

(二)术前放射治疗或术前放化疗的适应证

(1)肿瘤较大,切除有困难的患者。

(2)局部有多个淋巴结转移,手术很难彻底切除的患者。

(三)术前放射治疗的剂量

(1)低剂量:15～20 Gy/3～10 d。

(2)中等剂量:30～40 Gy/3～4 w。

(3)高剂量:50～60 Gy/5～6 w。

(四)术前放射治疗到手术治疗时间间隔

(1)低剂量放射治疗结束后可立即进行手术。

(2)中、高剂量放射治疗一般在放疗结束后 2～4 w 手术。

(五)术前放射治疗或术前放化疗的肿瘤

头颈部肿瘤、食管癌、肺癌、直肠癌、胃癌、宫颈癌、巨大肾母细胞瘤等。术前治疗肿瘤病理完全消失(PCR)者,生存率显著提高。

四、术中放射治疗

手术中对准肿瘤病灶一次性大剂量的照射方法。

(一)术中放射治疗的优点

(1)准确性高。

(2)保护肿瘤后面的正常组织。

(3)减少了腹部外照射常出现的放射反应。

(二)术中放射治疗的缺点

(1)决定最适合的照射剂量比较困难。

(2)失去了常规放射治疗分次照射的生物学优势。

（三）术中放射治疗的适应证

（1）肿瘤深在或与大血管、重要脏器有浸润不能彻底切除者。

（2）肉眼观察肿瘤已切除，但怀疑有微小病灶残留者。

（3）病变范围广，手术不能切除，为了缩小肿瘤、缓解症状、延长生命者。

（四）常做术中放射治疗的肿瘤

胃癌、胰腺癌等。

五、术后放射治疗或术后放化疗

术后放射治疗或术后放化疗为手术后进行的治疗，目的是提高局部控制率，减少远处转移率。

（一）放射治疗或术后放化疗的适应证

（1）手术后肿瘤与重要器官粘连切除不彻底。

（2）术后病理证实切缘阳性。

（3）转移淋巴结清扫不彻底。

（二）手术后至术后放射治疗的时间

一般为 1 个月。

（三）术后放射治疗或术后放化疗的肿瘤

脑瘤、头颈部癌、胸部肿瘤、肺癌、食管癌、大肠癌、胃癌、宫颈癌、软组织肉瘤及皮肤癌等。术后放化综合治疗的疗效优于单纯放疗或单纯化学药物治疗。

（王　蕊）

第三节　肿瘤放射治疗的剂量分布和散射分析

放射治疗过程中，很少直接测量患者体内所接受的剂量。剂量分布的数据几乎完全来自测量膜体即人体等效材料的剂量分布。对于特定的射野，只要测量的体积范围足够大，就可以达到射线散射的条件。在一个剂量计算系统中就是使用这些来自膜体测量的基本数据来预测实际患者在接受放射治疗时的剂量分布的。

一、膜体

基础的剂量分布数据都是在水膜体中测量得到的，水膜体对射线的吸收与散射与人体肌肉和软组织对射线的吸收与散射近似。因为实际测量时并不是所有的测量探测器都是放入水中的，所以固体的水等效材料就是一种很好的水的替代膜体。在理想情况下，对于软组织或者水的等效材料，它们必须有相同的有效原子序数，相同的摩尔质量和相同的质量密度。在临床使用的兆伏级射线中，康普顿效应占主导地位，此时要求等效材料具有相同的电子密度。透明合成树脂和聚苯乙烯是最常用的剂量测量膜体。尽管对于指定的个例这些材料的质量密度会不尽相同，但他们的原子构成和摩尔质量是恒定，因此可以使用这些膜体来进行高能光子、电子的剂量测量。

用不同的材料模拟人体不同器官:组织、肌肉、骨头、肺以及气腔等。这些材料由使用微粒过滤器组成混合物形成,它们最大限度地与人体组织属性相似。具体到放射治疗的剂量分布中,这些属性分别是:质量衰减系数,质能吸收比,电子质量阻止本领,以及角散射本领比。一种水的环氧树脂替代材料-固体水。该材料可以作为放疗常用的光子电子线测量的校准体模。

二、深度剂量分布

当射线入射患者体内(或膜体)时,在患者体内剂量的吸收随着入射深度的变化而变化。变化与许多条件相关:射线能量、入射深度、场的尺寸、离放射源的距离以及准直器。计算患者体内剂量需要考虑到这些参数的影响,尤其是当这些参数影响到深度剂量的分布时。剂量计算时必须确定射线中心轴方向剂量随深度变化的情况,为此定义了许多指标,例如百分深度剂量、组织空气比、组织膜体比和组织最大比。

(一)百分深度剂量

描述射野中心轴剂量分布的方法之一就是,在指定的参考深度对射野中心轴上的剂量进行归一。百分深度剂量定义为射野中心轴深度 d 处的吸收剂量与射野中心轴上参考深度 d_0 处的吸收剂量之比,百分深度剂量(P)如下式所示:

$$P = \frac{D_d}{D_{d_0}} \times 100\%$$

对于中能 X 射线(高于 400 KVp)和低能 X 射线,参考深度通常取在表面($d_0 = 0$),对于高能射线,参考深度一般取在最大吸收剂量点($d_0 = d_m$)。在临床中射野中心轴上的最大吸收剂量点通常叫作最大剂量点,或者直接叫作 D_{max}。

影响射野中心轴深度剂量分布的参数有射线能量、照射深度、射野大小和形状,源皮距以及射野准直等。

1.射线能量和照射深度的影响

百分深度剂量(远离最大剂量点时)随射线能量的增加而增加,因此,射线能量越高,百分深度剂量曲线越高,如果不考虑平方反比定律和散射,百分深度剂量曲线随深度的变化近似指数衰减。因此,射线本身影响百分深度剂量曲线是由平均衰减系数 $\bar{\mu}$ 描述的。当 $\bar{\mu}$ 减小时,射线的穿透能力更强,在远离建成区的区域,百分深度剂量曲线更高。

远离最大剂量点的深度时,百分深度剂量随着深度的增加而减少。但随着射线能量的增加,初始建成区就会越发显著。对于中低能 X 射线来说,剂量建成区在入射表面或者非常接近入射表面。对于高能射线,射线能量越高,最大剂量点在膜体内的深度越深。从表面到最大剂量点的区域称为剂量建成区。

高能射线的剂量建成区效应产生了临床的皮肤保护效应。对于兆伏级射线,例如 ^{60}Co 和能量高于它的射线,其表面剂量远小于最大剂量,这就是高能射线相对于低能射线的一个显著优势。对于低能射线,最大剂量往往在皮肤表面。因此在使用高能光子线时,深处的肿瘤不仅可以获得较高的剂量而且皮肤所受剂量也不会超过它的耐受剂量,这是因为肿瘤有较高的百分深度剂量曲线而皮肤又有相对低的表面剂量。

从物理方面可以这样解释剂量建成区:①当高能光子入射到患者或者膜体时,一部分高速运动的电子会从表面及表面下几层反射出去。②那些没有反射、散射的电子将会在组织中沉积它们的能量,相对于它们的入射点,有一条运动轨迹。③由于①和②共同作用的结果,电子通量和被吸收的剂量将在达到最大剂量点之前随着深度的增加而增加。但是由于光子能量通量随着深度的增加是连续减小的,因此,随着深度的增加,电子的产生也是逐渐减少的。这种效应在远离某个深度之后,剂量会随着入射深度的增加而减少。

比释动能代表光子直接传输给电离电子的能量,比释动能在表面取得最大值,并且随着深度的增加而减少,因为光子能量通量减少。从另一方面来说,在不同深度有高速运动的电子束,吸收剂量首先随深度的增加而增加,结果就会出现一个电子建成区深度。然而由于剂量取决于电子通量,它会在某一深度达到最大值,这个深度近似等于电子在该种介质中的射程。远离这个深度时,剂量会因为比释动能的减小而减小,这就导致次级电子产额的减少,从而引起电子注量的降低。

2.射野大小和形状的影响

射野大小可以通过几何尺寸或者剂量测量来指定。射野的几何尺寸定位为:放射源的前表面经准直器在膜体表面的投影;射野的物理学定义为,照射野相对于两边指定剂量(通常为50%)等剂量线之间的距离。

对于一个足够小的射野,我们可以假定它的深度剂量是由原射线造成的,这就是说光子穿过多层介质而没有相互作用,在这种情况下散射光子的剂量贡献可以近似忽略。但是随着照射野的增加,散射剂量对于吸收剂量的贡献有所增加。当深度大于最大剂量点的深度时,随着深度的增加,散射剂量增大,因此百分深度剂量随着射野大小的增大而增大。

百分深度随射野增大的程度取决于射线质。因为散射概率或者作用截面随着射线能量的增加而减少并且高能光子首先是前向散射,高能射线的百分深度剂量对射野的依赖性要低于低能射线。

放射治疗中百分深度的剂量曲线通常是对方野而言,但是在临床治疗中会经常遇到矩形野和不规则野,这时就需要把方野等效为不同的射野。基于经验的方法把方野、矩形野、圆形野和不规则野与射野中心轴剂量联系起来。尽管通用方法(基于 Clarkson 法则)可以用来计算上述射野,但还是有更简单的办法去计算上述射野的剂量。

Day 指出,对于中心轴剂量分布,一个矩形野可以与一个等效方野或等效圆形野近似相同。比如,10 cm×20 cm 的矩形野等效为 13.0 cm×13.0 cm 方野,因此 13.0 cm×13.0 cm 方野的百分深度剂量数据(从标准表格中得到)可认为近似与 10 cm×20 cm 的矩形野百分深度剂量数据相同。Sterling 等提出一个简单的矩形野与等效方野的经验计算法则。根据这个法则,一个矩形野和方野如果有相同的面积周长(A/P)比,就可以认为它们是等效的。比如,10 cm×20 cm 的 A/P 为 3.33,13.3 cm×13.3 cm 的 A/P 也为 3.33。

3.源皮距的依赖性

一个点放射源发出的光子通量与到该点距离的平方成反比。尽管临床放射治疗中的源(同位素源或焦点源)具有有限大小的尺寸,源皮距通常大于 80 cm,因此与较大数值的源皮距相比,源的尺寸不再那么重要。换而言之,在源皮距足够大的时候,源可以看作为点源。因此,空气中源的剂量率与距离的平方成反比。同时,剂量率的反平方定律成立的条件是只考虑原射线,不考虑散射线。然而,在临床应用中,射野准直器或其他散射材料可能会使反平方定律有所偏差。

因为反平方比定律的效应,百分深度剂量随 SSD 的增加而增加。尽管某一点实际的剂量率随着其到源的距离的增加而减少,百分深度剂量,即关于某一参考点的相对剂量,随 SSD 的增加而增加。距离某一点源的相对剂量率是其到源距离的函数,遵守反平方定律。

在临床反射治疗中,SSD 是一个非常重要的参数。因为百分深度剂量决定了相对于皮肤表面或最大剂量点,在某一深度给予多少剂量;SSD 需要尽可能大。然而,因为剂量率随着距离的增大而减小,在实际应用中,SSD 设置在最大剂量率与百分深度剂量折中的位置。使用兆伏级射线治疗深部肿瘤时,最小的推荐 SSD 值是 80 cm。

临床中使用的百分深度剂量表格通常在标准 SSD(对兆伏级射线,SSD 为 80 或 100 cm)条件下测量获得。在特定的治疗条件下,患者的 SSD 也许与标准的 SSD 不同。例如,在大野的治疗条件下,SSD 需要设置成更大的值。因此,标准条件下的百分深度剂量必须转化为适用于实际治疗中 SSD 值的百分深度剂量。转换因子称为 Mayneord F 因子:

$$F = (\frac{f_2 + d_m}{f_1 + d_m})^2 \times (\frac{f_1 + d}{f_2 + d})^2$$

当 $f_2 > f_1$ 时,F 大于 1;当 $f_2 < f_1$ 时,F 小于 1。因此说明百分深度剂量随着 SSD 的增加而增大。

小野的条件下散射很小,Mayneord F 方法结果是准确的,然而对于大射野而且低能量来说,散射线会相对多一些,这时 $(1+F)/2$ 将会更加准确。在一些特定的条件下,也可以使用介于 Fand$(1+F)/2$ 的值。

(二)组织空气比

组织空气比首先由 Johns 在 1953 年提出,起初称为"肿瘤空气比"。在当时,这个物理量主要是用于旋转治疗的剂量计算。在旋转治疗中,放射源是绕着肿瘤中心旋转的。SSD 会因表面的轮廓线而变化,但是源轴距是保持不变的。

TAR 定义为在模体中某点的剂量(D_d)与空间中同一点的剂量(D_{fs})的比值。TAR 取决于深度 d 和射野大小 r_d,其特性主要如下。

1.距离的影响

TAR 一个最重要的特性是它与源的距离无关。这个虽然是一种近似,但在临床实际中所用到的距离范围内,有大于 2% 的精度。TAR 是同一点的两个剂量(D_d、D_{fs})之比,距离对光子注量的影响可以消除。因此包含有源射线和散射线深度剂量的 TAR,并不依赖于与放射源之间的距离。

2.随能量、深度、射野大小不同而不同

TAR 跟 PDD 相似,是随着能量、深度,射野大小不同而不同。对于兆伏级的射线,TAR 在最大剂量点(d_m)处达到最大,而后随着深度的增加呈指数下降。对于散射贡献可以忽略的窄野或者 0×0 野,在 d_m 以上的 TAR 随着深度几乎呈指数变化。随着射野增大,散射线的贡献增加,TAR 随着深度的变化变得更加复杂。

(1)反向散射因子:反向散射因子(BSF)是在射野中心轴上最大剂量深度处的 TAR。其可以定义为射野中心轴上最大剂量点处的剂量,与空气中同一点的剂量之比。

反散因子和 TAR 一样,与到放射源距离无关,而是取决于射线能量和射野大小。然而,BSF 随着射野大小增加而增加,其最大值出现在半价层在 0.6~0.8 mm Cu 的射线,并且与射野大小有关。这样,对于中等能量并经过过滤的射线,对于大的射野,反散因子能高达 1.5。与自由空间的剂量相比,皮肤表面的剂量增加 50%;如果用照射量做单位,皮肤表面的照射量比自由空间增加 50%。

对于兆伏级的射线(^{60}Co 和更高的能量),反散因子会小一些。例如,10 cm×10 cm 射野大

小的 ^{60}Co 射线,BSF 是 1.036,这表明 D_{max} 比在空间中高 3.6%。这种剂量的增加是由于在点 D_{max} 下面的组织对射线的散射。随着能量的增加,散射会进一步减少,BSF 因子随之减小。能量大于 8 MV 的射线,在深度 D_{max} 的散射将变得很小,BSF 接近其最小值,几乎可以忽略。

（2）组织空气比和百分深度剂量的关系:组织空气比和百分深度剂量是相关联的。TAR(d, rd)是深度为 d、射野大小 rd 的 Q 点组织空气比,r 表示为表面射野大小,f 为源皮距,d_m 为最大剂量点 P 点的参考深度,D_{fs}(P)和 D_{fs}(Q)分别是自由空间 P 点和 Q 点的剂量值,其关系为:

$$P(d,r,f)=TAR(d,r_d)\times\frac{1}{BSF(r)}\times\frac{D_{fs}(Q)}{D_{fs}(P)}\times100$$

或

$$P(d,r,f)=TAR(d,r_d)\times\frac{1}{BSF(r)}\times(\frac{f+d_m}{f+d})^2\times100$$

3.旋转治疗中的剂量计算

组织空气比在等中心放射治疗的剂量计算中有着重要的作用。旋转照射和弧形疗法都是等中心照射方式,放射源绕旋转轴连续运动。

在旋转治疗的深度剂量计算中,需要确定等中心处的平均 TAR(组织空气比)。在包含旋转轴的平面中绘制患者的轮廓线,将等中心置于轮廓内(通常在肿瘤中心或距它几厘米处),以选定的角间隔(例如 20°)从中心点画半径。每条半径代表一个深度,在给定射束能量,等中心处的射野大小时,可以通过 TAR 表查出此深度处的 TAR。然后将得到的这些 TAR 值加和平均,得到 TAR。

（三）散射空气比

在非规则野的剂量计算中常用原射线和散射线分开计算的方法,散射空气比用于计算散射剂量。

散射空气比定义为体模内某一点的散射剂量率和该点空气中吸收剂量率之比。与组织空气比相似,散射空气比与源皮距无关,但受射束能量,深度和射野大小影响。因为体模内某一点的散射剂量等于该点的总吸收剂量与原射线剂量之差,因而散射空气比数值上等于给定射野的组织空气比减去零野的组织空气比:

$$SAR(d,r_d)=TAR(d,r_d)-TAR(d,0)$$

TAR(d,0)是射束中的原射线成分。

（四）非规则野的剂量计算——Clakson's 方法

矩形野、方形野和圆形野以外的任何形状射野称为不规则射野。治疗霍奇金淋巴瘤的"斗篷"和倒"Y"形野就是这样一个例子。深度剂量的散射线成分与原射线成分分开计算,其中散射线受射野大小和形状的影响,而原射线不受其影响,SAR 用于计算散射剂量。

如图 4-3 所示的一个非规则野,假定该野深度 d 处的截面,且垂直于射束轴。计算射野截平面中 Q 点的剂量。由点 Q 引出的半径将射野分为基本的扇区。每个扇区有不同的半径,并可以看做是具有该半径圆形射野的一部分。如果我们假定扇形角为 10°,那么该小扇区的散射线贡献等于中心位于 Q,并具有相同半径的圆形野散射线贡献的 10°/360=1/36。把每个扇区的散射线贡献作为其圆形野的一部分计算出,并加和得到所有的散射线贡献,散射空气比可查表得到。

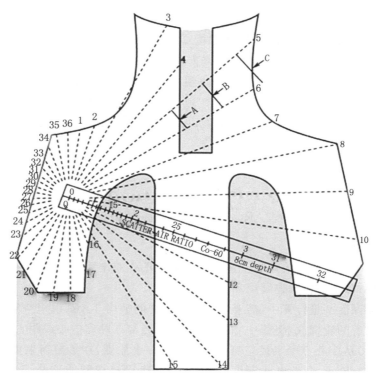

从计算点 Q 每隔 10 度画出射野半径

图 4-3　斗篷野射野轮廓图

用圆形野的 SAR 表,计算出各扇区的 SAR,然后加和平均得到 Q 点的平均散射空气比 (SAR)。对于经过遮挡部分的扇区,要减去被遮挡部分的散射线贡献。计算得到的 SAR 由下式转换为平均组织空气比 TAR:

$$TAR = TAR(0) + SAR$$

TAR(0)是零野的组织空气比。

(张黎芳)

第四节　肿瘤放射治疗的适应证与禁忌证

一、放射治疗的适应证

根据肿瘤细胞的敏感性、放射治疗目的和放射治疗方法的不同将放射治疗的适应证分为以下 5 个方面。

(一)根据肿瘤组织对射线的敏感程度不同,将恶性肿瘤分为四类

1.高度敏感的肿瘤

恶性淋巴瘤、睾丸精原细胞瘤、肾母细胞瘤、神经母细胞瘤、髓母细胞瘤、尤文氏瘤、小细胞肺

癌等。

2.中度敏感的肿瘤

头颈部鳞状细胞癌、食管鳞状细胞癌、肺鳞状细胞癌、皮肤癌、乳腺癌、移行细胞癌等。

3.低度敏感的肿瘤

胃肠道的腺癌、胰腺癌、肺腺癌、前列腺癌等。

4.不敏感的肿瘤

横纹肌肉瘤、脂肪肉瘤、滑膜肉瘤、骨肉瘤、软骨肉瘤等。

放射高度敏感的肿瘤恶性程度高,发展快,易出现远处转移,需要与化学药物治疗并用才能取得好的治疗效果。放射中度敏感的肿瘤发展相对缓慢,出现转移相对较晚,应用单纯放射治疗即可取得根治的效果,如鼻咽癌,早期喉癌、口腔癌、食管癌、宫颈癌、皮肤癌等。乳腺癌为全身疾病,放射治疗用于乳腺癌术后、复发、远处转移灶及局部晚期手术不能切除的病灶。放射低度敏感的肿瘤需很高的放射剂量才能根治,常规放疗技术限制了肿瘤高剂量的照射,仅用于姑息性放射治疗。精确放射治疗技术,特别是精确补充(Boost)放射治疗技术的临床应用,可提高这类肿瘤照射剂量。对放射不敏感的肿瘤,放射治疗仅用于术后辅助治疗,对手术不能切除的复发或转移灶采用单纯放疗仅起到姑息、减症的作用,采用以放射治疗为主的综合治疗,如热化疗"三联",方可提高其疗效。

(二)肿瘤局部切除后器官完整性和功能保全治疗

这是一个临床放射肿瘤学中较新的、非常活跃的领域。它的优点是在取得与根治性手术相同效果的同时保留了器官的完整性和功能。这类肿瘤包括:乳腺癌、直肠癌、膀胱癌等。

(三)放射治疗与根治手术的综合治疗

对局部晚期肿瘤术前或术后放疗可以预防和降低局部和区域淋巴结的复发,提高局部控制率,延长生存期。这类肿瘤包括:乳腺癌、直肠癌、头颈部癌和各部位肿瘤切缘阳性或淋巴结转移清扫不彻底的患者。

(四)姑息放疗

对于晚期患者出现局部复发或骨转移癌等,放射治疗是重要的手段,不但能起到止痛、减轻症状的作用,还能提高生存质量。

(五)某些良性病治疗

如血管瘤、瘢痕疙瘩等可采用放射治疗或放射治疗与手术结合。瘢痕疙瘩术后第一次放疗时间不超过 24 小时。

二、放射治疗的禁忌证

放射治疗的绝对禁忌证很少,当出现以下几方面的情况时不能接受放射治疗。

(一)全身情况

(1)心、肝、肾等重要脏器功能严重损害时。

(2)严重的全身感染、败血症、脓毒血症未控者。

(3)白细胞低于 $3.0 \times 10^9 /L$,中度中低值贫血没有得到纠正者。

(4)癌症晚期处于恶病质状态者。

(二)肿瘤情况

(1)肿瘤晚期已出现广泛转移,而且该肿瘤对射线不敏感,放射治疗不能改善症状者。

（2）肿瘤所在脏器有穿孔。

（三）放射治疗情况

过去曾做过放射治疗，皮肤或局部组织器官受到严重损害，不允许再行放射治疗者。

（冯　倩）

第五节　肿瘤放射治疗实施过程中的问题

一、选择适应证、确定放射治疗原则

（一）选择适应证

放射治疗的适应证是指治疗患者有效性，无论患者的肿瘤性质如何，只要放射治疗在患者的治疗中发挥了作用并取得了有益的效果，这一病例就属于放射治疗的有效性。有效性的证据来源于临床实践和科研资料，回顾性的单中心的研究可以作为证明放射治疗作用的基础，Ⅰ、Ⅱ期的临床研究可以进一步证实放射治疗的有效性及安全性。Ⅲ期临床研究、循证医学是证实放射治疗临床应用价值的可靠依据。但是这些取代不了医师的个人经验，放射肿瘤医师依据患者病情做出正确判断，给患者一个更加合理的个体化治疗更加重要。

（二）确定放射治疗的原则

确定治疗原则时，在考虑到有效性的基础上，还要根据肿瘤生物学特点、不同的治疗目的综合考虑治疗的指征，同时要考虑治疗的毒性以及给患者带来的利和弊。

根治性放射治疗时要以最小的并发症来达到根治肿瘤的目的，选择合适的放射技术，给予根治剂量的放射治疗，可能发生转移的区域也要给予预防性放射治疗。首次根治性放射治疗对患者预后起关键性作用，肿瘤达不到根治性放射剂量，不但肿瘤很快复发而且明显增加了远处转移率（表4-1），也给二次治疗增加了难度。

表 4-1　人癌症治疗后局部失败对远处转移的影响

病种	期别	例数	远处转移（%）	
			局部控制	局部失败
乳腺	Ⅰ～Ⅳ	1 175	9～22	67～90
肺	$T_{1\sim3}/N_0$	108	7～24	67～90
头颈	Ⅰ～Ⅳ	9 866	3～29	17～41
前列腺	$A_2\sim C$	2 936	24～41	49～77
妇科	Ⅰ～Ⅳ	3 491	4～30	46～90
直肠	$B_1\sim C_3$	306	3～32	50～93
肉瘤	Ⅰ～Ⅳ	828	25～41	56～71

姑息性放射治疗的目的主要是对晚期患者缓解临床症状，提高生存质量。但是，对采用高姑息放射治疗的患者在采用与化疗、生物治疗、介入等综合治疗取得好的疗效情况下，也可改为根

治性放射治疗。

二、外照射靶区的确定方法

(一)临床确定

通过临床体检确定靶区的方法,通过体表标记确定放射治疗范围,其特点是简便易行。常用于浅表肿瘤,如皮肤癌、头颈部癌转移淋巴结、恶性淋巴瘤等。

(二)根据影像学确定靶区

1.X 线透视法

应用 X 线模拟定位机(X-simulator),确定照射范围,是放疗科不可缺少的常用设备。

2.CT 扫描定位

CT 模拟定位机(CT-simulator,CT-sim)是实现精确放射治疗定位的一种必不可少的工具。大孔 CT 模拟定位机更有利于特殊患者的定位。CT 模拟定位机由 3 部分组成:①高档的大视野的 CT 扫描机。②激光定位系统。③三维工作站。医师在三维工作站上勾画确定肿瘤的范围,包括 GTV、CTV,勾画确定正常重要器官,确定照射靶区等中心等,然后经网络传送到三维治疗计划系统。

3.磁共振定位

磁共振成像(magnetic resonance imaging,MRI)与 CT 图像融合确定靶区。MRI 与 CT 相比的优点:①神经系统的显像优于 CT。②没有骨投影的干扰。③可多层面成像。④有流空效应。特别适用于中枢神经系统病变的靶区定位。

4.PET-CT 定位

正电子发射计算机断层(positron emission tomography,PET)用于靶区定位更加精确。PET-CT 是一种高分辨率定量的功能显影和定位技术,它通过生化的方法早期发现肿瘤及部位、观察肿瘤治疗效果、鉴别放射治疗后肿瘤复发与放射性损伤。PET-CT 是高端诊断及定位设备,价格昂贵,目前还不能常规用于肿瘤精确定位。

5.全身骨 ECT(emission computor tomography,ECT)扫描

可发现和诊断骨原发和继发肿瘤,明确放射治疗的范围。

6.彩色多普勒超声

辅助诊断、判定淋巴结转移,指导照射野设计。

三、治疗计划设计中需要注意的问题

(一)治疗体位和固定技术

1.治疗体位要求

(1)患者舒适安全。

(2)充分满足治疗要求,重复性好。

(3)摆位容易、快速。

(4)对放射治疗的婴幼儿,要给镇静药物以保证治疗体位的要求。

2.常用的固定方法

根据肿瘤所在的部位、治疗目的和放射方法选择固定装置,常用的固定装置有:①面网、体膜固定;②乳腺拖架固定;③真空垫及固定架等。

(二)选择照射野

根据肿瘤所在的位置、范围和与正常组织的关系,合理选择:①单野照射;②二野对穿照射;③三野照射;④多野照射;⑤特殊野照射(斗篷野、倒 Y 野),以便更好地符合临床剂量学原则,达到照射野适形和剂量均匀。

(三)选择治疗装置及治疗计划设计

目前,临床放射治疗使用的设备主要有医用电子直线加速器和远距离^{60}Co 治疗机。开展多叶三维适形放射治疗、调强放射治疗以及像引导的放射治疗的单位均使用了多功能直线加速器,即一台机器产生多档不同能量 X 线和电子线,并配有计算机控制的多叶光栅。物理师根据放射肿瘤医师放射治疗的处方要求,在三维治疗计划系统上选择不同能量 X 线及电子线、照射野数目、角度、各种照射野剂量分配等完成优化设计,即"最佳放射治疗方案"。此方案在得到放射肿瘤医师认可后,实施放射治疗。

(四)治疗计划的评估

1.观察等剂量曲线

从三维治疗计划系统的显示器上,可直观肿瘤区或靶区在横断面、冠状面、矢状面以及任何一个重建的斜平面和三维立体图像上等剂量曲线形状与解剖结构的关系。90％等剂量曲线应完整地包括肿瘤区或靶区,靶区的剂量曲线分布梯度在±5％之间,避免出现剂量的热点或冷点,即高剂量点或低剂量点。肿瘤区周围正常器官的照射剂量不超过放射肿瘤医师处方剂量的要求。

2.治疗计划的定量评估

通过剂量体积直方图(DVH)可直观多大体积肿瘤或不同正常组织体积接受多大剂量的照射,并可直接评估高剂量区与靶区的适合度,它不但可评估单一治疗计划,也可比较多个治疗计划。它的缺点是不能显示靶区内的剂量分布情况,要与等剂量曲线分布图结合才能发挥作用。

(五)修改治疗计划

肿瘤的放射治疗一般在 4～8 周的时间才能完成,随着治疗的进行,肿瘤范围不断缩小和变化,应不断地修正放射治疗计划,以适应肿瘤变化的情况。目前多采用的方法是完成肿瘤照射剂量 40 Gy 或50 Gy后,进行缩野第二次放射治疗设计,直到放射治疗结束。如采用第二次缩野第三次设计补充(boost)放射治疗,更适合肿瘤变化的情况,有利于肿瘤照射剂量的提高,减少正常组织高剂量照射。影像引导和威麦特放射治疗技术从根本上解决了上述问题,但由于设备较昂贵,目前仅几家大医院能开展这项放射治疗技术。

(冯　倩)

第六节　肿瘤放射治疗反应与放射损伤

现代的肿瘤治疗完全建立在高强度放射治疗、化学药物治疗和生物辅助治疗的基础之上,这些高强度治疗方法的治疗剂量和毒性常常达到正常组织的耐受边缘,甚至超过正常组织可接受的程度。因此,制订治疗计划时要周密考虑正常组织的耐受性,治疗中及治疗后要积极预防和治疗正常组织发生的治疗不良反应和损伤。

一、放射反应

放射治疗外照射是射线通过肿瘤周围正常组织达到肿瘤的一种方法。治疗过程中不可避免地要发生不同程度的放射反应,临床上就会表现不同的症状,大部分症状在治疗结束后会逐渐消失,也有一些反应会造成组织器官功能下降。放射反应根据发生的时间的不同分为急性放射反应、亚急性放射反应和晚期放射反应。急性放射反应发生于治疗期间,亚急性放射反应和晚期放射反应出现于放射治疗后几个月或几年。如果肿瘤周围正常组织器官所接受的照射剂量远远是超过了它的耐受范围,这种反应就会变成不可逆的,甚至会产生威胁生命的一些临床表现,这就是放射损伤。但有时放射反应与放射损伤也无明显界限。

放射治疗期间出现的放射反应较重时影响患者的治疗进程,因而需要临床必要的治疗。常见的急性反应及处理如下。

(一)全身反应及其处理

接受局部射治疗的患者很少出现全身放射反应,即使出现也很轻微,对放射治疗无影响。全身反应多在胸腹部大野照射、全身及全淋巴结照射时表现疲乏、头晕、失眠、食欲下降、恶心、呕吐、性欲减退和血象改变,照射总量较高时,可引起血小板减少。

处理:①增强患者的信心,消除恐惧心理,加强营养,给高热量、高蛋白、高维生素饮食,生活规律,一般都可以坚持放射治疗。②放射治疗过程中给多种维生素类药物,升白细胞药物和提高免疫功能的药物治疗。如果白细胞低于正常值时,可给粒细胞集落刺激因子治疗。

(二)局部反应及处理

1.皮肤反应及处理

(1)干性反应:最初表现为皮肤红斑,继之有色素沉着,皮肤脱屑和表皮脱落。这种反应在大多数患者都会出现,一般不需要治疗。

处理:保持治疗区皮肤清洁干燥,不能涂抹有刺激性的药物,不要贴胶布和胶纸,要穿柔软的衣服,瘙痒也不要抓挠。

(2)湿性反应:皮肤出现水疱,水疱逐渐增大破裂流出渗出液,继之表现为湿性脱皮。

处理:中止放射治疗,反应处皮肤暴露,不要有衣物摩擦,保持室内空气清洁、干燥,防止感染,局部可用含维生素 B_{12} 的药物涂抹,一般 1~4 周可治愈。

(3)全皮坏死:如果超出了皮肤的耐受剂量,会出现皮肤全层细胞的死亡。局部表现为永久不愈的溃疡或坏死,这是常规放射治疗不应该出现的反应。

处理:这种反应治疗很困难,大部分遗留下终身溃疡。如果不影响患者的生理功能,保持溃疡清洁可不做特殊处理;如果严重影响生理功能可切除全部坏死组织,做成形修补术。

2.黏膜反应及其处理

口腔、鼻腔、鼻咽、喉部、食管、胃肠道、膀胱等处经照射后均出现程度不同的黏膜反应。由于照射部位的不同,临床症状也各异,但病理表现是一致的。开始表现为黏膜充血水肿,局部疼痛,继之黏膜上皮细胞脱落、糜烂,伴有纤维蛋白和白细胞渗出,形成假膜,假膜剥离后可有出血。

处理:头颈部受到照射时,要保持口腔清洁,可用复方硼酸溶液含漱,也可用维斯克喷雾。如果已出现糜烂,不能进食,要停止放射治疗,有感染者要用抗生素、肾上腺皮质激素类药物治疗,如果疼痛不能进食,可用些黏膜麻醉剂,一般不会影响治疗的进行。胃肠道对射线的耐受剂量较低,治疗中要特别注意,防止穿孔发生,治疗过程中要吃易消化的食物,出现腹泻、黏液便时可给收敛药物治疗。

二、放射损伤

晚期放射反应往往在治疗结束后数月或数年才出现,治疗时只能了解其发生概率,因此制订放射治疗计划时一定要考虑正常组织器官的耐受情况。如果接受射线累计剂量超出该组织器官的最大耐受量时,就会发生不可逆性放射反应,这就是放射损伤。

这种损伤无有效的治疗方法,严重者能危及生命。不可逆的放射反应在临床治疗中要尽量避免。

各种组织不同,其耐受照射剂量也不同,而且就同一种器官,不同的患者也有个体差异。一般把正常组织的耐受分两种:即临床医师能接受的最大和最小剂量。可用 $TD_{5/5}$ $D_{50/5}$ 表示。

(一)$TD_{5/5}$

表示在标准治疗条件下治疗肿瘤患者,在 5 年后因放射线造成严重损伤的患者不超过 5%。标准治疗条件是指超高压射线进行常规治疗,1 次/天,5 次/周,10 Gy/周,整个疗程在 2~8 周完成。

(二)$D_{50/5}$

表示在标准治疗条件下治疗肿瘤患者,在 5 年后因放射线造成严重损伤的患者不超过 50%。

尽管正常器官的耐受剂量 $TD_{5/5}$、$TD_{50/5}$ 仍有指导价值,但目前肿瘤的治疗已经由单一治疗方式转变为多学科的综合治疗,放射治疗与其他治疗方法的相互作用已经改变了正常组织的耐受剂量,常规认为安全的耐受剂量已不完全适应临床,在联合治疗时可能要增加放射损伤(表 4-2)。

表 4-2　部分正常组织器官的耐受剂量

器官	损伤	$TD_{5/5}$(Gy)	$TD_{50/5}$(Gy)	器官照射的范围
口腔、咽部	溃疡、黏膜炎	60	75	50 cm²
食管	食管炎、溃疡	60	75	75 cm²
胃	穿孔、溃疡出血	45	55	100 cm²
小肠	溃疡、穿孔	45	55	400 cm²
	出血	50	65	100 cm²
结肠	溃疡、狭窄	45	65	100 cm²
直肠	溃疡、狭窄	60	80	100 cm²
膀胱	挛缩	60	80	全膀胱
脑	梗死、坏死	60	70	全脑
脊髓	梗死、坏死	45	55	10 cm²
肺	急、慢性肺炎	30	35	100 cm²
		15	25	全肺
心脏	心包炎、心肌炎	45	55	60%心脏
肾	急、慢性肾硬化	15	20	全腹照射
		20	25	全肾
肝	急、慢性肝炎	25	40	全肝

续表

器官	损伤	TD$_{5/5}$(Gy)	TD$_{50/5}$(Gy)	器官照射的范围
卵巢	绝育	2~3	6.25~12	全卵巢
睾丸	绝育	1	4	全睾丸
眼	全眼炎、出血	55	100	全眼
甲状腺	功能减退	45	15	全甲状腺
肾上腺	功能减退	>60	—	全肾上腺
脑垂体	功能减退	45	200~300	全脑垂体
骨髓	发育不全、再障	30	40	局部骨髓
		2.5	4.5	全身骨髓

除照射剂量的影响之外,器官受照射体积也显著影响器官的耐受剂体积直方图(DVH)直观地反映受照射剂量及体积情况,为临床预测治量(表 4-2),剂量疗计划提供了有利参考。

正常组织器官的耐受性还受其他多种因素的影响,如肿瘤因素:肿瘤对器官的直接侵犯,肿瘤间接引起的梗阻、阻塞性炎症等肿瘤带来的全身症状的影响;合并疾病(如糖尿病、心脑血管病等),儿童的不同发育阶段正常组织结构的变异等,因而要全盘考虑,周密设计,防止严重放射损伤的发生。

(冯　倩)

第五章

肿瘤的化学治疗

第一节　肿瘤化疗的药理学基础

一、常用抗癌药物及作用机制概要

抗癌药物的理想分类方法是根据它们的作用机制,但有不少药物杀灭肿瘤细胞通过几种途径,另一些药物虽然有效,但作用机制不明。所以,仍按传统的方法将抗癌药物分成以下几类(图 5-1,图 5-2)。

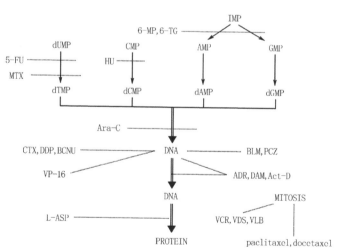

图 5-1　抗恶性肿瘤的主要部位示意图

(一)烷化剂

烷化剂是第一个用于肿瘤治疗的化疗药物。虽然烷化剂的结构各异,但都具有活泼的烷化基团,能与许多基团(氨基、咪唑、羧基、硫基和磷酸基等)形成共价键。DNA 的碱基对细胞很重要,特别是鸟嘌呤上富含电子的 N-7 位。烷化剂的细胞毒作用主要通过直接与 DNA 分子内鸟嘌呤的 N-7 位和腺嘌呤的 N-3 形成联结,或在 DNA 和蛋白质之间形成交联,这些均影响 DNA 的修复和转录,导致细胞结构破坏而死亡。虽然烷化剂对增殖细胞的毒性高于对非增殖细胞的毒性,但差别不像抗代谢药那么显著。烷化剂是细胞周期非特异性药物,对非增殖期(G_0期)的细胞也敏感,因而对生长缓慢的肿瘤如多发性骨髓瘤也有效;烷化剂的另一个特点是量效曲线为直线上升型,故成为癌症超大剂量化疗(high dose chemotherapy,HDC)的主要药物。肿瘤细胞对烷化剂耐药的机制主要有减少药物的吸收,通过增加鸟嘌呤6位烷基转移酶和移动DNA的杂交交联减少错配,增加细胞的硫醇和特别谷胱甘肽转移酶来增强解毒作用,改变细胞凋亡的通路等。

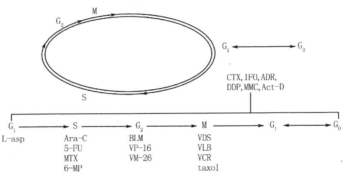

图 5-2 抗癌药物与细胞周期

烷化剂主要包括氮芥类的氮芥、环磷酰胺、异环磷酰胺、苯丁酸氮芥、美法仑;亚硝脲类的卡莫司汀、洛莫司汀、司莫司汀和链佐星;磺酸酯类的白消安和曲奥舒凡;氮丙啶类的噻替哌、二氮化合物、丝裂霉素;氮甲基类的六甲密胺、达卡巴嗪、丙卡巴肼和替莫唑胺等。

(二)抗代谢类药物

抗代谢类药物的化学结构与体内某些代谢物相似,但不具有它们的功能,以此干扰核酸、蛋白质的生物合成和利用,导致肿瘤细胞的死亡。甲氨蝶呤(MTX)是叶酸的拮抗物,强力抑制二氢叶酸还原酶。5-FU在体内必须转化为相应的核苷酸才能发挥其抑制肿瘤的作用,主要产生两种活性物,一为氟尿三磷(FUTP),结合到肿瘤细胞的RNA上,干扰其功能;另一个是通过尿苷激酶的作用,生成氟去氧尿一磷(FdUMP),它抑制胸苷酸合成酶而阻止肿瘤细胞的DNA合成,是5-FU的主要抗肿瘤机制。近年来合成的卡培他滨(Xeloda)是活化5-氟-2'-脱氧尿苷(5-FUDR)的前体药物,该药口服后,在胃肠道经羧酸酯酶代谢为5-DFCR,随后在肝脏胞苷脱氨酶作用下代谢为5-FUDR,最后在肿瘤组织内经胸苷酸磷酸化酶转变为5-FU。

阿糖胞苷(cytosine arabinoside,Ara-C)在体内转化为阿糖胞三磷(Ara-CTP)才能发挥抗癌作用。一直认为Ara-CTP的抗癌机制是由于它竞争性抑制DNA多聚酶,近来发现Ara-CTP分子嵌入到DNA的核苷酸键内、阻止DNA链的延长和引起链断裂的作用似乎更加重要。吉西他滨(gemcitabine,2'-difluorodeoxycytidine,dFdc)是Ara-C的同类物,为核苷类化合物,其在细胞内受脱氧胞苷激酶所催化,变成活化的二磷酸化物dFdCDP及三磷酸化物dFdCTP,掺入细胞的DNA结构中,使DNA合成中断,进而诱导细胞的凋亡。DFdCDP亦是核糖核酸还原酶的抑制底物,可阻止核糖核苷酸还原为脱氧核糖核苷酸,使脱氧核糖核苷酸减少,阻滞DNA的合成。

6-巯嘌呤(6-mercaptopurine,6-MP)和6-硫尿嘌呤(6-thioguanine,6-TG)能分别阻断次黄嘌呤转变为腺嘌呤核苷酸及鸟嘌呤核苷酸而阻断核酸的合成。氟达拉滨(fludarabine,2-fluoro-ara-AMP)是嘌呤的同类物,通过5'端的核苷酸酶脱磷酸化变成2-fluoro-ara-A后进入细胞,2-fluoro-ara-A在细胞内经脱氧胞苷激酶的催化成磷酸化,三磷酸盐的产物抑制DNA聚合酶和核(糖核)苷酸还原酶,还可以直接与 DNA 或 RNA 结合起抗肿瘤作用。其他的嘌呤同类物还有脱氧柯福霉素、CdA 等,均有一定的抗肿瘤活性。

培美曲塞是一种结构上含有核心为吡咯嘧啶基团的抗叶酸制剂,能够抑制胸苷酸合成酶、二氢叶酸还原酶和甘氨酰胺核苷酸甲酰转移酶的活性,这些酶都是合成叶酸所必需的酶,参与胸腺嘧啶核苷酸和嘌呤核苷酸的生物再合成过程。培美曲塞破坏细胞内叶酸依赖性的正常代谢过程,抑制细胞复制,从而抑制肿瘤的生长。

近年来,抗肿瘤药物生化调节方面亦进行了深入的研究,取得了不少进展,尤其是在应用生化调节来提高 5-FU 的抗瘤活性方面。临床上应用醛氢叶酸(CF)对 5-FU 的化学修饰是目前生化调节应用于抗肿瘤药物从实验室到临床最成功的例子。临床前的研究阐明了 CF 的增效机制:5-FU 在体内活化成 FduMP(脱氧氟苷单磷酸盐)后,抑制胸苷酸合成酶(TS),阻止尿苷酸向胸苷酸的转变,最终影响 DNA 的合成。这一途径需要一碳单位—CH_3 的供体还原型叶酸(FH_4)的参与。Fdump、TS、$5,10\text{-}CH_2\text{-}FH_4$ 在细胞内形成三重复合物。在生理情况下,由于还原型叶酸的供给不足,三重复合物易于分离,如果外源性地供给大剂量的 CF,细胞内可形成结合牢固、稳定的三重复合物,对 TS 的抑制作用大大延长,最终增加了 5-FU 的细胞毒作用。1982 年,法国的 Machover 等首先报告大剂量($200\ mg/m^2$)CF 合并 5-FU 治疗胃肠道癌的初步结果。近几年来,大部分随机对照的Ⅲ期临床研究结果证明 5-FU＋CF 的有效率比单用 5-FU 高,而且部分研究显示 5-FU＋CF 可延长生存期。德国一个多中心随机对照研究亦表明 5-FU 加小剂量 CF 亦可提高疗效、改善生存质量,并且毒性反应较小。在 CF/5-FU 的治疗方案中,有各种剂量组合的报道,但CF/5-FU 的最佳剂量方案组合至今未能确定。

5-FU 在体内的降解主要通过二氢嘧啶脱氢酶(DPD)来完成,故 DPD 酶的活性直接影响 5-FU血药浓度。近期有较多的 5-FU 和 DPD 酶抑制剂联合应用的临床报告,采用的 DPD 酶抑制剂有尿嘧啶、CDHP、恩尿嘧啶和 CNDP 等,如口服 UFT(替加氟：尿嘧啶为 1：4)加 CF 的Ⅱ期临床研究报告,有效率为 42.2％。另外,临床前研究发现 CDHP 对 DPD 酶抑制强度比尿嘧啶强 200 倍,采用 CDHP、替加氟等组成的复方口服制剂 S-1 单药治疗晚期胃癌初步结果令人鼓舞,其临床价值有待进一步研究加以证实。

(三)抗肿瘤抗生素类

抗肿瘤抗生素包括很多药物,蒽环类是此类药物中的一大类药,包括多柔比星(阿霉素,adriamycin,ADR)、柔红霉素(daunomycin,DAM)、阿克拉霉素、表柔比星、去甲柔红霉素、米托蒽醌等。抗肿瘤抗生素的作用机制呈多样化,蒽环类抗生素与放线菌素 D 的作用机制相似,与DNA 结合后,发生嵌入作用而抑制依赖于 DNA 的 RNA 合成,现发现其同时有抑制拓扑异构酶Ⅱ的作用;博莱霉素(bleomycin,BLM)是直接损害 DNA 模板,使 DNA 单链断裂;普卡霉素也与DNA 结合,抑制依赖 DNA 的 RNA 聚合酶,从而影响 RNA 的合成;链黑霉素对 DNA 合成显示出选择性抑制,可引起 DNA 降解或单链断裂。

(四)抗肿瘤的植物类药物

长春碱类药物是从植物长春花分离得到具有抗癌活性的生物碱,包括长春新碱(vincristine,VCR)、长春碱(vinblastine,VLB)、长春碱酰胺(vindesine,VDS)、长春瑞滨(vinorelbine,VRL)等药物抗肿瘤的作用靶点是微管,药物与管蛋白二聚体结合,抑制微管的聚合,使分裂的细胞不能形成纺锤体,核分裂停止于中期。紫杉醇类药物如紫杉醇和紫杉特尔,能促进微管聚合,抑制微管解聚,使细胞的有丝分裂停止。鬼臼毒素类的药物依托泊苷(etoposide,VP16-213)和替尼泊苷(teniposide VM-26)则主要抑制拓扑异构酶Ⅱ的作用,阻止 DNA 的复制。喜树碱类包括我国的羟喜树碱及国外的拓扑替康、伊立替康(irinotecan,CPT-11)等则通过抑制拓扑异构酶Ⅰ的活性而阻止 DNA 的复制。

(五)铂类

铂类抗肿瘤药物的作用机制主要是与 DNA 双链形成交叉联结,呈现其细胞毒作用。主要包括顺铂(cisplatin,DDP)及其类似物奈达铂、卡铂、草酸铂(oxaliplatin,L-OHP)和乐铂等,卡铂、草酸铂和乐铂的肾毒性和胃肠道毒性均较顺铂轻。其他正在进行临床试验的铂类同类物包括 JM216 (BMS 182751)、JM473(AMD473,ZD0473)、BBR3464 和脂质体顺铂等。

(六)其他

门冬酰胺酶使肿瘤细胞缺乏合成蛋白质必需的门冬酰胺,使蛋白质的合成受阻。

二、细胞周期动力学与抗癌药物

细胞周期是指亲代细胞有丝分裂的结束到 1 个或 2 个子细胞有丝分裂结束之间的间隔,细胞经过一个周期所需要的时间称为细胞周期时间。有丝分裂后产生的子代细胞,经过长短不等的间隙期,也称 DNA 合成前期(G_1),进入 DNA 合成期(S),完成 DNA 合成倍增后,再经短暂的休止期,也称 DNA 合成后期(G_2),细胞又再进行丝状分裂(M 期)。有时细胞 G_1 期明显延长,细胞长期处于静止的非增殖状态,常称为 G_0 期(图 5-2)。G_0 期的细胞与 G_1 期的细胞的区别是它对正常启动 DNA 合成的信号无反应。但是,处于 G_0 期的细胞并不是死细胞,它们继续合成 DNA 和蛋白质,还可以完成某一特殊细胞类型的分化功能。这些细胞可以作为储备细胞,一旦有合适的条件,即可重新进入增殖细胞群中并补充到组织中。

多数临床上常用的化疗药物均直接影响 DNA 的合成或功能,不同的抗癌药物可有不同的作用机制。有些药物主要作用是阻碍 DNA 的生物合成,仅作用于细胞增殖的 S 期,称 S 期特异性药物,如 MTX、5-FU、6MP、Ara-C 等。也有些药物主要损伤纺锤体,使丝状分裂停滞于分裂中期(M 期),如 VLB、VCR、VDS、紫杉醇等,这些药物称之为 M 期特异性药物。S 期与 M 期特异性药物均是作用于某一特定的时相,故通称为周期特异性药物。而直接破坏或损伤 DNA 的药物,如烷化剂、丙卡巴肼、顺铂、亚硝脲类等,则不论细胞处于哪一时相,包括 G_0 期的细胞,均可起杀伤作用,称之为周期非特异性药物。

周期非特异性药物对肿瘤细胞的杀伤力一般较周期特异性的药物强,且随着药物浓度的升高,对肿瘤细胞的杀伤作用越明显,特别是此类药物对 G_0 期的细胞亦有作用,故对增殖比率(generation fraction,GF)低的肿瘤也有作用。因此,在实体瘤常规化疗和超大剂量化疗方案的组成中经常必不可少。而周期特异性药物仅对某一时相的细胞有杀伤作用,故其作用较弱,单独使用较难达到彻底的抗肿瘤效果。

三、化疗药物的耐药机制

化疗药物对增殖迅速的肿瘤的疗效较好。临床上,我们经常可以观察到,经过化疗后,肿瘤体积缩小,增殖速度逐渐加快,尽管继续用原方案治疗,肿瘤又再次增大。显然,恶性肿瘤对化疗的耐药无法用肿瘤生长动力学来解释,必然还有其他的机制。

第一,恶性肿瘤细胞可能位于大多数药物不能到达的庇护所,如由于大部分药物不能进入中枢神经系统和睾丸,所以这些部位的肿瘤常常不受影响,成为复发的部位。如儿童急淋白血病治疗中,脑膜是复发的常见部位。可通过用放疗、大剂量 MTX 和 MTX 鞘内注射的预防性治疗方法,使经全身化疗已经达到完全缓解的患儿增加治愈的机会。

第二,发生抗药性的生物化学机制可以有多个方面。例如,肿瘤细胞对抗癌药物的摄取减少,药物活化酶的量或活性降低,药物灭活酶含量或活性增加,药物作用靶向酶的含量增高或与药物的亲和力改变,肿瘤细胞的 DNA 修复加快,细胞的代谢替代途径的建立和细胞对药物的排出增加等。这些耐药性部分可以通过逐渐增加药物剂量,直到对正常组织出现轻度毒性而得到克服。另外,可通过使用联合化疗,从多个靶点代谢途径打击肿瘤细胞来克服抗药性。

第三,恶性肿瘤细胞耐药的遗传基础,已经确立并得到许多证据支持。Goldie 及 Coldman 认为,肿瘤细胞在增殖过程中,有较固定的突变率(约 10^{-5}),每次突变均可导致抗药瘤株的出现。因此,倍增次数越多(亦即肿瘤越大)、抗药瘤株出现的机会越大。每次突变可导致对某种药物发生抗药,同时对多种药物发生抗药的机会远较小。因此,他们主张为防止抗药性的产生,应尽早在肿瘤负荷最低时,短期内足量使用多种有效的抗癌药,以便及时充分杀灭敏感的及对个别药物抗药的瘤细胞,防止其增殖形成优势。按照他们的理论,20 世纪 70 年代出现了两种所谓无交叉抗药作用的化疗方案:序贯交替治疗方案,如用 MOPP/ABV 方案治疗霍奇金病;尽早使用多种有效药物的方案,例如 ProMACE-MOPP、MACOP-B 等方案用于治疗非霍奇金淋巴瘤。

第四,有些肿瘤(主要为实体瘤)对化疗不敏感,是由于多量瘤细胞处于非增殖的 G_0 期。由于肿瘤负荷越大,增殖比率越低,G_0 细胞所占比率越高。故防治此类抗药性的关键在于尽早治疗,并应用一切手段(包括手术、放疗)减少肿瘤负荷。也有人试用持续长时间静脉输注抗癌药来克服此类抗药性。

近年来发现,肿瘤细胞有多药抗药性,即患者同时对多种作用机制不同的抗癌药均发生抗药(图 5-3)。

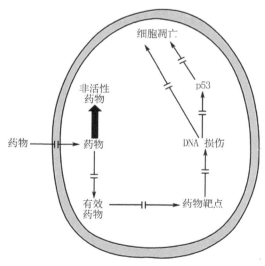

图 5-3　肿瘤耐药的机制

四、多药抗药性

肿瘤细胞对抗癌药物产生抗药性是化疗失败的主要原因。引起抗药性的原因很多,目前引人注目的是多药耐药性(multidrug resistance,MDR),或称多向抗药性。多药抗药性是指恶性肿瘤细胞在接触一种抗癌药后,产生了对多种结构不同、作用机制各异的其他抗癌药的抗药性。

多药抗药性多出现于天然来源的抗癌药如长春碱类、鬼臼毒素、紫杉醇类(紫杉醇和紫杉特尔)和蒽环类抗生素(多柔比星和柔红霉素)。多药抗药性的共同特点:一般为亲脂性的药物,相对分子量在300～900 kD;药物进入细胞是通过被动扩散;药物在 MDR 细胞中的积聚比敏感细胞少,结果胞内的药物浓度不足而未能致细胞毒性作用;MDR 细胞膜上多有一种特殊的蛋白,称 P-糖蛋白,编码此蛋白的 MDR 基因扩增。

Endicott 等发现,MDR 细胞膜上往往出现膜糖蛋白的过度表达。进一步研究发现,膜糖蛋白的水平与抗药性及细胞内的药物积聚减少程度呈正相关,提示这种蛋白与药物在细胞内的积聚有关,亦可能与细胞膜的通透性有关,故称这种膜糖蛋白为 P-糖蛋白,编码此 P-糖蛋白的基因为 MDR 基因。P-糖蛋白具有膜转运蛋白的许多结构特征,一旦与抗癌药物结合,通过 ATP 提供能量,将药物从胞内泵出胞外,抗癌药物在胞内的浓度就不断下降,其细胞毒性作用因此减弱或消失,出现抗药现象。

有人发现,一些钙通道阻滞剂如维拉帕米、硫氮䓬酮、硝苯地平,钙调蛋白抑制剂如三氮拉嗪、氯丙嗪和奎尼丁、利血平等亦能与 P-糖蛋白结合,且可有效地与抗癌药物竞争同一结合部位,使抗癌药物不再或减少从胞内泵出胞外,从而在细胞内不断积聚,多药抗药性得以克服或纠正。这一现象已经在体外和体内实验中得到证实。但临床上如维拉帕米的最大耐受浓度为 2 μmol/L,这一浓度在体外组织培养中不能纠正多药抗药性,如超过此血浓度,人体可出现不适甚至较严重的毒性反应,限制了临床的使用。更安全的可逆转多药抗药性的药物正在研究中。

(杨世奎)

第二节 临床常用化疗药物

一、分类

(一)根据细胞增殖周期分类

肿瘤细胞包括增殖期细胞群、非增殖期细胞群和无增殖能力细胞 3 类(图 5-4)。

增殖细胞按细胞分裂能力,可分为 4 期:DNA 合成前期(G_1 期)、DNA 合成期(S 期)、DNA 合成后期(G_2 期)、有丝分裂期(M 期)。增殖期细胞呈指数方式生长,代谢活跃,增殖迅速,是肿瘤组织不断增大的根源。此类肿瘤细胞对药物敏感。

非增殖期细胞主要是静止期(G_0)细胞,有增殖能力但暂不增殖,当增殖周期中对药物敏感的细胞被杀灭后,G_0 期细胞即可进入增殖期,以补充其损失,是肿瘤复发的根源。G_0 期细胞对药物不敏感。

肿瘤组织中尚有一部分无增殖能力的细胞群,不能进行分裂增殖,通过老化而死亡,在肿瘤化疗中无意义。

根据对细胞周期不同阶段的选择性作用,抗恶性肿瘤化疗药物可分为以下两类。

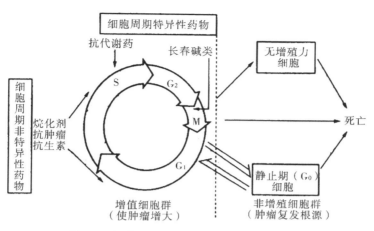

图 5-4　细胞增殖周期与抗肿瘤药分类示意图

1.细胞周期非特异性药

细胞周期非特异性药对增殖周期各阶段细胞均有杀灭作用，如烷化剂和抗肿瘤抗生素等。

2.细胞周期特异药

细胞周期特异药仅对增殖周期中某一阶段细胞有杀灭作用。

（1）主要作用于 S 期的药物：如抗代谢类药甲氨蝶呤、氟尿嘧啶等。

（2）主要作用于 M 期的药物：如长春新碱。

（二）根据药物作用机制分类

根据作用机制可将抗肿瘤药分为以下 4 类，主要抗肿瘤药作用如下（图 5-5）。

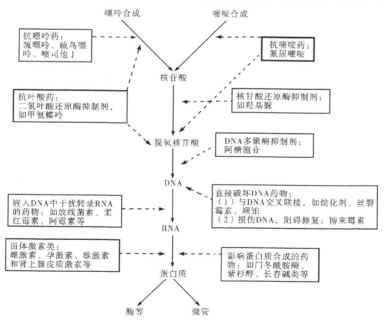

图 5-5　抗恶性肿瘤药的主要作用机制

1.干扰核酸合成的药物

这类药物的化学结构与核酸合成代谢所必需的物质如叶酸、嘌呤、嘧啶相似,起到干扰酸代谢而阻碍肿瘤细胞分裂的作用,故又称为抗代谢药。根据作用靶位的不同分为下列几种。

(1)二氢叶酸还原酶抑制剂(叶酸拮抗药):如甲氨蝶呤等。

(2)胸苷酸合成酶抑制剂(抗嘧啶药):如氟尿嘧啶等。

(3)嘌呤核苷酸互变抑制剂(抗嘌呤药):如巯嘌呤等。

(4)核苷酸还原酶抑制剂:如羟基脲。

(5)DNA 聚合酶抑制剂:如阿糖胞苷。

2.干扰蛋白质合成的药物

(1)微管蛋白抑制剂:如长春碱类、紫杉类和鬼臼毒素。

(2)干扰核糖体功能:如高三尖杉碱。

(3)影响氨基酸供应:如门冬酰胺酶。

3.直接破坏 DNA 结构与功能的药物

直接破坏 DNA 结构与功能的药物如烷化剂、丝裂霉素、柔红霉素等。

4.影响激素平衡的药物

影响激素平衡的药物如肾上腺皮质激素、性激素及其拮抗药。

二、常用化疗药物

(一)烷化剂

目前临床上常用的烷化剂主要有氮芥、环磷酰胺、塞替哌、白消安、福莫司汀等。此类药物分子中均含有 $1\sim2$ 个烷基,所含烷基是活性基团,可使 DNA、RNA 及蛋白质中的亲核基团烷化,该类药物对 DNA 分子作用强,在一定条件下,DNA 碱基上的所有 N 和 O 原子都可以不同程度地被烷化,DNA 结构受到破坏,影响细胞分裂。属细胞周期非特异性药物。

1.药物作用及机制

此类药物对细胞增殖周期各时相均有细胞毒作用,而且对静止细胞 G_0 期亦有明显的杀伤作用。

(1)氮芥(nitrogen mustard,mustine,HN_2):最早应用于临床的烷化剂是注射液,其盐酸盐易溶于水,水溶液极不稳定。此药是一高度活泼的化合物,可与多种有机亲核基团结合,其重要的反应是与鸟嘌呤第 7 位氮呈共价键结合,产生 DNA 的双链内的交叉联结或链内不同碱基的交叉联结,从而阻碍 DNA 的复制或引起 DNA 链断裂。对 G_1 期及 M 期细胞作用最强,对其他各期以及非增殖细胞均有杀灭作用。

(2)环磷酰胺(cycllophosphamide,CPA):较其他烷化剂的选择性高,体外无细胞毒作用,在体内活化后才能产生抗肿瘤作用,口服及注射均有效。抗肿瘤作用机制为无活性的 CPA,在体内经肝药酶作用转化为 4-羟环磷酰胺,进一步在肿瘤组织中分解成环磷酰胺氮芥,其分子中的 β-氯乙基与 DNA 双螺旋链起交叉联结作用,破坏 DNA 结构,抑制肿瘤细胞分裂。

(3)塞替哌(thiotepa,triethylene thiophosphoramide,TSPA):有三个乙烯亚胺基,能与细胞内 DNA 的碱基结合,从而改变 DNA 功能。对多种移植性肿瘤有抑制作用。虽属周期非特异性药物,但选择性高,除可抑制人体细胞及肿瘤细胞的核分裂、使卵巢滤泡萎缩外,还可影响睾丸功能。

(4)白消安:属磺酸酯类化合物,在体内解离而起烷化作用。

2.药动学特点

(1)氮芥:注射给药后,在体内停留时间极短(0.5～1.0分钟),起效迅速,作用剧烈且无选择性。有 90% 以上很快从血中消除,迅速分布于肺、小肠、脾、肾脏、肝脏及肌肉等组织中,脑中含量最少。给药后 6 小时与 24 小时血中及组织中含量很低,20% 的药物以二氧化碳形式经呼吸道排出,有多种代谢产物从尿中排除。

(2)环磷酰胺:口服吸收良好,生物利用度为 75%～90%,经肝转化成磷酰胺氮芥,产生细胞毒作用。静脉注射后,血中药物浓度呈双指数曲线下降,为二房室开放模型,$t_{1/2\alpha}$ 为 0.97 小时,$t_{1/2\beta}$ 为 6.5 小时,V_d 为21.6 L/kg,清除率为(10.7±3.3)mL/min。主要经肾排泄,48 小时内尿中排出用药量的 70% 左右,其中2/3 为其代谢产物。肾功能不良时,清除率下降,$t_{1/2\beta}$ 可延长到 10 小时以上。

(3)塞替哌:口服易被胃酸破坏,胃肠道吸收差,静脉注射后 1～4 小时血中药物浓度下降 90%,$t_{1/2}$ 约为2 小时,能透过血-脑屏障。主要以代谢物形式经尿中排泄,排泄量达 60%～85%。

(4)白消安:口服易吸收,口服后 1～2 小时可达血药高峰,$t_{1/2}$ 约为 2.5 小时。易通过血-脑屏障,脑脊液中浓度可达血浓度的 95%。绝大部分以甲基磺酸形式从尿中排出。

3.适应证及疗效评价

(1)氮芥:是第一个用于恶性肿瘤治疗的药物,在临床上主要用于恶性淋巴瘤,如霍奇金淋巴瘤及非霍奇金淋巴瘤等。尤其适用于纵隔压迫症状明显的恶性淋巴瘤患者。亦可用于肺癌,对未分化肺癌的疗效较好。

(2)环磷酰胺,具有广谱的抗肿瘤作用,可用以治疗多种恶性肿瘤。①恶性淋巴瘤:单独应用对霍奇金病的有效率达 60% 左右,与长春新碱、丙卡巴肼及泼尼松合用对晚期霍奇金病的完全缓解率达 65%。②急性白血病和慢性淋巴细胞白血病:有一定疗效,且与其他抗代谢药物无交叉抗药性,联合用药可增加疗效。③其他肿瘤:对多发性骨髓瘤、乳腺癌、肺癌、卵巢癌、尤文神经母细胞瘤、软组织肉瘤、精原细胞瘤、胸腺瘤等均有一定疗效。④自身免疫性疾病:类风湿关节炎、肾病综合征、系统性红斑狼疮、特发性血小板减少性紫癜及自身免疫性溶血性贫血等。

(3)塞替哌:对卵巢癌的有效率达 40%;对乳腺癌的有效率达 20%～30%,和睾酮合用可提高疗效;对膀胱癌可采用膀胱内灌注法进行治疗,每次 50～100 mg 溶于 50～100 mL 生理盐水中灌入,保留2 小时,每周给药 1 次,10 次为 1 个疗程;对癌性腹水、胃癌、食管癌、宫颈癌、恶性黑色素瘤、淋巴瘤等亦有一定疗效。

(4)白消安:低剂量即对粒细胞的生成有明显选择性抑制作用,仅在大剂量下才对红细胞和淋巴细胞有抑制作用。由于它对粒细胞的选择性作用,对慢性粒细胞白血病有明显疗效,缓解率可达 80%～90%,但对慢性粒细胞白血病急性病变和急性白血病无效,对其他肿瘤的疗效也不明显。

福莫司汀:主要用于治疗已扩散的恶性黑色素瘤(包括脑内部位)和原发性脑内肿瘤,也用于淋巴瘤、非小细胞肺癌、肾癌等。

4.治疗方案

(1)氮芥:静脉注射,每次 4～6 mg/m²(或 0.1 mg/kg),每周 1 次,连用 2 次,休息 1～2 周重复。腔内给药每次 5～10 mg,加生理盐水 20～40 mL 稀释,在抽液后即时注入,每周 1 次,可根据需要重复。局部皮肤涂抹新配制每次 5 mg,加生理盐水 50 mL,每天 1～2 次,主要用于皮肤蕈样霉菌病。

(2)环磷酰胺:口服,每次 50～100 mg,每天 3 次。注射剂用其粉针剂,每瓶 100～200 mg,于冰箱保存,临用前溶解,于 3 小时内用完。静脉注射每次 200 mg,每天或隔天注射 1 次,1 个疗程为8～10 g。冲击疗法可用每次 800 mg,每周 1 次,以生理盐水溶解后缓慢静脉注射,1 个疗程为8 g。儿童用量为每次3～4 mg/kg,每天或隔天静脉注射 1 次。

(3)塞替哌:常静脉给药,亦可行肌内及皮下注射,常用剂量为 0.2 mg/kg,成人每次 10 mg,每天1 次,连用 5 天,以后改为每周 2～3 次,200～300 mg 为 1 个疗程。腔内注射为 1 次 20～40 mg,5～7 天 1 次,3～5 次为 1 个疗程。瘤体注射为 1 次 5～15 mg,加用 2%普鲁卡因,以减轻疼痛。

(4)白消安:常用量为口服 6～8 mg/d,儿童 0.05 mg/kg,当白细胞下降至 1×10^4～2×10^4 后停药或改为1～3 mg/d,或每周用 2 次的维持量。

5.不良反应

(1)胃肠道反应:均有不同程度的胃肠道反应,预先应用氯丙嗪类药物可防止胃肠道反应,其中塞替哌的胃肠道反应较轻。福莫司汀可有肝氨基转移酶、碱性磷酸酶和血胆红素中度、暂时性增高。

(2)骨髓抑制:均有不同程度的骨髓抑制。抑制骨髓功能的程度与剂量有关,停药后多可恢复。

(3)皮肤及毛发损害:以氮芥、环磷酰胺等多见。

(4)特殊不良反应:①环磷酰胺可致化学性膀胱炎,出现血尿,血尿出现之前,可产生尿频和排尿困难,发生率及严重程度与剂量有关,主要是因为环磷酰胺代谢产物经肾排泄,可在膀胱中浓集引起膀胱炎,故用药期间应多饮水和碱化尿液以减轻症状;大剂量可引起心肌病变,可致心内膜、心肌损伤,起病急骤,可因急性心力衰竭而死亡,与放射治疗或阿霉素类抗生素并用时,也能促进心脏毒性的发生。②白消安久用可致闭经或睾丸萎缩,偶见出血、再障及肺纤维化等严重反应。

(5)其他:①环磷酰胺有时可引起肝损害,出现黄疸,肝功能不良者慎用。少数患者有头昏、不安、幻视、脱发、皮疹、色素沉着、月经失调及精子减少等。②氮芥有时可引起轻度休克、血栓性静脉炎、月经失调及男性不育。③福莫司汀少见发热、注射部位静脉炎、腹泻、腹痛、尿素暂时性增加、瘙痒、暂时性神经功能障碍(意识障碍、感觉异常、失味症)。

6.禁忌证

烷化剂类抗恶性肿瘤药毒性较大,因此,凡有骨髓抑制、感染、肝肾功能损害者禁用或慎用。过敏者禁用。妊娠及哺乳期妇女禁用。

7.药物相互作用

(1)氮芥:与长春新碱、丙卡巴肼、泼尼松合用(MOPP 疗法)可提高对霍奇金淋巴瘤的疗效。

(2)环磷酰胺:可使血清中假胆碱酯酶减少,使血清尿酸水平增高,因此,与抗痛风药如别嘌呤醇、秋水仙碱、丙磺舒等同用时,应调整抗痛风药物的剂量。此外,也加强了琥珀胆碱的神经肌肉阻滞作用,可使呼吸暂停延长。环磷酰胺可抑制胆碱酯酶活性,因而延长可卡因的作用并增加毒性。大剂量巴比妥类、皮质激素类药物可影响环磷酰胺的代谢,同时应用可增加环磷酰胺的急性毒性。

(3)塞替哌:可增加血尿酸水平,为了控制高尿酸血症可给予别嘌呤醇;与放疗同时应用时,应适当调整剂量;与琥珀胆碱同时应用可使呼吸暂停延长,在接受塞替哌治疗的患者,应用琥珀胆碱前必须测定血中假胆碱酯酶水平;与尿激酶同时应用可增加塞替哌治疗膀胱癌的疗效,尿激酶为纤维蛋白溶酶原的活化剂,可增加药物在肿瘤组织中的浓度。

(4)白消安:可增加血及尿中尿酸水平,故对有痛风病史的患者或服用本品后尿酸增高的患者可用抗痛风药物。

8.注意事项

(1)氮芥:本品剂量限制性毒性为骨髓抑制,故应密切观察血常规变化,每周查血常规 1～2 次。氮芥对局部组织刺激性强,若漏出血管外,可导致局部组织坏死,故严禁口服、皮下及肌内注射,药物一旦溢出,应立即用硫代硫酸钠注射液或 1‰ 普鲁卡因注射液局部注射,用冰袋冷敷局部6～12 小时。氮芥水溶液极易分解,故药物开封后应在 10 分钟内注入体内。

(2)环磷酰胺:其代谢产物对尿路有刺激性,应用时应多饮水,大剂量应用时应水化、利尿,同时给予尿路保护剂美司钠。当大剂量用药时,除应密切观察骨髓功能外,尤其要注意非血液学毒性如心肌炎、中毒性肝炎及肺纤维化等。当肝肾功能损害、骨髓转移或既往曾接受多程化放疗时,环磷酰胺的剂量应减少至治疗量的 1/3～1/2。腔内给药无直接作用。环磷酰胺水溶液不稳定,最好现配现用。

(3)塞替哌:用药期间每周都要定期检查血常规,白细胞与血小板及肝、肾功能。停药后3 周内应继续进行相应检查,防止出现持续的严重骨髓抑制;尽量减少与其他烷化剂联合使用,或同时接受放射治疗。

(4)白消安:治疗前及治疗中应严密观察血常规及肝肾功能的变化,及时调整剂量,特别注意检查血尿素氮、内生肌酐清除率、胆红素、丙氨酸转移酶(ALT)及血清尿酸。用药期间应多饮水,并碱化尿液或服用别嘌呤醇以防止高尿酸血症及尿酸性肾病的产生。发现粒细胞或血小板迅速大幅度下降时,应立即停药或减量以防止出现严重骨髓抑制。

(二)抗代谢药

抗代谢药是一类化学结构与机体中核酸、蛋白质代谢物极其相似的化合物,所以在体内与内源性代谢物产生特异性、竞争性拮抗:①二者在同一生化反应体系中竞争同一酶系,影响其正常反应速度,降低或取消代谢产物的生成,影响大分子(DNA、RNA 及蛋白质)的生物合成,并抑制核分裂。②以伪代谢物的身份参与生化反应,经酶的作用所生成的产物是无生理功能的,从而阻断某一生化反应而抑制细胞的分裂。此类药物属细胞周期特异性药物,临床上常用的有甲氨蝶呤、巯嘌呤、氟尿嘧啶、阿糖胞苷、盐酸吉西他滨等。

1.药理作用

(1)甲氨蝶呤:为叶酸类抗代谢药,其化学结构与叶酸相似,对二氢叶酸还原酶有强大的抑制作用,可与二氢叶酸还原酶形成假性不可逆的、强大而持久的结合,从而使四氢叶酸的生成障碍,干扰体内一碳基团的代谢,致使核苷酸的合成受阻,最终抑制 DNA 的合成。该药选择性地作用于细胞增殖周期中的S 期,故对增殖比率较高的肿瘤作用较强。但由于其可抑制 DNA 及蛋白质合成,故可延缓 G_1-S 转换期。

(2)巯嘌呤:为嘌呤类抗代谢药,能阻止嘌呤核苷酸类的生物合成,从而抑制 DNA 的合成,属作用于S 期的药物,亦可抑制 RNA 的合成,还具有免疫抑制作用。

(3)氟尿嘧啶:为嘧啶类抗代谢药。在体内外均有较强的细胞毒作用,且抗瘤谱广。进入体内经转化后形成氟脲嘧啶脱氧核苷(5-FUdRP),5-FUdRP 可抑制胸腺嘧啶核肾酸合成酶(thy-

115

midylate synthetase,TS)活力,阻断尿嘧啶脱氧核苷酸(dUMP)甲基化形成胸腺嘧啶脱氧核苷酸(dTMP),从而阻止 DNA 合成,抑制肿瘤细胞分裂繁殖。另外,在体内可转化为氟尿嘧啶核苷掺入 RNA,从而干扰蛋白质合成。该药对 S 期敏感。

(4)阿糖胞苷:属于脱氧核糖核苷酸多聚酶抑制剂,抗肿瘤作用强大,另外还具有促分化、免疫抑制及抗病毒作用。Ara-C 抗肿瘤作用的机制是经主动转运进入细胞后,转化为阿糖胞苷三磷酸(Ara-CTP)而产生如下作用。①Ara-CTP 可抑制 DNA 聚合酶而抑制 DNA 合成。②Ara-CTP 也可掺入 DNA,干扰 DNA 的生理功能。③Ara-CTP 可抑制核苷酸还原酶活性,影响 DNA 合成。④Ara-C 还可抑制膜糖脂及膜糖蛋白的合成,影响膜功能。⑤Ara-CTP 亦可掺入 RNA,干扰其功能。

2.抗药性作用

(1)癌细胞与 6-MP 长期接触,可产生抗药性,主要是由于癌细胞内缺乏 6-MP 转化为 6-巯基嘌呤核苷酸的转换酶,另外也与膜结合型碱性磷酸酶活力升高导致癌细胞中硫代嘌呤核苷酸减少有关。

(2)肿瘤细胞与 5-FU 长期接触可出现抗药性,其抗药机制为:①肿瘤细胞合成大量的 TS。②细胞内缺乏足够的 5-FU 转化酶。③胸苷激酶量增加,可促进肿瘤细胞直接利用胸苷。

(3)肿瘤细胞与 Ara-C 长期接触可产生抗药性,可能与下列原因有关:细胞膜转运 Ara-C 能力下降;瘤细胞中活化 Ara-C 的酶活性提高,使之代谢失活;脱氧三磷酸胞苷(dCTP)增高,阻断其他脱氧核苷酸合成;细胞内 Ara-CTP 与 DNA 聚合酶的亲和力下降;Ara-CTP 从 DNA 解离。

3.药动学特点

(1)甲氨蝶呤(Methotrexate,amethopterin,MTX):口服小剂量(0.1 mg/kg)吸收较好,大剂量(10 mg/kg)吸收较不完全,食物可影响其吸收。进入体内后全身分布,肝、肾等组织中含量最高,不易透过血-脑屏障,但可进入胸腔积液及腹水中。血药浓度呈三房室模型衰减:$t_{1/2\alpha}$ 为 2～8 分钟;$t_{1/2\beta}$ 为 0.9～2.0 小时;$t_{1/2\gamma}$ 为 0.4 小时,清除率每分钟大于 9 mL/m²。在体内基本不代谢,主要以原形通过肾小球滤过及肾小管主动分泌,经尿排出,排出速度与尿 pH 有关,碱化尿液可加速排出。MTX 血药浓度与其骨髓毒性密切相关,可根据血药浓度监测毒性。

(2)巯嘌呤(6-mercaptopurine,6-MP):口服吸收不完全,生物利用度个体差异较大,为5％～37％,可能与首关效应有关。静脉注射后,半衰期较短,$t_{1/2}$ 约为 50 分钟,脑脊液中分布较少。体内代谢有两种途径:①巯基甲基化后再被氧化失活,甲基化由硫嘌呤甲基转移酶(TPMP)催化,当 TPMP 活性低时,6-MP 代谢减慢,作用增强,易引起毒性反应。该酶活性在白种人为多态分布(约 15％的人酶活性较低),而在中国人为均态分布。②被黄嘌呤氧化酶(XO)催化氧化为6-硫代鸟酸。该药主要经肾排泄。

(3)氟尿嘧啶(5-氟尿嘧啶,5-fluorouracil,6-MP):口服吸收不规则且不完全,生物利用度可随剂量而增加,临床一般采用静脉注射给药。血中药物清除为一房室模型,$t_{1/2}$ 为 10～20 分钟。吸收后分布于肿瘤组织、肝和肠黏膜细胞内,可透过血-脑屏障及进入胸、腹腔癌性积液中。80％在肝内代谢。在 8～12 小时内由呼吸道排出其代谢产物 CO_2,15％左右以原形经尿排出。

(4)阿糖胞苷(cytarabine,Ara-C):口服无效,需静脉滴注。易透过血-脑屏障,在体内经胞嘧啶核苷脱氨酶作用,形成无活性的阿拉伯糖苷(ara-U)。该酶在肝、脾、肠、肾、血细胞及血浆中含量较高。药物的消除为二房室模型,$t_{1/2\alpha}$ 为 10～15 分钟,$t_{1/2\beta}$ 为 2～3 小时,24 小时内约有 80％的药物以阿糖尿苷的形式排泄。

4.适应证及疗效评价

(1)甲氨蝶呤。①急性白血病:对于急性淋巴性白血病和急性粒细胞性白血病均有良好疗效,对儿童急性淋巴性白血病的疗效尤佳,对于成人白血病疗效有限,但可用于白血病脑膜炎的预防。②绒毛膜上皮癌、恶性葡萄胎:疗效较为突出,大部分患者可得到缓解,对于早期诊断的患者疗效可达 90%。③骨肉瘤、软组织肉瘤、肺癌、乳腺癌、卵巢癌:使用大剂量有一定疗效。④头颈部肿瘤:以口腔、口咽癌疗效最好,其次是喉癌,鼻咽癌疗效较差,常以动脉插管滴注给药。⑤其他:鞘内注射给药对于缓解症状较好,亦可用于预防给药和防止肿瘤转移。对肢体、盆腔、肝、头颈部肿瘤可于肿瘤区域动脉注射或输注,加用醛氢叶酸(CF),疗效较好。对自身免疫系统疾病如全身系统性红斑狼疮、类风湿关节炎等有一定疗效。另外,对牛皮癣有较好的疗效。

(2)巯嘌呤。①急性白血病:常用于急性淋巴性白血病,对儿童患者的疗效较成人好;对急性粒细胞、慢性粒细胞或单核细胞白血病亦有效。②绒毛膜上皮癌和恶性葡萄胎:我国使用大剂量6-MP 治疗绒毛膜上皮癌收到一定疗效,但不如 MTX。③对恶性淋巴瘤、多发性骨髓瘤也有一定疗效。④近年已利用其免疫抑制作用,用于原发性血小板减少性紫癜、自身免疫性溶血性贫血、红斑狼疮、器官移植、肾病综合征的治疗。

(3)氟尿嘧啶。①消化道癌:为胃癌、结肠癌、直肠癌的最常用药物,常与丝裂霉素、阿糖胞苷、阿霉素、卡莫司汀、长春新碱、达卡巴嗪等合用;可作为晚期消化道癌手术后的辅助化疗;亦可采用动脉插管注药或持久输注法治疗原发性肝癌。②绒毛膜上皮癌:我国采用大剂量 5-FU 与放线菌素 D 合用,治愈率较高。③头颈部肿瘤:以全身用药或动脉插管注射、滴注,用于包括鼻咽癌等的头颈部肿瘤治疗。④皮肤癌:局部用药对多发性基膜细胞癌、浅表鳞状上皮癌等有效,对广泛的皮肤光化性角化症及角化棘皮瘤等亦有效。⑤对乳腺癌、卵巢癌以及肺癌、甲状腺癌、肾癌、膀胱癌、胰腺癌有效,对宫颈癌除联合化疗外,还可并用局部注射。

(4)阿糖胞苷。①急性白血病:对急性粒细胞白血病疗效最好,对急性单核细胞白血病及急性淋巴细胞白血病也有效。但单独使用缓解率差,常与 6-MP、长春新碱、环磷酰胺等合用。②对恶性淋巴肉瘤、消化道癌也有一定疗效,对多数实体瘤无效。③还可用于病毒感染性疾病,如单纯疱疹病毒所致疱疹;牛痘病毒、单纯疱疹及带状疱疹病毒所致眼部感染。

5.治疗方案

(1)甲氨蝶呤。①急性白血病:口服每天 0.1 mg/kg,也可肌内注射或静脉注射给药。一般有效疗程的安全剂量为 50~100 mg,此总剂量视骨髓情况和血常规而定。②脑膜白血病或中枢神经系统肿瘤:鞘内注射5~10 mg/d,每周 1~2 次。③绒毛膜上皮癌及恶性葡萄胎:成人一般10~30 mg/d,每天 1 次,口服或肌内给药,5 天为 1 个疗程,视患者反应可重复上述疗程,亦可以10~20 mg/d 静脉滴注(加于 5% 葡萄糖溶液500 mL中于 4 小时滴完),5~10 天为 1 个疗程。④骨肉瘤、恶性淋巴瘤、头颈部肿瘤等:常采用大剂量(3~15 g/m^2)静脉注射,并加用亚叶酸(6~12 mg)肌内注射或口服,每 6 小时一次,共 3 天,这称为救援疗法。因为大剂量的 MTX 可提高饱和血药浓度,由此可升高肿瘤细胞内的药物浓度并便于扩散至血流较差的实体瘤中,但因血药浓度的提高,其毒性也相应增加,故加用 CF,后者转化四氢叶酸不受 MTX 所阻断的代谢途径的限制,故起解救作用,提高化疗指数。为了充分发挥解救作用,应补充电解质、水分及碳酸氢钠以保持尿液为碱性,尿量维持在每天 3 000 mL 以上,并对肝功能、肾功能、血常规以及血浆MTX 的浓度逐日检查,以保证用药的安全有效。对有远处转移的高危患者,则需和放线菌素 D 等联合应用,缓解率达 70% 以上。

（2）巯嘌呤。①白血病：2.5～3.0 mg/(kg·d)，分 2～3 次口服，根据血常规调整剂量，由于其作用比较缓慢，用药后 3～4 周才发生疗效，2～4 月为 1 个疗程。②绒毛膜上皮癌：6 mg/(kg·d)，1 个疗程为 10 天，间隔 3～4 周后重复疗程。③用于免疫抑制：1.2～2.0 mg/(kg·d)。

（3）氟尿嘧啶。①静脉注射：10～12 mg/(kg·d)，每天给药量约为 500 mg，隔天 1 次；国外常用"饱和"剂量法，即 12～15 mg/(kg·d)，连用 4～5 天后，改为隔天 1 次，出现毒性反应后剂量减半；亦有以 500～600 mg·m² ，每周给药 1 次；成人的疗程总量为 5.0～8.0 g。②静脉滴注：毒性较静脉注射低，一般为 10～20 mg/(kg·d)，把药物溶于生理盐水或 5％ 葡萄糖注射液中，2～8 小时滴完，每天 1 次，连续 5 天，以后减半剂量，隔天 1 次，直至出现毒性反应。治疗绒毛膜上皮癌时，可加大剂量至 25～30 mg/(kg·d)，药物溶于 5％ 葡萄糖液 500～1 000 mL 中点滴 6～8 小时，10 天为 1 个疗程，但此量不宜用作静脉注射，否则将产生严重毒性反应。③动脉插管滴注：以 5～20 mg/kg 溶于 5％ 葡萄糖液中（500～1 000 mL）滴注 6～8 小时，每天 1 次，总量为 5～8 g。④胸腹腔内注射：一般每次 1.0 g，5～7 天 1 次，共 3～5 次。⑤瘤内注射：如宫颈癌每次 250～500 mg。⑥局部应用：治疗皮肤基底癌及癌性溃疡，可用 5％～10％ 的软膏或 20％ 霜剂外敷，每天 1～2 次。⑦口服：一般 5 mg/(kg·d)，总量为 10～15 g 或连续服用至出现毒性反应，即停药。

（4）阿糖胞苷。①静脉注射：1～3 mg/(kg·d)，连续 8～15 天。②静脉滴注：1～3 mg/(kg·d)，溶于葡萄糖液中缓慢滴注，14～20 天为 1 个疗程。③皮下注射：作维持治疗，每次 1～3 mg/kg，每周 1～2 次。④鞘内注射：每次 25～75 mg，每天或隔天注射一次，连用 3 次。

6.不良反应

（1）胃肠道反应：均有不同程度的胃肠道反应，为常见的早期毒性症状。MTX 较严重可引起广泛性溃疡及出血，有生命危险。巯嘌呤大剂量可致口腔、胃肠黏膜损害、胆汁淤积及黄疸，停药后可消退。5-FU 可致假膜性肠炎，此时需停药，并给予乳酶生等药治疗。

（2）骨髓抑制：均有不同程度的骨髓抑制。MTX 严重者引起全血抑制，当白细胞计数低于 3×10^9/L，血小板计数低于 0.7×10^9/L 或有消化道黏膜溃疡时，应停用或用亚叶酸钙救援及对症治疗。6-MP 严重者也可发生全血抑制，高度分叶核中性白细胞的出现，常是毒性的早期征兆。

（3）皮肤及毛发损害：常见于阿糖胞苷和盐酸吉西他滨。

（4）特殊不良反应：①MTX 有肝、肾功能损害，长期应用可能引起药物性肝炎、肝硬化和门脉高压；大剂量 MTX 应用，其原形及代谢产物从肾排泄，易形成结晶尿及尿路阻塞，形成肾损害，要多饮水及碱化尿液。②6-MP 可致部分患者出现高尿酸血症、尿酸结晶及肾功能障碍。③5-FU 毒性较大，治疗量与中毒量相近，可致神经系统损害（颈动脉插管注药时，部分患者可发生小脑变性、共济失调和瘫痪），还可引起心脏毒性（出现胸痛、心率加快、心电图表现为 ST 段抬高，T 波升高或倒置，同时可见血中乳酸脱氢酶升高）。④阿糖胞苷可致肝损害，可见转氨酶升高、轻度黄疸，停药后可恢复。大剂量可致阻塞性黄疸。⑤盐酸吉西他滨可致泌尿生殖系统毒性：轻度蛋白尿及血尿常见，偶尔见类似溶血尿毒症综合性的临床表现，若有微血管病性溶血性贫血的表现，如血红蛋白及血小板迅速下降，血清胆红素、肌酐、尿素氮、乳酸脱氢酶上升，应立即停药。有时停药后，肾功能仍不能好转，则应给予透析治疗；呼吸系统中气喘常见，静脉滴注过程中可见支气管痉挛；心血管系统症状可见水肿，少数有低血压。

（5）其他：①MTX 鞘内注射，可引起蛛网膜炎，出现脑膜刺激症状；长期大量用药可产生坏死性脱髓性白质炎。可引起间质性肺炎,出现咳嗽、发热、气急等症,部分患者可致肺纤维化;少数患者有生殖功能减退、月经不调,妊娠前 3 个月可致畸胎、流产或死胎。②5-FU 有时引起注射部位动脉炎,动脉滴注可引起局部皮肤红斑、水肿、破溃、色素沉着,一般于停药后可恢复。③阿糖胞苷有时可致小脑或大脑功能失调及异常抗利尿激素分泌综合征。

7.禁忌证

过敏者、感染患者、孕妇、哺乳妇女禁用,肝、肾功能障碍患者慎用。

8.药物相互作用

(1)MTX 蛋白结合率高,与磺胺类、水杨酸盐、巴比妥类、苯妥英钠合用,可竞争与血浆蛋白结合,使其浓度增高。糖皮质激素、头孢菌素、青霉素、卡那霉素可抑制细胞摄取 MTX,减弱其作用。苯胺蝶呤可增加白血病细胞中的二氢叶酸还原酶浓度,减弱 MTX 的作用。该药与氟尿嘧啶序贯应用,可使 MTX 作用增加,反之可产生阻断作用。长春新碱于 MTX 用前 30 分钟给予,可加速细胞对 MTX 的摄取,并阻止其逸出,加强 MTX 的抗肿瘤作用。门冬酰胺酶可减轻 MTX 的毒性反应。在给 MTX 24 小时后加用门冬酰胺酶,可提高 MTX 对急性淋巴细胞白血病的疗效。

(2)与别嘌呤醇合用,可使 6-MP 抗肿瘤作用加强,还可减少 6-硫代尿酸的生成。

(3)甲酰四氢叶酸、胸腺嘧啶核苷、甲氨蝶呤、顺铂、尿嘧啶、双嘧达莫、磷乙天冬氨酸可增强 5-FU 的抗肿瘤作用。别嘌呤醇可降低 5-FU 的毒性,但不影响抗肿瘤作用。

阿糖胞苷与硫鸟嘌呤合用可提高对急性粒细胞性白血病的疗效;与四氢尿嘧啶核苷合用,使其 $t_{1/2}$ 延长,增强骨髓抑制。大剂量胸腺嘧啶核苷酸、羟基脲可增强其抗肿瘤作用,阿糖胞苷亦可增强其他抗肿瘤药物的作用。

9.注意事项

应对患者的血小板、白细胞、中性粒细胞数进行监测,应根据骨髓毒性的程度相应调整剂量;静脉滴注药物时间延长和增加用药频率可增加药物的毒性;静脉滴注时,如发生严重呼吸困难(如出现肺水肿、间质性肺炎或成人呼吸窘迫综合征),应停止药物治疗。早期给予支持疗法,有助于纠正不良反应;应定期检查肝、肾功能;盐酸吉西他滨可引起轻度困倦,患者在用药期间应禁止驾驶和操纵机器。

(三)抗肿瘤抗生素

抗肿瘤抗生素是由微生物产生的具有抗肿瘤活性的化学物质,至今报道具有抗肿瘤活性的微生物产物已超过 1 500 种,但应用于临床的抗肿瘤抗生素只有 20 多种。此类药物属细胞周期非特异性药物,他们通过各种方式干扰转录,阻止 mRNA 合成,抑制 DNA 复制,阻止肿瘤细胞的分裂、繁殖而起到抗肿瘤作用。此类药物对肿瘤选择性差,不良反应较多,毒性较大。常用的有多柔比星及柔红霉素、丝裂霉素、博来霉素、放线菌素 D 等。

1.药理作用

(1)多柔比星(doxorubicin,adriamycin,ADM,DOX,阿霉素)及柔红霉素(daunorubicin,DNR):属于醌环类抗生素,体外具有明显的细胞毒作用,体内具有广谱抗肿瘤作用,还具有免疫调节作用。柔红霉素的细胞毒作用比多柔比星小。两药的抗肿瘤作用相似,经主动转运机制进入细胞内,其分子可插入 DNA 分子中,影响 DNA 功能。ADM 在细胞内的浓度较血浓度高出数倍,进入细胞后,很快与细胞核结合,与 DNA 形成稳定的复合物,使 DNA 链易于折断,导致 DNA、RNA 及蛋白质合成受到抑制。ADM 对 S 期细胞的杀伤作用最大。

（2）丝裂霉素（mitomycin，MMC）：本品具有烷化作用，主要影响 DNA 功能，可抑制 DNA 的合成，高浓度时使 DNA 崩解，细胞核溶解，还可抑制 RNA 合成。MMC 在体内经转化后，可与 DNA 产生交叉联结破坏 DNA，使 DNA 发生烷化，其中对 G_1 期细胞尤其是 G_1 晚期及 S 期最为敏感。对多种移植性肿瘤有强大抗肿瘤作用，抗瘤谱广。此外，还具有较强的抗菌作用，其抗菌谱广，对革兰氏阳性及阴性菌作用强，对立克次体及病毒亦有作用；同时具有免疫抑制作用。

（3）博来霉素（Blemycin，BLM）：与铁离子络合产生游离氧破坏 DNA，使 DNA 单链断裂，阻止 DNA 的复制，其抗瘤谱广。另外，还具有抗菌和抗病毒作用，可阻止 DNA 病毒的复制，对葡萄球菌、炭疽杆菌、枯草杆菌、大肠埃希菌、痢疾杆菌、伤寒杆菌及分枝杆菌均有抑制作用。

（4）放线菌素 D（dactinomycin，DACT）：抗瘤谱广，具有免疫抑制作用。其抗肿瘤机制主要为低浓度抑制 DNA 指导下的 RNA 合成；高浓度时抑制 DNA 合成，还可使某些肿瘤细胞发生凋亡。

2.抗药性作用

癌细胞与 ADM 及 DNR 长期接触会产生抗药性。其间亦可产生交叉抗药性，并对长春新碱、长春碱及放线菌素 D 等产生抗药性。出现多药抗药性的机制复杂，可能是由于抗药性细胞抗药基因（MDR）的扩增，其基因产物 P170 糖蛋白具有能量依赖性药物外排泵性质，使大量药物被泵出细胞外。抗药性的产生还与某些肿瘤细胞内产生大量的谷胱甘肽过氧化物酶有关，可消除 ADM 及 DNR 所产生的自由基。此外，有些肿瘤细胞与 ADM 及 DNR 长期接触后，细胞内蛋白激酶 C 含量升高，肿瘤坏死因子（TNF）增加，膜流动性提高，由此也可产生抗药性。

长期与 MMC 接触，瘤细胞可产生抗药性。抗药性与药物还原型活化能力下降及 DNA 修复能力增加有关。该药与蒽环类及长春碱类可呈交叉抗药性。

瘤细胞与 BLM 长期接触可产生抗药性，机制未明，可能与细胞内 BLM 灭活酶 B 含量增高、谷胱甘肽、谷胱甘肽过氧化物酶（GSH-PX）含量增高，细胞对 BLM 摄取减少，BLM 从细胞内溢出增高有关，也可能与 BLM 所诱导的 DNA 损伤易于修补有关。

癌细胞与 DACT 长期接触可产生抗药性：与蒽环类抗生素及长春碱类之间有交叉抗药性，出现多药抗药性。抗药性主要是由于 MDR 基因过度表达，癌细胞上产生大量 P170 糖蛋白，致使 DACT 泵出细胞。抗药性产生还与瘤细胞内拓扑异构酶-Ⅱ活性降低有关。

3.药动学特点

（1）多柔比星及柔红霉素：ADM 口服无效，DNR 口服吸收欠佳。ADM 静脉给药后很快分布于肝、心、肾、肺等组织中，在肿瘤组织中浓度亦较高，不易透过血-脑屏障。ADM 及 DNR 在血中皆呈二房室模型衰减，ADM 的 $t_{1/2\alpha}$ 为 10 分钟，$t_{1/2\beta}$ 为 30 小时；DNR 的 $t_{1/2\alpha}$ 为 30～40 分钟，$t_{1/2\beta}$ 为 24～55 小时。两药均在体内代谢转化，原形及代谢产物主要通过胆汁排泄，肝功能严重受损时，可使 ADM 的血药浓度升高，半衰期延长，DNR 部分自肾排泄。

（2）丝裂霉素：口服吸收不规则，口服同等剂量的 MMC，血中浓度仅达静脉注射的 1/20，分布广泛，以肾、舌、肌肉、心、肺等组织中浓度较高，脑组织中含量很低，腹水中浓度亦较高。常静脉注射给药，吸收后分布于全身各组织器官，$t_{1/2}$ 为 50 分钟，体内许多组织如肝、脾、肾、脑及心脏可灭活 MMC。主要经肾小球滤过排泄，但尿中排泄量仅为用药量的 15%。

（3）博来霉素：局部刺激性小，除可用静脉注射外，还可做肌内、腔内注射。体内分布广，尤以皮肤、肺、腹膜及淋巴组织中积聚较多，癌组织中浓度高于邻近组织。一次静脉注射消除呈二房室模型，$t_{1/2\beta}$ 为 2～4 小时，肌内注射于 1～2 小时达峰浓度，$t_{1/2\beta}$ 为 2.5 小时，V_d 为 0.39 L/kg，主

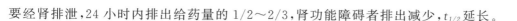

要经肾排泄,24 小时内排出给药量的 1/2～2/3,肾功能障碍者排出减少,$t_{1/2}$ 延长。

(4)放线菌素 D:口服吸收差。静脉注射后,迅速分布于机体各组织中,血药浓度迅速降低,主要分布于肝、肾、脾及颌下腺中,不易透过血-脑屏障。骨髓及肿瘤组织中浓度明显高于血浆。体内很少被代谢,主要从胆汁和尿中原型排出,末端相半衰期为 36 小时。

4.适应证及疗效评价

(1)多柔比星及柔红霉素:ADM 临床可用于恶性淋巴瘤、肺癌、消化道恶性肿瘤、乳腺癌、膀胱癌、骨及软组织肉瘤、卵巢癌、前列腺癌、甲状腺癌等。DNR 主要用于白血病的治疗。

(2)丝裂霉素:①消化道恶性肿瘤:如胃、肠、肝、胰腺癌等疗效较好。②对肺、乳腺、宫颈、膀胱、绒毛膜上皮癌也有效。③对恶性淋巴瘤有效。

(3)博来霉素:主要用于治疗鳞状上皮癌,包括皮肤、鼻咽、食管、阴茎、肺、外阴部和宫颈癌等,常可取得较好效果;另对淋巴瘤类,如霍奇金病、非霍奇金淋巴瘤、蕈样肉芽肿以及睾丸癌、黑色素瘤也有一定疗效。

(4)放线菌素 D:对霍奇金病和神经母细胞瘤有突出疗效,对绒毛膜上皮癌疗效也较好;但对睾丸绒毛膜上皮癌疗效差,与放疗合用可提高瘤组织对放疗的敏感性。另外,对小儿肾母细胞瘤、横纹肌肉瘤、纤维肉瘤、原发性及转移性睾丸肿瘤、Kaposi 肉瘤也有一定疗效。

5.治疗方案

(1)多柔比星及柔红霉素:ADM 一般采用静脉注射,1 次 50～60 mg/m²,每 3 周 1 次,或每天20～25 mg/m²,连用 3 天,3 周为 1 个疗程,总剂量不超过 550 mg/m²。对浅表性扩散型膀胱癌以 ADM 60 mg 溶于 30 mL 生理盐水中做膀胱内灌注,保留 2 小时,每周 2 次,每 3 周重复1 次。DNR 每天静脉注射 30～60 mg/m²,连续 3 天,每3～6 周为 1 个疗程。

(2)丝裂霉素:常用静脉注射给药,1 次 4～6 mg,1 周 1～2 次,40～60 mg 为 1 个疗程。做腔内注射,剂量为 4～10 mg,每 5～7 天 1 次,4～6 次为 1 个疗程。口服每次 2～6 mg,每天1 次,80～120 mg 为 1 个疗程。

(3)博来霉素:肌内和静脉注射每次 15～30 mg,每天 1 次或每周 2～3 次,300～600 mg 为1 个疗程。还可用软膏外涂来治疗溃疡面。

(4)放线菌素 D:成人每次静脉注射或静脉滴注 200 μg,每天或隔天 1 次,连用 5 次,每 4 周为 1 个疗程。儿童每天 15 μg/kg,连用 5 天,每 4 周为 1 个疗程。

6.不良反应

(1)胃肠道反应:均有不同程度的胃肠道反应。

(2)骨髓抑制:均有不同程度的骨髓抑制,多柔比星和柔红霉素发生率高达 60％～80％。

(3)皮肤及毛发损害:均有不同程度的皮肤损害及脱发。

(4)特殊不良反应:①多柔比星及柔红霉素有较严重的心脏毒性,也是最严重的毒性反应,成人及儿童均可产生。一种为心脏急性毒性,主要为各型心律失常,常发生于用药后数小时或数天内;另一种为与剂量有关的心肌病变,常表现为充血性心力衰竭。②丝裂霉素可引起肺毒性,且与剂量有关,主要表现为间质性肺炎,出现呼吸困难、干咳、肺部 X 射线可见肺部浸润阴影,此时应立即停药,并服用糖皮质激素类;可引起心脏毒性,也与剂量有关,表现为少数患者于停药后突发心力衰竭而死亡,心脏病患者应慎用;可致肾毒性,也与剂量有关,表现为血肌酐升高、血尿、尿蛋白及贫血,常伴有微血管病变性溶血性贫血;还可引起肝性静脉阻塞性疾病综合征,表现为进行性肝功能损害、腹水、胸腔积液。

（5）其他：①多柔比星及柔红霉素还可致药热；ADM 偶致肝功能障碍及蛋白尿，还可引起变态反应；局部刺激性强，静脉注射可引起静脉炎，药液外漏时可引起局部组织坏死，该药的代谢产物可使尿液变红，一次给药可持续 1～2 天。②丝裂霉素可引起发热、头痛、四肢乏力、视物模糊、肌肉酸痛和注射部位蜂窝组织发炎及致畸、致癌作用。③放线菌素 D 可使放疗效过加强，使既往放疗部位皮肤出现发红及脱皮；静脉注射可引起静脉炎，漏出血管外可致局部炎症，疼痛及组织坏死。还可致药热，少数患者可见肝大及肝功能异常，还可致突变和致畸作用。

7.禁忌证

孕妇禁用；抗生素过敏者，肝、肾功能障碍患者慎用。

8.药物相互作用

（1）多柔比星等蒽环类抗生素在体外可与硫酸糖胺聚糖类（如肝素及硫酸软骨素等）结合产生沉淀，避免与肝素及硫酸软骨素同时合用。苯巴比妥钠可加强 ADM 的心脏毒性，维生素 E 及乙酰半胱氨酸可减轻 ADM 所致心肌病变，雷佐生及其右旋体（ICRF-187）可对抗 ADM 的心脏毒性。ICRF 的同系化合物乙双吗啉及氯丙嗪等亦有相似作用，两性霉素 B 可部分降低癌细胞对 ADM 的抗药性。

（2）鸟嘌呤及黄嘌呤可使 MMC 的抗大肠埃希菌作用减弱；维拉帕米可逆转其抗药性，可加强 6-MP 的免疫抑制作用。

（3）半胱氨酸及谷胱甘肽等含巯基化合物的药物可减弱 BLM 的作用，与 CPA、VCR、ADM 及 Pred 合用（COAP 方案）可使肺部毒性增加。

（4）维拉帕米可逆转瘤细胞对 DACT 的抗药性，氯丙嗪可减轻 DACT 的胃肠道反应。

9.注意事项

抗恶性肿瘤抗生素的应用应在有经验的肿瘤化疗医师指导下使用，用药期间应密切随访血常规及血小板、血尿素氮、肌酐等。

（四）植物类抗肿瘤药

从植物中寻找有效的抗肿瘤药物已成为国内外重要研究课题，目前用于治疗肿瘤的植物药已筛选出 20 多种。它们分别通过抑制微管蛋白活性、干扰核蛋白体功能、抑制 DNA 拓扑异构酶活性等发挥抗肿瘤作用。临床常用的有长春碱类、喜树碱类、鬼臼毒素类、紫杉醇和三尖杉碱等。

1.药理作用

（1）长春碱类抗肿瘤药主要有长春碱（vinblastine，VLB）、长春新碱（vincristine，VCR）及人工半合成的长春地辛（vindesine，VDS），皆有广谱抗肿瘤作用，均属细胞周期特异性抗肿瘤药。VCR 抗肿瘤作用强度与 VDS 相似，强于 VLB。VDS 还具有增强皮肤迟发性变态反应及淋巴细胞转化率的作用。长春碱类抗肿瘤作用机制：主要抑制微管蛋白聚合，妨碍纺锤体的形成，使纺锤体主动收缩功能受到抑制，使核分裂停止于中期，可致核崩解，呈空泡状或固缩成团，主要作用于细胞增殖的 M 期。VCR 还可干扰蛋白质代谢，抑制细胞膜类脂质的合成，抑制氨基酸在细胞膜上的转运，还可抑制 RNA 聚合酶的活力，从而抑制 RNA 合成。

（2）喜树碱类包括喜树碱（camptothecin，CPT）及羟喜树碱，其中羟喜树碱亦可人工合成。抗肿瘤作用强，具有广谱抗肿瘤作用，为周期特异性抗肿瘤药。10-OHCPT抗肿瘤作用较 CPT 明显，毒性较小。二者抗肿瘤原理相似，直接破坏 DNA 并抑制其合成，对 S 期细胞的作用比对 G_1 期和 G_2 期细胞的作用明显，较高浓度抑制核分裂，阻止细胞进入分裂期。

（3）依托泊苷及替尼泊苷（teniposide，VM-26）是从小檗科鬼臼属植物鬼臼中提取的鬼臼毒素的衍生物，在体外有广谱的抗肿瘤作用，属细胞周期非特异性药物。体外 VM-26 的细胞毒作用较 VP-16 强 10 倍，VP-16 还具有抗转移作用，主要作用于 S 及 G_2 期细胞，使 S 及 G_2 期延缓，从而杀伤肿瘤细胞，作用靶点为拓扑异构酶Ⅱ（TOPO-Ⅱ），干扰拓扑异构酶Ⅱ修复 DNA 断裂链作用，导致 DNA 链断裂。VM-26 对 TOPO-Ⅱ 的作用较 VP-16 强 1.4 倍。

（4）紫杉醇具有独特的抗肿瘤机制，作用靶点为微管，促使微管蛋白组装成微管，形成稳定的微管束，且不易拆散，破坏组装－扩散之间的平衡，使微管功能受到破坏，从而影响纺锤体功能，抑制肿瘤细胞的有丝分裂，使细胞周期停止于 G_2 及 M 期，属周期特异性药物。

（5）三尖杉碱属细胞周期非特异性药物。抑制蛋白质生物合成，抑制 DNA 合成，还可促进细胞分化，促进细胞凋亡。

2.抗药性作用

VLB、VCR 之间存在交叉抗药性，与其他抗肿瘤药间亦有交叉抗药性，呈多药抗药性。但 VDS 与 VCR 间交叉抗药性不明显。抗药性产生机制与肿瘤细胞膜上 P 糖蛋白扩增，微管蛋白结构的改变从而影响药物与微管蛋白结合有关。

肿瘤细胞与 VP-16 长期接触可产生抗药性，与其他抗肿瘤药物出现交叉抗药性，呈现典型性多药抗药性。主要与细胞膜上 P 糖蛋白的扩增，导致药物从胞内泵出，胞内药物浓度明显降低有关。还可出现非典型性多药抗药性，其原因往往与 TOPO-Ⅱ 的低表达及出现功能异常有关。VP-16 的抗药性主要为典型性多药抗药性，VM-26 的抗药性主要为非典型性多药抗药性。

肿瘤细胞与紫杉醇长期接触可产生抗药性，抗药性产生的机制是 α 及 β 微管蛋白变性，使之不能聚合组装成微管；另一机制是抗药细胞膜上存在 MDR 基因，P 糖蛋白过度表达，使紫杉醇在细胞内聚集减少，并呈多药抗药性。

3.药动学特点

（1）长春碱类：口服不吸收，静脉给药，VCR 体内半衰期约为 24 小时，末端相半衰期长达 85 小时。主要集中于肝、血小板、血细胞中，经肝代谢，其代谢产物从胆汁排出，肝功能不全应减量应用。

（2）喜树碱类：CPT 静脉注射后，很快分布于肝、肾及胃肠道，在胃肠道停留时间长，浓度高，胆囊中浓度较血中高出 300 倍，肝中药物浓度较血中高出 2 倍，$t_{1/2}$ 为 1.5～2.0 小时，主要从尿中排泄。10-OHCPT 静脉注射后，分布于各组织，肿瘤组织中含量较高，维持时间较长，主要通过粪便排出。

（3）鬼臼毒素类：①静脉注射 VP-16 后，蛋白结合率为 74%～90%，主要分布于肝、肾、小肠，不易透过血-脑屏障，血药浓度的衰减呈二房室开放模型，$t_{1/2\alpha}$ 为（1.4±0.4）小时，$t_{1/2\beta}$ 为（5.7±1.8）小时；VP-16 亦可口服，口服后生物利用度有个体差异，吸收不规则，且口服吸收后有效血浓度仅为静脉注射的 28%～52%，口服后 0.5～4 小时血药浓度达峰值，$t_{1/2}$ 为 4～8 小时；原形及代谢产物主要经尿排泄。②静脉注射 VM-26，血中蛋白结合率达 99%，脑脊液中浓度低，血浆中药物浓度的衰减呈三房室开放模型，末相 $t_{1/2}$ 为 11～38 小时，主要经尿排泄，原形占 35%。

（4）紫杉醇：静脉注射后，蛋白结合率达 95%～98%。体内分布广，Vd 为 55～182 L/m^2。血药浓度的衰减呈二室开放模型，$t_{1/2\alpha}$ 为 16.2 分钟；$t_{1/2\beta}$ 为 6.4 小时，清除率为每分钟 253 mL/m^2。主要由尿排泄，大部分为其代谢产物。

（5）三尖杉碱：口服吸收迅速，但不完全。静脉注射血中药物浓度呈二房室模型衰减，$t_{1/2\alpha}$ 为

3.5 分钟,$t_{1/2\beta}$ 为 50 分钟。注射后 15 分钟,分布于全身各组织中,肾中分布最高,其次为肝、骨髓、肺、心、胃肠、脾、肌肉、睾丸,血及脑中最低。给药 2 小时后,各组织中药物浓度迅速降低,但骨髓中浓度下降慢。主要通过肾及胆汁排泄。

4.适应证及疗效评价

(1)长春碱类:VLB 主要用于恶性淋巴瘤、睾丸癌、泌尿系统肿瘤。对乳腺癌、Kaposi 肉瘤亦有一定疗效。VCR 可用于急性淋巴细胞白血病、恶性淋巴瘤、儿童肿瘤及治疗晚期肺鳞癌作为同步化药物使用。VDS 可用于白血病,如急性淋巴细胞性白血病、急性非淋巴细胞性白血病及慢性粒细胞白血病急性病变,还可用于肺癌、乳腺癌、食管癌、恶性黑色素瘤。

(2)喜树碱类:CPT 对胃癌、绒毛膜上皮癌、恶性葡萄胎、急性及慢性粒细胞白血病、膀胱癌、大肠癌及肝癌均有一定的疗效。10-OHCPT 用于原发性肝癌、头颈部恶性肿瘤、胃癌、膀胱癌及急性白血病。

(3)鬼臼毒素类:①VP-16 临床上对肺癌、睾丸癌、恶性淋巴瘤、急性粒细胞性白血病有较好疗效,对食管癌、胃癌、儿科肿瘤、Kaposi 肉瘤、原发性肝癌亦有一定疗效。②VM-26 主要用于急性淋巴细胞白血病、恶性淋巴瘤、肺癌、儿童肿瘤、脑癌、卵巢癌、宫颈癌、子宫内膜癌及膀胱癌,与顺铂合用治疗伴有肺、淋巴结、肝、盆腔转移的膀胱癌。

(4)紫杉醇:主要用于晚期卵巢癌、乳腺癌、肺癌、食管癌、头颈部肿瘤、恶性淋巴瘤及膀胱癌的治疗。

(5)三尖杉碱:主要用于急性粒细胞性白血病。对真性红细胞增多症及恶性淋巴瘤有一定疗效。

5.治疗方案

(1)长春碱类。①VCR:静脉注射成人 150 $\mu g/kg$,儿童 75 $\mu g/kg$,1 周 1 次,总量为 10~20 mg,亦可用同一剂量静脉滴注;胸腹腔内注射每次 1~3 mg,用 20~30 mL 生理盐水稀释后注入。②VLB:一般用量为 0.10~0.2 mg/kg,每周 1 次。③VDS:一般用量为每次 3 mg/m^2,每周 1 次,快速静脉注射,连用 4~6 次。

(2)喜树碱类:临床常静脉给药,CPT 每次 5~10 mg,每天 1 次,或 15~20 mg,隔天 1 次,总剂量 140~200 mg 为 1 个疗程。10-OHCPT 每次 4~8 mg,每天或隔天 1 次,总剂量 60~120 mg 为 1 个疗程;动脉内注射每次 5~10 mg,每天或隔天 1 次,总剂量 100~140 mg 为 1 个疗程;膀胱内注射每次 20 mg,每月 2 次,总量 200 mg 为 1 个疗程。

(3)鬼臼毒素类。①VP-16:静脉注射每天 60 mg/m^2,每天 1 次,连续 5 天,每 3~4 周重复 1 次;胶囊每天口服 120 mg/m^2,连服 5 天,隔 10~15 天重复 1 个疗程。②VM-26:静脉注射,每次 1~3 mg/kg,每周 2 次,可连用 2~3 个月。

(4)紫杉醇:每 3 周给药 1 次,每次 135 mg/m^2 或 175 mg/m^2,用生理盐水或葡萄糖水稀释后静脉滴注,持续 3 小时、6 小时或 24 小时。

(5)三尖杉碱:成人每天 0.10~0.15 mg/kg;儿童为 0.15 mg/kg,溶于 250~500 mL 葡萄糖液中静脉滴注,4~6 天为 1 个疗程,间歇 2 周重复 1 个疗程。

6.不良反应

(1)胃肠道反应:均有不同程度的胃肠道反应。VLB 可致口腔炎、口腔溃疡等,严重可产生胃肠溃疡,甚至危及生命的血性腹泻。VDS 很少引起胃肠道反应。

(2)骨髓抑制:均有不同程度的骨髓抑制,多为剂量-限制性毒性。三尖杉碱可致全血减少。

（3）皮肤及毛发损害：均有不同程度的皮肤损害及脱发。

（4）特殊不良反应：①长春碱类可致神经系统毒性，多在用药6～8周出现，可引起腹泻、便秘、四肢麻木及感觉异常、跟腱反射消失、颅神经麻痹、麻痹性肠梗阻、眼睑下垂及声带麻痹等；总量超过25 mg以上应警惕出现永久性神经系统损害；神经系统毒性VCR较重，VDS较轻。②鬼臼毒素类可引起变态反应，少数患者于静脉注射给药后出现发热、寒战、皮疹、支气管痉挛、血压下降，抗组胺药可缓解，减慢静脉滴注速度可减轻低血压症状。③紫杉醇引起的变态反应，与赋形剂聚乙基蓖麻油促使肥大细胞释放组胺等血管活性物质有关，主要表现为Ⅰ型变态反应；还可引起心脏毒性，表现为不同类型的心律失常，常见为心动过缓，个别病例心率可降低至40次/分；可致神经毒性，以感觉神经毒性最常见，表现为手套-袜状分布的感觉麻木、刺痛及灼痛，还可出现口周围麻木感，常于用药后24～72小时出现，呈对称性和蓄积性。④三尖杉酯碱可引起心脏毒性，表现为心动过速、胸闷、传导阻滞、心肌梗死、心力衰竭。

（5）其他：①长春碱类还可引起精神抑郁、眩晕、精子减少及静脉炎，外漏可造成局部坏死、溃疡，VCR还可致复发性低钠血症；VDS还可引起肌痛及咽痛、碱性磷酸酶升高及药热。②喜树碱类中CVT毒副作用较大，主要为骨髓抑制，尿路刺激症状，胃肠道反应，另有肝毒性；10-OHCPT泌尿系统损伤少见，少数可见心律失常，一般不需处理可自然恢复。③鬼臼毒素类可引起少数患者轻度视神经炎、中毒性肝炎，出现黄疸及碱性磷酸酶升高，还可诱发急性淋巴细胞性白血病及急性非淋巴细胞白血病。④紫杉醇可致肝肾轻度损伤，局部刺激性大，可致静脉炎，外漏可致局部组织红肿、坏死。⑤三尖杉碱还可导致肝功能损伤、蛋白尿。

7.禁忌证

禁用于白细胞减少患者、细菌感染患者及孕妇、哺乳期妇女；另外，肝、肾功能障碍，有痛风史的患者，恶病质，大面积皮肤溃疡患者慎用。

8.药物相互作用

（1）甘草酸单胺盐可降低CPT的毒性。

（2）鬼臼毒素类与长春碱类生物碱合用可加重神经炎，抗组胺药可减轻变态反应。

（3）肿瘤组织对紫杉醇的抗药性可被维拉帕米等钙阻断剂、他莫昔芬、环孢素等逆转。与顺铂、长春碱类药物合用，可加重紫杉醇的神经毒性，与顺铂合用还可加重紫杉醇的心脏毒性。

9.注意事项

长春碱类仅供静脉应用，不能肌内、皮下、鞘内注射，鞘内应用可致死。

（五）肿瘤的生物治疗

肿瘤的生物治疗发展非常迅速，自20世纪80年代以来，肿瘤生物治疗已成为继手术、化疗和放疗之后的第四种治疗肿瘤的方法，它已被广泛研究和应用于临床，并取得一定疗效。肿瘤生物治疗主要包括免疫治疗、基因治疗以及抗血管生成三方面。免疫治疗的种类较多，但是大体的分类上主要有细胞免疫治疗和体液免疫治疗两种。免疫治疗还包括抗癌效应细胞的激活、细胞因子的诱发、抗癌抗体的筛选、新型疫苗的研制，这些都与免疫学理论的发展和分子生物技术的进步密切相关。基因治疗是指将细胞的遗传物质——核苷酸通过某种手段转移到靶细胞中（机体的免疫细胞、瘤细胞和其他一些能起到治疗作用的细胞中）以纠正或扰乱某些病理生理过程。基因治疗虽然难度很大，但它是生物治疗的方向，让这些细胞自然增长，分泌有效因子，以调节各种抗癌免疫活性细胞或直接作用于癌细胞，这应是治疗微小转移灶和防止复发最理想的手段。对此，已在多方面进行深入、细致地研究。根据肿瘤生长与转移有赖于血管生成这一基本现象，针对肿瘤血管形成的分子机制来设计的抗血管生成治疗策略,已成为目前肿瘤治疗的热点研究领域,许多抗血管生成剂已进入临床研究阶段。肿瘤生物治疗合理方案的制订,基础和临床研究的密切配合以及基因治疗等都有待进一步深入研究。

目前常用的一些生物反应调节剂(biological response modifiers,BRM)的抗肿瘤作用:①激活巨噬细胞或中性粒细胞。②激活自然杀伤细胞。③促使 T 淋巴细胞分裂、增殖、成熟、分化,调整抑制性 T 细胞与辅助性 T 细胞的比值。④增强体液免疫功能。⑤诱生干扰素、白介素、肿瘤坏死因子等细胞因子。⑥通过产生某些细胞因子再进一步激活有关免疫细胞而起作用。由免疫效应细胞和相关细胞产生的、具有重要生物活性的细胞调节蛋白,统称为细胞因子。这些细胞因子在介导机体多种免疫反应过程中发挥重要的作用,他们除了独立具有多种生物学活性外,彼此之间在诱生、受体调节和生物效应的发挥等水平上相互作用。细胞因子的功能总和概括了BRM 效应。

(六)其他类

1.铂类配合物

临床常用的有顺铂及卡铂。二者具有相似的抗肿瘤作用,卡铂的某些抗肿瘤作用强于顺铂,其毒性作用亦小于顺铂。该类化合物能抑制多种肿瘤细胞的生长繁殖,在体内先将氯解离,然后与 DNA 上的碱基共价结合。形成双链间的交叉联结成单链内两点的联结而破坏 DNA 的结构和功能,属周期非特异性药物。为目前联合化疗中常用的药物之一。

主要对睾丸癌、恶性淋巴瘤、头颈部肿瘤、卵巢癌、肺癌及膀胱癌有较好疗效,对食管癌、乳腺癌等亦有一定的疗效。

常用静脉滴注给药。顺铂:每天 25 mg/m²,连用 5 天为 1 个疗程,休息 3～4 周重复 1 个疗程,亦可 1 次 50～120 mg/m²,每 3～4 周 1 次;卡铂:100 mg/m²,每天 1 次,连用 5 天,每 3～4 周重复 1 个疗程,亦可 1 次 300～400 mg/m²,每 4 周重复 1 次。

不良反应主要表现为消化道反应,如恶心、呕吐、骨髓抑制、耳毒性及肾毒性。卡铂的上述不良反应均较顺铂轻。

2.激素类抗肿瘤药

激素与肿瘤的关系早已为人们所注意,用激素可诱发肿瘤,当应用一些激素或抗激素后,体内激素平衡受到影响,使肿瘤生长所依赖的条件发生变化,肿瘤的生长可因之受到抑制。常用的有糖皮质激素、雌激素等。

临床常用的雌激素制剂己烯雌酚,实验证明,对大白鼠乳腺癌有抑制作用。另外,可激活巨噬细胞的吞噬功能及刺激体内网状内皮系统功能。临床主要用于前列腺癌和乳腺癌的治疗。治疗前列腺癌:3～5 mg/d,3 次/天。治疗乳腺癌:5 mg/d,3 次/天。

临床上常用的孕激素一般为其衍生物,如甲地孕酮、去甲脱氢羟孕酮。主要用于子宫内膜癌、乳腺癌及肾癌的治疗。甲地黄体酮口服,由 4 mg/d 渐增至 30 mg,连服 6～8 周,或 4 次/天,每次 4 mg,连用 2 周;去甲脱氢羟孕酮口服,开始 0.1 g/d,每周递增 1 倍,3 周后剂量可达 0.8 g/d。

(刘　萍)

第三节　化疗药物监测的临床应用

肿瘤的化疗药物毒性大,安全系数比较小,而且在人体代谢和排泄个体差异大,因此可能导致个体间的不同的治疗结果。有的患者可能因达不到治疗浓度导致化疗失败,有的患者可能因药物浓度过高而产生严重的不良反应。临床药代动力学和治疗药物检测(TDM)工作,是通过对用药患者血药浓度的检测,采集相关数据,计算出个体对药物的代谢和排泄能力的参数,根据这些参数就可设计个体化的理想给予方案,这对于提高肿瘤化疗疗效、肿瘤的及时治疗及高效合理应用现有医疗资源有重大意义。

一、获取个体药动学参数

药动学模型及参数是反映药物体内过程随时间变化规律的较客观的指标,也是制定用药方案的基础。虽然现在新药上市前均要求进行临床药动学研究,但由于历史原因,目前临床上广泛应用的药物中,不少仍缺乏药动学资料,即便有,也多得自国外其他人种。近年来遗传药理学研究表明,不同人种间在生物转化及排泄等体内过程上存在着差异。即便在同一人种间,由于先天因素及后天环境因素和病理情况的影响,也存在巨大的个体差异。因此,通过治疗药物监测(TDM)工作,求得具体监测对象的药动学模型及各有关参数,是一重要的基础工作;并且,还可借以积累我国人群的群体药动学资料。只要确定药物在具体监测对象的房室模型、消除动力学方式及有关药动学参数后,即可制订出较合理的个体化用药方案。

二、制订用药方案

需进行 TDM 的药物,其药物效应(包括治疗作用及多数毒性作用)与血药浓度间存在着密切的相关性,并且,各药的群体治疗浓度范围及中毒水平均已确定,故在制订用药方案时,可参照有关资料,确定欲达到的稳态浓度水平(静脉滴注)或范围(多剂间隔用药)。应用测定计算得到的该个体有关药动学模型及参数,可按公式计算出静脉滴注时的用药速度;对于非线性动力学消除的药物,在确定个体的 Vm 和 Km 值后,可计算出每天用药量。如果不能获得监测患者的具体药动学模型及参数时,可采用有关药物的群体模型及参数均值,作为制订用药方案的依据,但最好能选用同一人种及同一病种的群体资料,以求尽量与接受用药方案的个体接近。此外,对二室及多室模型药物,在制订静脉滴注或多剂用药方案时,一般均按一室模型处理。需强调指出,无论用什么方法制订的用药方案,在实施过程中,仍需通过 TDM 监测效果,并做出必要的调整。

三、指导调整剂量

通过上述方法制订的用药方案,仅是一理论上的理想方案,实际工作中由于患者具体情况千差万别,在用药过程中任一影响药物体内过程的因素发生改变,均可使血药浓度不是恰在预期水平。即便正好达到预期水平者,也可能在继续用药过程中因上述因素改变,或病情的好转、恶化,使血药浓度改变。因此,通过 TDM 测定血药浓度,监测用药方案实施效果,指导进行必要的剂量调整,是剂量个体化的必需环节,也是 TDM 的常规工作。常用的方法有以下两种。

(一)比例法

凡属一级消除动力学的药物,假设其剂量调整期间接受治疗的个体体内过程无较大变动,则药动学参数可视做不变,在其达稳态浓度时,血药浓度与剂量间存在正比例关系。因此,根据使用 X1 剂量或滴注速度达稳态后(5~6 个半衰期),某次用药后取样测定的稳态血药浓度 Css1 及在该时刻所需的 Css,可计算出调整剂量 X＝Css·X1/Css1。按调整剂量 X 用药后,经过 5~6 个半衰期又可达到新的稳态浓度。可如此多次重复定期监测、调整,以达到维持在有效而安全的血药浓度范围水平的目的。

(二)Bayes 法

该法使用预先按群体药动学资料编制的电脑程序,根据群体药动学参数,结合患者的体质及病理情况,先估算出该个体的药动学参数及用药方案。在按该方案实施过程中,分别在不论是否达稳态的不同时间取血 2~4 次测定血药浓度,将相应血药浓度和时间输入电脑,用渐近法原理修正出该个体所需的调整方案,经几次反复即可逼近最适方案。该法优点是将前述确定个体药动学参数、制订用药方案及调整剂量多步合在一起完成,并且可同时考虑心、肝、肾功能的影响。但使用本法时,不同药物需不同程序软件,目前仅有地高辛、苯妥英钠、利多卡因等少数药物采用。例如,以亚叶酸钙作为解救剂可使甲氨蝶呤的剂量增加,但以大剂量甲氨蝶呤化疗一定要在合理的血药浓度监测下进行,恶性肿瘤患者给予大剂量甲氨蝶呤为主的化疗,对甲氨蝶呤的血药浓度以荧光偏正免疫测定法进行监测,以甲氨蝶呤血药浓度比值决定亚叶酸钙的剂量,合理应用亚叶酸钙,既能充分发挥甲氨蝶呤的抗癌作用,又能保护正常细胞。

四、肝、肾功能损伤时剂量的调整

肝脏生物转化和经肾及肝胆系统的排泄,是绝大多数药物消除的主要方式。肝、肾功能的改变将显著影响药物的消除动力学,这是 TDM 工作中必须考虑的。对于肝、肾功能不良的患者,最为理想的是,能测定其个体药动学参数或用 Bayes 法制定用药方案。若仅能借用群体资料时,则应通过 TDM 进行必要的调整。该类个体药动学参数中,仅有消除速率常数 k 因肝、肾功能损伤而发生改变,而 V、F、ka 等参数均不受影响。若在按群体资料制订的用药方案实施中,第一次和第二次给药后相同的 t 时间(选在消除相中)分别取血,测定得血药浓度 C1 和 C2,则此两点间的时间恰等于给药间隔。根据上面计算所得患者 k 值及群体资料的其他药动学参数,可按下式计算出按此试验剂量和间隔时间用药所能达的最小稳态浓度。$(Css)min＝C1·e-kt/e-kt(1-e-kt)$,式中 t 为 C1 的取样时间。若此最小稳态浓度与欲达到的值不相符,则可按本节中介绍的比例法,求出达到期望的最小稳态浓度所需的剂量。

必须强调指出,通过 TDM 指导临床用药时依据的有效治疗血药浓度范围及中毒水平,仅是根据群体资料获得的,并未考虑靶器官、组织或靶细胞对药物反应性的个体差异,以及同时使用的其他药物在药效学上的相互作用(协同或拮抗)。因此,判断患者药物治疗是否有效或发生毒性反应,绝不能仅拘泥于 TDM 结果,而应结合患者临床表现及其他有关检查,综合分析才能做出正确结论。

(臧传鑫)

第四节　化疗药物不良反应的中西医结合治疗

肿瘤化疗的合理应用使恶性肿瘤治疗的疗效有较大幅度的提高。但是抗肿瘤药物在杀灭肿瘤细胞的同时,对人体正常组织器官也有损害或毒性作用,尤其是骨髓造血细胞与胃肠道黏膜上皮细胞。这些与治疗目的无关的作用就是抗肿瘤药物的不良反应。在临床治疗过程中,不良反应发生的严重程度与用药种类、剂量、患者个体差异均有直接关系。因此,了解抗肿瘤药物的不良反应及其处理原则不仅可以取得较好的治疗效果,还可以尽量减轻患者的痛苦。

一、不良反应的分类

不良反应包括副作用、毒性反应、后效应和特殊反应(如变态反应)。化疗可引起心、肝、肾、肺及胃肠道损伤,在处理上以预防为主,只要在药物种类、剂量和辅助治疗措施等方面掌握得当,绝大多数可避免因毒副反应导致的严重并发症发生。

(一)按性质分类

1.一般分类

急性毒性;亚急性毒性;慢性毒性。

2.WHO分类

急性毒性和亚急性毒性;慢性毒性和后毒性。

3.临床分类

(1)立即反应:过敏性休克、心电图异常。

(2)早期反应:恶心、呕吐、发热、过敏反应。

(3)近期反应:骨髓抑制、口腔炎、腹痛、腹泻、脱发、周围神经炎、肠梗阻、免疫抑制。

(4)迟发反应:皮肤色素沉着、心毒性、肝毒性、肾毒性、肺毒性、内分泌改变、不育、致癌作用。

(二)按程度分类

1.Karnofsky分级

(1)轻度反应(+),不需治疗。

(2)中度反应(++),需要治疗。

(3)重度反应(+++),威胁生命。

(4)严重反应(++++),直接致死或促进死亡。

2.WHO分级

分0、1、2、3、4度(表5-1),为临床常用。

3.ECOG分级

分0、1、2、3、4度,因毒性死亡者为5度。

表 5-1　化疗药物不良反应的分度标准（WHO 标准）

	0 度	Ⅰ度	Ⅱ度	Ⅲ度	Ⅳ度
血液学（成人）					
血红蛋白（g/L）	≥110	95～109	80～94	65～79	<65
白细胞（×10⁹/L）	≥4.0	3.0～3.9	2.0～2.9	1.0～1.9	<1.0
粒细胞（×10⁹/L）	≥2.0	1.5～1.9	1.0～1.4	0.5～0.9	<0.5
血小板（×10⁹/L）	≥100	75～99	50～74	25～49	<25
出血	无	瘀点	轻度失血	明显失血	严重失血
消化系统					
胆红素	≤1.25 N	1.26～2.50 N	2.6～5.0 N	5.1～10.0 N	>10 N
ALT/AST	≤1.25 N	1.26～2.50 N	2.6～5.0 N	5.1～10.0 N	>10 N
碱性磷酸酶（AKP）	≤1.25 N	1.26～2.50 N	2.6～5.0 N	5.1～10.0 N	>10 N
口腔	正常	疼痛、红斑	红斑、溃疡可进一般饮食	溃疡只进流食	不能进食
恶性呕吐	无	恶心	短暂呕吐	呕吐需治疗	难控制呕吐
腹泻	无	短暂（<2 天）	能耐受（>2 天）	不能耐受、需治疗	血性腹泻
肾					
尿素氮、血尿酸	≤1.25 N	1.26～2.50 N	2.6～5.0 N	5.1～10.0 N	>10 N
肌酐	≤1.25 N	1.26～2.50 N	2.6～5.0 N	5.1～10.0 N	>10 N
蛋白尿	无	+，<0.3 g/L			肾病综合征
血尿	无	镜下血尿	严重血尿	严重血尿、血块	泌尿道梗阻
肺	正常	症状轻微	活动后呼吸困难	休息时呼吸困难	需安全卧床
药物热	无	<38 ℃	38～40 ℃	>40 ℃	发热伴低血压
变态反应	无	水肿	支气管痉挛无须注射治疗	支气管痉挛，需注射治疗	变态反应
皮肤	正常	红斑	干性脱皮，水疱，瘙痒	湿性皮炎，溃疡坏死	剥脱性皮炎
头发	正常	少量脱发	中等斑片脱发	完全脱发但可恢复	不能恢复的脱发
感染	无	轻度感染	中度感染	重度感染	重度感染伴低血压
心脏节律	正常	窦性心动过速休息时心率 110 次/分	单灶 PVC，房性心律失常	多灶性 PVC	室性心律失常
心功能	正常	无症状，但有异常心脏体征	有暂时心功能不全症状，但无须治疗	有心功能不全症状，治疗有效	有心功能不全症状，治疗无效
心包炎	无	有心包积液无症状	有症状，但不需抽水	心脏压塞需抽水	心脏压塞需手术治疗
神经系统					
神志情况	清醒	短暂嗜睡	嗜睡时间不到清醒的 50%	嗜睡时间多于清醒的 50%	昏迷

续表

	0度	Ⅰ度	Ⅱ度	Ⅲ度	Ⅳ度
周围神经	正常	感觉异常和/或腱反射减弱	严重感觉异常和/或轻度无力	不能耐受的感觉异常和/或显著运动障碍	瘫痪
便秘	无	轻度	中度	重度,腹胀	腹胀,呕吐
疼痛	无	轻度	中度	重度	难治的

注:N——指正常值上限;PVC——房性期前收缩;便秘——不包括麻醉药物引起的;疼痛——指药物所致疼痛,不包括疾病引起的疼痛。

二、不良反应的西医治疗

化疗药物绝大多数在杀伤肿瘤细胞的同时,对正常组织器官也会造成不同程度的损害。认识化疗不良反应并正确予以处理,是保证肿瘤化疗达到预期效果的重要环节。

(一)骨髓抑制

1.临床表现

骨髓是储存造血干细胞的器官。骨髓抑制是肿瘤化疗十分常见的毒性反应,90%以上的化疗药物可出现此反应,表现为白细胞计数下降、血小板计数减少、贫血等。紫杉醇、CBP、米托蒽醌、IFO、长春地辛、替尼泊苷、氮芥类对骨髓的抑制作用较明显,而 VCR、博来霉素、DDP 对骨髓抑制较轻。人类红细胞的半衰期为 120 天,血小板的半衰期为 5～7 天,粒细胞的半衰期为 6～8 小时,故化疗后通常白细胞计数下降最常见,一般多在用药后第 2 天开始,7～10 天降至最低;其次为血小板,对红细胞的影响较少。有些药物抑制时间可达 4 周左右。粒细胞的明显减少往往可导致各种继发感染,严重感染和出血通常是这些患者的直接死因。

2.处理要点

(1)根据血常规进行药物剂量调整:一般化疗前后及过程中需监测血常规变化,除白血病外,当白细胞计数＜3.5×10⁹/L,血小板计数＜80×10⁹/L 时不宜应用化疗药物。必要时应调整药物剂量。

(2)提升白细胞数:当 $3.5×10^9/L$＜白细胞计数＜$4.0×10^9/L$ 时,可以口服升白药为主,如利血生、鲨肝醇等;若白细胞计数＜$3.0×10^9/L$ 时,可皮下注射粒细胞、巨噬细胞集落刺激因子;若白细胞计数＜$1.0×10^9/L$时,除了使用升白药,还可以给予成分输血,如白细胞等。贫血明显,可用促红细胞生成素皮下注射。血小板计数减少可用白细胞介素-Ⅱ或输注血小板。

(3)防治感染:当白细胞计数＜$3.0×10^9/L$ 时,应积极预防感染;若已经出现发热等感染症状时,应使用敏感抗生素。当白细胞计数＜$1.0×10^9/L$ 时,应让患者进入无菌隔离室。

(4)防止出血:有出血倾向者应给予止血药。

(二)胃肠道反应

胃肠道反应是化疗药物常见的不良反应之一,发生率在 65%～85%。其反应程度与用药的种类、剂量、次数、单用还是联用,以及患者个体差异、心理状态等因素相关。大多数化疗药物可刺激胃肠道黏膜上皮细胞,抑制其生长。其刺激可经传入神经至自主神经系统与脑干,兴奋第四脑室底部的化学感受区,引起不同程度、不同类型胃肠道反应。较强烈的致吐剂有 DDP、ADM、CTX、IFO、CBP 等。

1.常见症状

(1)恶心、呕吐：是最常见的早期毒性反应,严重的呕吐可导致脱水、电解质紊乱和体重减轻,并可增加患者对化疗的恐惧感。化疗药物引起的呕吐可分为急性呕吐、延迟性呕吐与预期性呕吐3种。急性呕吐是指化疗后24小时内发生的呕吐;延迟性呕吐是指化疗24小时后至第7天发生的呕吐;预期性呕吐是指患者在第一个化疗周期中经历了难受的急性呕吐之后,在下一次化疗即将开始之前发生的恶心或呕吐,是一种条件反射。

(2)黏膜炎：化疗药物可损伤增殖活跃的黏膜上皮组织,易引起消化道黏膜炎,如口腔炎、唇损害、舌炎、食管炎和口腔溃疡,导致疼痛和进食减少,甚至吞咽困难。

(3)腹泻与便秘：5-FU引起的腹泻最常见,大剂量或连续给药,可能会引起血性腹泻。长春新碱类药物尤其是长春新碱可影响肠道运动功能而产生便秘,甚至麻痹性肠梗阻,老年患者及用量较大的患者更易发生。

2.处理要点

(1)心理治疗：解除患者对化疗的恐惧感,减轻心理压力。

(2)饮食调理：化疗期间忌生冷硬及各种刺激性、不易消化的食物,可少食多餐,多饮水及流质饮食。可同时服用具有促进脾胃运动功能的中药。

(3)预防和对症处理：目前临床上用于预防化疗所致恶心、呕吐的药物品种较多,大部分为5-羟色胺受体拮抗剂,如恩丹西酮等。还有镇静剂、普通止吐药,如盐酸甲氧氯普胺、吗丁啉、维生素 B_6、地塞米松等,但这类药物止吐作用较弱,单用很难预防和控制较明显的呕吐。因此,多采用联合止吐,即用中等剂量作用强的止吐药与中等剂量作用弱的止吐药并用。腹泻较明显者可使用思密达,或口服洛哌丁胺,同时应补液及电解质,尤其注意补钾。若出现血性腹泻,则应停用化疗药,同时补液、止血,给予肠道黏膜保护剂,并监测生命体征及时对症处理。发生口腔炎或溃疡者,首先保持口腔卫生,进行口腔护理。

(三)肝脏损伤

肝脏是许多抗癌药物代谢的重要器官,许多抗癌药物或其代谢产物,如CTX、多柔比星、阿糖胞苷、MTX等,均可引起肝脏损伤。

1.临床表现

(1)肝细胞功能障碍：通常由药物或其代谢产物直接作用引起,是一个急性过程。表现为一过性的血清氨基转移酶升高,严重者可产生脂肪浸润和胆汁郁积,一般停药后可恢复。

(2)静脉闭塞性肝病：是由于肝小叶下小血管阻塞,静脉回流障碍所引起的。表现为血清肝酶显著增高、腹水、肝大和肝性脑病。

(3)慢性肝纤维化：多次接受化疗或大剂量化疗后的患者可以出现。

2.处理要点

(1)化疗开始前认真了解患者的肝脏功能,正确选择化疗药物;化疗期间及结束后应监测肝功能,随时给予对症处理。

(2)化疗过程中若出现肝功能损害,首先是药物减量或停药(表5-2),其次给予保肝治疗,如联苯双酯、维生素C等。有严重肝功能损害者以后的治疗应换药或进行剂量调整

(四)心血管损伤

1.临床表现

许多化疗药均可引起心脏损伤,如多柔比星、紫杉醇、CTX等。其中,首推蒽环类抗癌药物

对心脏毒性最大。统计表明,多柔比星的慢性心肌毒性与总剂量密切相关。化疗药物诱发的心脏毒性包括急性毒性反应与慢性毒性反应。急性毒性反应包括一过性心电图改变如窦性心动过速、ST 段与 T 波的改变,这一反应与剂量关系不大,出现与消失均较快,不必停药。慢性毒性反应为不可逆的"心肌病综合征",呈充血性心力衰竭的征象。既往如有因胸部肿瘤及恶性淋巴瘤等放疗后的患者,照射常可累及心脏,加重化疗药物对心脏的毒性反应。另外,化疗可加重以往存在的心脏病。

表 5-2　肝功能障碍时化疗药物剂量调整标准

磺溴酞钠(BSP)潴留百分率(45 分钟)	血清胆红素/(μmol/L)	其他肝功能参数	药物剂量调整	
			蒽环类	其他
<9	<20.5	2 N	100%	100%
9～15	20.5～51.3	2～5 N	50%	75%
>15	>51.3	>5 N	25%	50%

注:N 为正常值上限;其他肝功能参数包括凝血酶原时间、血清蛋白、血清氨基转移酶等,这些指标异常时,亦应减少剂量;其他药物包括甲氨蝶呤、亚硝脲类、长春碱类、丝裂霉素等。

2.处理要点

(1)主要以预防为主,化疗前应对患者的心脏功能仔细评价。

(2)目前推荐阿霉素的累积总剂量≤500 mg/m²;老年人、15 岁以下儿童、有心脏病病史及纵隔或左侧乳腺曾接受过放疗的患者,ADM 总剂量不应超过 350 mg/m²;合用氨磷汀可减轻反应;同时应给予一定心肌营养药,如维生素 E、维生素 B₆、维生素 B₁₂等。

(3)同用 CTX、放线菌素 D、MMC、曲妥珠单抗等可能会增加心脏毒性;曲妥珠单抗本身可引起严重的心脏毒性,如联用蒽环类易诱发或加重慢性心功能衰竭。

(4)若出现心律失常,可用维拉帕米、乙胺碘酮。

(5)若出现心力衰竭可给予能量合剂、洋地黄强心剂、利尿剂及低钠饮食。

(五)泌尿系统毒性

1.临床表现

泌尿系统毒性主要指化疗药物对肾及膀胱所产生的毒性。肾脏是体内药物排泄的主要器官,许多抗癌药物及其代谢产物经肾及膀胱排泄的同时给肾及膀胱造成损伤。常见的药物有DDP、MTX、IFO、CTX、MMC 等。临床症状轻度只表现为血肌酐升高、轻微蛋白尿或镜下血尿,严重可出现少尿、无尿、急性肾衰竭、尿毒症。

(1)肾毒性:化疗药物引起的肾脏毒性,可在用药时即刻出现,如 DDP、大剂量 MTX 等;也可在长期应用中或停药后发生,如 MMC、洛莫司汀等。肾脏毒性是 DDP 的剂量限制性毒性。单一剂量<40 mg/m²通常很少引起肾损害,但大剂量化疗而不水化,则可发生不可逆性肾衰竭;CBP 肾毒性较轻,过去接受过肾毒性药物治疗的患者或大剂量应用时,卡铂也可产生肾毒性。MTX 大剂量用药可产生急性肾毒性,导致急性。肾功能不全,血清肌酐和血尿素氮迅速增加,出现脱水、少尿甚至无尿。IFO 肾毒性发生率在儿童较高,表现为肾小管功能障碍。

(2)化学性膀胱炎:CTX、IFO 代谢产物可损伤泌尿道上皮尤其是膀胱上皮,引起泌尿道毒性。两者诱发的膀胱炎通常在静脉给药后早期发生,而口服给药通常发生较晚。另外,膀胱内灌注化疗药物或生物反应调节剂治疗膀胱表浅肿瘤也可引起化学性膀胱炎。

2.处理要点

(1)化疗前应评估患者肾功能状况,老年人、有肾病病史者慎用有肾毒性药物,而肾功能不全者不用;在使用易致肾功能损害的药物时,应严密定期检测肾功能指标,如尿素氮、肌酐等。

(2)DDP 单次剂量＞40 mg/m² 时,化疗前后均需水化,尿量每天应大于 100 mL/h。一般而言,水化用生理盐水最好,因为高氯化物浓度可抑制 DDP 在肾小管水解,使肾脏得到保护。

(3)大剂量 MTX 静脉滴注,应碱化尿液,防止肾小管损伤;可提前口服别嘌呤醇防止高尿酸血症发生;用 IFO 和大剂量 CTX 时,必须同用美司钠,可大大减少血尿的发生。

(4)肾功能差者需减量或停药,剂量调整见表 5-3。

表 5-3　肾功能损害时化疗药物剂量调整标准

肌酐清除率	血清肌酐	尿素氮	药物剂量调整		
mL/(min×1.73)	(μmol/L)	(mmol/L)	DDP	MTX	其他药物
＞70	＜132.6	＜7.14	100%	100%	100%
70～50	132.6～176.8	7.14～17.85	50%	50%	75%
＜50	＞176.8	＞17.85	—	25%	50%

注:蛋白尿≥3 g/L 也应调整剂量;其他药物包括博来霉素、依托泊苷、环磷酰胺、丙卡巴肼、丝裂霉素、六甲密胺。

(六)肺毒性

1.临床表现

引起肺组织损害的药物首推博来霉素、MTX、白消安、卡莫司汀、MMC、CTX 等。临床表现常呈缓慢发展趋势,早期多为非特异性表现,可有咳嗽、呼吸短促,X 线表现为慢性肺间质性病变,晚期可呈不可逆肺纤维化改变。确诊需结合用药史,以往接受过胸部放疗的人容易发生肺毒性。

2.处理要点

(1)限制药物累积总量,如白消安的总剂量不超过 500 mg,博来霉素不超过 450 mg,MMC 40～60 mg 等。

(2)对于放疗后、联合化疗、70 岁以上半年内用过博来霉素、既往有慢性肺病患者,应慎用博来霉素。

(3)用药期间密切观察肺部症状、体征及 X 线改变,定期行血气分析及肺功能检查。

(4)出现肺毒性症状时则立即停药,并给予对症处理;可试用类固醇皮质激素治疗,有发热时应合并使用抗生素,同时予以支持治疗。

(七)神经毒性

1.临床表现

化疗引起神经系统损伤并非少见,放疗、化疗或联合治疗都可引起神经毒性。VCR、长春碱等对周围神经有明显毒性,临床表现肢体感觉异常、肌无力、便秘、尿潴留、肠麻痹等。MTX 鞘内大剂量注射可引起中枢神经系统不良反应,表现为脑膜刺激征。DDP 诱发的神经病变可表现为末梢神经病、听神经损伤等。

2.处理要点

抗癌药物引起的神经系统损伤应及时减量或停药,给予 B 族维生素、胞磷胆碱,并可配合中药、针灸治疗。一般神经功能可能需要数周至数月恢复。

（八）生殖功能障碍

已知在实验动物中丙卡巴肼、白消安、CTX、阿糖胞苷和多柔比星等都明显影响精子的形成或直接损伤精子,但临床上以氮芥类药物和丙卡巴肼最易引起不育,而大多抗代谢药物似不易发生。联合化疗特别是长期应用后,其发生率较高。闭经在化疗患者中虽多见,但化疗对卵巢功能的影响了解尚少。

（九）皮肤毒性

1.临床表现

化疗药物可引起局部和全身性皮肤毒性。局部毒性是指发生于药物注射部位周围组织的反应,包括静脉炎、疼痛、红斑和局部组织坏死。全身毒性包括脱发、皮疹、瘙痒、皮炎及皮肤色素沉着等。

2.处理要点

（1）化疗药物所致的脱发为可逆性的,通常在停药后1～2个月内头发开始再生,不需做特殊处理。

（2）药物外渗需预防:给药期间应细心观察注射部位,若疑有外渗,应立即停止药物输注;若发现药物外渗,可立即予氢化可的松琥珀酸钠局部多点向心性注射,以稀释止痛或普鲁卡因局部封闭,局部冷敷;在顺利的静脉滴注过程中,直接推注或经输液管将这些药物注入静脉然后再予冲洗可避免静脉炎或栓塞。

（3）若合并感染,适当加用抗生素。

（4）若出现溃疡长期不愈,应请外科处理。

（十）远期反应

1.临床表现

由于肿瘤治疗的进展,许多患者能长期生存。随访中发现与治疗相关的远期反应主要有发育不良、不育、第二原发肿瘤等。

（1）对性腺的影响:CTX、长春碱等常引起闭经;CTX可致精子缺乏。

（2）第二原发肿瘤:第二原发肿瘤比正常人的预期发病率高20～30倍,发生在治疗后1～20年,发病高峰为3～9年。霍奇金病常发生急性非淋巴细胞性白血病和非霍奇金淋巴瘤。非霍奇金淋巴瘤常发生实体瘤和急性淋巴细胞性白血病。

2.处理要点

（1）在预期可能获长期生存的肿瘤患者接受抗肿瘤治疗前,应评价其性腺的功能状况和生育情况。由于烷化剂对性腺的毒性最大,在选择化疗药物前应考虑治疗后对性腺的远期影响。在疗效相当的情况下,选择毒性较小的药物。如以ABVD方案替代MOPP方案治疗霍奇金病。

（2）对于第二肿瘤的治疗可参照相应肿瘤的治疗方案,采取多学科综合治疗的手段,不过因其病情进展迅速、治疗上比较棘手、预后不良,因此,预防第二肿瘤的发生具有更加实际的意义。对于第二肿瘤的预防同样适用原发肿瘤的三级预防措施。不过,在对原发肿瘤治疗时,切不可因忌惮第二肿瘤的发生而放弃经验成熟、疗效肯定的化疗方案,只是在化疗强度的选择上,需结合患者的实际情况而定,尤其是烷化剂的使用,对于有机会治愈的原发肿瘤,切不可过度化疗或联合不必要的放疗。此外,对于长期使用烷化剂、两种烷化剂联用、原发病复发再治疗需相当警惕,老年患者宜严密监控。积极开发烷化剂的替代方案也具有重要的临床意义。

三、不良反应的中医治疗

中医药在防治化疗不良反应方面已取得较大进展,包括辨证用药、针灸、穴位敷贴、穴位按摩等方法被广泛应用。

中医认为化疗为"药毒"侵害机体,加重机体"虚""毒""瘀",致使气血脏腑损伤,尤以脾胃和肾精受损为甚,导致骨髓抑制、消化系统反应、肝肾功能损伤等。因此,治疗应以健脾和胃、益气养血活血为主。

(一)骨髓抑制——白细胞减少症

白细胞减少症是恶性肿瘤化疗后最常见的毒副反应之一,因化疗药物对骨髓的抑制作用使机体免疫力明显下降,特别是粒细胞减少易出现继发感染、发热等,进而阻碍化疗进程,不仅影响治疗效果,也影响患者生活质量。西医主要治疗方法是应用粒细胞集落刺激因子,严重者需要输血等治疗。近年来中医药防治化疗后白细胞减少症的研究很多,取得了较大进展,主要以辨证治疗为主。笔者对近几年中医药辨证治疗化疗后白细胞减少症的相关文献进行了整理,概述如下。

1.中医认识

中医无化疗后白细胞减少症的病名,根据其临床症状和体征,多将其归于"虚劳""血虚"等范畴,将化疗药物的毒副反应归于"药毒"范畴。化疗药多为大寒大热竣烈之品,易耗伤气血、损及脏腑。2018年化疗后白细胞减少症中医药防治与评估专家共识指出,化疗后白细胞减少症是一个不断变化的动态过程,主要分为4个阶段:①"药毒"毁伤气血,牵累心脾;②"药毒"毁伤阴血,缠累肝肾;③"药毒"毁伤精血,拖累脾肾;④"药毒"逐渐积储到骨髓,导致精虚髓空。而对于该病的证型分类尚无统一的标准,各家见解不同,治法各异,概括来讲无非从补气养血、健脾益气、补肾生髓、活血祛瘀、清热化湿等入手。

2.辨证论治

整体观念、辨证论治是中医学的基本特征,也是不同于西方医学的重要优势。化疗后白细胞减少症是个现代疾病,但从中医古典经籍中仍能找到理论依据,根据中医理论和历代名家医述探索出辨证规律,中医药辨证论治化疗后白细胞减少症无论是临床研究还是实验研究均显示出较好的疗效。

(1)益气养血。化疗药或为辛热燥烈之品,如长春瑞滨、足叶乙甙等,或为大寒之剂,比较典型的当属奥沙利铂,最易损伤气血。辛热耗气,燥烈伤阴,外溢肌肤则皮肤红肿、起泡溃烂;巡行血脉则耗伤卫气,煎灼营阴,损伤经络,卫虚营弱;入脏腑则伤肝损肾、脾胃不和;入骨髓则精耗髓伤,营血不生。临床常见心悸气短、面色苍白、疲倦乏力、头晕目眩、发热、恶寒等症候。寒毒直伤卫阳则卫虚营滞,寒伤脾阳则胃肠虚寒,寒伤经络则经缩络痹,故应用这类化疗药后往往出现面色苍白、虚弱无力、畏寒肢冷、腹痛腹泻、四肢麻木等寒邪伤阳之象。治疗当以益气养血为主,佐以健脾和胃、行气通络之剂。中医经典方药八珍汤、归脾汤、当归补血汤等益气养血代表方剂在防治化疗后白细胞减少症中应用广泛。

有学者运用八珍汤治疗肺癌化疗后所致的白细胞减少症,发现加用八珍汤后患者在神疲乏力、心悸气短、头晕目眩、面色淡白、畏寒肢冷、纳呆食少上均得到明显改善,且治疗组的 CD4＋、CD8＋、CD4＋/CD8＋、NK 细胞含量显著升高,说明八珍汤能显著提高机体免疫力,刺激造血细胞形成从而减轻白细胞的损伤程度。有学者运用归脾汤防治乳腺癌手术化疗后骨髓抑制发现:归脾汤加减可降低骨髓抑制发生率,缩短白细胞恢复时间,减少 rhG-CSF 用量。有学者运用当归补血汤治疗化疗后免疫功能下降及骨髓抑制,结果显示治疗组血清 IgG 与 IgM 数量较治疗前显著增多,且明显大于对照组,Ⅲ度和Ⅳ度的白细胞、血小板与血红蛋白降低的次数显著小于对照组,说明化疗后加服当归补血汤可增加机体的免疫力,改善化疗后的骨髓抑制,提高生活质量。

以上研究表明益气养血法可以通过改善骨髓造血微环境,促进造血生长因子的合成和分泌,进而促进骨髓造血细胞的增殖,减轻化疗所致的白细胞减少。

(2)健脾补气。化疗药物无论是口服还是静脉注射,最常见的不良反应就是胃肠道反应,也就是说化疗药毒易伤脾胃。脾为后天之本,水谷精微赖其运化。《素问》云:"卫者,水谷之悍气也。"《灵枢》云:"卫气者,所以温分肉,充皮肤,肥腠理,司开阖者也。"卫气为脾胃运化水谷精微中慓疾滑利部分,发挥着护卫肌表、温养内外、调节腠理的作用。现代医学认为白细胞是人体的免疫细胞,通过吞噬作用、产生抗体、分泌细胞因子等方式来防御和消灭病原菌。由此可见,白细胞是卫气卫外功能的一部分。"药毒"损伤脾胃,中焦气机逆乱,胃肠通降失和,则见恶心呕吐,食欲不振,或腹泻或便秘,或倦怠嗜睡或虚烦不眠。故治疗当以健脾益气以固后天之本,佐以理气和胃、养血生血之剂。脾运康健则胃肠和顺,气血生化有源则卫气得复,营阴充盛。代表方剂有四君子汤、补中益气汤等。

现代研究从细胞分子水平进一步揭示了健脾补气方剂防治化疗后白细胞减少症的作用机制。研究表明,补中益气丸体内用药可以修复骨髓抑制小鼠因化疗损伤的造血系统功能,活跃骨髓造血,有利于骨髓抑制小鼠外周血细胞、骨髓有核细胞数量的提升,加大骨髓造血组织面积;刺激体外琼脂培养各系造血祖细胞包括红系、粒系及巨核系集落的产生;还可以抑制骨髓细胞的凋亡,促使骨髓细胞进入增殖周期,让细胞退出休眠期,由 G0/G1 期→S 期→G2/M 期转化,完成正常周期。

(3)补肾生髓。肾为先天之本,生气之根,藏精之所,精旺血生则骨坚脉充;《素问·五运行大论》云:"肾生骨髓"。肾藏精,精生髓,髓居骨中而化生血液。化疗药物大寒大热,其性刚猛,易耗精伤髓,精不生髓,髓不化血,故生血乏源。化疗后白细胞减少症的病位在髓,与肾精密切相关。卫阳根于肾阳,故化疗后白细胞减少症当注意补肾填精、益血生髓。

有学者用益髓方(龟甲、黄芪、党参、白术、黄精、菟丝子、鸡血藤、枸杞子、紫珠草、仙鹤草、花生衣、大枣)治疗晚期胃癌患者服用卡培他滨后骨髓抑制,结果显示,益髓方能抑制卡培他滨所致的白细胞、血小板水平下降,改善临床症候,提高患者的生命质量。

对于补肾生髓类药物的作用机制研究显示补肾生髓方药能够上调 Numb1 和 Numb2 的表达水平,抑制 Notch 信号通路的过度活化,提高外周血免疫细胞亚群水平及血清造血因子 IL-3、IL-6、TPO、EPO、GM-CSF 水平和骨髓 BMNCs 数量,改善骨髓造血微环境,使 G0/G1 期细胞比例降低,S 期和 G2/M 期细胞比例显著升高,促进骨髓造血细胞的增殖。龟鹿二仙胶作为补肾生髓的代表方剂,有学者研究发现,龟鹿二仙胶中槲皮素、豆甾醇等活性成分主要作用在与骨髓抑制相关的 MAPK、TNF、PI3K-Akt 通路和 ESR1、RELA、EGFR、FOS 等关键靶点,从而调控细胞增殖、调节细胞周期、调控氧化应激等方面。还有研究表明,龟鹿二仙胶可能通过抑制 p16Ink4a-Rb 信号通路中 p16 蛋白的表达,增加 CDK4/6 及 pRb 蛋白的表达,从而减少细胞周期阻滞,逆转化疗所致骨髓造血干细胞(HSC)衰老。此外,龟鹿二仙胶可以发挥抗肿瘤、增强免疫力、调控耐药性的作用。

(4)活血祛瘀。恶性肿瘤的根本病机是卫气郁滞、营血停聚,肿瘤的中医病理包括瘀血、痰湿、气滞、毒热等,瘀血为其核心,无瘤不瘀。化疗药毒进一步损伤营卫,卫虚营涩,瘀血停聚。药毒损伤经络,营血淤滞外溢则成瘀。药毒扰乱气机,气机逆乱则营血巡行不畅,也进一步加重瘀血。瘀血是恶性肿瘤必然存在的状态,化疗后则进一步加重瘀血状态。"旧血不去,新血不生",瘀血不仅耗血,同时也阻碍骨髓的生血。治疗当活血通脉,祛瘀生新。

有学者通过临床观察,提出"脾虚血瘀"是化疗后骨髓抑制的主要发病机制之一,并拟定了"健脾益气、活血化瘀"之法。有学者根据"因虚致瘀"的学术观点,采用活血与温补兼顾的方法来治疗白细胞减少症。有学者在治疗胃癌化疗后骨髓抑制中,善用活血祛瘀法,并强调虽同为活血药,但不同类药物应根据患者瘀血程度慎重应用,轻者理气和血,用当归、川芎、丹参等;中者行气活血,用三棱、莪术等;重者破气行血,用水蛭、全蝎等。

现代研究发现,许多活血化瘀药物能促进造血干/祖细胞的分化、增殖和粒细胞集落刺激因子等内源性因子的分泌,从而保护和改善骨髓造血微环境的条件,提高造血干/祖细胞的黏附功能,以改善其与骨髓基质细胞的接触。有学者研究发现,鸡血藤可加速骨髓抑制小鼠造血祖细胞的增殖与分化,改善造血祖细胞的内源性增殖缺陷,其中儿茶素可能为鸡血藤补血活血的主要药效物质基础。有学者发现丹参成分中的丹参酮ⅡA可减轻顺铂引起骨髓抑制,提高肺癌裸鼠的T淋巴细胞亚群水平,其作用机制可能与下调白细胞介素-2、白细胞介素-10的表达和调控TLR4信号通路有关。有学者发现川芎成分中的川芎嗪对化疗后小鼠外周血造血干细胞有一定的动员作用,能够动员造血干细胞,促进骨髓造血细胞的增生,且这一作用可能与其上调小鼠外周血细胞和骨髓基质细胞黏附分子的表达有关。

(5)清热利湿。恶性肿瘤的病机特点是本虚标实,化疗后往往正气更虚,但临床观察发现,化疗后白细胞减少症并非都是"虚证",部分患者以"湿热内蕴、郁遏卫气"为主。痰湿和郁热本也是恶性肿瘤病理基础,化疗后脾胃损伤,脾失健运,水谷精微不能生化为气血津液则变生痰湿,痰湿壅厄气机则化热。化疗药毒损伤卫气,卫气虚衰不能抵御外邪,风寒湿等外邪乘虚而入,卫气被郁则会出现发热。化疗后白细胞减少症湿热内蕴证并不少见。

有研究团队通过治疗多个恶性肿瘤化疗后白细胞减少症的患者发现,患者临床多见乏力、恶心、纳差、畏寒、身痛、四肢酸软、头晕心悸等症。湿热证患者在此基础上多有口黏腻、口苦、胸闷、食欲不振、浑身酸软等症,舌苔多为白厚腻或黄厚腻。部分患者亦无明显不适症状,但舌苔厚腻。提出湿热证患者诊治要点有二:一是舌苔厚腻,或白或黄;二是消化道症状突出,纳差、恶心。脉象可见滑数、细滑、弦滑、沉缓等但无特异性,治疗多以"三仁汤""藿朴夏苓汤""栀子豉汤""连苏饮"等合方加减,在提高患者白细胞数量上取得较好的疗效。

清热利湿类中成药也有很好的升白效果。闫立辉等运用复方苦参注射液(苦参、白土苓)防治非小细胞肺癌放疗患者放射性肺损伤及骨髓抑制发现,复方苦参注射液降低放射性肺损伤及骨髓抑制的发生率,改善白细胞降低程度,其作用机制可能与复方苦参注射液可改善患者免疫功能有关。葛锐等发现,复方苦参注射液能显著改善胃癌化疗患者骨髓抑制指标、中医症状评分、生活质量及Th1/Th2分泌功能指标。段哲萍等认为,复方苦参注射液能促进Th1类细胞因子分泌,此类细胞因子能促进G2期细胞较快发展至分裂期,调控细胞生长并推进其分化成熟,从而能增强造血系统对化疗药物的防御作用。同时,复方苦参注射液可通过改变肿瘤细胞在细胞周期中的比例、变化肿瘤细胞DNA分子构象、降低体内ALT和TNF水平、增加血管内皮细胞的稳定性等方面发挥抗肿瘤作用。

3.小结

尽管靶向、免疫在恶性肿瘤治疗中应用越来越广,但化疗仍然是大部分中晚期肿瘤治疗的基石。白细胞减少症是化疗常见的不良反应,也是限制化疗发挥抗肿瘤疗效的因素之一,严重的白细胞减少可继发感染,甚至危及生命。粒细胞集落刺激因子升白细胞快捷,但属于"涸泽而渔"或"鞭打老牛"式的治疗,对一些骨髓条件极差的患者即使应用大剂量的粒细胞集落刺激因子往往也难以奏效。

根据生理功能及白细胞减少后的病理表现白细胞应属于中医"卫气"的范畴,卫气来源于水谷精微,赖脾胃的运化;卫阳根于肾,肾主骨生髓;卫气与营血同源,营阴亏虚则卫气虚衰,瘀血阻络则卫气不利;湿热郁滞则卫气升降出入逆乱。所以,中医辨证治疗化疗后白细胞减少症多从益气养血、健脾补气、补肾生髓、活血祛瘀、清热利湿入手。大量的临床和实验研究证明中医药辨证论治化疗后白细胞减少症具有很好的疗效,辨证应用中医药防治化疗后白细胞减少主要是通过激活免疫、下调炎性因子、改善骨髓微环境、促进骨髓造血等。

(二)消化道反应

中医药可以改善化疗导致的消化道反应,而且可增强化疗效果,改善患者免疫力,提高患者生存质量,以其整体调理的优势已成为治疗化疗后消化道反应的常用方法。除通过辨证论治予以内服的汤药外,还可以使用针刺法、穴位注射、按摩、耳穴、中药外用等多种治疗手段。这些治法可有效避免内服造成的消化道刺激,且效果显著。

1.化疗所致恶心呕吐(CINV)

CINV 是最先出现也是最常见的胃肠道不良反应,恶心的发生率高于呕吐,其他症状还有腹痛、腹泻、食欲不振等。其发病机制仍不清晰,可能是化疗药物直接或间接作用于肠道的嗜铬细胞,促使其释放 5-羟色胺(5-HT)及 P 物质,并分别与 5-HT$_3$ 受体及激活神经激肽-1(NK-1)相结合,促进神经递质释放。这些神经递质作用于呕吐中枢,引起恶心呕吐症状。胃肠道不良反应会导致胃肠液丢失或电解质紊乱,患者难以耐受进而放弃化疗,对患者长期生存率影响较大。

化疗性呕吐属癌瘤导致脾胃本虚,化疗外邪更伤脾胃,致脾失健运,痰热中阻,升降失司,浊阴上逆,以至呕吐。《景岳全书·呕吐》中指出,"呕吐一证,最当详辨虚实",故化疗患者呕吐应首辨虚实。临床上,呕吐实证可分为药邪犯胃、痰饮内阻,虚症可分为脾胃气虚、脾胃阳虚、胃阴不足等。故防治化疗所致呕吐应以健脾理气和胃、滋阴降逆为关键。

(1)中药汤剂:古中医典籍中并无有关肿瘤疾病化疗后 CINV 的相关内容,根据患者病症反应,可将 CINV 归为"呕吐"范畴,发病原因为肿瘤疾病患者化疗后,毒邪入体、损伤脾胃,导致浊阴不降、清阳不升;加之肿瘤疾病患者化疗期间运动量少,大部分时间均卧床休息,导致内湿易生、湿邪入侵,最终出现呕吐症状。大量临床中医治疗结果显示,在肿瘤疾病患者化疗后给予中药汤剂治疗,可有效预防 CINV 的发生;进行中药配伍用药治疗有助于改善患者的生理机能,提升人体正气。有学者对恶性肿瘤患者化疗后的胃肠反应,使用半夏泻心汤进行了随机对照治疗研究,其中观察组 36 例患者化疗期间给予半夏泻心汤加减治疗,对照组 36 例患者给予盐酸托烷司琼(常规 5 mg)静脉推注治疗。结果显示,对照组患者胃肠反应的治疗总有效率(63.9%)显著低于观察组(97.2%),差异有统计学意义($P < 0.05$)。有学者采用参苓白术散加减对乳腺癌术后化疗患者进行辅助治疗,结果显示给予辅助治疗(观察组 30 例)患者的腹泻、食欲降低、呕吐恶心等症状等级明显低于不给予辅助治疗的患者(对照组 30 例),差异有统计学意义($P < 0.05$)。因此认为参苓白术散具有渗湿止泻、益气健脾的功效。

(2)针灸:针灸是我国特有的"内病外治"方法,其对防治肿瘤疾病患者化疗后 CINV 的效果得到了医学界的认同与推荐。针灸作为中医的一种外治手法，在临床中应用其对CINV患者进行治疗，具有不良反应小、起效快等优点。肿瘤疾病患者化疗后，部分患者不愿服用甚至拒绝服用药物治疗，因此针灸外治成为防治患者CINV的最佳方法。有学者对胃肠肿瘤化疗后患者，进行了针刺防治胃肠道反应的随机对照研究，针刺穴位选取内关、足三里。结果显示，给予针刺防治的观察组患的CINV防治效果明显优于不给予针刺防治的对照组患者（$P < 0.05$），针刺治疗安全性高。

（3）穴位注射：穴位注射又称"水针"，注射液一般为中西药制剂，通过将适量药液注射于人体皮肤阳性反应点、压痛点、穴位、经络而达到治疗目的。穴位注射疗法始于20世纪50年代，近年来在临床中被应用于各种疾病的防治且取得了巨大成果。有学者对化疗所致的呕吐恶心患者应用穴位注射疗法进行观察研究，观察组30例患者双侧足三里穴位注射胃复安治疗，对照组30例患者静脉滴注胃复安、格拉司琼治疗。结果显示，观察组患者的治疗总有效率（93.3%）显著优于对照组（70.0%），差异有统计学意义（$P < 0.05$）。

（4）敷脐：敷脐疗法是通过在人体神阙穴位置的皮肤表面覆盖药物，使药物渗透肚脐而达到治疗目的，又称脐疗。将该方法应用于肿瘤化疗患者中，有助于减轻或消除患者的CINV反应，增强患者的身体机能，改善食欲。在临床中可根据患者的辨证结果，将相应的中草药制成散剂或研成细末或调制成药膏敷贴于患者肚脐神阙穴，从而发挥调和气血、激发经气、健脾和胃、培元固本的功效。

2.化疗性口腔溃疡

化疗后口腔黏膜溃疡属中医"口疮"范畴，其病机符合阳热怫郁的特点，化疗直伤口腔黏膜，致热毒深伏经络，郁热盛，则发为口腔炎。其病变在脾、胃经。早期多实，中晚期虚实夹杂。有学者认为"透法"是该病的关键治法，应贯穿治疗始终，以清胃散治疗化疗性口腔溃疡，疗效显著。甘草泻心汤主治伤寒痞证，胃气虚弱，腹中雷鸣，下利，水谷不化，心下痞硬而满，干呕心烦不得安者。有研究者通过临床病例对照得出，甘草泻心汤加减治疗化疗引起口腔黏膜炎的有效率明显高于对照组。还有学者认为化疗药属"药毒"之邪，热毒之品致体内阴阳平衡失调，脏腑气血紊乱，热毒伏火循经上行，灼伤津液，而发口腔溃疡，以火针浅刺皮部治疗该病疗效显著。

3.化疗性食欲不振

食欲不振亦是化疗后常见的不良反应。患者自觉胃脘部饱胀不适，纳呆少食等，属中医"痞满"范畴。化疗致食欲减退，由于药毒或理化刺激伐本以伤脾胃正气，致使运化失健，故益气健脾为主要治法，补助正气，使气血阴阳生化有源。有学者运用参苓白术散加味治疗化疗食欲不振患者，收到满意效果。

4.化疗性腹泻

中医认为化疗致使脾胃不和，水谷不化，湿从内生，湿热毒邪流注大肠，大肠分清泌浊的功能失司而致腹泻。也有学者认为放化疗患者脾胃虚弱，运化失职，化疗药物或理化刺激导致正气亏损，日久伤肾，肾不暖脾，脾失温煦，水谷不化，引发腹泻，又称肾泄。据以上认识，化疗性腹泻治疗当以益气健脾、淡渗利湿、健脾温肾、抑木扶土为主。

5.化疗性便秘

便秘是放化疗后常见副作用。中医认为肿瘤患者自身正气虚损、邪气外胜，放化疗药毒性峻烈，更伤内脏正气，致脾虚运化失司，津液失运，大肠失去濡养，故大便秘结，治疗应以益气补血合并润下药物治疗。有学者采用麻子仁丸加减以润肠泄热、行气通便，疗效可靠。有研究者认为化

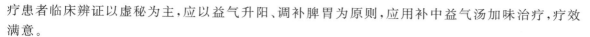

疗患者临床辨证以虚秘为主,应以益气升阳、调补脾胃为原则,应用补中益气汤加味治疗,疗效满意。

6.小结

目前肿瘤放化疗所致消化道反应治疗以西药为主,中医药治疗为辅,虽可获得一定的治疗效果,但仍存在较多的问题。结合中医药治疗放化疗所致消化道反应的研究进展,笔者提出如下建议:①应根据消化道反应程度进行分级,急重症者应以西药为主,症减即停,随后以中医药疗法为主;缓症轻症应以中医调理为主,必要时辅以西药间歇性治疗,以缓病情。②根据患者病情选择合适的治疗措施,如恶心呕吐严重,伴有食欲不佳者,应考虑中药外用,穴位敷贴、针灸、艾灸等非胃肠道给药治疗措施,以免影响其胃肠功能。③根据患者体质状况,体质较弱,且胃肠道反应严重者,以西药治疗为主,辅以中医药内服加外用,或针灸、穴位敷贴等措施,以辅助机体正气的恢复;患者体质较好,胃肠反应严重者,以西药为主,中医药外治为辅,以恢复胃肠道功能;体质较好,胃肠道反应较轻者,以中药内服调理为主;体质较差,胃肠道反应较轻者,亦可以中药内服为主,辅以外治法,恢复患者虚衰的体质。④根据患者放化疗周期,制定适宜的中医用药方案,在放化疗进行之前,以中药内服加外用预防化疗过程可能出现的胃肠道反应;放化疗中加服西药;放化疗后期以西药为主,症缓即减,逐渐以中药调理为主。

(三)肝功能损伤

肝功能受损是化疗后较常见的不良反应之一,生化检查多见血浆总蛋白减少、胆红素上升以及血清转氨酶增高,临床可见食少纳呆,厌食油腻,恶心欲吐,乏力等,重者可见肝区疼痛、肝大、腹痛、腹水、全身瘙痒、黄疸,严重的还会引起肝硬化、肝纤维化等。化疗引起的肝损伤可归属于中医学的"黄疸""湿浊""胁痛""呕吐""臌胀""积聚"等范畴,其中属"黄疸"与其联系最为密切。"黄疸"发病的因素较多,大多兼湿为患,后世医家言"无湿不成疸"。湿邪是黄疸发病的病机关键。水湿内停,不归正途,留于中焦,或从阳热化,或从阴寒化,弥漫三焦,脾不能生清,胃气不降浊,气机不行,肝气郁滞,胆汁疏泄功能失常,胆汁不循常道而外溢发为"黄疸"。

化疗后肝损伤病因以邪毒、热毒、湿毒内侵为主,病位以脾胃肝胆为主,兼及气血阴精肾髓,病性以虚实立论,病邪以湿、毒、虚、瘀为主。辨证以脾虚湿阻、肝失疏泄为多见,在此基础上又有湿重于热,热重于湿之分,兼及气滞、血瘀、阴虚、肾虚等。对于湿重于热者,治宜健脾疏肝、化湿和胃,常用方剂有三仁汤、藿朴夏苓汤、六君子汤、逍遥散,常用药物有柴胡、郁金、厚朴、杏仁、赤小豆、滑石、藿香、当归、白芍、神曲、五味子、香附、青皮、枳壳等。现代药理研究表明,疏肝药可通过抑制促炎分子的产生、抗氧化应激反应、调节蛋白表达发挥保护肝脏的作用。对于热重于湿者,治宜清热利湿、解毒退黄,常用方剂有甘露消毒丹、茵陈蒿汤、温胆汤,常用药物有茵陈、栀子、黄芩、连翘、白豆蔻、木通、石菖蒲、金银花等。现代药理研究表明,茵陈、栀子、黄芩、金银花提取物具有清热、解毒、利湿、退黄的功能,能够护肝、利胆、降压、消肿,对于化疗后转氨酶升高,伴有胆红素及胆酸升高者,具有显著疗效。对于兼夹阴虚、肾虚者,配合补肾养阴之法,常用方剂有一贯煎、六味地黄丸、左归丸、沙参麦冬汤,常用药物有地黄、北沙参、山茱萸、麦冬、枸杞子等。现代药理研究表明,一贯煎组方可明显改善免疫炎性反应指标,降低异常肝功能指标,沙参、天冬、麦冬还可促进肝细胞再生,改善肝脏功能。

(四)肾功能损伤

肾功能损伤是化疗后临床常见的不良反应之一,如不加以干预,在病情进展过程中可发展为不可逆性损伤,导致患者出现少尿或无尿、水肿,严重者可导致尿毒症,甚至死亡。化疗引起的肾功能损伤可归属于中医学"肾虚""水肿"等范畴。化疗药物在发挥抗肿瘤作用的同时,可直伤肾脏,或者药物余毒留于肾,导致肾脏亏虚。脾肾为先后天之本,肾虚损及于脾,脾虚则化生不足,先天失养,致使肾脏愈加亏虚。如此恶性循环,导致脾肾二脏俱虚;脾虚则失健运,肾虚则失开阖,造成湿浊之邪壅滞于内,郁久化热,或郁为热毒,充斥内外,耗气伤阴,造成虚中夹实的状态。

临床上可见腰膝酸软,少尿,水肿,纳差,腹满,倦怠,四肢不温,下利清谷,舌淡有齿痕,脉细或沉或弦等证候。以脾肾阳虚、湿浊壅滞者多见,同时兼夹毒瘀,治宜补益脾肾、通腑泄浊,常用方剂有真武汤、苓桂术甘汤、金匮肾气丸、八正散,常用药物有附子、肉桂、淫羊藿、杜仲、补骨脂、黄芪、党参、黄芪、党参、山药、泽泻、大黄、枳壳等。现代药理研究表明,通腑药可以抑制肠道吸收毒素和蛋白质的分解,有利于必需氨基酸的合成,改善机体代谢紊乱,温补脾肾药可以增强机体的修复能力,消除水肿,保持代谢平衡。在此基础上还应活血化瘀、清热解毒,常用方剂有黄连解毒汤、桃红四物汤,常用药物有黄连、黄柏、桃仁、赤芍、川芎等。现药理研究证明,活血化瘀药可抗肾脏局部氧自由基,改善微循环,抑制间质细胞、肾小球系膜细胞增殖及细胞外基质沉积,达到减轻肾脏损伤的效果。

(五)免疫功能损伤

化疗药物在杀伤癌细胞的同时,也会对正常的淋巴细胞亚群产生一定的杀伤作用,严重影响患者的免疫功能及生活质量,导致治疗耐受性下降,增加复发、转移风险。中医理论认为,人体蕴藏着对疾病的抵抗能力——正气,即为免疫功能。《黄帝内经》:"正气存内,邪不可干。"化疗药物可归于有"毒"之药,作用于机体可消积缩瘤,类似中医学中的"消法",同时消耗人体正气,攻脾罚胃,累及后天,伤及气阴,气血亏虚,脾肾虚损;化疗药物余毒未尽,与残余癌毒及瘀血继而"狼狈为奸"蕴结壅滞,则加剧正气耗损,导致他变丛生。临床主要表现为神疲乏力,少气懒言,面色无华,自汗盗汗,咳嗽气喘,食少纳差,肢体沉重,行动缓慢,注意力不集中,失眠或嗜睡,情志抑郁,长期疲劳等证候。中医学虽无免疫功能损伤的记载,但根据其症状可归于"虚劳"范畴,其病因主要可分为三个方面:内因、外因和不内外因。内因多由于先天禀赋不足,后天饮食失节,劳逸无度,情志不畅等因素聚积成劳;外因由于外感邪气,失治误治,日久不愈,聚积成劳;不内外因则由于肿瘤患者接受细胞毒药物治疗,损伤正气,气血亏虚,周身失养,从而导致免疫功能损伤进一步加重。三因相合,因病致虚,脏腑虚损,气血失调,内生痰瘀,因虚致实,虚实夹杂,积而成劳。

病性属本虚标实,虚实夹杂。明代汪琦石《理虚元鉴·治虚有三本》:"治虚有三本,肺脾肾是也……治肺、治脾、治肾,治虚之道毕矣。"故治虚本于肺、脾、肾三脏,治肺当补肺调气,舒畅气机,肺气足,则"御敌"之卫气实,正气存内,邪不可干,各脏腑之气得安,临证补气清肺可用党参、黄芪、太子参等;润肺止咳可用款冬花、紫菀等;理气化痰可用桔梗、贝母等。治脾当补脾益气、生化气血、脾胃健运、游溢精气,则气血化生有源,水液代谢正常,各脏腑经络才得以正常运作,临证益气健脾可选党参、白术、山药、茯苓等;燥湿健脾可选苍术、厚朴、薏苡仁等;醒脾运脾可选佩兰、藿香等;温中健脾可选砂仁、豆蔻、草果等;健脾消食开胃可选焦三仙、鸡内金等;理气健脾可选香橼、佛手、陈皮等。治肾当补肾固本、养血填精,临证温补肾阳、强筋壮骨,选鹿茸、淫羊藿、巴戟天、仙茅、杜仲等;补肾填精,固养先天,选地黄、黄精、何首乌等。现代药理研究证明,补虚药既可通过下丘脑-垂体-内分泌腺轴参与调节机体的免疫功能;反之,又可通过调节免疫系统改善下丘脑-垂体-内分泌腺轴的功能,同时,还可通过抑制中枢神经肽促肾上腺皮质激素释放因子的外周淋巴器官效应,使免疫细胞功能得以恢复。

此外,免疫功能低下的肿瘤患者不可单纯应用补法,在近年来倡导的"癌毒学说"中,明确提出肿瘤的病理因素主要为癌毒之邪,邪去正自安。因此,在扶正的基础上,还应兼以祛癌邪。临床常伍以白花蛇舌草、山慈菇、猫爪草、半枝莲、半边莲、金银花、蒲公英等清热解毒药物。现代药理研究也表明,该类药物可通过诱导肿瘤细胞凋亡、抑制肿瘤细胞增殖、调节机体免疫功能而发挥一定的抗癌作用。

(六)化疗诱导性周围神经病(CIPN)

临床常用的化疗药物如铂类、紫杉类及长春花生物碱类等均有周围神经毒性,表现为四肢末端麻木、疼痛等。在中医古籍中尚无化疗所致外周神经毒性记载,然百变仍可觅其宗,许多中医肿瘤学者在这一新的领域做了新的探索和研究,发现化疗所致外周神经毒性归属为中医"麻木""擦症""血痹""寒擦""不仁""痿证"等范畴。如《素问五脏生成》曰:"血凝于肤者,为擦。"《素问·痹论》:"其不痛不仁者,病久入深,荣卫之行涩,经络时疏,故不痛,皮肤不营,故为不仁"。《灵枢》曰:"邪如于阴,则为血擦。"汪机在《医学原理》中谈到:"有气虚不能导血荣养筋脉而作麻木者,有因血虚无以荣养筋肉,以致经随巡而作麻木者。"沈金整在《杂病源流犀烛》曰:"麻,气虚是本,风痰是标;木,死血凝滞于内,而外扶风寒,阳气虚取,不能运动。"张仲景《金匮要略血痹虚劳病脉证治》:"血擦阴阳俱微,寸口关上微,尺中小紧,外证身体不仁,如风擦状,黄芪桂枝五物汤主之"。

大多数学者认为化疗所致神经毒性病因为"虚"或"疲"或"风寒"或"湿"或"毒",单一或多个因素同时致病,导致经脉皮毛肌肤失于霸养,和/或气血运行受阻,进而引起的肢体肌肤麻木疼痛,即化疗所致外周神经毒性症状。治则以益气温经、和血通痹为主。中药汤剂外洗可充分发挥中医内病外治的特色,使药效直接作用于肌腠,疏通经络,加速血液循环,更好地改善症状,提高肿瘤放化疗患者的生活质量,具有安全性高、起效快的特点。张仲景在《金匮要略·血痹虚劳病脉证并治》指出:"血痹阴阳俱微,寸口关上微,尺中小紧,外证身体不仁,如风痹状也,黄芪桂枝五物汤主之。"口服汤剂用于化疗期肿瘤患者会加重消化道反应,有学者分析发现,临床上主要通过采用益气活血、温经通络类中药煎汤熏洗浸泡防治CIPN,如黄芪桂枝五物汤、四藤一仙汤泡洗、熏洗,可降低化疗后CIPN发生率及其症状严重程度,以提高患者对化疗药物的耐受性。

此外,针灸可通过皮肤将刺激传到经脉,进而起到通调经络、顺气行血、调整阴阳的作用,针药结合则可以更好地达到治疗及减毒的效用。近十年来,针对化疗后周围神经病变国内外的科研人员进行了很多针刺疗法的研究。在选取原则上都大同小异,主要是局部选穴:针对上肢的感觉异常选取臂臑、曲池、外关、合谷等穴;下肢感觉异常则选取足三里、丰隆、三阴交、解溪、八风等穴。

(七)睡眠障碍

肿瘤化疗后睡眠障碍问题也是临床多见的不良反应之一,随着失眠的不断加重,患者生存质量也受到影响。因肿瘤及化疗导致的不良心理、经济压力、化疗反应等成为影响睡眠质量的根本因素。睡眠障碍属于中医学"不寐"的范畴,中医学认为睡眠障碍主要归因于先天不足、后天失调、邪气侵扰3个方面,对于肿瘤引起的不寐应属于外邪内扰导致机体失调。癌病缠绵,久之则易耗伤气血,脏腑受损,功能失调,从而出现机体生理失调,阴阳气血失去平衡,阳不入阴,则不寐因而出现。

　　针灸作为中医学瑰宝，安全、经济且可持久利用。综合近年来针刺疗法的临床运用如头针、体针、电针、腹针及药物结合等多种疗法均有良好的疗效。穴位按摩以中医学为基础，配合腧穴理论，以按摩穴位为主，可有效疏通经络，达到改善睡眠的效果。研究表明，按摩足三里可促进患者脑内 5-HT 的分泌，降低患者对疼痛的敏感性，从而改善患者睡眠质量。中药足浴以传统中医理论为基础，以整体观念和辨证论治为原则施治，其药物温和可令足部肌肉放松，使足部气血运行加速，引导头部和上身血液下行至足部，从而达到宁心安神，改善疲乏睡眠的功效。

（臧传鑫）

第六章

呼吸系统肿瘤的治疗

第一节　原发性气管癌

原发性气管癌是一种少见病,约占气管-支气管肿瘤中的 2%。

一、病理

原发性气管肿瘤大多来自上皮或腺体的肿瘤,主要是鳞状细胞癌和腺样囊性癌(即圆柱瘤型腺癌),类癌较少见。良性肿瘤发病较少,占原发肿瘤的 25%～35%。恶性肿瘤较常见,占68%～77%,其中以腺癌和鳞癌较多,小细胞癌较少。良性肿瘤有纤维瘤、乳头状瘤、淋巴管瘤、平滑肌瘤、毛细血管内皮瘤、黏膜下血管瘤和息肉等。恶性肿瘤中以鳞癌和腺样囊性癌最为多见,后者生长速度缓慢,在黏膜下扩散,肉眼有时难于辨认其侵犯范围,某些患者虽然在气管腔内病灶较小,但肿瘤已穿出管外并浸润到纵隔内。小细胞癌、鳞腺混合癌、大细胞癌较为少见,罕见的类型包括平滑肌肉瘤、恶性淋巴瘤、纤维肉瘤、软骨肉瘤、横纹肌肉瘤、脂肪肉瘤、血管肉瘤、癌肉瘤、恶性黑色素瘤。气管低度恶性肿瘤中以腺样囊性癌为最多见,此外包括黏液表皮样癌、类癌、恶性纤维组织细胞瘤、神经纤维瘤等。

原发性气管恶性肿瘤中鳞癌发展较快,常呈溃疡性变,向外侵犯较早。食管前壁肌层亦常累及。气管肿瘤主要的转移途径是通过淋巴道,由下向上引流至锁骨上淋巴结,而很少向下转移至纵隔和隆突下淋巴结。血道转移发生率极低,直接向管壁外浸润常常是导致死亡的主要原因。

继发性气管肿瘤都是邻近器官癌肿直接侵犯所致,如甲状腺癌、支气管肺癌、食管癌等。

二、临床表现

气管肿瘤的最常见症状是咳嗽,常呈刺激性、顽固性干咳,多种治疗无效,在早期气管腔未出现狭窄前,多有白色泡沫状痰,当肿瘤表面出现坏死者,可有血丝痰或满口血痰,但多数患者出血量不多,可在数天内自然停止。随着肿瘤的增大,气管腔逐渐狭窄,出现进行性呼吸困难,特点为吸气性呼吸困难,吸气期延长,即所谓的喘鸣,严重者吸气时锁骨上窝、胸骨上窝和下部肋间隙都凹陷,即三凹征。此时肺部 X 线检查无特殊表现,故常有误诊为支气管哮喘。声音嘶哑是肿瘤晚期出现局部压迫、侵犯或淋巴结转移累及喉返神经所致。

肺部听诊可闻及双肺呼吸音粗糙,严重者可听到风箱气流样的声音和各种音调的哮鸣音,即使不用听诊器亦可在近身处闻及,提示上呼吸道的梗阻。

由于气管肿瘤早期症状不典型,胸片检查多无异常发现,而出现典型的上呼吸道梗阻症状时,多数已处疾病的晚期,晚期患者常有局部转移,导致颈部淋巴结肿大,颈交感神经压迫征和上腔静脉阻塞综合征等。有些在确诊前往往有数月或数年的病程,因此,对难于缓解的刺激性干咳、痰血,应尽早进行气管镜检查,以明确诊断及时治疗。

三、诊断

对年龄在 40 岁以上,近期出现气喘性哮鸣,体位变化能诱发或减轻症状,哮喘药物治疗无效,伴有痰血或阵发性夜间呼吸困难,而无心脏病等,都是鉴别气道梗阻和支气管哮喘的要点,应做进一步检查排除气管肿瘤。气管肿瘤常容易被误诊或漏诊,多数直至呼吸困难、病情危重时才被认识,故临床诊断时对长期顽固性咳嗽伴有吸气性呼吸困难者,应引起警惕,及时做相应检查。

(一)实验室检查

痰脱落细胞学检查。气管肿瘤,尤其是恶性气管肿瘤痰细胞学阳性率较高,对判断肿瘤的良恶性有帮助。但对气管肿瘤部位、范围、侵犯程度则需要其他检查手段来明确。

(二)X 线检查

X 线诊断以空气对比摄片和气管断层为最好。侧位片对颈段气管暴露较好,隆突部额面断层片能较好地显示胸段的气管全貌。如气管腔内有软组织阴影,管壁增厚,管腔狭窄可初步做出诊断。

(三)CT 检查

CT 检查在诊断气管肿瘤的累及范围、浸润深度、蔓延方向及有无淋巴结转移等方面较胸片有优势。气管恶性肿瘤常表现在气管及支气管腔内、外生长,CT 表现为沿气管生长的不规则形突起的软组织块影,多呈菜花状,并可沿气管环状生长而导致环行狭窄。肿瘤与主动脉或食管间的脂肪间隙消失,是表明纵隔已受侵犯的 CT 征象。纵隔及肺门淋巴结增大,提示气管肿瘤存在转移的可能。

(四)纤维支气管镜检查

纤支镜检查是诊断气管肿瘤最有效的手段,它既可在直视下获得细胞学及组织学诊断,又能对肿瘤的范围、部位做出定位。对气管肿瘤有较严重气管梗阻、有出血病史或在检查中发现肿瘤表面血管丰富者应慎做活检及刷检,以免出现意外。

四、治疗

对局限于气管的早期恶性肿瘤的治疗以外科为主,手术可达到切除病变,解除气道梗阻,重建气道的作用。手术方式以气管环状切除端-端吻合最为常用,某医院共实施气管手术近500 例,其中气管恶性肿瘤 400 例,并创新设计了隆突主支气管切除,多段支气管隆嵴成型术及气管和隆突切除、分叉人工气管置换等 20 多种新术式。因此对患者一般情况较好,能够耐受手术者,应首选手术治疗;对病变范围广泛,难于手术的患者采用以放疗为主的治疗,同时辅以化疗,可取得较好的疗效。内科姑息性治疗还包括经气管镜内电烧、激光等治疗;近年来,镍钛记忆合金气管内支架为部分晚期无法手术或有手术禁忌的患者提供了新的治疗方法,具有快速、方便的特点,能够为进一步治疗赢得时间。

五、预后

气管鳞癌肿瘤完整切除术后 3 年生存率为 24.4％。也有报道气管鳞癌伴局部淋巴结转移者生存率为 25％,气管切端阳性者生存率为 20％,对切除端阳性患者术后加用放疗可达到延长生存时间的目的。单纯放疗的中位生存期为 10 个月左右。腺样囊性癌生长相对缓慢,如手术能够完全切除,切端和淋巴结阴性术后 1 年生存率可达 85％,治愈率为 75％,但术后有较多的复发和转移。淋巴结阳性者术后 1 年生存率稍低 84％,而单纯放疗的一年生存率仅为 25％,因此如有可能应采用手术治疗。气管腺癌较其他类型气管肿瘤更易出现局部转移侵犯纵隔,手术完全切除者 1 年生存率约半数,而单纯放疗者预后较差。气管类癌好发于气管下端 1/3 段,以无气管软骨的膜部多见。切除不完全者,术后易复发。肿瘤能够完全切除者多能长期生存。黏液表皮样癌预后相对较好,完整切除者多能长期生存。

（宋宜慧）

第二节　原发性支气管肺癌

原发性支气管肺癌的肿瘤细胞多源于支气管黏膜或腺体,但临床上常简称为肺癌,早期常有刺激性咳嗽、痰中带血等呼吸道症状,易发生区域性淋巴结转移和血行传播,病情进展速度与病理类型及细胞生物特性有关。肺癌是当前世界上最常见的恶性肿瘤之一,是一种严重威胁人民健康和生命的疾病。新发病数男性肺癌占肿瘤的首位,女性仅次于乳腺癌,但死亡数均居肿瘤的首位。

一、病因

(一)吸烟

吸烟已被公认是肺癌最重要的危险因素。在有些发达国家和地区,由于控烟工作开展良好,人群吸烟率已明显下降,但还有很多国家特别是发展中国家,吸烟率仍维持很高水平,甚至还在增长。

1.影响肺癌危险性的吸烟因素

(1)吸烟年限、吸烟强度:吸烟年限长短是影响肺癌危险性的最主要的吸烟因素。吸烟年限由吸烟者开始吸烟的年龄与吸烟者目前的年龄或者开始吸烟的年龄与戒烟时的年龄确定。吸烟年限越长,则肺癌的危险性越高,肺癌危险性也随每天吸烟支数增加而上升。吸烟强度不仅取决于每天吸烟支数,还受吸入深度、每支烟吸入次数等影响。

(2)戒烟:与持续吸烟者比较,戒烟者随戒烟年数增加,肺癌危险性会明显下降,但由吸烟引起的致肺癌效应不会完全消失。

(3)烟草的不同制品、卷烟的不同类型:不少流行病学研究报道,吸不同烟草制品所致肺癌危险性不同,吸卷烟者肺癌危险性最高,仅抽雪茄或烟斗者危险性较低。长期吸带过滤嘴或低焦油卷烟者,其肺癌危险性比长期吸不带过滤嘴或高焦油卷烟者低。自 20 世纪中叶起卷烟生产方法有所变化,采用混合烟叶,生产带过滤嘴的卷烟,以及应用能降低卷烟的尼古丁和焦油含量的其他各种方法,但这些生产上的变化对吸烟者暴露于致癌物的实际变化情况的影响殊难评定。原因是采用混合烟叶可以增加烟草特有的亚硝胺;吸烟者为了保持其惯有的尼古丁吸入水平,在吸带过滤嘴或低焦油卷烟时会代偿性地改变其原来的吸烟行为,如深吸或增加每支卷烟的吸入次数;特别是大多数吸烟者在其一生中不是只吸一种类型的卷烟,使得难以评价这些变化的后果。同时吸带过滤嘴香烟导致肺癌病例类型发生变化:鳞癌、小细胞癌的发病率下降而腺癌的发病率上升。

2.与其他危险因素的协同作用

当吸烟者暴露于其他的职业或环境因素时,吸烟与其他危险因素的联合致癌效应可能大于吸烟与其他因素各自单独作用时合并的效应,这时可认为吸烟和其他因素有致癌的协同作用。认识因素间致癌的协同作用对肿瘤预防是很重要的。

迄今还仅对吸烟和少数几个职业危险因素的致肺癌协同作用进行了比较系统的研究和评价。对石棉暴露、吸烟和肺癌间关系的流行病学研究先后曾多次进行评述,结果都认为吸烟与石棉暴露两个危险因素间的作用不是单纯相加的,即两个因素的作用不是相互独立的,两者间有一定的协同作用,但仍不能确定其协同作用是否符合相乘模型。曾对工作在金属冶炼厂和金属矿山暴露于砷的六个职业人群资料评价砷暴露、吸烟与肺癌间的关系,结果发现,砷暴露和吸烟的致肺癌联合效应始终大于两个因素的作用相互独立时用相加模型所表明的效应。上述职业因素与吸烟间存在致肺癌协同作用,即职业因素暴露者同时吸烟可使致肺癌效应明显放大,大于两个因素单独作用时合并的效应,说明在吸烟人群中预防职业性肺癌时不能仅限于采取职业防护措施,同时还要加强控制吸烟的措施。

(二)空气污染

1.室内空气污染

室内空气污染的来源和种类甚多,目前研究较多且与人群生活关系较密切的有环境烟草烟雾、固体燃料(煤、木柴、秸秆等生物燃料)燃烧产生的烟气、高温下的食用油油烟、室内氡气等与肺癌的关系。

(1)环境烟草烟雾:环境烟草烟雾是由吸烟者呼出的主流香烟烟雾,以及香烟熏烧时释放的、且为周围空气稀释的侧流烟雾所组成的混合物,它含有尼古丁、致癌物和毒素。香烟侧流烟雾的组成成分与主流烟雾相似,但侧流烟雾中各成分的相对含量和绝对量与主流烟雾中有所不同。侧流烟雾中许多成分已知是有遗传毒性和致癌性的化学物质,其中包括国际癌症研究中心认定的一类致癌物(苯、镉、2-萘胺、镍、铬、砷和4-联苯胺),以及2A类致癌物(甲醛、丁二烯和苯并芘)和2B类致癌物(乙醛、异戊二烯、邻苯二酚、丙烯腈、苯乙烯、NNN、NNK、铅)。

国际癌症研究中心在其1986年出版的《吸烟》中就已提出,根据已知主流烟雾和侧流烟雾的成分、被动吸烟时吸入的物质的组成,以及在暴露于致癌物时观察到的剂量效应关系,可以得出被动吸烟能使人类恶性肿瘤危险性有一定程度升高的结论。在《吸烟》专集发表后的三十余年中,在许多国家又发表了大量关于从不吸烟者暴露于吸烟配偶的二手烟雾与肺癌危险性关系的流行病学研究,其中大多数研究都报道肺癌危险性增加,尤其是在暴露较严重的情况下。对这些研究进行的综合分析发现,不吸烟妻子暴露于吸烟丈夫的二手烟雾与其肺癌危险性间存在统计上显著且一致的联系性,危险性随暴露程度增加而升高,肺癌超额危险性约为20%,调整各种混杂因素后也是如此。除了在家中暴露于吸烟配偶的二手烟雾外,在工作场所也存在暴露的情况。暴露于环境烟草烟雾的年限与肺癌危险性间存在很强的相关关系。

可的宁是尼古丁的代谢产物，是目前测定环境烟草烟雾近期暴露状况的最合适的生物标志物。在二手烟雾暴露者的尿中可的宁的水平往往升高。在暴露者中还发现芳香胺血红蛋白加合物和多环芳烃清蛋白加合物的浓度比不暴露者高。吸烟母亲的胎儿脐带血中蛋白加合物的浓度与母亲血中的浓度有关，前者的浓度低一些。检测尿的生物标志物时，发现环境烟草烟雾暴露者中烟草特有的致癌物 NNK 的代谢产物的水平总是升高的，尿中这些代谢产物的水平为吸烟者的 $1\%\sim5\%$。非吸烟者摄入烟草特有的致癌物 NNK 的资料是反映二手烟雾与肺癌发生间有因果联系的辅助证明。此外，在人群中还发现被动吸烟与尿内致变物的浓度有联系，有些研究发现尿致变性与尿可的宁浓度有相关关系。曾发现暴露于二手烟雾的儿童中姐妹染色单体交换水平升高。暴露于环境烟草烟雾的非吸烟者发生的肺肿瘤含有 $p53$ 和 $K\text{-}ras$ 突变，与吸烟者肿瘤中发现的情况相似。在体外和体内实验系统中都发现侧流烟雾、环境烟草烟雾或其凝聚物具有遗传毒性。根据上述种种证据，都足以做出环境烟草烟雾对人类具有致癌性的结论。

（2）固体燃料烟气：全球（主要是发展中国家和地区）有许多人在使用固体燃料作为家庭烹饪或取暖的燃料，从而使人群经常暴露于燃烧这些燃料时产生的烟气，家庭中妇女和儿童的暴露状况往往尤为严重。人群的暴露水平受燃料的种类、炉灶状况、房屋结构、室内通风状况，以及当地气候条件等多种因素的影响，因此，在不同条件下取得的研究结果是可能不同的，推论时宜谨慎。

家庭燃烧煤和木柴时一般有 $10\%\sim30\%$ 的燃料碳转化成燃烧不完全的气相和固相产物，这些产物中已发现有数百种化合物，包括已知对人类可能有致癌性的苯、甲醛、苯并芘等在内的半挥发和不挥发的有机化合物。煤比木柴含有更多的硫、砷、矽、氟、铅等污染物，燃烧时这些污染物及其氧化物释放出来污染空气。在大多数使用固体燃料的地方，微细颗粒物的污染水平每立方米一般可达数百微克，在烹饪时每立方米甚至可达数千微克。

高温下用食用油炒、煎、炸食物是中国和世界华人中常见的烹调方法。已知吸烟是肺癌发生的主要原因，但在非吸烟的中国妇女中肺癌发病率比较高，在被食用油油烟污染的空气中存在可能使人类致癌的物质。肺癌危险性还随烹饪时室内油烟严重程度上升，也随眼睛刺激的频度升高。在多因素分析中，经调整通风状况变量后，烹饪时厨房内烟雾程度、食用油种类、煎炒频度均对肺癌危险性有独立的效应。肺癌危险性随每月炒菜次数增加而升高。肺癌危险性还随开始烹饪年龄提前、每天烹饪餐数增加以及烹饪年限增加而上升。

铀矿井下职业暴露于氡及其子体已知是致肺癌的，当累计暴露达 $50\sim100$ 个工作水平月时，此时肺癌超额危险性是显著的。然而，居室内由建筑材料、高本底等引起的氡及其子体的浓度通常远低于铀矿井下，这时与肺癌的关系并不十分明确。

2.室外大气污染

在人口稠密的城市空气中发现含有多种已知对人类的致癌物，如苯并芘和苯等有机化合物、砷和铬等无机化合物等放射性核素，这些物质以能吸附有机化合物的碳粒、氧化剂、气溶胶状的硫酸等极为复杂的混合物的形式存在。燃烧煤、石油等矿物燃料生产能源或应用于交通运输是产生上述各种物质污染城市空气的主要来源。居住在排放污染物的局部污染点源附近的居民经常暴露于已知或可疑的致癌物，如燃烧矿物燃料的发电厂排放苯并芘等多环有机物、铬和镍等金属、氡和铀等放射性核素，非铁金属冶炼厂排放无机砷、其他金属，以及二氧化硫，城市固体废物焚烧炉排放铅和镉等重金属、多环芳烃、二噁英等有机化合物，以及酸性气体等。

（三）职业因素

肺癌是职业癌中最重要的一种。据估计，美国男性肺癌的 15% 和女性肺癌的 5% 可由职业因素解释。已有充分的证据认为是致肺癌的职业因素有石棉、氯甲甲醚和二氯甲醚、砷的无机化合物、铬化合物、镍及其化合物、铍及其化合物、镉及其化合物、煤炼焦过程(煤焦炉、煤气干流甑、煤气发生炉)、煤焦油沥青挥发物(涂屋顶材料、铝还原厂、烟囱清扫物)、铸造工人、赤铁矿、芥子气、油漆工人、电离辐射(放射性矿或氡)、硫酸烟雾等。可能致肺癌的工业材料有氯乙烯、氯甲苯、硫代甲烷、丙烯腈、切削油、柴油烟气、甲醛、玻璃纤维及其他人造纤维、滑石粉、镭、二氧化硅(结晶体)。还有一些职业致肺癌的因果关系尚不肯定,需要进一步查明这些职业中的致癌物,并通过前瞻性研究判定可能存在的剂量效应关系。这些职业包括农业工人、暴露于农药的工人、氯苯甲酰生产厂、水泥工人、化学师或化学工人、煤矿工、暴露于干洗溶剂的工人、屠宰和肉品加工工人、油漆生产工人、电焊工、铅管工、印刷工、橡胶企业工作区、炼钢工人、面包师傅等。

然而与吸烟相比,职业因素对整个人群肺癌发病率的作用很小,但值得我们警惕的是,职业因素与吸烟等一些非职业危险因素有很强的协同致肺癌作用。如吸烟与暴露于石棉的协同作用近似于相乘模型或介于相加与相乘模型之间。铀矿工电离辐射暴露与吸烟间存在相乘或弱于相乘的协同作用。氡子体照射与吸烟的联合作用与相乘模型一致,但是联合作用的相对危险度最大可能是介于相乘和相加之间。吸烟与砷对肺癌的发生显示联合效应,其强度介于相加与相乘之间。我国云锡矿工肺癌,职业暴露如氡子体、砷、粉尘等与一些非职业危险因素,如吸烟、慢性支气管炎、文化程度,以及部分营养素摄入不足也有一定的协同作用。由此可见,在职业性肺癌的调查研究和防治实践中,不能只重视职业因素而忽略吸烟等生活方式在肺癌发生中的重要作用。

(四)电离辐射

大剂量电离辐射可引起肺癌,不同射线产生的效应也不相同,如日本广岛释放的是中子和α射线,前者患肺癌的危险性高于后者。美国1978年报道,一般人群中和电离辐射的来源49.6%来自自然界,44.6%为医疗照射,来自X线诊断的电离辐射可占36.7%。

(五)饮食与营养

动物实验证明维生素A及其衍生物β-胡萝卜素能够抑制化学致癌物诱发的肿瘤。有研究表明摄取食物中维生素A能作为抗氧化剂直接抑制甲基胆蒽、苯并芘、亚硝酸铵的致癌作用和抑制某些致癌物和DNA的结合,拮抗促癌物的作用,因此可直接干扰癌变过程。美国纽约和芝加哥开展的前瞻性人群观察结果表明,食物中天然维生素A类、β-胡萝卜素的摄入量与十几年后癌症的发生呈负相关,其中与肺癌的相关性最为明显。

(六)其他

美国癌症学会将结核列为肺癌发病因素之一。有结核病史,尤其是结核瘢痕者,男性患肺癌的危险是正常人群的5倍,女性患肺癌的危险是正常人群的10倍。有结核病史肺癌的主要组织学类型是腺癌。

二、临床表现

肺癌的临床表现与其发生的部位、大小、类型、发展的阶段、有无并发症或转移有密切关系。有5%~15%的患者于发现肺癌时无症状。主要症状包括以下几个方面。

(一)由原发肿瘤引起的症状

1.咳嗽

咳嗽为常见的早期现象,肿瘤在气管内可有刺激性干咳或少量黏液痰。肺泡癌可有大量黏液痰。肿瘤引起远端支气管狭窄,咳嗽加重,多为持续性,且呈高音调金属音,是一种特征性的阻塞性咳嗽。当有继发感染时,痰量增加,且呈黏液脓性。

2.咯血

由于癌组织血管丰富常引起咯血。以中央型肺癌多见,多为痰中带血或间断血痰,常不易引起患者重视而延误早期诊断。如侵蚀大血管,可引起大咯血。

3.喘鸣

由于肿瘤引起支气管部分阻塞,约有2%的患者可引起局限性喘鸣。

4.胸闷、气急

肿瘤引起支气管狭窄,特别是中央型肺癌;或肿瘤转移到肺门淋巴结,肿大的淋巴结压迫支气管或隆突;或转移至胸膜,发生大量胸腔积液;或转移至心包,发生胸闷、气促。如果原有慢性阻塞性肺疾病,或合并有自发性气胸,胸闷、气促更为严重。

5.体重下降、消瘦

体重下降为肿瘤的常见症状之一,肿瘤发展到晚期,由于肿瘤和消耗的原因,并有感染、疼痛所致的食欲减退,可表现为消瘦或恶病质。

6.发热

一般肿瘤可因坏死引起发热,多数发热的原因是由于肿瘤引起的继发性肺炎所致,抗生素药物治疗疗效不佳。

(二)肿瘤局部扩散引起的症状

1.胸痛

约有30%的肿瘤直接侵犯胸膜、肋骨和胸壁,可引起不同程度的胸痛。若肿瘤位于胸膜附近时,则产生不规律的钝痛或隐痛,疼痛于呼吸、咳嗽时加重。肋骨、脊柱受侵犯时,则有压痛点,而与呼吸、咳嗽无关。肿瘤压迫肋间神经,胸痛可累及其分布区。

2.呼吸困难

肿瘤压迫大气道,可出现吸气性呼吸困难。

3.咽下困难

癌侵犯或压迫食管可引起咽下困难,尚可引起支气管-食管瘘,出现进食或饮水时呛咳,并可导致肺部感染。

4.声音嘶哑

癌直接压迫或转移至纵隔的淋巴结肿大后压迫喉返神经(多见于左侧),可发生声音嘶哑。

5.上腔静脉压迫综合征

癌侵犯纵隔,压迫上腔静脉时,上腔静脉回流受阻,产生头面部、颈部和上肢水肿及胸前部淤血和静脉曲张,可引起头痛和头昏或眩晕。

6.Horner综合征

位于肺尖部的肺癌称肺上沟癌(Pancoast癌),可压迫颈部交感神经,引起病侧眼睑下垂、瞳孔缩小、眼球内陷,同侧额部与胸壁无汗或少汗。也常有肿瘤压迫臂丛造成以腋下为主、向上肢内侧放射的烧灼样疼痛,在夜间尤甚。

(三)转移引起的症状

1.肺癌转移至脑、中枢神经系统

可发生头痛、呕吐、眩晕、复视、共济失调、脑神经麻痹、一侧肢体无力甚至偏瘫等神经系统症状。严重时可出现颅内压增高的症状。

2.肺癌转移至骨骼

肺癌转移至骨骼,特别是肋骨、脊柱骨、骨盆时,则有局部疼痛和压痛。

3.肺癌转移至肝

肺癌转移至肝时,可有厌食、肝区疼痛、肝大、黄疸和腹水等。

4.肺癌转移至淋巴结

锁骨上淋巴结常是肺癌转移的部位,可以毫无症状,患者自己发现而来就诊。典型的多位于前斜角肌区,固定而坚硬,逐渐增大、增多,可以融合,多无痛感。皮下转移时可触及皮下结节。

(四)肺外表现

肺外表现包括内分泌、神经肌肉、结缔组织、血液系统和血管的异常改变,又称副癌综合征。有下列集中表现。

1.肥大性肺性骨关节病

常见于肺癌,也见于局限性胸膜间皮瘤和肺转移癌(胸腺、子宫、前列腺的转移)。多侵犯上下肢长骨远端,发生杵状指(趾)和肥大性骨关节病。前者具有发生快、指端疼痛、甲床周围环绕红晕的特点。两者常同时存在,多见于鳞癌。切除肺癌后,症状可减轻或消失,肿瘤复发又可出现。

2.分泌促性腺激素

可引起男性乳房发育,常伴有肥大性肺性骨关节病。

3.分泌促肾上腺皮质激素样物

可引起 Cushing 综合征,表现为肌力减弱、水肿、高血压、尿糖增高等。

4.分泌抗利尿激素

可引起稀释性低钠血症,表现为食欲不佳、恶心、呕吐、乏力、嗜睡、定向障碍等水中毒症状,称抗利尿激素分泌失调综合征。

5.神经肌肉综合征

其包括小脑皮质变性、脊髓小脑变性、周围神经病变、重症肌无力和肌病等。发生原因不明确。这些症状与肿瘤的部位和有无转移有关。它可以发生于肿瘤出现前数年,也可作为一症状与肿瘤同时发生;在手术切除后仍可发生,或原有的症状无改变。它可发生于各型肺癌,但多见于小细胞未分化癌。

6.高钙血症

肺癌可因转移而致骨骼破坏,或由异生性甲状腺样激素引起。高血钙可与呕吐、恶心、嗜睡、烦渴、多尿和精神紊乱等症状同时发生,多见于鳞癌。肺癌手术切除,血钙可恢复正常,肿瘤复发又可引起血钙增高。

此外,在燕麦细胞癌和腺癌中还可见因 5-羟色胺的分泌过多造成的类癌综合征,表现为伴哮鸣的支气管痉挛、阵发性心动过速、水样腹泻、皮肤潮红等。还可有黑色棘皮症及皮肌炎、掌跖皮肤过度角化症、硬皮症,以及栓塞性静脉炎、非细菌性栓塞性心内膜炎、血小板减少性紫癜、毛细血管病性渗血性贫血等肺外表现。

三、诊断与分期

(一)诊断

1.病史和体格检查

明确患者的病史,并进行全面的体格检查。

2.无创性检查

（1）胸部 X 线：胸片因其简便易行、经济有效，目前仍是肺癌初诊时最基本的检查方法，是早期发现肺癌的一个重要手段，也是术后随访的方法之一。

（2）胸部 CT：目前已成为估计肺癌胸内侵犯程度及范围的常规检查方法，尤其在肺癌的分期上更有其无可替代的作用。低剂量螺旋胸部 CT 可以有效地发现早期肺癌，CT 引导下经胸肺肿物穿刺活检是重要的获取细胞学、组织学诊断的技术。

（3）B 超：因为含气肺组织不是超声的理想介质，且超声对肺部肿块的良恶性鉴别缺乏特异性，故超声检查在肺癌诊断中较少应用。主要用于诊断腹部重要器官，以及腹腔、腹膜后淋巴结有无转移，也用于双侧锁骨上窝淋巴结的检查；对于邻近胸壁的肺内病变或胸壁病变，可鉴别其囊、实性及进行超声引导下穿刺活检；超声还常用于胸腔积液抽取定位。

（4）MRI：较 CT 检查更容易鉴别实质性肿块与血管的关系，MRI 检查对肺癌的临床分期有一定价值，特别适用于判断脊柱、肋骨，以及颅脑有无转移。

（5）骨扫描：是判断肺癌骨转移的常规检查。当骨扫描检查提示骨可疑转移时，应对可疑部位进行 MRI、骨 X 片检查加以验证。

（6）PET-CT：主要用于排除纵隔淋巴结和远处转移，但因价格昂贵，且约有 20% 的假阴性和假阳性，目前还不能广泛应用。

3.内镜检查

（1）纤维支气管镜：纤维支气管镜检查技术是诊断肺癌最常用的方法，包括纤维支气管镜直视下刷检、活检，以及支气管灌洗获取细胞学和组织学诊断。上述几种方法联合应用可以提高检出的阳性率。

（2）经纤维支气管镜引导透壁穿刺纵隔淋巴结活检术和纤维超声支气管镜引导透壁淋巴结穿刺活检术：TBNA 有助于治疗前肺癌 TNM 分期的精确 N_2 分期。但不作为常规推荐的检查方法，有条件的医院应当积极开展。EBUS-TBNA 更能就肺癌 N_1 和 N_2 的精确病理诊断提供安全可靠的支持。

（3）纵隔镜：作为确诊肺癌和评估 N 分期的有效方法，纵隔镜是目前临床评价肺癌纵隔淋巴结状态的金标准。尽管 CT、MRI，以及近年应用于临床的 PET-CT 能够对肺癌治疗前的 N 分期提供极有价值的证据，但仍然不能取代纵隔镜的诊断价值。

（4）胸腔镜：胸腔镜可以准确地进行肺癌的诊断和分期，对于经纤维支气管镜和经胸壁肺肿物穿刺针吸活检术等检查方法无法取得病理标本的早期肺癌，尤其是肺部微小结节病变行胸腔镜下病灶切除，可以明确诊断。对于中晚期肺癌，胸腔镜下可以行淋巴结、胸膜和心包的活检，胸腔积液及心包积液的细胞学检查，为制定治疗方案提供可靠依据。

4.肿瘤标志物

肺癌相关的血清肿瘤标志物包括 CEA、CA125、Cyfra21-1、CA153、SCC 等，SCLC 具有神经内分泌特点，与促胃液素释放肽前体（ProGRP）、神经元特异性烯醇化酶（NSE）、肌酸激酶 BB（CK-BB），以及嗜铬蛋白 A（CGA）等相关。但这些标志物的敏感性和特异性均不高，因此在肺癌的筛查、诊断中的价值有限，目前主要是作为监测治疗反应和早期复发的辅助指标。

5.其他检查技术

（1）痰细胞学：痰细胞学检查是目前诊断肺癌简单方便的无创伤性诊断方法之一，连续 3 天留取清晨深咳后的痰液进行痰细胞学涂片检查可以获得细胞学诊断。60%～80% 的中央型肺癌和 15％～20％的外周型肺癌患者,可以通过重复的痰细胞学检查得到阳性结果。

(2)经胸壁肺内肿物穿刺针吸活检术(trans thoracic needle aspiration,TTNA):TTNA 可以在 CT 或 B 超引导下进行,在诊断周围型肺癌的敏感度和特异性上均较高。

(3)胸腔穿刺术:当胸腔积液原因不明时,可以进行胸腔穿刺以获得细胞学诊断,并可以明确肺癌的分期。

(4)胸膜活检术:当胸腔积液穿刺未发现细胞学阳性结果时,胸膜活检可以提高阳性检出率。

(5)浅表淋巴结活检术:对于肺部占位病变或已明确诊断为肺癌的患者,如果伴有浅表淋巴结肿大,应当常规进行浅表淋巴结活检,以获得病理学诊断、明确分期并指导治疗。

(二)分期

1.非小细胞肺癌

目前非小细胞肺癌(non-small cell lung cancer,NSCLC)的 TNM 分期采用国际肺癌研究协会2009 年第七版分期标准(表 6-1、表 6-2)。

表 6-1　肺癌 TNM 分期中 T、N、M 的定义

原发肿瘤(T)		
T_x		原发肿瘤不能评价;或痰、支气管灌洗液找到肿瘤细胞,但影像学或支气管镜没有可视肿瘤
T_0		没有原发性肿瘤的证据
T_{is}		原位癌
T_1		肿瘤最大径≤3 cm,周围为肺或脏层胸膜包绕,气管镜检查肿瘤没有累及叶支气管近端以上位置(即没有累及主支气管)
	T_{1a}	肿瘤最大径≤2 cm
	T_{1b}	肿瘤最大径>2 cm 但≤3 cm
T_2		肿瘤>3 cm 但≤7 cm 或符合以下任何一点:累及主支气管,但距隆突≥2 cm;侵犯脏层胸膜;伴有扩展到肺门的伴不张或阻塞性肺炎,但未累及全肺
	T_{2a}	肿瘤最大径>3 cm 但≤5 cm
	T_{2b}	肿瘤最大径>5 cm 但≤7 cm
T_3		肿瘤>7 cm 或肿瘤直接侵犯了下述部位之一者:胸壁(包括上沟瘤)、膈肌、膈神经、纵隔胸膜、壁层心包;肿瘤位于距隆突 2 cm 以内的主支气管,但未侵及隆突;或伴有累及全肺的肺不张或阻塞性炎症,或同一肺叶内出现分散的单个或多个卫星结节
T_4		任何大小的肿瘤直接侵犯了下述部位之一者:纵隔、心脏、大血管、气管、食管、喉返神经、椎体、隆突;同侧非原发肿瘤所在肺叶的其他肺叶内出现单个或多个肿瘤结节
区域淋巴结(N)		
N_x		区域淋巴结不能评价
N_0		没有区域淋巴结转移
N_1		转移至同侧支气管旁淋巴结和/或同侧肺门淋巴结,和肺内淋巴结,包括直接侵犯
N_2		转移至同侧纵隔和/或隆突下淋巴结
N_3		转移至对侧纵隔、肺门淋巴结,同侧或对侧斜角肌或锁骨上淋巴结转移
M_x		远处转移不能评价
M_0		没有远处转移

续表

M_1		有远处转移
	M_{1a}	对侧肺叶内出现分散的单个或多个肿瘤结节,胸膜结节或恶性胸腔(或心包)积液
	M_{1b}	远处转移

注:①任何大小的、少见的表浅性肿瘤,只要局限于支气管壁,即使累及主支气管,也定义为 T_{1a};②肿瘤大小≤5 cm 或者大小无法确定的 T_2 肿瘤定义为 T_{2a},肿瘤>5 cm 但≤7 cm 的肿瘤定义为 T_{2b};③绝大多数肺癌患者的胸腔积液(以及心包积液)是由肿瘤引起的,但有极少数患者的胸腔积液(心包积液)经多次细胞学检查未能查到肿瘤细胞,而积液又是非血性和非渗出性的,临床判断积液与肿瘤无关,积液不影响分期,应被定义为 M_0。

表 6-2　2009 年国际肺癌研究协会肺癌第七版 TNM 分期

分期		TNM
隐性肺癌		$T_x N_0 M_0$
原位癌(0 期)		$T_{is} N_0 M_0$
Ⅰ 期	Ⅰ A 期	$T_{1a,b} N_0 M_0$
	Ⅰ B 期	$T_{2a} N_0 M_0$
Ⅱ 期	Ⅱ A 期	$T_{2b} N_0 M_0$
		$T_{1a,b} N_1 M_0$
		$T_{2a} N_1 M_0$
	Ⅱ B 期	$T_{2b} N_1 M_0$
		$T_3 N_0 M_0$
Ⅲ 期	Ⅲ A 期	$T_3 N_1 M_0$
		$T_{1a,b} N_2 M_0$
		$T_{2a,b} N_2 M_0$
		$T_3 N_2 M_0$
		$T_4 N_0 M_0$
		$T_4 N_1 M_0$
	Ⅲ B 期	$T_4 N_2 M_0$
		$T_4 N_3 M_0$
		任何 T, N_3, M_0
Ⅳ 期		任何 T,任何 $N, M_{1a,b}$

2.小细胞肺癌

对于接受非手术治疗的小细胞肺癌(small cell lung cancer,SCLC)患者采用美国退伍军人肺癌协会(Veterans Administration Lung Study Group,VALG)的局限期(limited disease,LD)和广泛期(extensive disease,ED)分期方法,对于接受外科手术的患者采用国际肺癌研究协会 2009 年第七版分期标准。VALG 将局限期定义为病变局限于一侧胸腔、可被包括于单个可耐受的放射野里,广泛期为病变超出同一侧胸腔,包括恶性胸腔、心包积液及远处转移。目前,国内常用的局限期定义为病变局限于一侧胸腔、纵隔、前斜角肌及锁骨上淋巴结,但不能有明显的上腔静脉压迫、声带麻痹和胸腔积液。

四、肺癌的外科治疗

对于肺癌外科治疗必须遵循的处理原则如下。

(1)无论如何要尽可能地将肿瘤和肺内淋巴结完全性切除,至少是解剖性肺叶切除。

(2)术中要小心谨慎,不要挤压或弄破肿瘤,以防转移。

(3)贴近肿瘤或受累的组织,应与肿瘤一起完整地大块切除,比分别切除要好。

(4)术中尽可能用冷冻切片证实切缘无肿瘤残留,包括支气管、血管残端,以及肿瘤周围组织。一旦切缘肿瘤残留,就不能达到完全性切除的要求。

(5)所有能够见到的纵隔淋巴结包括被覆胸膜、周围脂肪组织及淋巴管应当全部予以切除并行病理检查,切除后纵隔结构应达到"骨骼化"标准。最好是按分组进行解剖,确切辨认淋巴结并予以标记。

最适宜进行手术治疗的肺癌是Ⅰ、Ⅱ期和部分经过选择的ⅢA期肺癌,如$T_3N_1M_0$的非小细胞肺癌。影像学上已有明确纵隔淋巴结转移的N_2患者,不宜马上进行手术切除。至于ⅢB、Ⅳ期肺癌,手术不应列为主要的治疗手段。国内非小细胞肺癌手术治疗的5年生存率为31.8%~42.4%。Ⅰ期SCLC先行手术切除已得到国内外共识;Ⅱ期SCLC术前化疗的观点有所不同,仍处于研究中;而对期别较晚的Ⅲ期SCLC应以化疗为主,如化疗疗效较好,病员年龄较轻、全身情况良好,可考虑继以手术治疗。

五、肺癌的放疗

对有纵隔淋巴结转移的肺癌来说,放疗是主要的治疗手段,对有远处转移的肺癌而言,放疗是有效的姑息治疗方法。在一些早期肺癌,因高龄或内科原因不能手术或拒绝手术的病例,放疗可作为一种根治性治疗手段;手术后放疗用于处理术后的阳性切缘、局部晚期的N_2或T_4病例。放疗也可用于控制肺癌的症状。

现代的三维适形放疗技术(3DCRT)和调强放疗技术(IM-RT)是目前最先进的放疗技术。已经建立了3DCRT技术的医院,应该把它们用于所有的肺癌患者,并用CT或CT/PET来进行放疗计划的设计。对还没有上述先进技术的医院,可采用常规的放疗技术,但是必须非常注意对肺、心脏和脊髓的保护,以避免对它们的放射性损伤。

近期研究表明,立体定向全身放疗(SBRT)和射频消融(RFA)可以作为拒绝手术或不能耐受手术的淋巴结阴性患者的治疗选择。最适合进行SBRT的患者肿瘤应≤5cm且远离一级或二级支气管。最适合进行RFA的患者为外周孤立病灶小于3cm,RFA可用于既往照射过的组织,以及用于姑息治疗。

对于医学上不能手术切除肿瘤但身体状况良好、预期寿命较长的Ⅰ期和Ⅱ期NSCLC患者,放疗应作为一种有可能治愈的手段提供给患者。然而,最近一项在4357例未手术切除的Ⅰ期或Ⅱ期NSCLC患者中进行的研究发现,与未放疗的患者相比,接受放疗的患者中位生存期延长,但5年生存率没有明显差异。

六、肺癌的化疗

肺癌化疗可分为根治性化疗、姑息性化疗、新辅助化疗、辅助化疗、局部化疗和增敏的化疗。根治性化疗主要用于SCLC的治疗,其特点是足量足程的联合化疗,以争取达到长期生存或治愈的最终目的。姑息性化疗主要用于晚期肺癌,其特点是延迟病变的发展,减少患者症状,提高生存质量、延长存活时间。新辅助化疗指术前化疗,通过化疗使病变转变为可手术,同时期望通过减少微转移而提高长期生存率。辅助化疗指完全性切除术后的化疗,期望通过减少微转移来提高生存率,特别是提高无瘤生存时间。局部化疗指在影像介导下经支气管动脉内或病灶供血血管直接注入化疗药物,形成瘤内药物高浓度以达到提高疗效的目的。增敏化疗是在放疗的同时所进行的目的为增进肿瘤细胞对放疗敏感性的化疗。

对于局限期小细胞肺癌,目前联合化疗方案的总缓解率可达 $80\%\sim90\%$,完全缓解率 $40\%\sim50\%$,中位生存期可达 20 个月。与未接受治疗的患者相比,有效的联合化疗能提高患者的中位生存期 $4\sim5$ 倍。对于广泛期小细胞肺癌,联合化疗方案的有效率大约为 60%,中位生存期为 $7\sim9$ 个月,有效率和生存期均低于局限期小细胞肺癌患者。

化疗对非小细胞肺癌的治疗效果近年虽有提高,但尚不能令人满意,目前是Ⅳ期非小细胞肺癌主要的治疗手段。肺癌对化疗的有效反应,包括了完全缓解和部分缓解两种情况,但绝大部分患者所表现的仅是部分缓解。肿瘤的缓解并不等于生存期的延长,目前顺铂是公认为唯一可以提高Ⅲb期非小细胞肺癌 10% 一年生存率的化疗药物,铂类是 NSCLC 有效联合化疗方案的基础。非小细胞肺癌的二线化疗方案中多西紫杉醇优于最佳支持治疗,能改善生存期和生活质量,培美曲塞与多西紫杉醇疗效相近,但血液毒性较小。

(一)肺癌化疗的药物代谢特点

1.药动学

肿瘤治疗中所使用的药物对正常组织和肿瘤组织均有杀伤,因此,了解其毒性和反应是治疗环节中最基础的,这主要是药动学和药效学。前者是探讨药物与其血浆浓度间的关系,这涉及药物的代谢和排泄,是指机体对药物的作用。临床判断药动学结果时还需要了解血浆药物浓度(或剂量)与效应间的关系或称药效学,这说明药物对机体的作用。

典型的药动学研究包括 4 个方面,即吸收、分布、代谢和排泄。肺癌化疗药物在体内的吸收、分布、代谢和排泄各不相同,但从总的体内代谢规律看,应注意以下特点。

(1)吸收:是药物透过肠黏膜被利用的过程,一般用生物利用度来表示,生物利用度是由口服的曲线下面积(AUC)与静脉注射后的 AUC 之比测定的。吸收不良或首关代谢增强均可降低生物利用度。一般情况下给药途径不同,吸收速度亦不同,其吸收速度一般顺序是,静脉>吸入>肌肉>皮下>直肠>黏膜>口服>皮肤。口服和肌内注射符合一级动力学过程,静脉滴注多采用恒速输入,符合零级动力学。占大多数的肺癌化疗药物通过静脉给药,而通常认为皮下或肌肉给药的生物利用度常接近 100%。化疗药物吸收的速度和程度则决定了药理效应起始的快慢和强度。血管外给药生物利用度较低,同时药物进入血液循环的时间有不同程度的延迟。为获得预期的血浆药物浓度,需快速静脉注射,对于肺部肿瘤,采用静脉给药,药物首先经右心进入肺脏,肺组织受药量最大。理论上通过动脉给药可选择性地把药物直接导入肿瘤组织内,其所得血液药物浓度应高于同剂量静脉给药的浓度,从而产生更好的抗肿瘤效应,减少毒副反应,然而动脉内注射的危险性也相对增大。局部动脉插管灌注化疗治疗肺癌的效果目前尚未得到循证医学的证实。新的方便于患者的口服抗肿瘤药物也将成为一种趋势,然而医师生在用口服药时必须了解新近手术、既往的化疗都可影响吸收。同时服用影响胃肠动力性的药物,如吗啡类药物和盐酸甲氧氯普胺也可能是一种影响抗肿瘤药物吸收的原因。还应该认识到细胞毒性化疗可以改变长期服用的其他药物的血浆浓度,如苯妥英或盐酸维拉帕米。即使是皮下或肌肉内给药,由于局部药物降解或其他因素亦可以降低生物利用度。

（2）分布：药物在吸收并进入循环后向机体的组织、器官或体液转运的过程称为分布。分布是十分复杂的，可用单个或多个相互连接的房室描述一个药物的药动学，从中央室向周边室运动称为分布。中央室通常是血浆，而药物作用的部位可能是周边室（如细胞内液），有必要强调的是，房室仅是一种数学模型，是数学上假想的空间概念，并非特指任何解剖学位置。虽然血药浓度常用于代表中央室的浓度，但实际上中央室容积并不等于血浆容积。分布到周边室的药物，最终经再分布返回血浆或中央室。广泛分布的药物通常有长的终末半衰期，在线性药代学模型中，药物从一个房室转运到另一个房室的速率与药物在第一个房室内的药量成正比，所谓线性是指这种比例因子是一个恒定的常数（即系统不会饱和）。对于三室模型，药物从房室1（中央室）向房室2的转运速率等于速率常数 K_{12} 与房室1中的药量的乘积，而药物从房室2向房室1的转运速率则是另外一个不同的速率常数 K_{21} 与房室2中的药物量的乘积，药物从房室1向房室2转运的净速率为这两项乘积的差，其他房室间的转运速率依此类推。

效应室由 Hul 和 Sheinner 等提出，用来解释药物峰效应滞后于血浆峰浓度的临床现象，主要是因为药物的作用部位不是血浆（中央室），一般意义上的效应室浓度均意指"表观"浓度。效应室"表观"浓度定义为产生同样药物效应时的血浆稳态浓度，血浆浓度和效应室浓度之间有不平衡现象，这种不平衡与药物在血浆和效应室之间转运速率及给药速度有关，单次注射时，效应室滞后现象明显，而持续输注时血浆浓度和效应室浓度几乎同时达到峰值。

抗肿瘤药物的分布受器官的血流量、脂肪含量、药物的理化性质的影响。脂溶性强的药物在脂肪组织中分布量较多，而水溶性药物则主要分布在血液。多数抗癌药在体内分布广泛，在迅速增殖的组织（骨髓、血细胞等）含量较高，在肿瘤中的含量也较高，但总体来讲缺乏分布的特异性。目前，正处于广泛研究阶段的导向治疗，就是提高肿瘤局部药物浓度的有效方法。化疗药物通过与瘤细胞有亲和性的药物载体结合成复合物，将药物高度特异而且十分准确的导向靶目标瘤细胞，增强了化学药物对瘤细胞的杀灭作用，这类载体有脂质体、单克隆抗体、某些高分子物质等。虽然导向治疗在理论上和实践中均取得了突破性进展，但是临床上常常由于抗体的专一性不强或体内存在交叉抗原而出现非特异性导向，尚需要进一步研究完善。体内的屏障结构也影响了药物的分布，如血-脑屏障是阻止外源性物质进入脑组织的重要屏障，但在脑膜炎、肿瘤脑转移、脑放疗后，这种作用会降低。替尼泊苷分子量小、脂溶性高，易通过血-脑屏障，脑原发肿瘤、脑转移瘤中浓度较高，而脑脊液中浓度较低，相当于血浆浓度的 10%，用于中枢神经原发性和转移性肿瘤。

（3）代谢：化疗药物进入机体后，在体内酶系统、体液的 pH 或肠道菌丛的作用下，发生结构转化或称"生物转化"的过程。药物经过代谢一般都失去活性，称为"灭活"，为药物在体内消除的主要途径之一。但有些前提药物本身在体外无生理活性，需在体内被代谢为活性物质后发挥药效，此过程称为"赋活"，如环磷酰胺只有在体内代谢生成磷酰胺氮芥才具有抗肿瘤作用。

肝脏是药物代谢最重要的部位，代谢可分为Ⅰ相和Ⅱ相反应。Ⅰ相反应为氧化或还原反应，包括 P450 系统，Ⅱ相反应是结合反应，如乙酰化和葡萄糖醛酸化。Ⅰ相反应常使药物对Ⅱ相反应更敏感。通过此反应一般产生容易从胆汁或肾排泄的物质。这些代谢反应的目的是使药物解毒，但也能导致药物的活化。

药物代谢酶的遗传变异性是一个越来越重要的领域，这种变异如损坏了解毒作用则导致毒性增加。如活化作用发生障碍，则能增加或丧失预期的药效。此外，遗传变异性可能是致癌的危险因子,有一些过去认为是不同的药物代谢酶,最后证明它们是多态性的。

个体代谢能力还受其他不同因素的影响,例如肝功不良、营养状况和其他药物影响等。肝功能不良对Ⅰ相代谢(如 P450)的影响大于Ⅱ相酶(如葡萄糖醛酸化),在化疗期间监测肝功能,常用血清胆红素作量度指标,但是此量度对判断血浆药物的清除率很不灵敏。营养不良同肝功能不良一样,可引起药物代谢酶的合成减少,清除率降低,而毒性增加,因此化疗中要考虑患者的全身状况。

能与化疗相互作用的潜在药物:由于酮康唑、伊曲康唑、红霉素、克拉霉素或柚汁抑制 CYP3A4,可导致依托泊苷或长春新碱清除率降低。相反,类固醇皮质激素类、苯妥英、苯巴比妥、环磷酰胺或异环磷酰胺诱导 CYP3A4,使依托泊苷或长春新碱清除率增强或异环磷酰胺的活性增强。葡萄糖醛酸糖基转移酶由于丙戊酸或布洛芬的抑制,可使表柔比星或伊立替康的活性代谢物的清除率降低。

(4)排泄:肾和肠道是两个主要排泄途径,两者都是由多个环节组成的复杂过程,任何环节都受疾病或药物的调节。药物从肾小球到输尿管的途径中要经过滤过分泌和重吸收等环节,肌酐清除率常用于代表肾小球滤过率(GFR),肌酐清除率可用一定时间内的尿标本测定,也可根据不同公式计算。肌酐清除率可以用来说明一个人总的肾功能,如果某药主要是从肾清除的话,肾功能降低的患者要考虑减少其剂量。

肾小管的重吸收和分泌作用在药物排泄过程中也很重要。例如,顺铂的重吸收具有可饱和性,当输注给药时重吸收按比例增加,这就导致毒性增加。甲氨蝶呤在肾小管也经历分泌和重吸收,且尿的 pH 对这些作用的影响很大,尿碱性化可增加其排泄。

肠道排泄的药物多数是进入胆汁后经肠道由粪便排出,少数药物直接进入消化道排泄。血清胆红素常用于调整被肝清除的药物的剂量,不过血清胆红素仅是排泄障碍的一种标志,与肝代谢障碍的关系不大,血清蛋白常用以衡量肝脏的合成功能。

2.药效学

药物效应动力学简称药效学,是研究药物对人体及病原体产生药物效应动态变化规律的科学,包括药物的作用及作用机制、药物的不良反应,影响药物作用的因素等,是药理学的核心内容之一,也是正确评价药物在防治疾病中有效性和安全性的基本依据,以解决临床合理用药的问题,并为临床用药提供理论依据。研究的基本目标是了解效应的变化性,在Ⅰ期临床试验中,目的是了解作为剂量函数效应(毒性)的变化性,研究者还可以了解药动学参数(AUC)和效应间的关系。

因为Ⅰ期试验是多种剂量,而剂量又与 AUC(和其他参数)有关,如果剂量的范围过宽,则 AUC 与效应之间的相关性将混淆不清,在Ⅱ期试验时,所有患者用固定剂量的同一种药,这为研究药动学参数(仅是药动学变化性)和效应(包括毒性和反应性)的关系提供了一个重要机会。

药效学研究的方法学应利用一般公认的成果,历来用血细胞计数最低点,尽管此法有某些局限性。按定义,血细胞计数最低点是测定过程中见到的最低血细胞计数,这与观察的数量有很大关系。另外,血细胞计数最低点在大剂量化疗时不适用,因此希望组合全部血细胞计数,并利用一种方法可以正确分析遗漏的数据。

非血液学毒性常是分级的,而不是连续的,是主观的,而不是客观的。需要用适合这种终点的统计学方法,如 Logistic 回归与其变式。

3.药物代谢的临床应用

(1)清除率:药动学资料的获取较容易,但分析解释这些数据很复杂,最好从估算总血浆清除率着手,清除率可用下述两种方法之一计算出:测量(或估计)单剂给药后的量时曲线下的面积(AUC),或测定持续输注时的稳态浓度(Css)。

$$清除率 = 剂量/AUC$$
$$清除率 = 剂量速度/Css$$

药理学家可能对清除率的绝对值感兴趣,但临床医师生首先关心的应该是清除率的变异性。变异性最好用变异系数(CV)表示,它是标准差(非标准误)与平均值的比值。低变异性的药物CV值可低达10%~20%,变异性大的药物CV值可达75%~100%,大多数药物的CV值在20%~40%。

在了解变异程度之后,下一个问题是对其解释,特别是CV值十分大时。这对清除率低、中毒危险性增加的患者尤其重要,对于高CV的药物应仔细研究其主要代谢系统的遗传决定多态性。变异的另一个重要原因是,主要的代谢或排泄部位的饱和程度。如果在与临床相关浓度时发生饱和,在高剂量时其清除率将急骤降低,可能这种药具有非线性药动学。这类药的最佳用法需要充分了解相关的复杂性,以及疾病和其他药物的潜在作用。

在评价AUC或清除率变异时,药物与蛋白结合也是重要因素之一,蛋白结合的范围可能从忽略不计一直大到99%,只有游离的(未结合的)药物有活性,而常用的分析方法所测定的是药物的总量(游离的加结合的)。对于一个高度结合的药物,如果蛋白结合有明显变异,而又未直接测定游离的药物或蛋白结合的范围,那就很难解释血浆浓度。某些药如依托泊苷,可根据简单的参数如血清蛋白、胆红素和年龄等估算其蛋白结合数。

(2)半衰期:对高度程序化依赖药物来说,半衰期的变异性比清除率的变异性更为重要,虽然半衰期与清除率一般呈反比关系,但半衰期增加也可能是分布体积增加的结果,由于甲氨蝶呤可分布到腹水及胸腔积液中,所以能明确显示这种因果关系。

半衰期的变异可影响特定血浆浓度上时间的变异,这是毒性和有效性的一个重要因素,日益被人们所认识。半衰期的认识对拟订方案尤其重要,如半衰期短的程序化依赖药物(如阿糖胞苷、氟尿嘧啶)最好持续输注或多次给药。知道半衰期后,可以估计何时血浆内的细胞毒性药物已低到可忽略水平,以便输注外周血干细胞或给予集落刺激因子。

(3)活性代谢物:虽然代谢的结果通常是解毒,但某些药物经过代谢也可以产生活性循环代谢物。在这类药物中包括本无细胞毒性的真正的前体药物,和其代谢物的细胞毒性与母体药相似或加大的药物。了解活化过程的途径也很重要,因为活性代谢物与母体药的治疗指数(有益的与有害的效应之比)不同,所以增加或抑制活性代谢物的形成均有理论意义。为此可选用特异的药物代谢酶系抑制剂(如酮康唑)或诱导剂(如皮质类固醇)。最后,在活化作用中,遗传基础可能不同,从而在一定的患者群体中产生不同的效应。

(4)清除途径:肿瘤学家一般都能充分意识到末端器官功能不良患者的药物清除潜力遭破坏,即使医师生在给药前知道了患者个体的清除率,仍难预测其中毒的程度。这是因为,药物可能有一段长时间的低浓度期(由于程序依赖药)或同时存在其他药效学影响因素(如营养不良而增加敏感性)。

(二)肺癌化疗的细胞动力学

1.组织中细胞成分

细胞动力学是研究细胞周期中的动态变化状况。细胞从一次分裂结束起到另下一次分裂完成为止,即为一个细胞增殖周期。这一过程中细胞内发生的主要变化为DNA的复制、染色体形成并将其分配到两个子细胞中,为分裂增殖做准备。人体组织中的细胞基本上可以分为三大类群,如下。

(1)增殖细胞群,在细胞周期中连续运转因而又称为周期细胞,如表皮生发层细胞、部分骨髓细胞。

(2)静止细胞群暂不分裂,但在适当的刺激下可重新进入细胞周期,称 G_0 期细胞,如淋巴细胞、肝、肾细胞等。

(3)不分裂细胞,指不可逆地脱离细胞周期,不再分裂的细胞,又称终端细胞,如神经、肌肉、多形核细胞等。肿瘤的增长与增殖细胞群有直接关系,若肿瘤细胞的增殖速率超过细胞的丢失速率,则肿瘤不断增加体积;若细胞的增殖速率等于细胞的丢失速率,则肿瘤大小趋于稳定;若细胞的增殖速率小于丢失速率,则肿瘤不断缩小。

处于静止细胞群的静止细胞(G_0),当受到一定内外因素的刺激,会成为增殖细胞,进入增殖细胞群,此为肿瘤复发的主要根源。

2.细胞增殖周期特点

近年来采用放射性核素标记技术等检测手段,将细胞增殖周期大致分为以下 4 个阶段。

(1)G_1 期:即 DNA 合成前期,由上次细胞分裂终了至开始 DNA 合成,此期主要合成信使核糖核酸(mRNA)和蛋白质等,为向 S 期过渡做物质上的准备。此期的时间较长,可占细胞增殖周期的 1/2,在不同的肿瘤细胞间差异较大,可以由数小时到数天。

(2)S 期:即 DNA 合成期。是进行 DNA 复制的时期,此期之末 DNA 含量增加 1 倍,除合成 DNA 外,也合成其他一些成分,如组蛋白、非组蛋白,以及与核酸合成有关的酶类和 RNA 等。值得注意的是,微管蛋白的合成在此期已经开始。S 期占全周期的 1/4～1/3,时间波动在 2～30 小时,多数为十几个小时。

(3)G_2 期:即 DNA 合成后期或分裂前期。此期 DNA 合成已结束,正进行细胞分裂的准备工作,继续合成与细胞分裂有关的蛋白质和微管蛋白,约占细胞周期的 1/5,时间为 2～3 小时。

(4)M 期:即有丝分裂期。此期细胞的合成功能极低或停止,细胞核或细胞质平均地分到两个子细胞内,最终分为两个子细胞。此期相当短,所占时间为 1～2 小时。

3.抗癌药物对细胞增殖动力学的影响

根据抗肿瘤药物的剂量-反应曲线,对增殖细胞和非增殖细胞敏感性的差别,以及在分子水平上的作用,将抗癌药物分成两种类型。

(1)细胞周期非特异性药物(CCNSA):其作用与药物的浓度有关。作用较强而快,能迅速作用于癌细胞,剂量-反应曲线为直线,其剂量增加 1 倍,杀伤力增加 10～100 倍,它们的疗效与一次给药量的大小呈正比,在集体能耐受的毒性范围内,大剂量冲击疗法效果最佳,而小剂量分次给药则效果差。

(2)细胞周期特异性药物(CCSA):其作用在低剂量时随剂量的增加而增加,但达到一定剂量后,即使剂量再增加,其杀伤癌细胞的能力不再增加。其作用与敏感和时相有关,用药需达到一定的血浓度并维持一定时间。

(三)肺癌合理用药的一般原则与策略

1.治疗前必须要有明确的病理学诊断和临床分期

化疗药物有较明显的毒副作用,包括致癌、致畸、致突变("三致")的潜在可能性,因此,治疗前首先应明确患者的诊断,通常应取得组织学或病理学诊断。组织学诊断不仅仅是为了化疗诊断,组织学分型对于决定化疗药物的选择,预测治疗结果及制订整个综合治疗方案都有决定性意义。

临床分期也是合理化疗的重要根据,确定肺癌侵犯的范围,才能综合考虑治疗的整体方案,与手术、放疗、分子靶向治疗结合进行多学科治疗。

2.根据化疗在肺癌综合治疗中的作用加以选择

近30年来的临床实践已经证明,肺癌是一种全身性疾病,多学科综合治疗可以明显提高疗效,延长生存。化疗在肺癌的综合治疗中发挥着重要作用。根据肺癌病理类型、病期早晚的不同,确定不同的治疗方针并制定相应的化疗策略。原则上应选用已经过足够病例数的Ⅲ期临床研究,疗效已得到充分证实并且可以重复出相似的效果,得到普遍承认,且经"循证医学"所证实的治疗方案。

(1)根治性化疗:以化疗为主或者说化疗是其决定性的治疗。如小细胞肺癌对化放疗敏感,有可能治愈,应尽早开始规范、足量、足疗程的化疗,局限期小细胞肺癌早期放化疗。随意减低化疗剂量,随意延长化疗的间隔时间,在临床取得完全缓解后就终止治疗,都将导致治疗失败。必须完成原计划的全程化疗,并结合放疗等多学科治疗。这种根治性的治疗往往伴有严重的毒副作用,应积极给予辅助性措施。

(2)晚期肺癌的姑息性化疗:主要针对Ⅲb期和Ⅳ期的非小细胞肺癌,化疗对肿瘤并不能达到治愈的目的,但循证医学的结果证实可延长生存期、改善症状、提高生活质量。多以第三代药物联合铂类的二药化疗,辅以姑息性放疗。

(3)辅助化疗和新辅助化疗:指手术或放疗前后给予的化疗,其目的是消灭亚临床的微小转移,减少复发和远道转移,提高生存率,或对局限性病变因范围较大估计不能手术切除或放疗野较大者,先采用化疗作为诱导治疗。

非小细胞肺癌的术后辅助治疗已得到循证医学依据,而新辅助化疗因影响因素众多,尚无结果,但临床应用上有以下优点:①减少肿瘤体积或负荷,缩小肿瘤侵犯的范围,降低肿瘤分期,有利于手术切除,或使原来不能手术的肿瘤变为可手术。②对放疗而言,由于体积减小,其血供可以改善,减少了乏氧细胞的存在,增加了放疗敏感性,而且随着放射野的缩小,正常组织得以更多的保护。③控制或杀灭手术野或放疗野以外的微小病灶,及早控制远处转移。④减低肿瘤细胞的生物活性,减少手术种植的可能性。⑤新辅助化疗可作为化疗是否敏感的最好体内实验,为术后或放疗后的进一步化疗的有效性提供最客观的证据。⑥放疗前应用化疗药物可起到放疗增敏作用。

(4)同期化放疗:随着支持治疗的改善、有效保护骨髓和制止化放疗不良反应药物在看、临床上的广泛应用而形成的一种治疗模式。在局限晚期的小细胞肺癌和非小细胞肺癌的治疗上已经取得了一些进展,不仅加强了局部控制,也提高了远期生存率。治疗中应注意其不良反应是否能耐受。

(5)研究性化疗:由于科学的进步,新的化疗药物和治疗方法不断涌现,需要进行临床试验。现有方法治疗无效的患者可进入临床研究。临床试验的病例选择应有严格的伦理学及科学原则,并符合公认的医疗道德准则,签署知情同意书。

3.全面了解患者对化疗的耐受性

化疗要根据患者的机体状况决定。评价患者全身情况的一项指标是其活动状态。活动状态是通过患者的体力来了解其一般健康状况和衰弱程度的指标。国际上采用 Karnofsky 评分表,

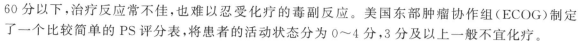

60 分以下,治疗反应常不佳,也难以忍受化疗的毒副反应。美国东部肿瘤协作组(ECOG)制定了一个比较简单的 PS 评分表,将患者的活动状态分为 0～4 分,3 分及以上一般不宜化疗。

了解患者以往的治疗史对估计本次化疗的疗效及决定用药十分重要。初治的患者往往对化疗更敏感,一般选用一线化疗方案,小细胞肺癌(SCLC)如一线化疗方案在 3 个月以上复发,可考虑重复原方案,但疗效一般比首次治疗差。了解患者是否患有其他疾病也十分重要,特别是糖尿病、冠心病、高血压、结核病等对全身影响较大的疾病,并了解患者的肝、肾、心等功能有无受损,从而决定是否化疗,化疗药物和化疗剂量。

4.充分利用联合化疗优势

不同化疗药物作用于细胞周期不同的时相。在一个肿瘤细胞群中,细胞处于不同时相,单一药物很难达到完全杀灭,联合使用作用于不同时相的药物,如细胞周期非特异性药物与周期特异性药物配合,有望一次大量杀灭更多的癌细胞,并可使 G_0 期的细胞进入增殖周期,提高化疗敏感性。选药时尽可能使各药的毒性不重复,以提高正常组织的耐受性。联合化疗一般以 2 种药为好。

5.达到有效的剂量强度

剂量强度指每周药物按体表面积每平方米的剂量$[mg/(m^2 \cdot w)]$。相对剂量强度(RDI)是使用的剂量与标准剂量之比。抗肿瘤药物多为一级动力学模型,剂量-疗效曲线为线性关系,对于敏感肿瘤,剂量越高则疗效愈大,在小细胞肺癌中量效关系明显,非小细胞肺癌为化疗低敏感肿瘤,达到一定剂量后增加剂量不再提高疗效,在最大耐受剂量强度中增大有时不失为提高疗效的有效途径。临床上要根据患者的全身情况,按循证医学推荐的剂量应用,任意降低剂量,都将给远期效果带来隐患。

6.个体化用药

已经循证医学证实有效的药物并不适合全部患者,化疗有无效果与肺癌分子生物学行为、病理病期、个体状况有关。ERCC1 是核苷酸剪切修复途径中的关键因子与铂类药物治疗的敏感性有关,ERCC1 明显变异或 ERCC1 水平升高者铂类化疗后生存时间明显缩短。RRM1 的高表达导致吉西他滨耐药,同时 RRM1 能影响 DNA 的损伤和修复,预测它对其他药物的活性也有影响,特别是铂类药物。β_2-微管蛋白Ⅲ表达水平与 NSCLC 细胞系中的紫杉类药物抵抗有关。微管不稳定蛋白 Stathmin 的过表达可干扰紫杉醇与微管的结合,但增加长春碱类药物与微管的结合能力。

对于既往已做过化疗的患者,要计算某些药物的累积剂量,另外要关注是否存在耐药。营养状况直接影响患者的人体能和对化疗的耐受性,要纠正因营养不佳而对患者带来的不利影响,确实不能纠正又急需化疗者,也应达到最低有效剂量。活动功能状况低下的患者对化疗的耐受也差,毒性会相应增大。

7.合理的给药方法和间隔时间

肺癌作为一种全身性肿瘤,化疗的最常见途径是静脉给药,口服药物目前尚较少,局部给药在肺癌治疗中的地位尚有待探索,如支气管动脉化疗。腔内治疗,包括胸腔和心包腔内化疗对于控制积液效果理想。

细胞周期非特异性药物(CCNSA)对肿瘤细胞的作用较强而快,剂量-反应曲线接近直线,在浓度(C)和时间(T)的关系中 C 是主要因素。而细胞周期特异性药物(CCSA)作用一般较慢而弱,需要一定时间才能发挥作用,其剂量-反应曲线是一条渐近线,达到一定剂量后疗效不再提高、出现平台,在影响疗效的因素中 T 是主要的。因此,需根据这些特点,选择给药途径、给药间隔时间和持续时间。

联合用药的顺序也会影响化疗的疗效和毒性,要注意第二次给药时间,若第二次给药的时间不当,如提前或错后,都会错过瘤细胞积聚的高峰时间而影响疗效。卡铂和健择的联合化疗以卡铂给药 4 小时后再给予健择疗效最好;顺铂和健择的联合应用,则顺铂第 8 天用,不良反应会减轻。联合化疗导致瘤细胞同步化,也会发生正常的骨髓细胞同步化。细胞同步化是指在自然过程中发生或经人为处理造成的细胞周期同步化,前者称自然同步化,后者称为人工同步化。若第二次给药时间不当,会过多地杀伤正常的骨髓细胞,增加化疗毒性。这一点可利用正常骨髓细胞周期较短,而在同步化阻滞作用消失后,先进入 S 期,当瘤细胞进入S 期时,骨髓细胞已经完成DNA 合成,此时使用 S 期特异性药物,即可消灭瘤细胞并能减少对正常骨髓细胞的损害。

8.及时处理化疗药物的毒性反应

化疗的成功与否,很大程度取决于如何解决好疗效和毒性反应之间的关系,在取得最大疗效的同时,尽可能使毒性反应限制在可恢复与可耐受的水平,使用适宜的剂量、疗程间隔和疗程数,密切的临床观察与监测,以及及时的处理是化疗有效和安全的保障。

(四)肺癌常用化疗药物

1.肺癌化疗药物分类

根据药物的来源、化学结构和作用机制,肺癌化疗药物可分为 6 类。

(1)烷化剂:烷化剂类药物具有活泼的烷化基团,在生理条件下能形成正碳离子的亲电子基团,以攻击生物大分子中富电子位点的物质,结果与各种亲核基团包括生物学上有重要功能的磷酸基、氨基、巯基和咪唑基等形成共价键。烷化剂的细胞毒作用主要通过其直接与 DNA 分子内鸟嘌呤碱基上 N_7 或腺嘌呤 N_3 的分子形成交叉联结或在 DNA 分子和蛋白质之间形成交联,导致细胞结构破坏而死亡。烷化剂为细胞周期非特异性药物,一般对 M 期和 G_1 期细胞杀伤作用较强,小剂量时可抑制细胞由S 期进入 M 期。G_2 期细胞较不敏感,增大剂量时可杀伤各期的增殖细胞和非增殖细胞,具有广谱抗癌作用。用于肺癌的烷化剂有环磷酰胺(CTX)、异环磷酰胺(IFO)、卡莫司汀(BCNU)、洛莫司汀(CCNU)、司莫司汀(Me-CCNU)。

(2)铂类:铂类药物与 DNA 双链形成义矛状的交叉联结,作用与烷化剂相似,常用的有顺铂(DDP)、卡铂、草酸铂。

(3)抗代谢类:抗代谢类药物是能干扰细胞正常代谢过程的药物,这类药物与正常代谢物质相似,在同一系统酶中互相竞争,与其特异酶相结合,使酶反应不能完成,从而阻断代谢过程,阻止核酸合成,抑制肿瘤细胞的生长与增殖。常用的抗代谢药物有三类,叶酸拮抗物、嘌呤类似物和嘧啶类似物。抗代谢类药物为细胞周期特异性药物,主要抑制细胞 DNA 合成,S 期细胞对其最敏感,有时也能抑制 RNA 和蛋白质的合成,故对 G_1 期或 G_2 期细胞也有一定作用。常用于肺癌的抗代谢类药物有吉西他滨、培美曲塞。

(4)抗生素类:抗肿瘤抗生素是由微生物产生的具有抗肿瘤活性的化学物质,能抑制肿瘤细胞的蛋白或核糖核酸合成,或直接作用于染色体。抗肿瘤抗生素为细胞周期非特异性药物,对增殖和非增殖细胞均有杀伤作用。用于肺癌的抗生素类药物有多柔比星(ADR)、表柔比星(EPI)、丝裂霉素(MMC)。

(5)微管蛋白抑制剂:微管蛋白抑制剂主要由植物中提取,作用于肿瘤细胞核的微管蛋白,促进或阻止微管的聚合和形成,使有丝分裂时纺锤体形成的关键步骤受抑制,细胞有丝分裂停止于M 期,干扰细胞的增殖。用于肺癌的微管蛋白抑制剂有长春碱类如长春地辛(VDS)、长春瑞滨

（NVB），紫杉类如紫杉醇、多西紫杉醇。

（6）拓扑异构酶抑制剂：该类药物抑制拓扑异构酶Ⅰ或Ⅱ，阻止DNA复制时双链解旋后的重新接合，造成DNA双链断裂，干扰DNA合成和复制，为细胞周期特异性药物。用于肺癌的有拓扑异构酶Ⅰ抑制剂伊立替康（CPT-11）、拓扑替康及拓扑异构酶Ⅱ抑制剂依托泊苷（VP-16）、替尼泊苷（VM-26）。

2.肺癌常用的化疗药物

肺癌常用的化疗药物介绍见表6-3。

表6-3 肺癌常用的化疗药物

类别	名称	主要给药途径	常用剂量	主要限制性毒性	其他毒性	主要用途	附注
烷化剂类	环磷酰胺（CTX）	静脉注射	$600\sim1\,200$ mg/m²，每3～4周重复	骨髓抑制	恶心、呕吐、脱发、出血性膀胱炎	小细胞肺癌	不宜局部使用
	异环磷酰胺（IFO）	静脉注射	$1.0\sim1.5$ g/m²，连用5天/4周	骨髓抑制	出血性膀胱炎、恶心、呕吐、脱发	小细胞肺癌	同时使用Mesna，每次剂量为IFO的$20\%\sim30\%$，每天用3次（0小时，4小时，8小时）
	洛莫司汀（CCNU）	口服	100 mg/m²，每4～6周重复	同上	呕吐	小细胞肺癌	同上
	卡莫司汀（BCNU）	静脉注射	200 mg/m²，每4～6周重复	延迟性骨髓抑制，尤其血小板下降	恶心、呕吐	小细胞肺癌	可透过血-脑屏障，迟发性骨髓毒性，一般不宜联合应用
	司莫司汀（Me-CC-NU）	口服	175 mg/m²，（单药）每4～6周重复	同上	呕吐	小细胞肺癌	同上
铂类	顺铂（DDP）	静脉注射	75 mg/m²或20 mg/m²，每天1次，连用5天，每3～4周重复	肾小管损害、听神经损害	恶心、呕吐、骨髓抑制	小细胞肺癌和非小细胞肺癌	应溶于生理盐水中静脉点滴，需水化、利尿以减轻肾毒性
	卡铂（CBP）	静脉注射	$0.3\sim0.4$ g/m²，每3～4周重复	骨髓抑制	恶心、呕吐、肾毒性	小细胞肺癌	不能用盐水稀释
	草酸铂（L-OHP）	静脉注射	130 mg/m²，每3～4周重复	外周感觉神经损害（感觉减退、遇冷痉挛）	恶心、呕吐、骨髓抑制、过敏	非小细胞肺癌	避免冷饮和四肢接触冷水，总剂量应小于800 mg/m²，不能用盐水稀释
	奈达铂	静脉注射	75 mg/m²，每3～4周重复	骨髓抑制	恶心、呕吐、肾毒性	小细胞肺癌和非小细胞肺癌	应溶于生理盐水中静脉点滴，输注结束后应再补液$1\,000\sim1\,500$ mL
抗代谢类	双氟脱氧胞苷（吉西他滨）	静脉注射	$1\,000\sim1\,250$ mg/m²，每3～4周重复	骨髓抑制	恶心、呕吐、过敏	非小细胞肺癌	注意血小板减少
抗生素类	培美曲塞	静脉注射	500 mg/m²，每3～4周重复	骨髓抑制	恶心、呕吐、皮疹	非小细胞肺癌	第一次用药开始前7天至少服用5次日剂量400 μg的叶酸，直至整个治疗周期结束后21天；第一次给药前7天肌内注射维生素B₁₂ 1 000 μg，以后每3个周期肌内注射一次；地塞米松4 mg口服，每天2次，给药前1天、给药当天和给药后1天连服3天

类别	名称	主要给药途径	常用剂量	主要限制性毒性	其他毒性	主要用途	附注
抗微管类	多柔比星（ADR）	静脉注射	$40\sim50$ mg/m² ,每 3 周重复	骨髓抑制、心脏毒性	脱发、恶心、呕吐	小细胞肺癌	心脏毒性与剂量累积有关,总量不宜超过 450 mg/m²
	表柔比星（EPI）	静脉注射	$60\sim70$ mg/m² ,每 3 周重复	同上,心脏毒性较小	同上	小细胞肺癌	毒性比多柔比星低,特别是心脏毒性,累积量小于 900 mg/m²
	丝裂霉素（MMC）	静脉注射	10 mg/m² ,每 $3\sim4$ 周重复	骨髓抑制	恶心、呕吐、静脉炎	非小细胞肺癌	注意避免漏出静脉外
	长春新碱（VCR）	静脉注射	1.4 mg/m² ,每周1次	末梢神经炎	便秘	小细胞肺癌	漏出血管外可致组织坏死
	长春地辛（VDS）	静脉注射	3 mg/m² ,每周1次	骨髓抑制	末梢神经炎	小细胞肺癌	同上
	长春瑞滨（NVB）	静脉注射	25 mg/m² ,每周 1 次,连用 2 周,每 3 周重复	骨髓抑制	神经炎、静脉炎	非小细胞肺癌	同上
	紫杉醇	静脉注射	175 mg/m² ,每3周重复	骨髓抑制	变态反应(对本品或聚氧乙基蓖麻油配制的药物过敏者禁用)、脱发、肌肉酸痛、外周神经炎	非小细胞肺癌和小细胞肺癌	用药前常规用下列抗过敏药,包括地塞米松 20 mg(用药前 12 小时、6 小时)、苯海拉明 50 mg、西咪替丁 300 mg(用药前 $30\sim60$ 分钟),并用带 0.22 微孔膜的聚乙烯类给药设备滴注
	多西紫杉醇	静脉注射	75 mg/m² ,每 3 周重复	中性粒细胞减少	过敏(同紫杉醇)、脱发、水钠潴留、指(趾)甲变化	非小细胞肺癌	为减轻水钠潴留,给药前 1 天开始口服地塞米松 8 mg,每天 2 次,至给药后 1 天,连服 3 天
拓扑异构酶抑制剂	伊立替康（CPT-11）	静脉注射	60 mg/m² ,每周 1 次,连用 3 周,每 4 周重复	延迟性腹泻,中性粒细胞减少	恶心、呕吐、脱发	小细胞肺癌和非小细胞肺癌	用药前 30 分钟阿托品0.25 mg 皮下注射可预防急性乙酰胆碱能综合征;大剂量洛哌丁胺(2 mg,每小时 2 次)可控制延迟性腹泻
	拓扑替康	静脉注射	1.25 mg/(m²·d),连用 5 天,每 3 周重复	骨髓抑制	恶心、呕吐、脱发	小细胞肺癌	不可与碱性药同时输注,勿外漏
	依托泊苷（VP-16）	静脉注射;口服	静脉注射:60 mg/(m²·d),连用4~5天,每 $3\sim4$ 周重复;口服:100 mg,每天 1 次,连用 $10\sim14$ 天,每 $3\sim4$ 周重复	骨髓抑制	脱发、恶心、呕吐	小细胞肺癌	
	替尼泊苷（VM-26）	静脉注射	70 mg/(m²·d),连用 $3\sim5$ 天,每 3 周重复	骨髓抑制	输注过快可发生支气管痉挛、低血压、脱发、变态反应	小细胞肺癌	脂溶性比 VP-16 高,可通过血脑屏障,注意变态反应

（五）肺癌常用的化疗方案

1.联合化疗的目的

联合化疗可获得单药治疗无法达到的 3 个目的:一为在机体可耐受的每一种药物的毒性范围内及不减量的前提下,杀死的肿瘤细胞最多;二为在异质性肿瘤细胞群中杀死更多的耐药细胞株;三为预防或减慢新耐药细胞株的产生。

2.联合化疗的用药原则

（1）单药化疗疗效肯定:小细胞肺癌单药化疗的有效率须大于或等于 30%,主要有 VP-16、

VM26、DDP、CBP、CTX、IFO,非小细胞肺癌的单药有效率需大于或等于 15%,常见药物为 DDP、长春瑞滨、吉西他滨、紫杉醇、多西紫杉醇、培美曲塞。

(2)选择药物应分别作用于细胞增殖的不同时期,一个相对合理的化疗方案应包括细胞周期非特异性药物和细胞周期特异性药物。烷化剂和抗生素类药物为细胞周期非特异性药物,作用于 S 期的药物有吉西他滨、培美曲塞,作用于 M 期的药物有长春碱类、紫杉类。

(3)化疗药物间有增效、协同作用。

(4)毒性作用于不同的靶器官,或者虽然作用于同一靶器官,但是作用的时间不同,不产生叠加反应。

(5)各种药物之间无交叉耐药性。

(6)肺癌化疗方案的选择必须遵循循证医学的原则,达到一定病例数的随机、多中心的临床试验结果可作为新方案的依据。

(7)基于生物标记物的化疗方案选择:肺癌药物基因组学发现了 *ERCC1* 和顺铂、*RRM1* 和吉西他滨、TS 酶和培美曲塞、*BRCA1* 和紫杉类药物之间的关系。Rosel 报道了第一个基于分子标记物分型选择化疗方案的前瞻性临床随机对照研究,*ERCC1* 低表达组给予顺铂/多西紫杉醇方案,客观缓解率达 53.2%,对照组未检测 *ERCC1* 水平,顺铂/多西紫杉醇方案的客观缓解率仅 37.7%。肿瘤细胞 *RRM1* 高表达的 NSCLC 患者使用吉西他滨治疗效果较差,*BRCA1* 阳性则紫杉类药物的效果较好。

3.联合化疗的应用方法

(1)序贯化疗:临床上根据肿瘤生长快慢的不同,序贯应用细胞周期非特异性药物和细胞周期特异性药物,以杀死处于细胞各时相的细胞。对增殖较慢的肿瘤(G_0 期细胞较多),化疗效果较差,可先用大剂量细胞周期非特异性药物冲击,以杀灭大量的增殖细胞和 G_0 期细胞,剩余的 G_0 期细胞可部分地进入增殖周期,接着再用周期特异性药物予以杀伤。而对增殖较快的肿瘤可先用细胞周期特异性的药物杀灭,剩余的 G_0 期细胞及其他各期细胞,再用细胞周期非特异性药物。

(2)同步化疗:在肿瘤组织中有处于增殖周期中各个时相的瘤细胞,也有处于非增殖期时相的瘤细胞。细胞周期特异性药物除能杀灭特定的某一期增殖细胞外,有的药物还能延缓周期时相的过程,使细胞堆积于某一时相,当该药作用解除,细胞将同时进入下一时相。这种现象称为同步化作用。在细胞同步化作用以后,选择对细胞积累的时相或其下一时相的特异性药物,使抗癌药物更多、更有效地杀灭瘤细胞,提高化疗的疗效。

(3)给药顺序:在同步化疗时要注意第二次给药时间,如第二次给药的时间不当,如提前或错后,都会错过肿瘤细胞积累的高峰时间而影响疗效。此外,在瘤细胞同步化的同时,正常的骨髓细胞也会发生同步化。若第二次给药时间不当,也会过多地杀伤正常的骨髓细胞,增加化疗毒性。这一点可利用正常骨髓细胞周期较短,而在同步化阻滞作用消失后,先进入 S 期,当瘤细胞进入 S 期时,骨髓细胞已经完成 DNA 合成,此时使用 S 期特异性药物,即可消灭瘤细胞并能减少对正常骨髓细胞的损害。

肺癌常用联合化疗方案中需注意的给药顺序:IFO 与 DDP 联用时应先用 IFO;紫杉醇与 DDP/CBP 联用时应先用紫杉醇;NVB 与 GEM 联用时应先用 NVB;GEM 与 DDP 联用时应先用 GEM;VP-16 与 DDP 联用时应先用 VP-16。

4.NSCLC 常用的联合化疗方案

NSCLC 的联合化疗方案有 NP 方案、GP 方案、TP 方案、DP 方案。

（1）NP方案：长春瑞滨（NVB）25 mg/m²，10分钟内快速静脉推注或静脉滴注，第1天、第8天；顺铂（DDP）75 mg/m²，静脉滴注，第1天。每3周重复1次。

注意事项：①该方案的主要毒副作用为骨髓抑制、恶心呕吐、手足麻木等。②NVB有较强的局部刺激作用，使用时注意防止药物外渗，并建议在使用后沿静脉冲入地塞米松5 mg，再加生理盐水静脉滴注，以减轻对血管的刺激。③方案中的DDP用量较大，因此要采用水化、利尿措施以保护肾功能。水化，在使用DDP当天及使用后第2天、第3天均应给予2 000 mL以上的静脉补液。使用DDP当天及使用后第2天、第3天均应给予2 000 mL以上的静脉补液。使用DDP当天应先给予1 000 mL补液后再给DDP化疗。利尿，DDP滴注前后各给予20%的甘露醇125 mL静脉滴注，DDP滴注结束后给予呋塞米20 mg。并记录24小时的尿量3天。④由于DDP剂量较大，止吐方面应注意加强。建议化疗前常规给予5-HT3受体拮抗剂的同时加用地塞米松10 mg静脉推注，以加强止吐作用。对每天呕吐超过5次的可以增加5-HT3受体拮抗剂1次。

（2）GP方案：吉西他滨1 g/m²，30分钟内静脉滴注，第1天、第8天；顺铂75 mg/m²（或卡铂，AUC=5～6），静脉滴注，第1天。每3周重复1次。

注意事项：①该方案的主要毒副作用为骨髓抑制（尤其是吉西他滨所致的血小板减少必须引起注意）、恶心呕吐。②吉西他滨的滴注时间为30分钟。③该方案中的DDP用量较大，建议参考NP方案中的有关水化、利尿及止吐等注意事项。

（3）TP方案：紫杉醇（PTX）175 mg/m²，静脉滴注3小时，第1天；顺铂75 mg/m²（或卡铂，AUC=5～6），静脉滴注，第1天。每3周重复。

注意事项：①该方案的主要毒副作用为变态反应、骨髓抑制、恶心呕吐、手足麻木等。②PTX应使用专用输液管和金属针头，滴注时间为3小时。在给药期间及用药后的第1小时应做心电监护。其溶剂蓖麻油可引起人体变态反应，因此该药使用前应常规给予预防过敏的药物，包括口服地塞米松20 mg（给药前12小时、6小时各1次），肌内注射苯海拉明40 mg，静脉推注西咪替丁400 mg（给药前30～60分钟）。③CBP配制禁用含氯的溶液，一般使用葡萄糖溶液，其使用应在PTX后进行。④该方案中的DDP用量较大，建议参考NP方案中的有关水化、利尿及止吐等注意事项。

（4）DP方案：多西紫杉醇（DOC）75 mg/m²，静脉滴注（1小时），第1天；顺铂（DDP）75 mg/m²，静脉滴注，第1天。每3周重复1次。

注意事项：①该方案的主要毒副作用为变态反应、骨髓抑制、恶心呕吐、液体潴留等。②用DOC前应先询问患者有无过敏史，并查看WBC和PLT的数据。有过敏史者及WBC/PLT低下者慎用；在给药前1天开始口服地塞米松7.5 mg，每天2次，连续3天；DOC溶于生理盐水或5%葡萄糖液250～500 mL中；滴注开始后10分钟内密切观察血压、心率、呼吸及有无变态反应；滴注时间为1小时左右。③该方案中的DDP用量较大，建议参考NP方案中的有关水化、利尿及止吐等注意事项。

5. SCLC常用的联合化疗方案

SCLC的联合化疗方案有EP方案、CAV方案、CDE方案、VIP方案、ICE方案、IP方案。

（1）EP方案：依托泊苷（VP-16）80 mg/m²，静脉滴注，第1～5天；顺铂（DDP）75 mg/m²，静脉滴注，第1天。每3周重复1次。

注意事项：①该方案的主要毒副作用为骨髓抑制、恶心呕吐。②方案中的DDP用量较大，建议参考 NSCLC 化疗 NP 方案中的有关水化、利尿及止吐等注意事项。

（2）CAV 方案：环磷酰胺（CTX）1 000 mg/m²，静脉滴注，第 1 天；多柔比星（ADM）50 mg/m²，静脉推注，第 1 天；长春新碱（VCR）1 mg/m²，静脉推注，第 1 天。每 3 周重复 1 次。

注意事项：①该方案的主要毒副作用为骨髓抑制、恶心呕吐、手足麻木等。②ADM、VCR 有较强的局部刺激作用，因此建议该药应静脉缓慢推注并在推注时注意防止药物外渗。③ADM 多次使用时可能引起心脏的损害，建议在每次用药前常规检查心电图，ADM 总剂量不宜超过 450 mg/m²。

（3）CDE 方案：环磷酰胺（CTX）1 000 mg/m²，静脉滴注，第 1 天；表柔比星（EPI）60 mg/m²，静脉推注，第 1 天；依托泊苷（VP-16）100 mg/m²，静脉滴注，第 1～4 天。每 3 周重复 1 次。

注意事项：①该方案的主要毒副作用为骨髓抑制、恶心呕吐、手足麻木等。②EPI 有较强的局部刺激作用，因此建议该药应静脉缓慢推注并在推注时注意防止药物外渗。③EPI 多次使用时可能引起心脏的损害，建议在每次用药前常规检查心电图，EPI 总剂量不宜超过 550 mg/m²。

（4）VIP 方案：异环磷酰胺（IFO）1.2 g/m²，静脉滴注，第 1～4 天；美司钠，IFO 总量的 60%，分 3 次分别于 IFO 使用后的 0、4、8 小时静脉注射，第 1～4 天；依托泊苷（VP-16）75 mg/m²，静脉滴注，第 1～4 天；顺铂（DDP）20 mg/m²，静脉滴注，第 1～4 天。每 3～4 周重复 1 次。

注意事项：①该方案的主要毒副作用为骨髓抑制、恶心呕吐、出血性膀胱炎。②该方案中 IFO 加入生理盐水或林格液中静脉滴注。IFO 的毒副作用是出血性膀胱炎，应同时采用美司钠解毒进行预防，如出现出血性膀胱炎，应增加液体输注、补碱和增加美司钠解救的次数和剂量。

（5）ICE 方案：异环磷酰胺（IFO）5 g/m²（24 小时）静脉滴注，第 1 天；美司钠，IFO 总量的 60%，分 3 次分别于 IFO 使用后的 0、4、8 小时静脉注射，第 1 天；卡铂（CBP）400 mg/m²，静脉滴注，第 1 天；依托泊苷（VP-16）100 mg/m²，静脉滴注，第 1～3 天。每 3～4 周重复 1 次。

注意事项：①该方案的主要毒副作用为骨髓抑制、恶心呕吐、出血性膀胱炎。②该方案中 IFO 加入生理盐水或林格液中静脉滴注。IFO 的毒副作用是出血性膀胱炎，应同时采用美司钠解毒进行预防，如出现出血性膀胱炎，应增加液体输注、补碱和增加美司钠解救的次数和剂量。

（6）IP 方案：伊立替康（CPT-11）60 mg/m²，静脉滴注，第 1、8、15 天；顺铂（DDP）75 mg/m²，静脉滴注，第 1 天。每 4 周重复 1 次。

注意事项：①该方案的主要毒副作用为骨髓抑制、恶心呕吐、腹泻等。②CPT-11 所致乙酰胆碱综合征的预防。乙酰胆碱综合征是指用药后出现流泪、出汗、唾液分泌过度、视力模糊、腹痛、24 小时之内的腹泻（早期腹泻）等症状。如出现严重的乙酰胆碱症状，包括早期腹泻，可治疗性给予阿托品 0.25 mg 皮下注射，同时应注意阿托品的常见并发症。③迟发性腹泻的治疗。用药 24 小时后一旦出现稀便或异常肠蠕动，必须立即开始洛哌丁胺治疗，首次口服 2 片，然后每 2 小时口服 1 片，至少 12 小时，且应一直用至腹泻停止后 12 小时为止，但总用药时间不超过 48 小时。同时口服补充大量水、电解质。如按上述治疗腹泻仍持续超过 48 小时，则应开始预防性口服广谱抗生素喹诺酮类药物，疗程 7 天，且患者应住院接受胃肠外支持治疗。停用洛哌丁胺，改用其他抗腹泻治疗，如生长抑素八肽。④如患者腹泻同时合并呕吐或发热或体力状况 ＞2 级，应立即住院补液。如门诊患者接受 CPT-11 治疗后，离开医院时应发给洛哌丁胺或喹诺酮类药物，且应口头和书面告知药物的用法。

（刘　萍）

第三节　肺部转移癌

肿瘤远处转移是恶性肿瘤的主要特征之一。肺脏有着丰富的毛细血管网,承接来自右心的全部血流,并且由于肺循环的低压、低流速的特点,使得肺成为恶性肿瘤最常见的转移部位之一。此外,肿瘤还可以通过淋巴道或直接侵犯等多种方式转移到肺,尸检发现20%～54%死于恶性肿瘤患者发生了肺转移,但仅有部分患者在生前被发现(表6-4)。血供丰富的恶性肿瘤更容易发生肺部转移,如肾癌、骨肉瘤、绒毛膜癌、黑色素瘤、睾丸肿瘤、睾丸畸胎瘤、甲状腺癌等。大多数肺部转移瘤来自常见的肿瘤,如乳腺癌、结直肠癌、前列腺癌、支气管癌、头颈部癌和肾癌。

表6-4　原发恶性肿瘤肺内转移情况

原发肿瘤	临床发现(%)	尸检发现(%)
黑色素瘤	5	66～80
睾丸生殖细胞瘤	12	70～80
骨肉瘤	15	75
甲状腺瘤	7	65
肾癌	20	50～75
头颈部肿瘤	5	15～40
乳腺癌	4	60
支气管肺癌	30	40
结肠直肠癌	<5	25～40
前列腺癌	5	15～50
膀胱癌	7	25～30
子宫癌	<1	30～40
宫颈癌	<5	20～30
胰腺癌	<1	25～40
食管癌	<1	20～35
胃癌	<	20～35
卵巢癌	5	10～25
肝细胞瘤	<1	20～60

一、转移途径

恶性肿瘤肺部转移的途径有4种:血行转移、淋巴道转移、直接侵犯和气道转移。血行转移是恶性肿瘤肺部转移的主要方式。肺部有着丰富的毛细血管网,并且位于整个循环系统的中心环节,来自原发病灶的肿瘤栓子,经过静脉系统、肺动脉,很易被肺脏捕获,在适宜的微环境下肿瘤细胞发生增殖,形成转移肿瘤。经血行转移的肿瘤多位于肺野外带,以及下肺野等毛细血管丰富的部位,以多发转移病灶多见,少数情况下为孤立病灶。

经淋巴道转移在肺转移瘤中相对少见,肿瘤栓子首先通过血流转移到肺毛细血管,继而侵犯肺外周的淋巴组织,并沿淋巴管播散,临床上表现为肺淋巴管癌病,常见于乳腺癌、肺癌、胃癌、胰腺癌或前列腺癌的转移。原发肿瘤也可以先转移到肺门或纵隔淋巴结,再沿淋巴道逆行播散到肺,这种转移方式少见。

发生在肺脏周围的肿瘤皆有可能通过直接侵犯的方式转移到肺,如起源于胸壁的软组织肉瘤、起源于纵隔的原发瘤、食管癌、乳腺癌、贲门癌、肝癌、后腹膜肉瘤等。恶性肿瘤经气道转移罕见,理论上头颈部肿瘤、上消化道肿瘤,以及气管肿瘤有可能通过这种方式转移,但临床上很难证实。

二、临床表现

90%的肺转移瘤患者有已知的原发肿瘤或原发肿瘤的症状,但80%～95%肺部转移瘤本身没有症状。当肿瘤巨大、阻塞气道或出现胸腔积液时会出现呼吸困难。突然出现的呼吸困难与胸腔积液突然增加、气胸或肿瘤内出血有关。气道转移瘤在肺部转移肿瘤中非常罕见,临床上表现为喘鸣、咯血、呼吸困难等症状,常见于乳腺癌、黑色素瘤等。肿瘤侵犯胸壁可以出现胸痛。个别患者在发现肺部转移瘤时没有原发肿瘤的症状,应积极寻找原发肿瘤,特别是胰腺癌、胆管癌等容易漏诊的肿瘤。淋巴管癌病的患者主要表现为进行性加重的呼吸困难和干咳、发绀,一般无杵状指,肺部体征轻微,常有细湿啰音。

三、影像学检查

常规的胸部X线摄影(chest X-ray,CXR)是发现肺部转移瘤的首选方法,胸部CT较CXR的敏感性高,其分辨率是3 mm,而CXR仅能发现7 mm以上的病变,尤其是肺尖、近胸壁和纵隔的病变更容易漏诊。但CT扫描费用较高,特异性较CXR没有增加。如果CXR发现肺部有多发的转移灶,没有必要再进行CT检查,但以下情况应进行CT检查:CXR正常、没有发生其他部位转移的畸胎瘤、骨肉瘤;CXR发现肺内孤立性转移灶或打算进行手术切除的肺部转移瘤。对于高度危险的肿瘤,如骨和软组织肉瘤、睾丸畸胎瘤、绒毛膜癌等,应3～6个月复查胸部CT,连续随访2年。

肺部转移瘤通常表现为多发结节影,由于发生转移的时间不同,结节常大小不等,直径3～15 mm,或者更大,同样大小的结节,提示是同一时间发生,结节位于肺野外带,尤其是下肺野。小于2 cm的结节常常是圆形的,边界清楚。较大的病灶尤其是转移性腺癌,边缘不规则,有时呈分叶状。4%的转移瘤有空洞,常见于鳞癌,上肺的空洞性病变比下肺多见,但多发性空洞性病变可能是良性病变,如Wegener肉芽肿。出血性转移灶表现为肿瘤周围的晕征,常见于绒毛膜癌,有时也见于血管肿瘤,如血管肉瘤或肾细胞癌。

肺部转移瘤的单发结节影少见,占所有单发结节影的2%～10%。容易形成单发结节的肿瘤包括结肠癌、骨肉瘤、肾癌、睾丸癌、乳腺癌、恶性黑色素瘤等。结肠癌尤其是来源直肠乙状结肠的结肠癌,占孤立性肺部转移瘤的1/3。

肺淋巴管癌病主要表现为弥漫的网索状、颗粒状或结节状阴影,支气管壁增厚,动脉轮廓模糊,CXR可见Kerley'B线。20%～40%的患者有肺门及纵隔淋巴结肿大,30%～50%的患者有胸腔积液或心包积液。但CXR检查难以发现早期的肺淋巴管癌病,在早期诊断肺淋巴管癌病方面高分辨 CT 有更大优势。

FDG-PET 用于鉴别肺部良恶性病变的特异性较 CT 和 CXR 高,PET 检查能够提供更多的信息。但 PET 的分辨率不高,直径小于 1 cm 的病变显像不佳,一些肉芽肿和炎症病变也可能出现假阳性结果。近年来 CT 与 PET 联合应用的 CT-PET 技术已在临床广泛应用,明显提高了恶性肿瘤诊断和鉴别诊断的敏感性和特异性,但目前此项检查的费用较高。

四、组织学检查

由于转移瘤主要位于胸膜下,因此经胸针吸活检是组织学检查最常用的方法。其诊断肺部恶性病变的敏感性为 86.1%,特异性 98.8%,但对肺淋巴管癌病的诊断价值有限。气胸是最常见的并发症,发生率为 24.5%,但需要插管的仅 6.8%。其他并发症包括出血、空气栓塞、针道转移较少见。

气管镜检查可以采用多种手段获取组织标本,如经支气管镜肺活检、气管镜引导下针吸活检、刷检、肺泡灌洗等。对于外周病变,支气管检查的阳性率不到 50%,但淋巴管癌病的诊断率较高。

电视胸腔镜可以取代开胸肺活检用于肺转移瘤的诊断,并可同时进行手术治疗,并发症少,诊断特异性高。

此外,经食管超声引导下的纵隔淋巴结针吸活检、纵隔镜下纵隔淋巴结活检对于诊断肺部转移瘤也有一定的参考价值。

五、治疗

手术是肺部转移瘤首选的治疗方法,和不能手术的患者相比,能够手术切除的肺部转移瘤患者的长期生存率明显改善,在满足手术条件的患者中(不论肿瘤类型),预计超过 1/3 的患者能获得长期生存(>5 年)。接受肺转移瘤切除术的患者应满足以下条件:没有肺外转移灶(如果有肺外转移灶,这些转移灶应能够接受手术或其他方法的治疗);患者的机体状态能够耐受手术;转移病灶能够完全切除,并能合理地保护残存的正常肺组织;原发肿瘤能被完全控制或切除。

肺部转移瘤即使在完全切除后仍有一半的患者会复发,中位复发时间是 10 个月,再手术患者的预后明显好于未手术患者,5 年、10 年生存率分别为 44%、29% 及 34%、25%。目前再发肺转移瘤的手术适应证仍无明确的定论,一般认为对于年龄较轻、一般状况较好的患者,如果再发肺转移较为局限,原发肿瘤的恶性程度较低,原发肿瘤已被控制且无其他部位的远处转移,心肺功能能耐受手术的情况下可以考虑再次手术治疗。

肺转移瘤患者手术本身的并发症较低,手术死亡率为 0~4%。能够手术的肺转移瘤患者总的 5 年生存率可以达到 24%~68%,但不同组织类型的肿瘤预后有很大的差异,手术后预后较好的肿瘤为畸胎瘤、绒毛膜癌、睾丸癌,其次是肾癌、大肠癌和子宫癌等,预后较差的是肝癌和恶性黑色素瘤。转移灶切除是否完全对预后也有影响,完全切除患者的 5 年、10 年生存率分别为 36% 和 26%,而不完全切除者则分别为 22% 和 16%。无瘤间期(disease-free interval,DFI)是指原发肿瘤切除至肺转移出现的时间,DFI 越长,预后越好。肿瘤倍增时间(tumor-doubling time,TDT)反映的是转移瘤的发展速率,TDT 也是患者预后的重要预测指标,TDT 越长,预后越好,如果 TDT≤60 天则不应进行手术治疗。

除手术以外,对化疗敏感的肿瘤或不能手术的肺部转移瘤仍应进行全身化疗,如霍奇金和非霍奇金淋巴瘤、生殖细胞肿瘤对化疗非常敏感,乳腺癌、前列腺癌和卵巢癌对全身化疗也有较好的反应。软组织肉瘤对化疗不敏感,但联合转移瘤切除术仍能改善患者的预后。除全身化疗外,对于不能手术的患者可以考虑局部栓塞和化疗,由于肿瘤局部药物浓度较高,在减轻化疗引起的全身反应的同时,可以提高治疗局部肿瘤的疗效。

放疗对于肺转移瘤患者的长期生存没有益处,对于气道阻塞的患者,放疗可以作为姑息性治疗方法。

（宋宜慧）

第七章

消化系统肿瘤的治疗

第一节 口 腔 癌

口腔癌是头颈部较常见的恶性肿瘤之一。据国内有关资料统计,口腔癌占全身恶性肿瘤的 1.9%～3.5%;占头颈部恶性肿瘤的 4.7%～20.3%,仅次于鼻咽癌,居头颈部恶性肿瘤的第 2 位,在亚洲的印度与巴基斯坦等国则高达 40%～50%。美国 1985 年统计资料显示,口腔癌占全身恶性肿瘤的 3.2%。上海市肿瘤研究所流行病学研究室资料统计,1987 年上海市市区居民口腔癌占全身恶性肿瘤的 0.57%,占头颈部恶性肿瘤的 21.9%,居第 3 位。

口腔癌以男性多见,1950 年美国口腔癌男女之比约 6∶1,近年来下降为 2∶1,可能与现今美国妇女吸烟人数增加有关。

口腔癌病例中,以舌活动部癌最常见,其次为颊黏膜癌。

一、解剖分区

口腔癌主要指发生在口腔黏膜上的上皮癌。因部位不同而分别称为舌癌、颊黏膜癌、牙龈癌、口底癌和硬腭癌。为了诊断、治疗和对比疗效,应先明确这些部位的黏膜解剖分区。

(一)舌黏膜

舌分舌体与舌根,以"∧"字形界沟为分界。紧贴界沟前方排列着轮廓乳头,于张口、用力伸舌时可见,7～9 个。界沟前方为舌体,占全舌的 2/3,为舌的活动部,分舌尖、舌缘、舌背和舌腹。舌体黏膜从舌背经舌缘绕至舌腹向中央收缩成环形,与口底黏膜相连。界沟后方为舌根,占全舌的 1/3,属口咽部,在此黏膜上发生的舌根癌属口咽癌的一种。

(二)颊黏膜

颊黏膜包括覆盖口腔前庭颊部和唇部的黏膜以及磨牙后三角区的黏膜。上下唇自然闭合时,两唇相接触后缘之后的口腔前庭部分属颊黏膜,此后缘之前外露唇黏膜称唇红,为皮肤与颊黏膜的移行部。发生在唇红上的癌肿称唇癌。唇红缘外皮肤上发生的癌肿则称皮肤癌。颊黏膜内侧经呈马蹄铁形的上下口腔前庭沟与上下牙龈相连接。颊黏膜的内后界是翼突下颌缝,此是连接上、下牙槽突后缘的一个明显凸出的皱褶,是口腔与口咽的侧面分界线。磨牙后三角区黏膜是指覆盖在下颌骨升支前缘的黏膜,从下颌骨第 3 磨牙后方向上延伸至上颌结节。左右两侧与

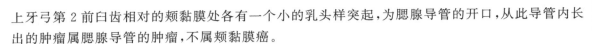

上牙弓第 2 前臼齿相对的颊黏膜处各有一个小的乳头样突起,为腮腺导管的开口,从此导管内长出的肿瘤属腮腺导管的肿瘤,不属颊黏膜癌。

（三）牙龈

牙龈指覆盖于上、下牙槽嵴及牙颈的口腔黏膜,其游离缘呈锯齿状指向牙冠。牙龈无黏膜下层,与牙槽骨膜紧密相连,坚韧而不能移动。借此可与有黏膜下组织而略可移动的口底硬腭及颊黏膜分清界限。下牙龈的后界止于第 3 臼齿与磨牙后三角区的相连接处。

（四）硬腭黏膜

硬腭的骨质部分是由上颌骨的腭突与腭骨的水平部合成,覆盖于上述部分的口腔黏膜即属硬腭黏膜。其外缘及前缘为上牙槽突,后界为腭骨水平部的后缘,是硬腭与软腭的分界线,亦是口腔与口咽的分界。发生在软腭上的癌肿就划归于口咽癌中。

（五）口底黏膜

口底黏膜呈新月形覆盖于口底肌肉上,其外环与下牙龈相接,内环与舌腹面黏膜相连。其后缘连结属口咽部的前咽柱的基部。口底正中有舌系带将口底黏膜分成左右两半。舌系带两侧各有一小黏膜隆起,为颌下腺导管在口底的开口处。

二、病因

口腔癌的病因至今尚不明确,可能与下列因素有关。

（一）长期嗜好烟、酒

口腔癌患者大多有长期吸烟、饮酒史,而不吸烟又不饮酒者口腔癌少见。印度 Trivandrum 癌肿中心 1982 年治疗 234 例颊黏膜癌,其中 98% 有嚼烟叶及烟块史。世界上某些地区,如斯里兰卡、印度、缅甸、马来西亚等地的居民,有嚼槟榔或"那斯"的习惯。咀嚼槟榔等混合物能引起口腔黏膜上皮基底细胞分裂活动增加,使口腔癌发病率上升。美国 Keller 资料显示,吸烟不饮酒或酗酒不吸烟者口腔癌发病率分别是既不吸烟也不饮酒者的 2.43 倍和 2.33 倍,而有烟、酒嗜好者的发病率是不吸烟也不饮酒者的 15.5 倍。酒本身并未证明有致癌性,但有促癌作用。酒精可能作为致癌物的溶剂,促进致癌物进入口腔黏膜。

（二）口腔卫生差

口腔卫生习惯差,为细菌或霉菌在口腔内滋生、繁殖创造了条件,从而有利于亚硝胺及其前体的形成。加之口腔炎,一些细胞处于增生状态,对致癌物更敏感,如此种种原因都可能促进口腔癌发生。

（三）异物长期刺激

牙齿残根或锐利的牙尖、不合适的假牙长期刺激口腔黏膜,产生慢性溃疡乃至癌变。

（四）营养不良

有学者认为与缺乏维生素 A 有关,因为维生素 A 有维持上皮正常结构和机能的作用,维生素 A 缺乏可引起口腔黏膜上皮增厚、角化过度而与口腔癌的发生有关。人口统计学研究显示,摄入维生素 A 低的国家口腔癌发病率高。维生素 C 缺乏尚无资料证明与口腔癌有关。也有认为与微量元素摄入不足有关,如食物含铁量低。总蛋白和动物蛋白摄取量不足可能与口腔癌有关。锌是动物组织生长不可缺少的元素,锌缺乏可能导致黏膜上皮损伤,为口腔癌的发生创造了有利条件。

（五）黏膜白斑与红斑

口腔黏膜白斑和增生性红斑常是一种癌前期病变。Silverman 等报道 257 例口腔黏膜白斑病，平均追踪 7.2 年，45 例经活检证实为鳞癌（17.5％），比以往报道的 0.13％～6％高。因此，不论口腔黏膜白斑病病程多长及其良性表现，均需长期随访，以便早期发现癌变。据国内口腔黏膜白斑防治科研协作组 1980 年普查报道，中国人白斑患病率为 10.47％。虽白斑癌变者甚少为 3％～5％，但舌是白斑的好发部位，白斑癌变的舌癌在舌癌中可占 1.6％～23％。Silverman 等还指出，癌前变除黏膜白斑病外，增生性红斑更危险，其恶变几达白斑患者的 4 倍。有学者认为红斑实际上已是早期癌，其红色是肿瘤血管生成及机体对肿瘤发生免疫反应的结果。Kramer 等报道舌和口底白斑患者，平均随访 4.3 年，癌变占 15％，且红白斑癌变比白斑的高 5 倍。对红白斑病变取活检应尽可能从红斑区取材，此区阳性率较高。

三、临床表现

除皮肤癌外，与其他部位的癌瘤相比，口腔癌应更易早期发现，但事实并非如此。以口腔癌中最常见的舌癌为例，根据近年来国内一些较多病例的报道来看，I期患者仅占 10.9％～25.4％。

口腔癌中 90％以上为鳞形细胞癌，其次为来源于小唾腺的腺癌。颊、硬腭和口底黏膜下小唾液腺分布较多，这些部位的腺癌所占比例亦稍高。黑素瘤、肉瘤和淋巴瘤也可少见于口腔，转移性癌亦少见。在此主要讨论口腔鳞形细胞癌。

（一）舌癌

除舌尖腹面黏膜下有少数腺体聚集外，其他舌体黏膜下无腺体，因此舌体癌中 95％以上为鳞形细胞癌，而唾液腺来源的腺癌少见。舌根则不同，其黏膜下分布着腺体，因此舌根癌中唾腺癌的比例可高达 30％以上。舌根黏膜有许多结节状淋巴组织，称舌扁桃体，属咽淋巴环一部分，故发生淋巴瘤亦不少见。

舌癌可见于各年龄组。20 岁以下少见，最小的可见于 4 岁。在我国，舌癌发病的中位年龄在 50 岁以前，比欧美的偏早。男性患舌癌比女性多，男女之比为（1.2～1.8）：1。

大多数舌癌是从正常黏膜上发生，一开始就是癌，少数是从良性病变转变而成，如从白斑转变而成。

舌癌早期多数症状不明显，患者以舌部肿块、溃疡伴疼痛不适来就诊时，病灶直径往往已超过2 cm，若再拖延未接受外科或放疗，则肿块将持续增大，向深部和四周扩展。舌体癌向舌根侵犯时，患者常申诉病灶同侧的放射性耳痛。舌体癌从黏膜层侵犯舌内肌后还可侵入舌外肌引起相应的舌运动受限。若全舌受侵则引起舌固定、流涎、进食困难、语言不清。肿瘤可因缺血、缺氧引起坏死、溃疡与继发感染，从而伴发出血、恶臭。局部病变继续发展还可侵犯翼内肌、颌下腺及下颌骨等，此时治疗将十分困难。舌体癌患者多以舌部原发病变来就诊，颈部转移灶为其并发症状，但舌根癌患者则可先以其颈部肿块为主诉而就诊。

（二）颊黏膜癌

颊黏膜下腺体丰富，但分布不均。若以第 1 白齿前缘为界将颊部分成前后两半，则前半颊黏膜下的腺体分布稀疏，而后半颊黏膜下，特别是白后三角颊黏膜下有丰富密集的腺体，甚至在颊肌及颊肌浅面亦有腺体。因此，颊黏膜癌中的腺源性上皮癌所占比例比舌体癌高，腺癌可占颊部恶性肿瘤的 19％。

不同国家及不同地区颊黏膜鳞癌发病情况也不同。在欧美占口腔癌的第 5 位，约占 10％；

在我国北方及西南则各占口腔癌的第 3 位及第 2 位。

国内资料显示,颊鳞癌的发病年龄比舌鳞癌约晚 10 年,但比西方国家早 10～20 年;男性发病率高于女性,男女之比约 2：1。

(三)牙龈癌

牙龈无黏膜下层,亦无腺体,故牙龈癌几乎均为鳞形细胞癌。在下颌磨牙后区发生的小唾液腺肿瘤往往来自磨牙后区黏膜下腺体,不属于牙龈。发生在牙槽黏膜上的鳞形细胞癌则属于牙龈癌。

牙龈癌发病年龄较舌癌及颊癌晚,中位年龄在 50 余岁。国外患者年龄更大,约 60 岁。男性患牙龈癌较女性多。

牙龈癌好发于下牙龈,约为上牙龈癌的 3 倍。牙龈癌初起时无痛,亦无其他不适,仅少数在做牙齿健康检查时或在外伤出血后偶被发现。多数患者是因牙龈痛,次之是溃疡、牙痛、牙松动或其他牙病就诊于牙科医师。检查可发现牙龈处有小溃疡,其边缘有小乳头状突起。若误认为是一般牙病予以拔牙,则将使溃疡不愈,促使癌瘤经牙槽窝向下颌骨深部骨质浸润。颌骨牙槽突的骨膜在起病初期是阻止癌瘤扩散的屏障,因此,牙龈癌开始时是向唇颊侧与硬腭或口底侧扩展,其中最多见的是在双尖牙与磨牙区颊侧的肿块。牙龈癌继续扩展时,向外侧则进一步侵犯口腔前庭沟进而侵犯颊与唇;向内侧者,在上牙龈处向腭部侵犯,但越中线至对侧者少见。在下牙龈处则向口底侵犯,侵入翼内肌则引起张口困难。下牙龈癌侵入翼内肌未形成明显的肿块时即可引起张口受限,用泼尼松可改善,因而易被误诊为炎症。牙龈癌向深部侵犯时在上牙龈处则可侵入上颌窦,产生与上颌窦癌类似的症状和体征;在下牙龈处侵犯下颌骨至下颌管,若侵犯下齿槽神经则引起同侧下唇麻木。若向后发展侵入磨牙后区则会发生与磨牙后区颊黏膜癌类似的症状和体征。

(四)硬腭癌

腭中线及腭黏膜外缘区无黏膜下层,黏膜与硬腭骨膜紧密相连,而腭中线两侧有黏膜下层。以两侧第 1 磨牙相连线为界,腭前部含脂肪,后部含丰富的腺体,故硬腭癌中除鳞形细胞癌外,还有较高比例的唾液腺来源的癌肿。如北京医科大学口腔医院 1962—1986 年收治的硬腭癌中鳞形细胞癌仅 47 例,而1962—1979 年收治的硬腭唾腺癌则有 55 例。

硬腭鳞癌发病年龄与牙龈癌相似,但比舌及颊癌稍晚;中位年龄在 50 岁以后,比国外的年轻。腭唾液腺癌的发病年龄与口腔他处小唾液腺的癌肿相仿,比鳞癌早 5～10 年。患硬腭癌(不管鳞癌还是唾液腺癌)的男性比女性多。

硬腭鳞癌初期无症状,细心的患者可感到黏膜增粗。多数患者在发生肿块增大、溃疡、出血时就诊。硬腭鳞癌常为外突型,在早、中期虽临近骨膜,但一般不侵犯骨质,若任其发展则可穿破硬腭骨质进入上颌窦或鼻腔,其发展如同上颌窦癌或鼻腔癌。硬腭唾液腺癌的初期症状则是黏膜下肿块,如不受损伤,黏膜通常完整。这些患者就诊一般比鳞癌患者迟。其中腺样囊性癌虽生长缓慢但侵袭性强,且喜侵袭神经。位于腭大孔附近的腺样囊性癌可沿翼腭管进入翼腭窝,再沿三叉神经第 2 支经圆孔进入颅底引起上颌神经受侵的症状。进入颅底者可侵入半月神经节引起下颌及眼神经的症状。

当原发灶不大于 2 cm,仍位于黏膜及黏膜下未侵犯骨膜时,可无颈淋巴结转移;原发灶增大侵入骨膜时则颈淋巴结的转移率随之增加。因硬腭淋巴回流主要沿齿弓内侧向后行绕至臼齿后再回流,故转移至颈深上淋巴结多于颌下淋巴结。因硬腭位于中央,故当原发灶位于偏后方腺体多的区域时,尤其是接近中线或过中线者,易有两侧颈淋巴结转移,对侧转移部位常在颈深上淋巴结。

(五)口底癌

舌系带止点两侧,下颌切牙后面的前口底黏膜下有许多小唾液腺称切牙腺,两侧口底黏膜下有舌下腺,因此口底除鳞形细胞癌外,还有不少唾液腺来源的癌。

口底鳞癌在西方国家发病率较高,仅次于舌癌,占口腔癌中的第2位。但口底鳞癌在我国少见。北京医科大学口腔医学院报道,1962—1986年手术治疗口腔鳞形细胞癌520例中口底鳞癌仅30例,平均每年1～2例。

四、诊断与鉴别诊断

诊断要求得出定位、定性与范围的判断:①原发灶的解剖分区及其组织起源;②原发灶是否为肿瘤,若属肿瘤,为良性还是恶性;③病变局限于原解剖部位,抑已扩散到附近解剖部位,局限于口腔抑已转移至区域淋巴结,是否已有远处转移。

(一)症状与体征

1.疼痛

早期口腔鳞癌一般无痛或仅有感觉异常或轻微触痛,伴发肿块溃疡时始发生较明显的疼痛,但疼痛程度不如炎症剧烈。因此当患者主诉疼痛,特别是牙龈痛或舌痛时,应仔细检查疼痛处有无硬结、肿块与溃疡。若疼痛局部有上述体征,应高度怀疑该处有癌症。口腔癌中舌癌与牙龈癌早期主诉疼痛者较多。若疼痛部位与口腔肿块溃疡的部位不符,则需要考虑肿瘤有向其他部位扩散的可能。牙痛可因牙龈癌引起,亦可因颊黏膜癌、硬腭癌、口底癌或舌癌扩展侵犯牙龈或舌神经所致。耳痛、咽痛可以是口咽癌的症状,亦可以是舌体癌侵犯舌根或颊、硬腭、牙龈,或侧口底癌向后侵犯咽侧壁而引起。除这种向临近解剖区浸润引起的疼痛外,有些口腔癌还可以沿神经扩散,主要沿三叉神经各分支扩散引起颌面部疼痛与麻木,如上唇或下唇麻木、疼痛。口腔鳞癌发生这类情况者少见,而硬腭腺样囊性癌则较多见。即硬腭腺样囊性癌沿腭大神经的行程从腭大神经孔沿翼腭管进入翼腭窝到达上颌神经,然后癌组织顺行可侵入眶下神经管引起上唇麻木,有些癌组织甚至还逆行经圆孔侵入半月神经节,再沿三叉神经的下颌神经和/或眼神经分支顺行扩散引起相应的神经症状。

2.斑块

口腔鳞癌位于浅表时可呈浅表浸润的斑块,此时不做活组织检查难与白斑或增生性红斑相鉴别。虽然白斑癌变者很少,但当白斑由均质型变为不均质型,表面出现不平整、颗粒状或溃疡、或斑块变厚出现硬结时,要高度怀疑癌变。吸烟是引起白斑的主要原因,局部刺激如尖牙、牙残根及不良修复体的刺激亦可引起白斑。这些白斑好发于舌缘,口底及颊黏膜后侧。所谓白斑癌变很少是指这些部位的白斑;但若白斑发生在白斑少见区如舌背或白斑发生在无吸烟史或无局部刺激的病例时,则需警惕癌变。口腔黏膜上出现鲜红色、天鹅绒样斑块,在临床及病理上不能诊断为其他疾病时,应高度警惕此种红斑很可能已为早期鳞癌。这种红斑边界清楚、范围固定;即使其表面光滑、不高出黏膜面,但作活检常可显示为原位癌;红斑基底上夹杂白色斑点或边缘不规则、表面稍高起呈桑椹状或颗粒肉芽状的红斑,在病理切片中绝大部位均表现为原位癌或早期浸润癌。黝黑斑多见于唇部及牙龈黏膜,当出现黑色加深、增厚、结节或溃疡时应考虑恶变。腭部发生黑斑极少见,故一旦腭部出现黑斑应首先考虑恶性黑素瘤。

3.溃疡

口腔鳞癌常发生溃疡,典型的表现为质硬、边缘隆起不规则、基底呈凹凸不平的浸润肿块,溃疡面波及整个肿瘤区。有时需与一般溃疡相鉴别。①创伤性溃疡:此溃疡常发生于舌侧缘,与溃疡相对应处总有尖牙、牙残根或不规则的牙修复体,说明溃疡是由上述刺激物引起。溃疡质软,基底软无硬结。消除上述刺激物1~2周后溃疡即可自愈。②结核性溃疡:几乎均为继发性,大多为开放性肺结核直接蔓延的结果,常发生于软腭、颊黏膜及舌背,溃疡较癌性溃疡浅,溃疡基底软无浸润硬结,抗结核治疗有效。

4.肿块

口腔鳞癌起源于口腔黏膜上皮,其肿块是由鳞形上皮增殖而成。无论向口腔内溃破形成溃疡或向深部浸润,其形成的肿块均较浅表,其黏膜上总可见到癌组织病变。口腔腺上皮肿瘤起源于口腔黏膜下腺体,主要是小唾液腺,因此这些肿瘤位于黏膜下,位置较口腔鳞癌深,其表面黏膜完整,色泽正常。因肿瘤增大黏膜受压或活检后可引起黏膜破损溃疡,但这些破损溃疡范围局限,且覆盖肿瘤的大部分黏膜仍属正常。此外,与鳞癌患者相比较,患唾液腺癌的患者一般稍年轻,病程较长,半数以上病程超过1年,而口腔鳞癌病程半数以上不到半年。肿块位于硬腭黏膜下时更应想到唾液腺肿瘤。硬腭唾液腺肿瘤中良性比恶性多,而硬腭唾液腺癌的发病率接近于硬腭鳞癌。腺上皮肿瘤还可发生于颊、舌根、口底黏膜下,这些部位的唾液腺肿瘤则是恶性多于良性。非上皮来源的各种肉瘤亦可发生于口腔黏膜下,其比例小但种类多,在鉴别诊断时需考虑在内。这些肉瘤发病年龄均较早,初期不向周围浸润,黏膜完整,但生长速度较快,体积较大,直径大于5 cm者多见。其中淋巴肉瘤常呈多发性。

一旦临床确定肿块来自口腔癌即应进一步判断其侵犯范围与深度。凡伴有咽痛、耳痛、鼻塞、鼻出血、张口困难、舌运动受限以及三叉神经支配区域疼痛、麻木等感觉异常时,均应考虑肿瘤可能已侵犯至口咽、上颌窦、鼻腔、舌外肌、咀嚼间隙以及下颌骨,从而结合口腔癌所在部位选用适当的影像学检查来进一步推断。

(二)影像学诊断

放射性核素检查除能提供舌甲状腺、口腔癌骨转移信息外,在诊断口腔癌本身中尚少见应用。超声波检查在口腔癌中亦少见应用。X线平片及断层摄影在口腔癌侵犯上、下颌骨及鼻腔鼻旁窦时能提供较多有价值的信息,但对口腔癌的定位信息、肿瘤侵犯范围特别是侵犯原发灶周围软组织的情况尚不能满足临床医师诊断与制订治疗计划时的需要。CT则在相当大的程度上弥补了上述要求,但CT不应作为常规的检查手段,应在取得详尽病史、体检及其他检查材料的基础上有选择地应用。

舌的纤维中隔在CT上呈现一个低密度的平面,将舌分为两半。它的移位或消失可提示舌肿瘤属良性或恶性;它的消失若再伴有对侧舌肌的变形与消失,则提示舌癌已侵犯对侧,手术者应考虑行全舌切除。

舌内肌位于中央,呈圆球状,无筋膜间隔,肌索呈不规则方向,故在CT中呈现密度不均。舌外肌围于舌内肌两侧及底面,其肌索呈一致方向的排列。在舌骨上CT轴位片上可见颏舌肌紧贴于脂肪密度的舌中隔两侧,其从下颌骨颏结节向后呈带状排列,止于舌内肌;舌骨舌肌及茎突舌肌则呈弓形围于后部舌内肌两侧。舌癌或口底癌患者有舌运动受限时可做舌骨体到硬腭的轴位CT检查,若发现上述舌外肌变形或消失即可进一步证实舌癌侵犯舌外肌的临床判断。

口腔癌患者,特别是病灶位于口腔后部者有张口受限,即张口后上、下门齿间距不到4 cm,

伴舌、下唇麻木者宜做 CT 检查。CT 可清晰显示出下颌骨、翼内板、翼外板、翼内肌、翼外肌、颞肌、嚼肌及由它们所形成的各种筋膜间隙。这些结构，特别是翼内肌及翼颌间隙的变形消失，常是口腔癌向咀嚼间隙侵犯引起张口困难的直接证据。

少数口腔癌可沿神经侵犯，其中以硬腭腺样囊性癌的表现最为突出。硬腭块物虽不大，但已有上唇麻木等上颌神经受侵的症状时，如做 CT 检查可见翼腭窝扩大、脂肪消失，有时还可见到圆孔扩大、翼板根部破坏。若癌肿沿三叉神经各分支顺行，还可见眶下神经管扩大及眶尖部肿瘤。因此，遇有口腔癌患者有三叉神经，特别是第 2 支上颌神经症状时，应着重于做翼腭窝及其周围的 CT 检查。有些情况下，筛状结构多的腺样囊性癌在 CT 中可显示出筛状的低密度区。

（三）脱落细胞学检查与活组织检查

脱落细胞学检查适用于病变浅表的无症状的癌前病变或病变范围不清的早期鳞癌，适用于筛选检查。然后对阳性及可疑病例再进一步做活检确诊。对一些癌前病变还可进行脱落细胞学随访。此法患者易于接受。但 60％的口腔早期鳞癌癌变细胞直接突破基底膜向下浸润而表层上皮正常，脱落细胞学检查常呈阴性结果。

对口腔鳞癌的确诊一般采用钳取或切取活检，因其表面黏膜均已溃破或不正常，且位置浅表。应避开坏死、角化组织，在肿瘤与周围正常组织交界处采取组织，使取得的材料既有肿瘤组织亦有正常组织。钳取器械应锋利，以免组织受挤压变形而影响病理诊断。若组织受压变形，应另行取材。对黏膜完整的黏膜下肿块可采用细针吸取细胞学检查。

虽然上述活组织检查很少引起肿瘤细胞的扩散与转移，但在治疗耽搁过久的病例中仍可见到局部肿瘤生长加速者。因此，活检与临床治疗时间的间隔应越短越好。活检应在有条件接受治疗的医院中进行。

（四）临床与病理联系

口腔癌的治疗应在取得病理诊断后进行，但活检诊断与临床或术后石蜡诊断不符者并不罕见，其原因如下：①活检取材不当，未取到病变组织。如对上皮表层细胞正常，癌细胞突破基底膜向下方间质浸润的口腔黏膜早期鳞癌，仅做脱落细胞学检查会引起漏诊。又如对疣状鳞癌行活检时取材过浅则可误诊为鳞形细胞乳头状瘤。②填报活检部位不精确。如黏膜下的组织被误报为口腔黏膜组织，使唾液腺来源的黏液表皮样癌被误诊为鳞形细胞癌，因分化差的黏液表皮样癌黏液成分少或活检材料中黏液成分少，镜检时未被注意到。③病理诊断存在着局限性。如对分化差的细胞有时难以区分是癌抑恶性淋巴瘤还是软组织来源的肉瘤。应联系病史、症状、体征及像象学中得到的信息来考虑，才能减少上述不符。其中，临床提供特别是手术中所见的肿瘤解剖部位与组织来源（黏膜、黏膜下、淋巴结、纤维、脂肪、肌肉、神经等）极为重要。

五、治疗

（一）放疗

放疗无论是单用或与外科手术综合应用，在口腔癌治疗中均起重要作用。对早期病变采用外照射配合间质插植治疗可获得与手术切除同样的效果，并可保持美容、正常咀嚼、吞咽及发音功能，使患者生存质量提高。对中、晚期病变尤其是出现颈淋巴结转移时，单纯放疗疗效较差。理想的治疗方案选择需经放射科与外科医师互相配合，根据病变的解剖部位、浸润范围、颈淋巴结转移程度以及患者全身情况等制订综合治疗方案。

1.放疗的分论

(1)外放疗:适用于因各种原因不能接受间质或手术综合治疗者,以及治疗后局部复发或病变广泛行姑息治疗者。常规放疗可根据解剖部位,设单侧或双侧野,包括可能潜在的亚病灶区,肿瘤量50~55 Gy/5~6 w后缩野至肉眼病变区,追加剂量达总量65~70 Gy/7~7.5 w。但由于口腔各解剖部位与颌骨邻近,杀灭肿瘤细胞所需剂量较高,因此单纯外照射常引起下颌骨坏死。采用^{60}Co或4~6 MV加速器的X线外照射,剂量比普通X线治疗机有了提高,但颌骨的受量仍是高剂量区。近年来,根据放射生物学概念,许多放疗家研究了外照射超出每天一次照射的常规方法,采用每天一次以上的分割次数,间隔4~6小时,总疗程缩短或不变,而总剂量提高的超分割方式。超分割放射是根据放疗中细胞再修复、再增殖、再分布和再充氧的概念进行的一种非常规放疗方法,希望正常组织细胞能最大程度修复和增殖,而肿瘤细胞被最多地杀灭,使局部控制率提高;但后期反应相当于常规的放疗。较多学者报道采用此法局部控制率提高,而后期组织反应未增加。

(2)术前放疗:目的是控制原发灶或颈淋巴结的亚临床病灶,减少手术时的播散机会,同时使肿瘤体积缩小,使原来不能手术的肿瘤病灶变为可以手术,从而提高了手术切除率,减少了局部复发率。一般适用于$T_{3\sim4}N_{0\sim1}$病例,设野方法同单纯外照射,剂量45~50 Gy/5~6 w,放疗结束后6周内手术。术前放疗后肿瘤缩小,原肿瘤确切范围不清楚,因此,放疗前必须确认肿瘤范围,放疗后手术野仍需包括潜在病变区,以达根治目的。

(3)术后放疗:适用于手术后癌肿残留或病理检查提示切缘有癌组织或切缘离肿瘤组织边缘小于0.5 cm的病例。术后伤口愈合即可进行放疗。如手术为根治性切除,对可能潜在病变区行预防性放疗,剂量50~55 Gy/5~6 w;如手术为姑息性切除,对肉眼残余病灶可通过缩野技术给病变区加量,使总量达65~70 Gy/7~7.5周。

(4)间质放疗:镭针组织间插植治疗在前半个世纪广泛应用于临床,并对舌癌、颊黏膜癌、口底癌等的治疗取得了满意的局部控制效果。随着人工放射性同位素^{192}Ir、^{125}I、^{198}Au等的出现及后装技术的发展,镭针治疗已为^{192}Ir后装间质治疗所代替。后装治疗技术解决了医务人员的防护问题,同时使用计算机计算放射源周围的等量线,能清楚显示靶区剂量,使放疗计划得到保证。

自20世纪70年代起,国外应用低剂量率^{192}Ir进行舌、颊黏膜、口底肿瘤的组织间插植治疗,其插植方式大致与镭针插植规则类似,不同的是用^{192}Ir作为放射源行后装放疗。

目前国内所应用的高剂量率^{192}Ir后装机,具有时间短、剂量高,并有电子计算机绘制等量线分布等优点,已较广泛应用于食管、肺、鼻咽等肿瘤的腔内治疗,但在口腔癌高剂量率间质后装治疗方面的应用尚在探索中。为防止远期并发症的发生,正在研究间质插植治疗的单次剂量,分割次数以及如何与外照射配合治疗等问题。

(5)口腔筒照射:适用于病灶表浅、易于暴露,并能保持照射位置的小病灶,且癌瘤浸润深度小于0.5 cm。作为外照射前或后的一种加量照射技术,采用千伏X线或电子束照射,使颌骨受量减少,肿瘤区剂量提高,减少后期并发症。

2.舌癌的放疗

据文献报道,舌癌颈淋巴结转移率达15%~57%。

(1)原发灶:$T_{1\sim2}$按部位如肿瘤位于舌前1/3以手术治疗为主,舌中1/3以间质治疗为主。上海医科大学肿瘤医院123例$T_{1\sim2}N_0$舌活动部鳞形细胞癌,原发灶外照射20~30 Gy/2~3 w,休息1~2周后给予镭针插植治疗,剂量70~80 Gy/6~7 d。其5年局部控制率,T_1为92.3%,

T_2 为 86.6%。间质治疗前的外照射有利于消除舌癌常伴有的局部炎症,抑制肿瘤外围细胞的生长,减少间质治疗时可能引起的肿瘤播散。肿瘤量主要来自间质治疗。根据生物学概念,肿瘤中心的低氧细胞需较大的剂量才能杀灭,而间质治疗可使肿瘤中心达到足够大的剂量,对周围正常组织损伤较小。

$T_{3\sim4}$ 根据原发肿瘤侵犯范围决定治疗方案。一是肿瘤限于一侧舌体部,未达中线,可予外照射后检查,如肿瘤缩小满意,可行双平面间质插植。二是肿瘤已过中线,但未侵及邻近解剖结构,如舌根、牙龈、咽柱等,可与外科医师共同商讨制订综合治疗方案。三是肿瘤侵犯舌外肌,引起伸舌困难,或侵及邻近解剖结构,患者全身情况良好,可予姑息性外放射,必要时辅以化疗,可达到缓解症状、缩小肿瘤的目的。

(2)颈淋巴结:N_0 如原发灶采用放疗,放疗后 3 个月检查原发灶已控制,则行同侧颈淋巴结预防性清除术。如采用单纯手术治疗,则原发灶与颈淋巴结作联合根治术。

3.颊黏膜癌的放疗

早期颊黏膜癌,如部位偏前中部,深部浸润小于 0.5 cm,采用间质放疗效果良好。Pernot 等报道748 例颊黏膜癌,对病变较小无颈淋巴结转移者,采用单纯间质治疗,对病变大于 5 cm 或伴颈淋巴结转移者,采用外照射加间质治疗或单纯外照射。单纯间质治疗组原发灶复发率为 19%,外照射加间质治疗组及单纯外照射组原发灶复发率分别为 35% 和 34%,可见间质治疗在早期颊黏膜癌治疗中的地位;而对病变较大、浸润较广泛,尤其伴颈淋巴结转移时,无论是外照射加间质治疗或单纯外照射,疗效均差。

4.牙龈癌的放疗

牙龈癌的治疗与口腔其他部位癌肿不同,因肿瘤与颌骨关系密切,不适合间质治疗。单纯外照射常引起颌骨坏死,故以手术治疗为首选。放疗仅作为手术治疗的一种辅助手段,目的在于术前照射缩小肿瘤,提高手术切除率或术后残留灶给予补充放射,以期提高局部控制率。无手术指征病例外放射仅达姑息治疗目的。

上牙龈癌如侵犯上颌窦,有时难以鉴别肿瘤起源于上颌窦下结构还是上牙龈癌,可按上颌窦癌治疗,设患侧面前野及侧野照射,放射剂量 45~50 Gy/5~5.5 w,然后休息 3~4 周再手术治疗。如病变已属晚期,则单纯外照射达姑息治疗目的。下牙龈癌以手术治疗为主,必要时可行术前放疗,使肿瘤缩小,以便手术切除。

5.硬腭癌的放疗

对硬腭癌需详细检查鼻腔、上颌窦,以鉴别癌肿是原发还是继发。由于硬腭癌以腺癌居多,鳞癌少见,一般主张硬腭癌以手术治疗为主,但随着放疗设备及照射技术的改进,对早期表浅的硬腭癌可采用近距离放疗。镭模治疗由于工作人员受量大已被放弃。近年来采用 ^{60}Co 或 ^{192}Ir 后装治疗,先制作硬腭模型,内有预置塑料管给予后装放射源输入。单纯近距离治疗每次肿瘤量不宜过高,以避免腭骨坏死,一般每次 5~6 Gy。如先行外放射剂量 40~50 Gy/4~5 w,则补充近距离照射量可减少至 20~25 Gy。

6.口底癌的放疗

对口底癌早期病变可采用外照射加间质插植治疗,如病灶已侵及牙龈且紧贴下颌骨或伴颈淋巴结转移,则以外照射与手术综合治疗为好。口底癌单纯外照射可通过颏部相对野或病变侧前野和侧野加楔形滤片照射 45~55 Gy 后,通过颏下野加量照射,使总量达 65~70 Gy,病变区可达高剂量,但下颌骨受量高,易并发下颌骨坏死。因此病变区适合间质插植治疗或手术者,不

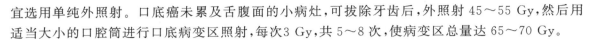

宜选用单纯外照射。口底癌未累及舌腹面的小病灶,可拔除牙齿后,外照射 45～55 Gy,然后用适当大小的口腔筒进行口底病变区照射,每次 3 Gy,共 5～8 次,使病变区总量达 65～70 Gy。

(二)化疗

头颈部癌多数为鳞癌,对化疗敏感性较低。在头颈部癌治疗中很少单独应用化疗,常与放疗或手术治疗综合应用,以杀灭亚临床癌细胞;或与放疗合用,以增加放射敏感性;也用于头颈部晚期或复发性癌的姑息治疗。临床资料报道,用于头颈部癌的化疗药物主要有甲氨蝶呤、博来霉素、顺铂和氟尿嘧啶。单一用药疗效差,多药联用或与放射、手术配合治疗疗效较好。

Mercier 等报道 53 例头颈部晚期或复发性鳞癌用 DDP 和 5-FU 联合应用,5-FU 采用 96 小时连续静脉滴注,46 例完成治疗,其中 26 例为晚期癌(T_4 或伴 N_3),手术或放疗前接受 2～3 个疗程化疗,完全有效 4 例,部分有效 12 例,总有效率为 61%;20 例为局部复发或转移性癌,治疗后,1 例完全有效,6 例部分有效,总有效率为 35%,全组完全有效 5 例,至少需要 3 个疗程化疗方达缓解,但无病生存率很低。目前认为 DDP 和 5-FU 联合用药在头颈部癌肿的治疗中有一定疗效,但生存率仍未见提高。

(刘　萍)

第二节　食　管　癌

我国是食管癌的高发国家,又是食管癌死亡率最高的国家。有学者进行了肿瘤流行病学调查,基本查清了全国食管癌的发病、死亡情况及地区分布,并对食管癌高发区进行了多学科的综合考察和研究。1970 年以后已建立了 6 个现场防治点,开展了食管癌的病因流行病学研究和防治工作,尤其对食管癌的癌前期疾病进行中西医结合治疗,对降低发病率起了有益的作用。

我国食管外科自吴英恺于 1940 年首例食管癌采用胸内食管胃吻合术切除成功以来已有 50 多年历史,至今我国食管癌手术切除率已达 80%～95%,手术死亡率仅为 2%～3%,术后 5 年生存率为 25%～30%。在食管癌的高发区,由于早期病例增加,5 年生存率已达 44%,Ⅰ 期食管癌的生存率高达 90% 以上。

近年来对食管癌的分段有了新的认识,多数胸外科医师对气管分叉丛下食管癌采用左侧开胸进行肿瘤切除,气管分叉以上以右侧开胸切除率较高,食管胃吻合口应在颈部进行。吻合技术的交进、吻合器的应用已使吻合口瘘的发生率有明显降低。

高能射线的应用、食管癌定位技术和照射技术的改进以及放射敏化剂的研究和应用,使食管癌的放疗效果有所提高。术前放疗的随机分组前瞻性研究肯定了术前放疗的意义,并在许多医院推广。

但食管癌的疗效仍不够理想,提高疗效的关键在于早期发现、早期诊断和早期治疗。相信食管癌的流行病学、病因学研究将为食管癌的防治带来进展,对食管癌的综合治疗将进一步提高其远期疗效。

一、病因学

(一)烟和酒

长期吸烟和饮酒与食管癌的发病有关。有学者研究,大量饮酒者比基本不饮酒者发病率要增加 50 余倍,吸烟量多者比基本不吸烟者高 7 倍;酗酒嗜烟者的发病率是既不饮酒又不吸烟者的 156 倍。一般认为饮烈性酒者患食管癌的危险性更大,根据日本一项研究,饮用威士忌和当地的 Shochu 土酒危险性最大,而啤酒最小。在非洲特兰斯开地区,用烟斗吸自己种的烟叶的人食管癌发病率比吸纸烟者高。

(二)食管的局部损伤

长期喜进烫的饮食也可能是致癌的因素之一。如新加坡华裔居民讲福建方言的人群有喝烫饮料的习惯,其食管癌发病率比无此习惯讲广东方言人群高得多。哈萨克族人爱嚼刺激性很强含有烟叶的"那司",可能和食管癌高发有一定关系。在日本,喜吃烫粥烫茶的人群发病率亦较高。

各种原因引起的经久不愈的食管炎,可能是食管癌的前期病变,尤其伴有间变细胞形成者癌变危险性更大。有学者报道,食管炎和食管癌关系十分密切,食管炎往往比食管癌早发 10 年左右。食管炎好发于中胸段食管,在尸检中食管炎往往和癌同时存在。

(三)亚硝胺

亚硝胺类化合物是一种很强的致癌物,中科院肿瘤研究所在人体内、外环境的亚硝胺致癌作用研究中发现,在食管癌高发区林县居民食用的酸菜中和居民的胃液、尿液中,除有二甲基亚硝胺(NDMA)、二乙基亚硝胺(NDEA)外,还存在能诱发动物食管癌的甲基苄基亚硝胺(NMBZA)、亚硝基吡咯烷(NPYR)、亚硝基胍啶(NPIP)等,并证明食用的酸菜量与食管癌发病率成正比。最近报道用 NMBZA 诱导人胎儿食管癌获得成功,为亚硝胺病因提供了证据。汕头大学医学院报告,在广东南澳县的生活用水、鱼露、虾酱、咸菜、萝卜干中,亚硝酸盐、硝酸盐、二级胺含量明显升高,这些居民常食用的副食品在腌制过程中常有真菌污染,真菌能促使亚硝酸盐和食物中二级胺含量增加。

(四)霉菌作用

河南医科大学从林县的粮食和食品中分离出互隔交链孢霉 261 株,它能使大肠埃希菌产生多种致突变性代谢产物,其产生的毒素能致染色体畸变,主要作用于细胞的 S 和 G_2 期。在湖北钟祥市的河南移民中,食管癌死亡率为本地居民的 5 倍,移民主食中霉菌污染的检出率明显高于本地居民,移民食用的酸菜中以黄曲霉毒素检出率最高。用黄曲霉毒素、交链孢属和镰刀菌等喂养 Wistar 大鼠,能使大鼠食管乳头状瘤变和癌变已得到实验证实。

(五)营养和微量元素

综观世界食管癌高发区,一般都在土地贫瘠、营养较差的贫困地区,膳食中缺乏维生素、蛋白质及必需脂肪酸。这些成分的缺乏,可以使食管黏膜增生、间变,进一步可引起癌变。有些地区如新疆哈萨克族,以肉食为主,很少吃新鲜蔬菜,米面粮食吃得很少,营养供给极不平衡,维生素明显缺乏,尤其是维生素 C 及维生素 B_2 缺乏。瑞典在食管癌高发区粮食中补充了维生素 B_2 后,明显降低了发病率。微量元素铁、钼、锌等的缺少也和食管癌发生有关。钼的缺少可使土壤中硝酸盐增多。调查发现河南林县水土中缺少钼,可能和食管癌的高发有关。文献报道,高发区人群中血清钼、发钼、尿钼及食管癌组织中的钼都低于正常水平。钼的抑癌作用已被美国等地学者们所证实。

（六）遗传因素

人群的易感性与遗传和环境条件有关。食管癌具有比较显著的家族聚集现象，高发地区连续三代或三代以上出现食管癌患者的家族屡见不鲜。如伊朗北部高发区某一村庄中有 12 个家庭共 63 人，其中患食管癌者 14 人，而 13 人是一对夫妻的后裔。由高发区移居低发区的移民，即使长达百余年，也仍保持相对高发。

（七）其他因素

进食过快、进食粗硬食物可能引起食管黏膜损伤，反复损伤可以造成黏膜增生间变，最后导致癌变。某些食管先天性疾病，如食管憩室、裂孔疝，或经常接触石棉、铅、矽等可能和食管癌的发病有一定联系。癌症经放疗数年后，在放射范围内又可诱发另一癌症的报道也不罕见。

二、诊断

（一）临床表现

1.早期症状

在食管癌的始发期和发展早期，局部病灶处于相对早期阶段，出现症状可能是由于局部病灶刺激食管引起食管蠕动异常或痉挛，或因局部炎症、肿瘤浸润、食管黏膜糜烂、表浅溃疡所致。发生的症状一般比较轻微而且时间较为短暂，其间歇时间长短不一，常反复出现，时轻时重，间歇期间可无症状，可持续 1～2 年甚至更长时间。主要症状为胸骨后不适、烧灼感或疼痛，食物通过时局部有异物感或摩擦感，有时吞咽食物在某一部位有停滞或轻度梗阻感。下段食管癌还可引起剑突下或上腹不适、呃逆、嗳气。上述症状均非特异性，也可发生在食管炎症和其他食管疾病时，唯食管癌的症状常与吞咽食物有关，进食时症状加重，而食管炎患者在吞咽食物时这些症状反而减轻或消失。

2.中晚期症状

（1）吞咽困难：是食管癌的典型症状。由于食管壁具有良好的弹性及扩张能力，一般出现明显吞咽困难时，肿瘤常已侵犯食管周径 2/3 以上，此时常已伴有食管周围组织的浸润和淋巴结转移。吞咽困难在开始时常是间歇性的，可以由于食物堵塞或局部炎症水肿而加重，也可以因肿瘤坏死脱落或炎症的水肿消退而减轻。但随着病情的发展，总的趋向是进行性加重且呈持续性，其发展一般比较迅速，多数患者如不治疗可在梗阻症状出现后 1 年内死亡。吞咽困难的程度与病理类型有关，缩窄型和髓质型病例较为严重，其他类型较轻。也有约 10% 的患者就诊时并无明显吞咽困难。吞咽困难的严重程度与肿瘤大小、手术切除率和生存率等并无一定的关系。

（2）梗阻：严重者常伴有反流，持续吐黏液，这是由于食管癌的浸润和炎症反射性地引起食管腺和唾液腺分泌增加所致。黏液积存于食管内可以反流，引起呛咳甚至吸入性肺炎。

（3）疼痛：胸骨后或背部肩胛间区持续性钝痛常提示食管癌已有外侵，引起食管周围炎、纵隔炎，但也可以是肿瘤引起食管深层溃疡所致。下胸段或贲门部肿瘤引起的疼痛可以发生在上腹部。疼痛严重不能入睡或伴有发热者，不但手术切除的可能性较小，而且应注意肿瘤穿孔的可能。

（4）出血：食管癌患者有时也会因呕血或黑便而来院诊治。肿瘤可浸润大血管特别是胸主动脉而造成致死性出血。对于有穿透性溃疡的病例，特别是 CT 检查显示肿瘤侵犯胸主动脉者，应注意出血的可能。

（5）声音嘶哑：常是肿瘤直接侵犯或转移淋巴结压迫喉返神经所引起，但有时也可以是吸入性炎症引起的喉炎所致，间接喉镜有助于鉴别。

（6）体重减轻和厌食：因梗阻进食减少，营养情况日趋低下，消瘦、脱水常相继出现，但患者一般仍有食欲。患者在短期内体重明显减轻或出现厌食症状常提示肿瘤有广泛转移。

3.终末期症状和并发症

（1）恶病质、脱水、衰竭：食管梗塞致滴水难入和全身消耗所致，常同时伴有水、电解质紊乱。

（2）肿瘤浸润：穿透食管侵犯纵隔、气管、支气管、肺门、心包、大血管等，引起纵隔炎、脓肿、肺炎、肺脓肿、气管食管瘘、致死性大出血等。

（3）全身广泛转移引起的相应症状，如黄疸、腹水、气管压迫致呼吸困难、声带麻痹、昏迷等。

（二）病理

1.早期食管癌的大体病理分型

近20年来对早期食管癌的研究，尤其是对早期食管癌切除标本的形态学研究，可将早期食管癌分成4个类型。

（1）隐伏型：在新鲜标本上，病变略显粗糙，色泽变深，无隆起和凹陷。标本固定后，病灶变得不明显，镜下为原位癌，是食管癌最早期阶段。

（2）糜烂型：病变黏膜轻度糜烂或略凹陷，边缘不规则呈地图样，与正常组织分界清楚，糜烂区内呈颗粒状，偶见残余正常黏膜小区。在外科切除的早期食管癌中较为常见。

（3）斑块型：病变黏膜局限性隆起呈灰白色斑块状，边界清楚，斑块最大直径＜2 cm。切面质地致密，厚度在3 mm以上，少数斑块表面可见有轻度糜烂，食管黏膜纵行皱襞中断。病理为早期浸润癌，肿瘤侵及黏膜肌层或黏膜下层。

（4）乳头型或隆起型：肿瘤呈外生结节状隆起，乳头状或息肉状突入管腔，基底有一窄蒂或宽蒂，肿瘤直径1～3 cm，与周围正常黏膜分界清楚，表面有糜烂并有炎性渗出，切面灰白色均质状。这一类型在早期食管癌中较少见。

有学者等对林县人民医院手术切除的100例早期食管癌标本做大体病理分型研究，早期食管癌除上述4个类型外，可增加两个亚型：①表浅糜烂型为糜烂型的一个亚型，特点是糜烂面积小而表浅，一般不超过2.5 cm。病变边缘无下陷，周围正常黏膜无隆起，表浅糜烂常多点出现，一个病灶内可见几个小片状糜烂近于融合。病理为原位癌或原位癌伴浸润或黏膜内癌。②表浅隆起型是从斑块型中分出的一个亚型，特点是病变黏膜轻微增厚或表浅隆起，病变范围较大，周界模糊，隆起的黏膜粗糙，皱襞紊乱、增粗，表面似卵石样或伴小片浅表糜烂。病理为原位癌，少数为微小浸润癌。

2.中晚期食管癌的大体病理分型

（1）髓质型：肿瘤多累及食管周径的大部或全部，大约有一半病例超过5 cm。肿瘤累及的食管段明显增厚，向管腔及肌层深部浸润。肿瘤表面常有深浅不一的溃疡，瘤体切面灰白色，均匀致密。

（2）蕈伞型：肿瘤呈蘑菇状或卵圆形突入食管腔内，隆起或外翻，表面有浅溃疡。切面可见肿瘤已浸润食管壁深层。

（3）溃疡型：癌组织已浸润食管深肌层，有深溃疡形成。溃疡边缘稍有隆起，溃疡基部甚至穿透食管壁引起穿孔，溃疡表面有炎性渗出。

（4）缩窄型：病变浸润食管全周，呈环形狭窄或梗阻，肿瘤大小一般不超过5 cm。缩窄上段食管明显扩张。肿瘤切面结构致密,富于增生结缔组织。癌组织多浸润食管肌层,有时穿透食管全层。

(5)腔内型:肿瘤呈圆形或卵圆形向腔内突出,常有较宽的基底与食管壁相连,肿瘤表面有糜烂或不规则小溃疡。腔内型食管癌的切除率较高,但远期疗效并不佳。

3.分期

1987 年国际抗癌联盟(UICC)对食管癌的 TNM 分期进行了修订。首先对食管的分段进行了修改。以往食管的分段为颈段食管从食管入口(下咽部)到胸骨切迹,上胸段从胸骨切迹到主动脉弓上缘(T_6 下缘),中胸段从主动脉弓上缘到肺下静脉下缘(T_8 下缘),下胸段从肺下静脉下缘到贲门入口(包括膈下、腹段食管)。这一分段方法的缺点是 X 线片上不能辨认肺下静脉,主动脉弓随年龄老化屈曲延长而上移,使胸段食管分割不均等。新的分段方法是颈段食管分段如旧,上胸段食管以气管分叉为下缘标志,即从胸骨切迹至气管分叉为上胸段,气管分叉以下至贲门入口再一分为二,分成中胸段和下胸段。如此分段分割均等,易于在 X 线片上确定标志点。临床上,上胸段食管手术以经右胸为好,而中、下段食管癌大多可经左胸手术,因此更有实际意义。

UICC 制定的 TNM 国际食管癌分期如下。

(1)原发肿瘤(T)分期。

T_X:原发肿瘤不能评估。

T_0:原发肿瘤大小、部位不详。

T_{is}:原位癌。

T_1:肿瘤浸润食管黏膜层或黏膜下层。

T_2:肿瘤浸润食管肌层。

T_3:肿瘤浸润食管纤维膜。

T_4:肿瘤侵犯食管邻近结构(器官)。

(2)区域淋巴结(N)分期。

N_X:区域淋巴结不能评估。

N_1:1～2 枚区域淋巴结转移。

N_2:3～6 枚区域淋巴结转移。

N_3:≥7 枚区域淋巴结转移。

区域淋巴结的分布因肿瘤位于不同食管分段而异,对颈段食管癌,锁骨上淋巴结为区域淋巴结;对中、下胸段食管癌,锁骨上淋巴结为远隔淋巴结,如有肿瘤转移为远处淋巴结转移。同样对下胸段食管癌,贲门旁、胃左动脉旁淋巴结转移为区域淋巴结转移;对颈段食管癌,腹腔淋巴结均为远处转移。

(3)远处转移(M)分期。

M_X:远处转移情况不详。

M_0:无远处转移。

M_1:有远处转移。

(4)TNM 分期。

0 期:$T_{is}N_0M_0$。

Ⅰ期:$T_1N_0M_0$。

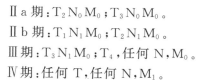

Ⅱa期：$T_2N_0M_0$；$T_3N_0M_0$。

Ⅱb期：$T_1N_1M_0$；$T_2N_1M_0$。

Ⅲ期：$T_3N_1M_0$；T_4，任何 N，M_0。

Ⅳ期：任何 T，任何 N，M_1。

(三)实验室及其他检查

1.食管功能的检查

食管功能检查分为食管运动功能检查和胃食管反流情况的测定两类。此类检查在国外已开展30多年,近年来国内亦相继开展,简单介绍如下。

(1)食管运动功能试验。①食管压力测定:本法适用于疑有食管运动失常的患者,即患者有吞咽困难或疼痛症状而 X 线钡餐检查未见器质性病变者,如贲门失弛症、食管痉挛和硬皮病等,还可对抗反流手术的效果作出评价或作为食管裂孔疝的辅助诊断。食管测压器可用腔内微型压力传感器或用连于体外传感器的腔内灌注导管系统。测定时像放置鼻胃管那样将测压器先置于胃内,确定胃的压力曲线后,将导管往回撤,分别测定贲门部(高压带)、食管体部、食管上括约肌和咽部等处的压力曲线,分析这些压力曲线的改变即可了解食管压力的变化,对食管运动功能异常作出诊断。②酸清除试验:用于测定食管体部排除酸的蠕动效率。方法是测试者吞服一定浓度酸 15 mL 后,正常情况下经 10~12 次吞咽动作后即能将酸全部排入胃内,需要更多的吞咽动作才能排除或根本没有将酸排除,则视为食管的蠕动无效,也就是说食管运动存在障碍。

(2)胃食管反流测定:胃食管反流的原因很多,如贲门的机械性缺陷、食管体部的推进动作不良、胃无张力、幽门功能失常、胃排空延滞等以及食管癌手术后。胃内容物(特别是胃酸)反流食管使食管黏膜长期与胃内容物接触,引起食管黏膜损伤,患者常有胃灼热、反呕、胸骨后疼痛等症状。下列试验有助于胃食管反流的测定。①食管的酸灌注试验:测试者取坐位,以每分钟 6 mL 的速度交替将生理盐水和 0.1 mol/L 盐酸灌入食管中段,以测定食管对酸的敏感性。灌酸时患者出现胃灼热、胸痛、咳嗽、反呕等症状,而灌生理盐水后症状消失为试验阳性。灌酸 30 mL 不发生症状为试验阴性。②24 小时食管 pH 监测:将 pH 电极留置于下段食管高压带上方,连续监测 pH 24 小时,以观察受试者日常情况下的反流情况。当 pH 降至 4 以下算是一次反流,pH 升至 7 以上为碱性反流。记录患者在各种不同体位、进食时的情况,就能对患者有无反流、反流的频度和食管清除反流物的时间作出诊断。③食管下括约肌测压试验:食管下括约肌在消化道生理活动中起着保证食物单方向输送的作用,即抗胃食管反流作用。食管下括约肌的功能如何,不仅取决于它在静止时的基础压力,也取决于胸、腹压力的影响以及它对诸如胃扩张、吞咽、体位改变等不同生理因素的反应。另一决定食管下括约肌功能的因素是它在腹内的长度,可由鼻孔插入有换能器的导管至该部位进行测定。

2.影像学诊断

(1)X 线钡餐检查:该法是诊断食管及贲门部肿瘤的重要手段之一,由于其检查方法简便,患者痛苦小,不但可用于大规模普查和食管癌的临床诊断,而且可追踪观察早期食管癌的发展演变过程,为研究早期食管癌提供可靠资料。食管钡餐检查时应注意观察食管的蠕动状况、管壁的舒张度、食管黏膜改变、食管充盈缺损及梗阻程度。食管蠕动停顿或逆蠕动,食管壁局部僵硬不能充分扩张,食管黏膜紊乱、中断和破坏,食管管腔狭窄、不规则充盈缺损、溃疡或瘘管形成以及食管轴向异常均为食管癌重要的 X 线征象。早期食管癌和食管管腔明显梗阻狭窄者,低张双重造影检查优于常规钡餐造影。X 线检查结合细胞学和食管内镜检查,可以提高食管癌诊断的准确性。

早期食管癌 X 线改变可分为扁平型、隆起型和凹陷型。①扁平型：肿瘤扁平无蒂，沿食管壁浸润，食管壁局限性僵硬，食管黏膜呈小颗粒状改变或紊乱的网状结构。②隆起型：肿瘤向食管腔内生长隆起，表现为斑块状或乳头状隆起，中央可有溃疡形成。凹陷型肿瘤区有糜烂、溃疡发生，呈现凹陷改变。侧位为锯齿状不规则状，正位为不规则的钡池，内有颗粒状结节，呈地图样改变，边缘清楚。

中晚期食管癌的 X 线表现：①髓质型。在食管片上显示为不规则的充盈缺损，上下缘与食管正常边界呈斜坡状，管腔狭窄。病变部位黏膜破坏，常见大小不等龛影。②蕈伞型。在食管片上显示明显充盈缺损，其上下缘呈弧形，边缘锐利，与正常食管分界清楚。病变部位黏膜纹中断，钡剂通过有部分梗阻现象。③溃疡型。在食管片上显示较大龛影，在切线位上见龛影深入食管壁内甚至突出于管腔轮廓之外。如溃疡边缘隆起，可见"半月征"。钡剂通过时梗阻不明显。④缩窄型。食管病变较短，常在 3 cm 以下，边缘较光滑，局部黏膜纹消失。钡剂通过时梗阻较严重，病变上端食管明显扩张，呈现环型或漏斗状狭窄。⑤腔内型。病变部位食管管腔增宽，常呈梭形扩张，内有不规则或息肉样充盈缺损，病变上下界边缘较清楚锐利，有时可见清晰的弧形边缘，钡剂通过尚可。中晚期食管癌分型以髓质型最为常见，蕈伞型次之，其余各型较少见。

（2）食管癌 CT 表现：CT 扫描可以清晰显示食管与邻近纵隔器官的关系。正常食管与邻近器官分界清楚，食管壁厚度不超过 5 mm，如食管壁厚度增加，与周围器官分界模糊，则表示有食管病变存在。CT 扫描可以充分显示食管癌病灶大小、肿瘤外侵范围及程度，明显优于其他诊断方法。CT 扫描还可帮助外科医师决定手术方式，指导放疗医师确定放疗靶区，设计满意的放疗计划。1981 年，Moss 提出食管癌的 CT 分期。Ⅰ期肿瘤局限于食管腔内，食管壁厚度≤5 mm；Ⅱ期肿瘤伴食管壁厚度＞5 mm；Ⅲ期食管壁增厚同时肿瘤向邻近器官扩展，如气管、支气管、主动脉或心房；Ⅳ期为任何一期伴有远处转移者。CT 扫描时，重点应观察食管壁厚度、肿瘤外侵的程度、范围及淋巴结有无转移。外侵在 CT 扫描上表现为食管与邻近器官间的脂肪层消失，器官间分界不清。颈胸段食管癌 CT 扫描显示肿块向前挤压气管，形成气管压迹。轻者可见气管后壁隆起，突向气管腔内；重者肿瘤可将气管推向一侧，气管受压变形，血管移位。中胸段食管癌 CT 扫描显示食管壁增厚，软组织向前侵犯，使食管与主动脉弓下、气管隆嵴下的脂肪间隙变窄甚至消失，其分界不清。尤其在气管分叉水平，由于肿瘤组织的外侵挤压，造成气管成角改变，有时可见气管向前移位，重者可见气管壁受压而变弯形。肿瘤向右侵犯，CT 扫描显示食管壁增厚，奇静脉窝变浅甚至消失。向左后侵犯，CT 扫描显示食管与降主动脉间的界线模糊不清。下胸段食管癌由于肿瘤的外侵扩展，CT 扫描显示左心房后壁出现明显压迹。CT 不能诊断正常大小转移淋巴结，难以诊断食管周围转移淋巴结，一方面是 CT 难以区别原发灶浸润和淋巴结转移，另一方面是良性的炎症改变也可引起淋巴结肿大，特别是当肿瘤坏死时，易引起淋巴结炎症反应，因此 CT 对食管癌淋巴结转移的诊断价值很有限。一般认为淋巴结直径＜1.0 cm 为正常大小，1.0～1.5 cm 为可疑淋巴结，淋巴结直径＞1.5 cm 即为不正常。

CT 扫描诊断食管癌的依据是食管壁的厚度、肿瘤外侵的范围及程度，但食管黏膜不能在 CT 扫描中显示，因此 CT 扫描难以发现早期食管癌。将 CT 与 X 线检查相结合，有助于食管癌的诊断和分期水平的提高。

3.食管脱落细胞学检查

食管脱落细胞学检查方法简便，操作方便、安全，患者痛苦小，其准确率在 90% 以上，为食管癌大规模普查的重要方法。食管脱落细胞学检查结合 X 线钡餐检查可作为食管癌的诊断依据，使大多数患者免受食管镜检查痛苦。但食管狭窄有梗阻时，脱落细胞采集器不能通过，应行食管镜检查。

食管脱落细胞学检查方法简便、安全，大多数患者均能耐受，但对食管癌有出血及出血倾向者，或伴有食管静脉曲张者应禁忌做食管拉网细胞学检查；对食管癌 X 片上见食管有深溃疡或合并高血压、心脏病及晚期妊娠者，应慎行食管拉网脱落细胞检查；对全身状况差，过于衰弱的患者应先改善患者一般状况后再做细胞学检查；合并上呼吸道及上消化道急性炎症者，应先控制感染再行细胞学检查。

4.食管镜检查

近年来，纤维食管镜被广泛应用于食管癌的诊断。纤维食管镜镜身柔软，可随意弯曲，光源在体外，插入比较容易，患者痛苦少。食管镜检查时可以在直视下观察肿瘤患者大小、形态和部位，为临床医师提供治疗的依据，同时也可在病变部位做活检或镜刷检查。食管镜检查与脱落细胞学检查相结合，是食管癌理想诊断方法。

(1)适应证：①患者有症状，X 线钡餐检查阳性，而细胞学诊断阴性时，应先重复做细胞学检查，如仍为阴性者应该做食管镜检查及活检以明确诊断。如 X 线钡餐检查见食管明显狭窄病例，预计脱落细胞学检查有困难者，应首先考虑食管镜检查。②患者有症状，细胞学诊断阳性，而 X 线钡餐检查阴性或 X 片上仅见食管有可疑病变者，需做食管镜检查明确食管病变部位及范围。③患者有症状，细胞学诊断阳性，X 线钡餐检查怀疑食管有双段病变时，为了帮助临床医师决定治疗方案的选择，需通过食管镜检查明确食管病变部位及范围。④食管癌普查中，细胞学检查阳性，而患者没有自觉症状，X 线钡餐检查阴性，为了慎重起见，必须做食管镜检查，以便最后确诊。

(2)禁忌证：①严重心肺疾病、明显胸主动脉瘤、高血压未恢复正常、脑出血及无法耐受食管镜检查者。②巨大食管憩室，明显食管静脉曲张或高位食管病变伴高度脊柱弯曲畸形者。③口腔、咽喉、食管及呼吸道急性炎症者。④有严重出血倾向或严重贫血者。

(3)食管镜下表现：食管镜下早期食管癌的形态表现如下。①病变处黏膜充血肿胀，微隆起，略高于正常黏膜，颜色较正常黏膜为深，与正常黏膜界线不清楚，镜管触及易出血，管壁舒张度良好。②病变处黏膜糜烂，颜色较正常黏膜为深，失去正常黏膜光泽，有散在小溃疡，表面附有黄白色或灰白色坏死组织，镜管触及易出血，管壁舒张度良好。③病变处黏膜有类似白斑样改变，微隆起，白斑周围黏膜颜色较深，黏膜中断，食管壁较硬，触及不易出血。进展期食管癌病灶直径一般在 3 cm 以上，在食管镜下可分为肿块型、溃疡型、肿块浸润型、溃疡浸润型及四周狭窄型等 5 种类型。

三、治疗

(一)放疗

1.适应证

局部区域性食管癌，一般情况较好，无出血和穿孔倾向。

2.禁忌证

恶病质、食管穿孔、食管活动性出血或短期内曾有食管大出血者，同时合并有无法控制的严重内科疾病。

3.放疗前的注意事项

放疗前应注意控制局部炎症,纠正患者营养状况,治疗重要内科夹杂症。放疗中应保持患者的营养供给,防止食物梗阻,进食后应多喝水,防止食物在病灶处潴留,导致或加重局部炎症,影响放疗的敏感性。

4.照射范围和靶区的确定

(1)常规模拟定位:有条件者应在定位前用治疗计划系统(TPS)优化,根据肿瘤实际侵犯范围设定照射野的角度和大小。胸段食管癌一般情况下多采用一前二后野的三野照射技术。根据CT和食管X线片所见肿瘤具体情况,前野宽 7～8 cm,二后斜野宽 6～7 cm,病灶上下端各放3～4 cm。缩野时野的宽度不变,上下界缩短到病灶上下各放 2 cm。如果肿瘤较大,也可以考虑先前后对穿照射,缩野时改为右前左后照射。颈段食管癌一般仅仅设二个正负 60°角的前野,每个野需采用 30°的楔形滤片。

(2)三维适形放疗(3D-CRT),参照诊断 CT 和食管 X 线片,在定位 CT 上勾画肿瘤靶区(GTV)及危及器官(OAR),包括脊髓、两侧肺和心脏。GTV 勾画的标准为食管壁厚度大于0.5 cm,临床靶区(CTV)为 GTV 前后左右均匀外扩 0.5 cm,上下外端外扩2.0 cm。PTV 为CTV 前后左右均匀外扩 0.5 cm,上下外扩 1.0 cm,纵隔转移淋巴结的 CTV 为其 GTV 均匀外扩0.5 cm,PTV 为其 CTV 均匀外扩 0.5 cm。正常组织的限制剂量。①肺(两肺为一个器官):$V_{20}<25\%$。Dmean <16 Gy。②脊髓:最大剂量<45 Gy。③心脏平均剂量:$1/3<65$ Gy,$2/3<45$ Gy,$3/3<30$ Gy。(注:V_{30}为受到 20 Gy 或 20 Gy 以上剂量照射的肺体积占双肺总体积的百分比。Dmean 为双肺的平均照射剂量)。

5.剂量和剂量分割

(1)单纯常规分割放疗:为每天照射 1 次,每次 1.8～2.0 Gy,每周照射 5～6 次,总剂量(60～70 Gy)/(6～8 w)。

(2)后程加速超分割放疗:先大野常规分割放疗,每次 1.8 Gy,1 次/天,23 次总剂量41.4 Gy;随后缩野照射,每次1.5 Gy,2 次/天,间隔时间 6 小时或 6 小时以上,18 次总剂量27 Gy。

(3)同期放疗及化疗时的放疗:放疗为每次1.8 Gy,1 次/天(在放疗的第 1 天开始进行同期化疗),此剂量在欧美和西方国家多用。

6.非手术治疗的疗效

局部区域性食管癌行单纯的常规分割放疗的 5 年总生存率为 10%左右,5 年局控率为 20%左右。后程加速超分割放疗的总生存率为 24%～34%,局控率为 55%左右。同期放疗及化疗的生存率为25%～27%,局控率为 55%左右。当然,放疗或以放疗为主的综合治疗的生存率高低也与患者的早晚期有密切关系。早期患者的 5 年生存率可达到 80%以上。

(二)化疗

化疗主要用于姑息治疗,或作为以手术和/或放疗为主的综合治疗的一种辅助方法。近来的研究表明,放疗同期联合化疗能显著提高放疗的疗效,而且随着新的药物(或新的联合方案)的发现,化疗在食管癌治疗中的地位越来越重要。

1.适应证及禁忌证

(1)适应证:对于早期患者,同手术或放疗联合应用;对于晚期患者,用于姑息治疗(最好同其他方法联合应用);对小细胞癌,应同手术或放疗联合应用。

(2)禁忌证:骨髓再生障碍、恶病质以及脑、心、肝、肾有严重病变且没有控制者。

2.常规用药

（1）紫杉醇＋DDP：紫杉醇 175 mg/m²，静脉注射，第 1 天；DDP 40 mg/m²，静脉注射，第 2 天、第 3 天。重复3周。

中国医学科学院肿瘤医院用该方案治疗了 30 例晚期食管癌患者,有效率为 57％。Gaast 等治疗了 31 例晚期食管癌患者,有效率 55％,耐受性好。

（2）TPE：紫杉醇 75 mg/m²，静脉注射，第 1 天；DDP 20 mg/m²，静脉注射，第 1～5 天；5-FU 1 000 mg/m²，静脉注射，第 1～5 天。重复 3 周。

Son 等治疗 61 例食管癌,有效率 48％,中位缓解期 5.7 个月,中位生存期 10.8 个月,但毒副反应重,46％患者需减量化疗。

（3）L-OHP ＋ LV ＋ 5-FU：L-OHP 85 mg/m²，静脉注射，第 1 天；LV 500 mg/m² 或 400 mg/m²，静脉注射，第 1～2 天；5-FU 600 mg/m²，静脉滴注（22 小时持续），第 1～2 天。

Mauer 等报道,34 例食管癌的有效率为 40％,中位有效时间为 4.6 个月。中位生存时间为 7.1 个月,1 年生存率为 31％。主要毒性为白细胞下降,4 级 29％。1 例死于白细胞下降的脓毒血症。2～3 级周围神经损伤为 26％。

（4）CPT-11＋5-FU＋FA：CPT-11 180 mg/m²，静脉注射，第 1 天；FA 500 mg/m²，静脉注射，第1 天；5-FU 2 000 mg/m²，静脉滴注（22 小时持续），第 1 天。每周重复,共 6 周后休息 1 周。

Pozzo 等报道,该方案治疗了 59 例食管癌,有效率 42.4％,中位生存时间为 10.7 个月。3/4 级中性粒细胞下降为 27％,3/4 级腹泻 27％。

（5）多西紫杉醇＋CPT-11：CCPT-11 160 mg/m²，静脉注射，第 1 天；多西紫杉醇 60 mg/m²，静脉注射，第 1 天。重复 3 周。

Govindan 等报道,该方案治疗初治晚期或复发的食管癌,有效率 30％。毒副反应包括 71％患者出现 4 度骨髓抑制,43％患者出现中性粒细胞减少性发热。

（6）吉西他滨（GEM）＋LV＋5-FU：GEM 1 000 mg/m²，静脉注射，第 1、8、15 天；LV 25 mg/m²，静脉注射，第 1、8、15 天；5-FU 600 mg/m²，静脉注射，第 1、8、15 天。每4 周重复。

该方案治疗了 35 例转移性或局部晚期食管癌,有效率 31.4％。中位生存时间 9.8 个月。1 年生存率 37.1％。3～4 级的白细胞下降 58％。

3.单一药物治疗

单一药物治疗食管癌,有效率不高,一般在 20％以内。较早的药物包括氟尿嘧啶（5-FU）、丝裂霉素（MMC）、顺铂（DDP）、博来霉素（BLM）、甲氨蝶呤（MTX）、米多恩醌、依利替康（CPT-11）、多柔比星（ADM）和长春地辛（VDS）。新的药物包括紫杉醇、多西他赛、长春瑞滨、吉西他滨、奥沙利铂和卡铂。5-FU 和 DDP 的联合方案被广泛认可,有效率为 20％～50％,是食管癌化疗的标准方案。紫杉醇联合 5-FU 和/或 DDP 被认为是一个对鳞癌和腺癌都有效的方案。另外,CPT-11 和 DDP 的联合方案也对部分食管鳞癌有效。

4.食管癌联合化疗方案

（1）DDP＋5-FU：DDP100 mg/m²，静脉注射，第 1 天；5-FU 1 000 mg/m²，静脉滴注（持续），第1～5 天。重复 3～4 周。

（2）ECF：表柔比星 50 mg/m²，静脉注射，第 1 天；DDP 60 mg/m²，静脉注射，第 1 天；5-FU 200 mg/m²，静脉滴注（持续），第 1～21 天。重复 3 周。

（3）吉西他滨＋5-FU：吉西他滨 1 000 mg/m²，静脉注射，第 1、8、15 天；5-FU 500 mg/m²，静脉注射，第 1、8、15 天。重复 3 周。

（4）DDP＋VDS＋CTX：CTX 200 mg/m²，静脉注射，第 2～4 天；VDS 1.4 mg/m²，静脉注射，第 1、2 天；DDP 90 mg/m²，静脉注射，第 3 天。重复 3 周。

（5）DDP＋BLM＋VDS：DDP 120 mg/m²，静脉注射，第 1 天；BLM 10 mg/m²，静脉注射，第 3～6 天；VDS 3 mg/m²，静脉注射，第 1、8、15 天。每 4 周重复。

（6）DDP＋ADM＋5-FU：DDP 75 mg/m²，静脉注射，第 1 天；ADM 30 mg/m²，静脉注射，第 1 天；5-FU 600 mg/m²，静脉注射，第 1、8 天。重复 3～4 周。

（7）BLM＋VP-16＋DDP：VP-16 100 mg/m²，静脉注射，第 1、3、5 天；DDP 80 mg/m²，静脉注射，第 1 天；BLM 10 mg/m²，静脉注射，第 3～5 天。重复 4 周。

（8）DDP＋BLM：DDP 35 mg/m²，静脉注射，第 1～3 天；BLM 15 mg/m²，静脉滴注（18 小时持续），第 1～3 天。重复 3～4 周。

（冯　倩）

第三节　胃　癌

胃癌是指发生在胃上皮组织的恶性肿瘤，是消化道恶性肿瘤中最多见的癌肿。胃癌的发病率在不同国家、不同地区差异很大。日本、智利、芬兰等为高发国家，而美国、新西兰、澳大利亚等国家则发病较低，两者发病率可相差 10 倍以上。我国也属胃癌高发区，其中以西北地区最高，东北及内蒙古次之，华北华东又次之，中南及西南最低。胃癌是我国常见的恶性肿瘤之一，在我国其发病率居各类肿瘤的首位。胃癌的发生部位一般以胃窦部最多见，约占半数，其次为贲门区，胃体较少，广泛分布者更少。根据上海、北京等城市 1 686 例的统计，胃癌的好发部位依次为胃窦 58％、贲门 20％、胃体 15％、全胃或大部分胃 7％。

临床早期 70％以上毫无症状，中晚期出现上腹部疼痛、消化道出血、穿孔、幽门梗阻、消瘦、乏力、代谢障碍以及癌肿扩散转移而引起的相应症状。胃癌可发生于任何年龄，但以 40～60 岁居多，男女发病率之比为（3.2～3.6）：1。其发病原因不明，可能与多种因素，如生活习惯、饮食种类、环境因素、遗传素质、精神因素等有关，也与慢性胃炎、胃息肉、胃黏膜异形增生和肠上皮化生、手术后残胃，以及长期幽门螺杆菌（Hp）感染等有一定的关系。由于胃癌在我国极为常见，危害性大，所以了解有关胃癌的基本知识对胃癌防治具有十分重要的意义。

胃癌是一种严重威胁人民生命健康的疾病，据统计每年约有 17 万人死于胃癌，几乎接近全部恶性肿瘤死亡人数的 1/4，且每年还有 2 万以上新的胃癌患者产生，死亡率居恶性肿瘤之首位。胃癌具有起病隐匿的特点，早期多无症状或仅有轻微症状而漏诊。有些患者服用止痛药、抗溃疡药或饮食调节后疼痛减轻或缓解，因而往往被忽视而未做进一步检查。随着病情的进展，胃部症状渐转明显出现上腹部疼痛、食欲缺乏、消瘦、体重减轻和贫血等。后期常有癌肿转移、出现腹部肿块、左锁骨上淋巴结肿大、黑便、腹水及严重营养不良等。早期胃癌诊治的 5 年、10 年生存率分别可达到 95％和 90％。因此，要十分警惕胃癌的早期症状，正确选择合理的检查方法，以提高早期胃癌检出率，避免延误诊治。

一、病因

随着多年来临床研究的进展,可以认为胃癌的发生可能是环境中某些致癌因素和抑癌作用的复杂作用,与胃黏膜组织损伤和修复的病理变化过程中相互作用,细胞受到致癌物的攻击,并受到人体营养状况、免疫状态以及精神因素等作用的影响,经过较长时间的发展过程而逐渐发展成癌。从有关研究胃癌的发病因素来看,胃癌的发病因素是复杂的,难以用单一的或简单的因素来解释,很可能是多种因素综合作用的结果。至今,胃癌的病因仍处于探索阶段,许多问题尚待进一步研究探讨。但通过大量的流行病学调查和实验研究,已积累了大量资料。根据这些资料证实,胃癌可能与多种因素如生活习惯、饮食种类、环境因素、遗传素质、精神因素等有关,也与慢性胃炎、胃息肉、胃黏膜异形增生和肠上皮化生、手术后残胃以及长期幽门螺杆菌(Hp)感染等有一定的关系,是以下因素相互作用的结果。

(一)饮食因素

胃是重要的消化器官,又是首先与食物长期接触的脏器。因此,在研究胃癌发病因素时首先注意到饮食因素。近30年来,胃癌发达国家中的发病率明显下降趋势,多数国家死亡率下降达40%以上。分析这些国家发病率下降主要原因与饮食因素有关。其共同的特点是食物的贮藏、保存方法有明显的变化,减少了以往的烟熏等食物贮存,改变为冷冻保鲜贮存方法,食物的保鲜度有很大提高;盐的摄入量急定而持久地下降,以及牛奶、奶制品、新鲜蔬菜、水果、肉类及鱼类的进食量有较显著的增加,减少了致癌性的多环烃类化合物的摄入。高浓度盐饮食能破坏胃黏膜保护层,有利于致癌物与胃黏膜直接接触。而牛奶及乳制品对胃黏膜有保护作用,水果、新鲜蔬菜中的大量维生素C又能阻断胃内致癌亚硝胺的合成,由于饮食组成中减少了引起胃癌的危险因素,增加了保护因素,从而导致胃癌发病率的下降。葱、蒜等含藻类的食物对胃有保护作用,食大蒜后可使胃的泌酸功能增加,胃内亚硝酸盐的含量及霉菌或细菌的检出率均有明显下降。

(二)地理环境因素

世界各国对胃癌流行病学方面的调查表明,不同地区和种族的胃癌发病率存在明显差异。这些差异可能与遗传和环境因素有关。有些资料说明胃癌多发于高纬度地区,距离赤道越远的国家,胃癌的发病率越高。也有资料认为其发病与沿海因素有关。这里有不同饮食习惯的因素,也应考虑地球化学因素以及环境中存在致癌物质的可能。

全国胃癌综合考察流行病学组曾调查国内胃癌高发地区,如祁连山内流河系的河西走廊、黄河上游、长江下游、闽江口、木兰溪下游及太行山南段等地,发现除太行山南段为变质岩外,其余为火山岩、高泥炭,局部或其一侧有深大断层,水中 Ca/SO_4 比值小,而镍、硒和钴含量高。考察组还调查胃癌低发地区,如长江上游和珠江水系等地,发现该区为石灰岩地带,无深大断层,水中 Ca/SO_4 比值大,镍、硒和钴含量低。已知火山岩中含有 3,4 苯并芘,有的竟高达 $5.4 \sim 6.1~\mu g/kg$,泥炭中有机氮等亚硝胺前体含量较高,使胃黏膜易发生损伤。此外,硒和钴可引起胃损害,镍可促进 3,4 苯并芘的致癌作用。以上地理环境因素是否为形成国内这些胃癌高发地区的原因,值得进一步探索。

(三)社会经济因素

根据调查研究,发现胃癌的发生与社会经济状况有关,经济收入低的阶层死亡率高。我国胃癌综合考察结果表明,与进食霉菌粮呈正相关。

（四）胃部疾病因素

胃部疾病及全身健康状况大量调查表明，胃癌的发生与慢性萎缩性胃炎，尤其是伴有胃黏膜异型增生以及肠上皮化生者密切相关。且与胃溃疡、特别是经久不愈的溃疡有关。另外与胃息肉、胃部手术后、胃部细菌感染等有关。据报道，萎缩性胃炎的癌变率为 6％～10％，胃溃疡的癌变率为 1.96％，胃息肉的癌变率约为 5％。还有报道称，恶性贫血的患者比一般患胃癌的机会要高 5 倍。

根据纤维胃镜检查所见的黏膜形态，慢性胃炎可以分为浅表性、萎缩性和肥厚性 3 种。现已公认萎缩性胃炎是胃癌的一种前期病变，尤与胃息肉或肠腺化生同时存在时可能性更大。浅表性胃炎可以治愈，但也有可能逐渐转变为萎缩性胃炎。肥厚性胃炎与胃癌发病的关系不大。萎缩性胃炎颇难治愈，其组织有再生趋向，有时形成息肉，有时发生癌变。长期随访追踪可发现萎缩性胃炎发生癌变者达 10％左右。

关于胃溃疡能否癌变的问题，一直存在着不同意见的争论。不少学者认为多数癌的发生与溃疡无关。但从临床或病理学的研究中可以看到，胃溃疡与胃癌的发生存有一定关系。国内报道胃溃疡的癌变率为 5％～10％，尤其是胃溃疡病史较长和中年以上的患者并发癌变的机会较大，溃疡边缘部的黏膜上皮或腺体受胃液侵蚀而发生糜烂，在反复破坏和再生的慢性刺激下转化成癌。胃大部切除术后残胃癌的发病率远较一般人群中为高，近已受到临床工作者的重视。

任何胃良性肿瘤都有恶变可能，而上皮性的腺瘤或息肉的恶变机会更多。在直径大于 2 cm 的息肉中，癌的发生率增高。有材料报道经 X 线诊断为胃息肉的患者中，20％伴有某种恶性变；在胃息肉切除标本中，见 14％多发性息肉有恶变，9％的单发息肉有恶变，这说明一切经 X 线诊断为胃息肉的病例均不要轻易放过。

胃黏膜的肠上皮化生指胃的固有黏膜上皮转变为小肠上皮细胞的现象，轻的仅在幽门部有少数肠上皮细胞，重的受侵范围广泛，黏膜全层变厚，甚至胃体部也有肠假绒毛形成。肠腺化生的病变可能代表有害物质刺激胃黏膜后所引起的不典型增生（又称间变）。如刺激持续存在，则化生状态也可继续存在；若能经过适当治疗，化生状态可以恢复正常或完全消失，因此轻度的胃黏膜肠腺化生不能视为一种癌前期病变。有时化生的肠腺上皮超过正常限度的增生变化，这种异形上皮的不典型增生发展严重时，如Ⅲ级间变，可以视为癌前期病变。

（五）精神神经因素

大量研究证明，受过重大创伤和生闷气者胃癌的发病率相对较高，迟缓、呆板、淡漠或急躁不安者危险性相对略低，而开朗、乐观、活泼者危险性最低。

（六）遗传因素

胃癌的发生与遗传有关，有着明显的家庭聚集现象。临床工作者都曾遇到一个家族中两个以上的成员患有胃癌的情况，这种好发胃癌的倾向虽然非常少见，但至少提示了有遗传因素的可能性。有资料报道胃癌患者的亲属中胃癌的发病率要比对照组高 4 倍。在遗传因素中，不少学者注意到血型的关系。有学者统计，A 型者的胃癌发病率要比其他血型的人高 20％。但也有一些报告认为不同血型者的胃癌发生率并无差异。近年来有学者研究胃癌的发病与 HLA 的关系，尚待进一步作出结论。

（七）化学因素

与胃癌病因有关的因素中，化学因素占有重要地位，可能的化学致癌物主要是 N-亚硝基化合物，其他还有多环芳香烃类化合物等。某些微量元素可影响机体某些代谢环节、影响机体生理机能,而对肿瘤起着促进或抑制作用。真菌与真菌毒素的致癌作用以及与人体肿瘤病因关系,近年来也有很多研究报道,对胃癌病因来说,既有黄曲霉素等真菌毒素的致癌作用,又有染色曲霉等真菌在形成致癌物前体以及在N-亚硝基化合物合成中所起的促进作用。

1.N-亚硝基化合物

国内外大多数学者认为 N-亚硝基化合物可能是引起胃癌的主要化学致癌物。N-亚硝基化合物是亚硝酸盐与仲胺或仲酰胺反应形成的化合物。亚硝酸盐与仲胺反应形成的化合物为N-亚硝基胺(简称N-亚硝胺或亚硝胺),亚硝酸盐与仲酰胺反应形成的化合物为 N-亚硝基酰胺(简称 N-亚硝酸胺或亚硝酰胺),二者总称 N-亚硝基化合物,也称亚硝胺类化合物。其中-R 可为各种烷基、芳香基或功能团。因-R 结构的不同,N-亚硝基化合物可以有多种。目前已在动物实验中做过实验的 N-亚硝基化合物有 300 多种,其中确有致癌性的占 75%,是当今公认环境中最重要的致癌物之一,对胃癌的病因可能有重要作用。

N-亚硝基胺经活化致癌,N-亚硝基酰胺直接致癌,N-亚硝基胺不具活性,在机体中可经代谢活化。它只能在代谢活跃的组织中致癌。N-亚硝基酰胺不需活化即可致癌。它在生理 pH 的条件下不稳定,分解后产生与 N-亚硝基胺经活化产生的相同的中间体而具致癌性。N-亚硝基酰胺可以任意分布在所有组织中,并以相等程度分布,因此能在许多不同的器官中引起肿瘤。其致癌剂量远远小于芳香胺及偶氮染料。如给大鼠 N-二乙基亚硝基胺每天少于 0.1 mg/kg,即可出现食管癌及鼻腔癌。不少N-亚硝基化合物只要大剂量一次攻击即可致癌。而且无论是口服、静脉注射、肌内注射、皮下注射或局部涂抹,都可引起器官或组织癌变。已发现 N-亚硝基化合物都有致癌性,致癌的器官很多,其中包括胃、肝、肺、肾、食管、喉头、膀胱、鼻腔、舌、卵巢、睾丸、气管、神经系统、皮肤等。

不同化学结构的 N-亚硝基化合物有特异的合物,若 $R_1 = R_2$,除少数例外,一般都引起肝癌。若$R_1 \neq R_2$,特别是一个-R 为甲基,易引起胃癌、食管不同器官组织有可以激活某种 N-亚硝基化合物的酶存在以及与不同结构的 N-亚硝基化合物在机体内的代谢途径有关。

许多 N-亚硝基化合物既能溶于水又能溶于脂肪,因此它们在机体内活动范围广,致癌范围也广。并且能与其他癌物产生协同作用。

N-亚硝基化合物除有上述致癌特点外,N-亚硝基化合物及其前体在空气、土壤、水、植物及多种饮食中广泛存在,并且还可以在机体内合成。因此其致癌作用较为重要,是目前公认的可以引起人类癌症最重要的一类化合物。

2.多环芳香烃(polycyclic aromatic hydrocarbons,PAH)

分子中含有两个或两个以上苯环结构的化合物,是最早被认识的化学致癌物。早在 1775 年英国外科医师 Pott 就提出打扫烟囱的童工,成年后多发阴囊癌,其原因就是燃煤烟尘颗粒穿过衣服擦入阴囊皮肤所致,实际上就是煤炱中的多环芳香烃所致。多环芳香烃也是最早在动物实验中获得成功的化学致癌物。在 20 世纪 50 年代以前,多环芳香烃曾被认为是最主要的致癌因素,50 年代后各种不同类型的致癌物中之一类。但从总的来说,它在致癌物中仍然有很重要的地位,因为至今它仍然是数量最多的一类致癌物,而且分布极广。空气、土壤、水体及植物中都有其存在,甚至在深达地层下 50 米的石灰石中也分离出了 3,4-苯并芘。在自然界,它主要存在于煤、石油、焦油和沥青中,也可以由含碳氢元素的化合物不完全燃烧产生。汽车、飞机及各种机动车辆所排出的废气中和香烟的烟雾中均含有多种致癌性多环芳香烃。露天焚烧(失火、烧荒)可以产生多种多环芳香烃致癌物。烟熏、烘烤及焙焦的食品均可受到多环芳香烃的污染。目前已

197

发现的致癌性多环芳香烃及其致癌性的衍生物已达400多种。

3.霉菌毒素

通过流地病学调查,发现我国胃癌高发区粮食及食品的真菌污染相当严重。高发区慢性胃病患者空腹胃液真菌的检出率也明显高于胃癌低发区。在胃内检出的优势产生真菌中杂色曲霉占第一位,并与胃内亚硝酸盐含量及慢性胃炎病变的严重程度呈正相关。

4.微量元素

人或其他生物体内存在着几十种化学元素,有些是生命活动中必需的物质基础。它们在生物体内分布不是均一的。在各个器官、组织或体液中的含量虽因不同情况个体间有差异,但平均正常值基本处于同一水平。正常情况下,生物体一般是量出为入,缺则取之,多则排之,只有在病态时,某些元素在生物体内的含量或分布可能出现不同程度的变化。这种变化可能是致癌的原因,也可能是病理变化的结果。近年临床及动物实验证明,肿瘤的发生和发展过程中伴有体内某些元素的代谢异常。例如,某些恶性肿瘤患者血液中铜含量升高、锌含量降低及体内硒缺乏等。一些恶性肿瘤患者体内某些元素代谢的异常可能是致癌的因素,也可能是继发的结果。国际癌症研究机构的一个工作小组通过对实验性和流行病学资料的研究,建议将所有致癌化学物质分为3类:第一类包括23种物质和7种产品,它们对人体致癌性已肯定,其中有微量元素砷、铬及其化合物;第二类包括对人体可能具有致癌危险的物质,如微量元素镍、铍、镉等金属;铝的致癌结论不一,被列为第3类。另外,在动物致癌或致突变试验中,发现其他微量元素如钴、铁、锰、铅、钛和锌等的化合物也有致癌或促癌或致突变的作用。

二、扩散转移

(一)直接播散

直接播散是胃癌扩散的主要方式之一。浸润型胃癌可沿黏膜或浆膜直接向胃壁内、食管或十二指肠扩展。癌肿一旦侵及浆膜,即容易向周围邻近器官或组织如肝、胰、脾、横结肠、空肠、膈肌、大网膜及腹壁等浸润。癌细胞脱落时也可种植于腹腔、盆腔、卵巢与直肠膀胱陷窝等处。

(二)淋巴结转移

占胃癌转移的70%,胃下部癌肿常转移至幽门下、胃下及腹腔动脉旁等淋巴结,而上部癌肿常转移至胰旁、贲门旁、胃上等淋巴结。晚期癌可能转移至主动脉周围及膈上淋巴结。由于腹腔淋巴结与胸导管直接交通,故可转移至左锁骨上淋巴结。

(三)血行转移

部分患者外周血中可发现癌细胞,可通过门静脉转移至肝脏,并可达肺、骨、肾、脑、脑膜、脾、皮肤等处。

(四)种植转移

当胃癌侵至浆膜外后,癌细胞可自浆膜面脱落,种植于腹膜及其他脏器的浆膜面,形成多数转移性结节,此种情况多见于黏液癌,具有诊断意义的是直肠前陷凹的腹膜种植转移,可经直肠指检摸到肿块。

(五)卵巢转移

胃癌有易向卵巢转移的特点,目前原因不明,临床上因卵巢肿瘤做手术切除,病理检查发现为胃癌转移者,比较多见,此种转移瘤又名 Krukenberg 瘤。其转移途径除种植外,也可能是经血行或淋巴逆流所致。

三、临床表现

(一)症状

1.早期胃癌

70%以上无明显症状,随着病情的发展,可逐渐出现非特异性的、类同于胃炎或胃溃疡的症状,包括上腹部饱胀不适或隐痛、泛酸、嗳气、恶心,偶有呕吐、食欲减退、消化不良、黑便等。日本有一组查检检出的早期胃癌,60%左右的病例并无任何主诉。国内 93 例早期胃癌分析中 85%的患者有一种或一种以上的主诉,如胃病史,上腹痛,反酸,嗳气,黑便。

2.进展期胃癌也称中晚期肺癌

症状见胃区疼痛,常为咬啮性,与进食无明显关系,也有类似消化性溃疡疼痛,进食后可以缓解。上腹部饱胀感、沉重感、厌食、腹痛、恶心、呕吐、腹泻、消瘦、贫血、水肿、发热等。贲门癌主要表现为剑突下不适,疼痛或胸骨后疼痛,伴进食梗阻感或吞咽困难;胃底及贲门下区癌常无明显症状,直至肿瘤巨大而发生坏死溃破引起上消化道出血时才引起注意,或因肿瘤浸润延伸到贲门口引起吞咽困难后予重视;胃体部癌以膨胀型较多见,疼痛不适出现较晚;胃窦小弯侧以溃疡型癌最多见,故上腹部疼痛的症状出现较早,当肿瘤延及幽门口时,则可引起恶心、呕吐等幽门梗阻症状。癌肿扩散转移可引起腹水、肝大、黄疸及肺、脑、心、前列腺、卵巢、骨髓等的转移而出现相应症状。

(二)体征

绝大多数胃癌患者无明显体征,部分患者有上腹部轻度压痛。位于幽门窦或胃体的进展期胃癌有时可扪及肿块,肿块常呈结节状,质硬。当肿瘤向邻近脏器或组织浸润时,肿块常固定而不能推动,提示手术切除之可能性较小。在女性患者中,于中下腹扪及可推动的肿块时,常提示为 Krukenberg 瘤可能。当胃癌发生肝转移时,有时能在肿大的肝脏中触及结节块状物。当肝十二指肠韧带、胰十二指肠后淋巴结转移或原发灶直接浸润压迫胆总管时,可以发生梗阻性黄疸。有幽门梗阻者上腹部可见扩张之胃型,并可闻及震水声。胃癌通过圆韧带转移至脐部时在脐孔处可扪及质硬之结节;通过胸导管转移可出现左锁骨上淋巴结肿大。晚期胃癌有盆腔种植时,直肠指检于膀胱(子宫)直肠窝内可扪及结节。有腹膜转移时可出现腹水。小肠或系膜转移使肠腔缩窄可导致部分或完全性肠梗阻。癌肿穿孔导致弥漫性腹膜炎时出现腹壁板样僵硬、腹部压痛等腹膜刺激症状,亦可浸润邻近腔道脏器而形成内瘘。如胃结肠瘘者食后即排出不消化食物。凡此种种症状和体征,大多提示肿瘤已届晚期,往往已丧失了治愈机会。

(三)常见并发症临床表现

当并发消化道出血,可出现头晕、心悸、柏油样大便、呕吐咖啡色物;胃癌腹腔转移使胆总管受压时,可出现黄疸,大便陶土色;合并幽门梗阻,可出现呕吐,上腹部见扩张之胃型、闻及震水声;癌肿穿孔致弥漫性腹膜炎,可出现腹肌板样僵硬、腹部压痛等腹膜刺激征;形成胃肠瘘管,见排出不消化食物。

四、检查与诊断

对于胃癌的检查和诊断,化验仅仅是一种辅助手段。虽然各种生化指标有着各自的临床意义,但还必须结合胃癌的其他特殊检查,如 X 线钡餐检查、内镜检查、组织活检以及病史、体征等,综合分析才能得出正确的诊断结果。千万不要在没有细胞病理学诊断依据时,只见到某项指标轻度改变,就判断为胃癌,造成患者不必要的心理负担。

胃癌的检查方法比较多,一般首选内镜检查,其次是 X 线气钡双重对比造影检查。而 B 超和 CT 只用作胃癌转移病灶的检查。内镜和 X 线检查相比较各有所长,可以互为补充,提高胃癌诊断的准确率。内镜检查准确率高,能够发现许多早期胃癌,可以澄清 X 线检查的可疑发现,但对于浸润型进展期胃癌,由于病变主要在胃壁内浸润扩展,胃黏膜的改变不明显,不如 X 线钡餐检查准确。

(一)化验检查

胃癌主要化验检查如下。

1.粪便潜血试验

粪便潜血试验是指在消化道出血量很少时,肉眼不能见到粪便中带血,而通过实验室方法能检测出粪便中是否有血的一种化验。正常参考值为阴性。粪便潜血试验对消化道出血的诊断有重要价值,现常作为消化道恶性肿瘤早期诊断的一个筛选指标。在患胃癌时,往往粪便潜血试验持续呈阳性,而消化道溃疡性出血时,间断呈阳性。因此,此试验可作为良、恶性疾病的一种鉴别诊断方法。但值得注意的是,潜血阳性还见于钩虫病、肠结核、溃疡性结肠炎、结肠息肉等疾病。另外,摄入大量维生素 C 以及可引起胃肠出血的药物,如阿司匹林、皮质类固醇、非甾体抗炎药,也可造成化学法潜血试验假阳性。

2.血清肿瘤标志物的检查

(1)癌胚抗原:CEA 最初发现于结肠癌及正常胎儿消化道内皮细胞中。血清 CEA 升高,常见于消化道癌症,也可见于其他系统疾病;此外,吸烟对血清中 CEA 的水平也有影响。因此,其单独应用于诊断的特异性和准确性不高,常与其他肿瘤标志物的检测联合应用。正常参考值血清 CEA 低于 5 ng/mL。血清 CEA 升高可见于胃癌患者中,阳性率约为 35%。因其特异性不高,常与癌抗原CA19-9一起联检,用于鉴别胃的良、恶性肿瘤。可用于对病情的监测。一般情况下,病情好转时血清 CEA 浓度下降,病情恶化时升高。术前测定血中 CEA 水平,可帮助判断胃癌患者的预后。胃癌患者术前血清 CEA 浓度高于 5 ng/mL,与低于 5 ng/mL 患者相比,其术后生存率要差。对于术前 CEA 浓度高的患者,术后 CEA 水平监测还可作为早期预测肿瘤复发和化疗反应的指标。

(2)癌抗原:CA19-9 是一种与胰腺癌、胆囊癌、结肠癌和胃癌等相关的肿瘤标志物,又称胃肠道相关癌抗原。正常参考值血清 CA19-9 低于 37 U/mL。CA19-9 常与 CEA 一起用于鉴别胃的良、恶性肿瘤。部分胃癌患者血清 CA19-9 会升高,其阳性率约为 55%。可用于判断疗效。术后血清 CA19-9 降至正常范围者,说明手术疗效好;姑息手术者及有癌组织残留者术后测定值亦下降,但未达正常。术后复发者血清 CA19-9 的值一般会再次升高。因此,测定血清 CA19-9 对胃癌病情监测有积极意义,可作为判断胃癌疗效和复发的参考指标。

3.血沉

血沉的全称为"红细胞沉降率",是指红细胞在一定条件下的沉降速度,它可帮助判断某些疾病发展和预后。一般来说,凡体内有感染或组织坏死,抑或疾病向不良性进展,血沉会加快。所以,血沉快并不特指某个疾病。正常参考值(魏氏法):男 0~15 mm/h;女 0~20 mm/h。约有2/3 的胃癌患者血沉会加快。因此,血沉可作为胃癌诊断中的辅助指标。

(二)内镜检查

纤维胃镜和电子胃镜的发明和应用是胃部疾病诊断方法的一个划时代的进步,与 X 线检查共同成为胃癌早期诊断的最有效方法,胃镜除了能明确诊断疾病外,还可为某些病症提供良好的治疗方法。内镜检查是利用光纤的特性,光线可在光纤内前进而不会流失,且光纤可随意弯曲,将光线送到消化道内,再将反射出的影像送出,供医师诊断。胃癌依其侵犯范围与程度在内视镜上的有许多不同的变化,有经验的医师根据病灶是靠外观形状变化作出诊断,区别是良、恶性的病灶,必要时可立即采用活检工具直接取得,做病理化验。

根据临床经验,可把高发病年龄段(30 岁以上)并有下列情况者列入检查对象或定期复查胃镜:近期有上腹隐痛不适,食欲缺乏,特别是直系亲属中有明确胃癌病史者;有明确的消化性溃疡,但腹痛规律消失或溃疡治疗效果不明显者;萎缩性胃炎特别是有中度以上腺上皮化生或不典型增生者;胃息肉病史者,或曾因各种原因做胃大部切除术后达 5 年以上者;原因不明的消瘦、食欲缺乏、贫血等,特别是有呕血、大便潜血试验持续阳性超过 2 周者。

但许多人害怕做胃镜检查,一般在检查前要向咽部喷射 2~3 次局麻药物(利多卡因),以减轻检查时咽部的反应。在检查时为了将胃腔充盈使黏膜显示清楚,往往要向胃内注气,患者有可能会有轻度腹胀,但很快就会消失。检查结束后有的人可能会有咽部不适感或轻微疼痛,几小时后就会消失。极少数可能引起下列并发症。①吸入性肺炎:咽部麻醉后口内分泌物或返流的胃内液体流入气管所致。②穿孔:可能因食管和胃原有畸形或病变、狭窄、憩室等在检查前未被发现而导致穿孔。③出血:原有病变如癌肿或凝血机制障碍在行活检后有可能引起出血,大的胃息肉摘除后其残端可能出血。④麻醉药物过敏:大多选用利多卡因麻醉,罕见有过敏者。⑤心脏病患者可出现短暂的心律失常、ST-T 改变等。有的由于紧张可使血压升高,心率加快。必要时可服以镇静剂,一般检查都可顺利进行。

胃镜检查有以下禁忌证:①严重休克者;②重度心脏病者;③严重呼吸功能障碍;④严重的食管、贲门梗阻;⑤脊柱或纵隔严重畸形;⑥可疑胃穿孔者;⑦精神不正常,不能配合检查者。

胃镜检查方法有其独特的优越性,一方面可以发现其他检查方法不能确诊的早期胃癌,确定胃癌的肉眼类型,还可追踪观察胃癌前期状态和病变,又能鉴别良性与恶性溃疡。胃镜还可以进行自动化的胃内形色摄影和录像、电影等动态观察,并可保存记录。其突出的优点如下:①直接观察胃内情况,一目了然为最大特点,比较小的胃癌也能发现,还能在放大情况下观察。②胃镜除了直接观察判断肿瘤的大小和形状外,还能取小块胃黏膜组织做病理检查确定是否是肿瘤以及肿瘤的类型。并可通过胃镜取胃液行胃黏膜脱落细胞学检查,以发现胃癌细胞。③胃镜采用数千束光导纤维,镜体细而柔软,采用冷光源,灯光无任何热作用,对胃黏膜无损伤。④胃镜弯曲度极大,视野广阔而且清楚,几乎无盲区,能够仔细观察胃内每一处的情况,因此,系目前各种检查手段中确诊率最高的一种。⑤检查的同时可行治疗,胃镜检查时可喷止血药物止血,还能在胃镜下用微波、激光、电凝等方法切除胃息肉及微小胃癌,避免开腹手术之苦。

(三)X 线钡餐检查

X 线钡餐检查是诊断胃癌的主要方法,阳性率可达 90% 以上,可以观察胃的形态和黏膜的变化、蠕动障碍、排空时间等。肿块型癌主要表现为突向胃腔的不规则充盈缺损。溃疡型胃癌主要表现为位于胃轮廓内的龛影,溃疡直径通常大于 2.5 cm,外围并见新月形暗影,边缘不齐,附近黏膜皱襞粗乱、中断或消失。浸润型癌主要表现为胃壁僵硬、黏膜皱襞蠕动消失,胃腔缩窄而不光滑,钡剂排出快。如整个胃受累则呈"革袋状胃"。近年来由于 X 线检查方法改进,使用双重摄影法等,可以观察到黏膜皱襞间隙所存在的微细病变,因而能够发现多数的早期胃癌。早期胃癌的 X 线表现,有以下几种类型。

1.隆起型

可见到小的穿凿性影和息肉样充盈缺损像,有时还能看到带蒂肿瘤的蒂。凡隆起的直径在2 cm以上,充盈缺损的外形不整齐,黏膜面呈不规则的颗粒状,或在突起的黏膜表面中央有类似溃疡的凹陷区,均应考虑为癌。

2.平坦型

黏膜表面不规则和粗糙,边缘不规则,凹凸不平呈结节状,出现大小、形状、轮廓与分布皆不规则的斑点。此型甚易漏诊,且须注意与正常的胃小区及增殖的胃黏膜相区别。

3.凹陷型

常需与良性溃疡鉴别,癌溃疡的龛影形状不规则,凹陷的边缘有很浅的黏膜破坏区,此黏膜破坏区可能很宽,也可能较窄,包围于溃疡的周围。

(四)超声检查

由于超声检查可清楚地显示胃壁的层次和结构,近年来被用于胃部病变的检测和分期已逐渐增多。特别是内镜超声的发展,并因其在鉴别早期胃癌和进展期胃癌及判断胃周淋巴结累及情况等方面的优点,使胃癌超声检查更受到重视。

1.经腹B超检查

胃B超检查通常采用常规空腹检查和充液检查两种方法。受检查在空腹时行常规检查以了解胃内情况和腹内其他脏器的情况,胃内充液超声检查方法,可检测胃内息肉、胃壁浸润和黏膜下病变,特别适合于胃硬癌检查。

(1)贲门癌声像图特征:在肝超声窗后方,可见贲门壁增厚,呈低回声或等回声,挤压内腔;横切面可见一侧壁增厚致使中心腔强回声偏移;饮水后可见贲门壁呈块状、结节蕈伞状、条带状增厚,并向腔内隆起,黏膜层不平整或增粗。肿瘤侵及管壁全周,则可见前后壁增厚,内腔狭窄,横断切面呈靶环征。超声对贲门癌的显示率可达90.4%。

(2)胃癌声像图特征:在X线和内镜的提示下,除平坦型早期黏膜癌以外,超声一般可显示出胃癌病灶。其特征为胃壁不同程度增厚,自黏膜层向腔内隆起;肿瘤病灶形态不规整,局限型与周围正常胃壁分界清晰,浸润型病变较广泛,晚期胃癌呈假肾征,胃充盈后呈面包圈征;肿瘤呈低回声或等回声,较大的肿瘤回声可增强不均;肿瘤局部黏膜模糊、不平整、胃壁层次结构不规则、不清晰或消失;胃壁蠕动减缓或消失,为局部僵硬之表现;合并溃疡则可见肿瘤表面回声增粗增强,呈火山口样凹陷。

肝和淋巴结转移的诊断:胃癌肝转移的典型声像图为"牛眼征"或"同心圆"结构,为多发圆形或类圆形,边界较清晰,周围有一较宽的晕带,约占半数;余半数为类圆形强回声或低回声多灶结节。超声对上腹部淋巴结的显示率与部位、大小有关。在良好的显示条件下,超声能显示贲门旁、小弯侧、幽门上、肝动脉、腹腔动脉、脾门、脾动脉、肝十二指韧带、胰后、腹主动脉周围淋巴结。大小达0.7 cm以上一般能得以显示。转移淋巴结多呈低回声,边界较清晰,呈单发或多发融合状。较大的淋巴结可呈不规则形,内部见强而不均匀的回声多为转移淋巴结内变性、坏死的表现。

2.超声波内镜检查(EUS)

超声内镜可清晰地显示胃癌的五层结构,根据肿瘤在各层中的位置和回声类型,可估价胃癌的浸润深度,另外对诊断器官周围区域性淋巴结转移有重要意义。近年来国外广泛开展的早期胃癌非手术治疗,如腹腔镜治疗、内镜治疗等,都较重视EUS检查的结果。

早期胃癌的声像图因不同类型而异,平坦型癌黏膜增厚,呈低回声区、凹陷型癌黏膜层有部分缺损,可侵及黏膜下层。进展期胃癌的声像图有如下表现:大面积局限性增厚伴中央区凹陷,第一、二、三层回声带消失,见于溃疡型癌;胃壁增厚及肌层不规则低回声带,见于硬性癌;黏膜下层为低回声带的肿瘤所遮断,见于侵及深层的进展型癌;清楚的腔外圆形强回声团块,可能为转移的淋巴结,或在胃壁周围发现光滑的圆形成卵圆形结构,且内部回声较周围组织为低,则认为是转移性淋巴结;第四、五层、回声带辨认不清,常为腔外组织受侵。超声内镜对判断临床分期有一定帮助,但不能区别肿瘤周围的炎症浸润及肿瘤浸润,更不能判断是否有远处转移。

(五)CT 检查

由于早期胃癌局限于胃黏膜层和黏膜下层,通常较小,而且与胃壁密度差别不大,所以,CT对早期胃癌的诊断受到一定的限制,故不作为胃癌诊断的首选方法。CT对中晚期胃癌的肿块常能发现,并能确定浸润范围,弥补了胃镜和钡餐检查的不足。其特点是对胃癌的浸润深度和范围能明确了解;确定是否侵及邻近器官和有无附近大的淋巴结转移;确定有无肝、肺、脑等处转移;显示胃外肿物压迫胃的情况;CT检查结果可为临床分期提供依据,结合胃镜或钡餐检查对确定手术方案有参考价值。

五、治疗

胃癌是我国最常见的恶性肿瘤,治疗方法主要有手术治疗,放疗、化疗和中医药治疗。虽然胃癌治疗至今仍以手术为主,但由于诊断水平的限制,我国早期胃癌占其手术治疗总数平均仅占10%左右,早期胃癌单纯手术治愈率只有20%～40%,术后2年内有50%～60%发生转移;四分之三患者就诊时已属进展期胃癌,一部分失去手术治疗机会,一部分患者即使能够接受手术做根治性切除,其术后5年生存率仅30%～40%。因此,对失去手术切除机会、术后复发或转移患者应选择以下内科治疗。

(一)化疗

1.术后化疗

胃癌根治术后患者的5年生存率不高,为提高生存率,理论上术后应对患者进行辅助治疗。但长期以来,临床研究并未证实辅助治疗能够延长胃癌患者的生存期(OS)。针对1992年以前公布的辅助化疗随机临床研究进行的荟萃分析也显示,辅助化疗并不能延长患者的生存期。综观以往试验,由于入组的患者数相对较少、使用的化疗方案不强、试验组和对照组患者的选择有偏倚等因素,可能影响了研究的准确性。而西方国家最近完成的研究中,除少数认为术后辅助化疗比单纯手术有临近统计学意义的延长患者的生存期外,绝大多数研究的结论仍然是辅助化疗不能显著延长患者的生存期。在美国INT 0116的Ⅲ期临床研究中,556例胃癌或胃食管腺癌患者,被随机分为根治性手术后接受氟尿嘧啶(5-FU)联合亚叶酸钙(LV)加放疗的辅助治疗组和仅接受根治性手术的对照组,结果显示,术后辅助放疗及化疗组的中位生存期为36个月,明显长于对照组(27个月,$P=0.005$);术后辅助放疗及化疗组的无病生存期(DFS)为30个月,也明显长于对照组(19个月,$P<0.001$)。因此,美国把辅助放疗及化疗推荐为胃癌根治术后的标准治疗方案。但是,国内外不少学者对此研究的结论持有疑义,认为胃癌术后的局部复发与手术的方式、切除的范围以及手术的技巧关系密切。此研究的设计要求所有患者行D2手术,但试验中仅10%的患者接受了D2手术,因此,术后放疗及化疗中的放疗对仅接受D0或D1手术的患者获益更大,而对接受D2手术者的获益可能较小。所以,学者们认为,INT 0116研究仅能证明术后放

疗及化疗对接受 D0 或 D1 手术的患者有益。在英国的 MAGIC 试验中,有 68% 的患者接受了 D2 手术,结果显示,接受围术期放疗及化疗患者的 5 年生存率为 36%,仍然明显高于单纯手术组患者的 23%($P<0.001$)。目前,无论是东方还是西方国家的学者均普遍认同单纯手术并非是可切除胃癌的标准治疗,但术后是否行辅助治疗,仍建议按照美国国家癌症综合网(NCCN)的指导原则,依据患者的一般状况、术前和术后分期以及手术的方式来做决定。

与西方的研究相比,亚洲国家的研究结果更趋于认同胃癌的辅助治疗。这可能与东西方患者中近端和远端胃癌所占的比例不同、患者的早期诊断率不同、术前分期不同以及手术淋巴结的清扫程度不同有关。最近,日本的一项入组 1 059 例患者的随机 III 期临床试验(ACTS-GC)中,比较了 D2 术后 II 和 III 期胃癌患者接受 S1 辅助化疗组与不做化疗的对照组患者的生存情况,结果显示,S1 组患者的 3 年生存率为 80.5%,明显高于对照组(70.1%,$P=0.002\ 4$),而且辅助化疗组患者的死亡风险降低了 32%。

2.术前化疗

在消化道肿瘤中,局部晚期胃癌的术前新辅助化疗较早引起人们的关注。从理论上说,术前化疗能降低腹膜转移的风险,降低分期,增加 R0 切除率。一些 II 期临床试验表明,术前化疗的有效率为 31%～70%,化疗后的 R0 切除率为 40%～100%,从而延长了患者的生存期。但是,以上结论还有待于 III 期临床研究的证实。

对于手术不能切除的局部晚期胃癌,如果患者年轻,一般状况较好,建议应选择较为强烈的化疗方案。一旦治疗有效,肿瘤就变成可手术切除。为了创造这种可切除的机会,选择强烈化疗,承担一定的化疗毒性风险是值得的。由于胃癌根治术后上消化道生理功能的改变,使患者在很长一段时间内体质难以恢复,辅助化疗不能如期实施。因此,应把握好术前化疗的机会,严密监控化疗的过程和效果,一旦有效,应适当增加化疗的周期数,以尽量杀灭全身微小病灶,以期延长术后的 DFS 甚至生存期。当然,术前化疗有效后,也不能因过分追求最佳的化疗疗效,过度化疗,延误最佳的手术时机。掌控新辅助化疗的周期数要因人而异,因疗效而异,虽然尚无循证医学的证据,但一般不要超过 4 个周期,而对于认为能达到 R0 切除者,术前化疗更应适可而止。

3.晚期胃癌的解救治疗

对于不能手术的晚期胃癌,应以全身化疗为主。与最佳支持治疗比较,化疗能够改善部分患者的生活质量,延长生存期,但效果仍然有限。胃癌治疗可选择的化疗药物有 5-FU、多柔比星(ADM)、表柔比星(EPI)、顺铂(PDD)、依托泊苷(VP-16)、丝裂霉素(MMC)等,但单药应用的有效率不高。联合方案中 FAMTX(5-FU+ADM+MTX)、ELF(VP-16+5-FU+LV)、CF(PDD+5-FU)和 ECF(EPI+PDD+5-FU)是以往治疗晚期胃癌常用的方案,但并不是公认的标准方案。ECF 方案的有效率较高,中位肿瘤进展时间(TTP)和 OS 较长,与 FAMTX 方案比较,其毒性较小,因此,欧洲学者常将 ECF 方案作为晚期胃癌治疗的参考方案。临床上常用的 CF 方案的有效率也在 40% 左右,中位生存期达 8～10 个月。因此,多数学者都将 CF 和 ECF 方案作为晚期胃癌治疗的参考方案。

紫杉醇(PTX)、多西紫杉醇(DTX)、草酸铂、伊立替康(CPT-11)等新的细胞毒药物已经用于晚期胃癌的治疗。相关临床研究显示,PTX 一线治疗的有效率为 20%,PCF(PTX+PDD+5-FU)方案治疗的有效率为 50%,生存期为 8～11 个月;DTX 治疗的有效率为 17%～24%,DCF(DTX+PDD+5-FU)方案治疗的有效率为 56%,生存期为 9～10 个月。另外,V325 研究的终期结果表明,DCF 方案优于 CF 方案,DCF 方案的有效率(37%)高于 CF(25%,$P=0.01$),TTP

（5.6 个月比 3.7 个月，$P = 0.000\ 4$）和生存期（9.2 个月比 8.6 个月，$P = 0.02$）也长于 CF，因此认为，DCF 方案可以作为晚期胃癌的一线治疗方案。但是 DTX 的血液和非血液学毒性是制约其临床应用的主要因素。探索适合中国胃癌患者的最适剂量，将是临床医师要解决的问题。草酸铂作为第 3 代铂类药，与 PDD 不完全交叉耐药，与 5-FU 也有协同作用。FOLFOX6 方案（5-FU ＋LV＋草酸铂）治疗胃癌治疗的有效率达 50％。CPT-11 与 PDD 或与 5-FU＋CF 联合应用的有效率分别为 34％和 26％，患者的中位 OS 分别为 10.7 和 6.9 个月。目前，口服 5-FU 衍生物以其方便、有效和低毒的优点而令人关注，其中，卡培他滨或 S1 单药的有效率在 24％～30％；与 PDD 联合的有效率＞50％，中位 TTP＞6 个月，中位 OS＞10 个月。

分子靶向药物联合化疗多为小样本的 Ⅱ 期临床试验，其中，靶向 EGFR 的西妥昔单抗与化疗联合一线治疗晚期胃癌的疗效在 44％～65％，但其并不能明显延长患者的 OS。另外，有关靶向 Her-2/neu 的曲妥珠单抗的个别报道，也显示了曲妥珠单抗较好的疗效。正在进行的 Ⅲ 期 ToGA 试验中比较了曲妥珠单抗联合化疗与单纯化疗的效果，但尚未得出结论。靶向血管内皮生长因子（VGFR）的贝伐单抗与化疗联合一线治疗晚期胃癌的有效率约为 65％，患者的中位生存期为 12.3 个月。国际多中心的临床研究也正在评价贝伐单抗联合化疗与单纯化疗的效果。从目前的结果看，虽然分子靶向药物治疗胃癌的毒性不大，但费用较高，疗效尚不确定，临床效果尚需要更多的数据来评价。

一些新的化疗药物与以往的药物作用机制不同，无交叉耐药，毒性无明显的重叠，因此有可能取代老一代的药物，或与老药联合。即便如此，目前晚期胃癌一线化疗的有效率仅为 30％～50％。化疗获益后，即使继续原方案化疗，中位 TTP 也仅为 4～6 个月。因此，化疗获益后的继续化疗，只能起到巩固和维持疗效的作用。在加拿大进行的一项对 212 名肿瘤内科医师关于晚期胃癌化疗效果看法的调查结果显示，仅 41％的医师认为化疗能延长患者的生存期，仅 59％的医师认为化疗能改善患者的生活质量。据文献报道，传统方案化疗对患者生存期的延长比最佳支持治疗仅多 4 个月，而以新化疗药物如 CPT-11，PTX 和 DTX 为主的方案，对生存期的延长比最佳支持治疗仅多 6 个月。一般说来，三药联合的化疗方案，如 ECF、DCF、PCF 和 FAMTX 等属于较为强烈的化疗方案；而单药或两药联合的化疗，如 PF（PTX＋5-FU）、CPT-11＋5-FU 和卡培他滨等是属于非强烈的方案。Meta 分析表明，三药联合的生存优势明显，如以蒽环类药物联合 PDD 和 5-FU 的三药方案与 PDD 和 5-FU 联合的两药方案比较，患者的生存期增加了 2 个月。但是含 PDD，EPI 或 DTX 的化疗方案，毒性相对较大。目前，晚期胃癌的临床治疗重点主要为以下两个方面：①控制肿瘤生长，提高患者生活质量，使患者与肿瘤共存。因此，在治疗方案的选择上，既要考虑个体患者的身体状况、经济状况，又要考虑所选方案的有效率、毒性的种类和程度，权衡疗效和毒性的利弊。②探索新的治疗方案，以达到增效减毒的作用。如 REAL-2 的 Ⅲ 期临床研究就是以标准的 ECF 方案作为对照，通过 2×2 的设计，综合权衡疗效和毒性后，得出以草酸铂替代顺铂、卡培他滨替代 5-FU 后组成的 EOX 方案效果最佳的结论。

胃癌治疗的理想模式是个体化治疗，包括个体化的选择药物的种类、剂量以及治疗期限等。最近，英国皇家 Mamden 医院对一组可以手术切除的食管癌、食管和胃连接处癌患者，进行了术前基因表达图谱与术前化疗及手术后预后的分析研究。35 例患者术前接受内镜取肿瘤组织作基因图谱分析，通过术前化疗，其中有 25 例接受了手术治疗。初步的结果显示，根据基因图谱预测预后好和预后差的两组患者的生存期差异有统计学意义（$P < 0.001$），表明药物基因组学或蛋白质组学的研究是实现真正意义上胃癌个体化治疗的重要手段。

(二)放疗

胃癌对放疗不甚敏感,尤其是印戒细胞癌和黏液腺癌,不过,未分化、低分化、管状腺癌和乳头状腺癌还是有一定的敏感性。放疗包括术前、术中、术后放疗,主要采用钴或直线加速器产生γ射线进行外照射,多提倡术前及术中放疗。由于胃部的位置非常靠近其他重要的器官,在进行胃癌的放疗时,很难不会对其他的器官造成不良反应。在这种情况下,胃癌的放疗有严格的适应证与禁忌证,同时应在胃癌的放疗过程中服用中药来保护周围脏器。

适应证:未分化癌,低分化癌,管状腺癌、乳头状腺癌;癌灶小而浅在,直径在 6 cm 以下,最大不超过 10 cm;肿瘤侵犯未超过浆膜面,淋巴结转移在第二组以内,无周围脏器、组织受累。

禁忌证:因黏液腺癌和印戒细胞癌对放疗无效,故应视为禁忌证。其他禁忌证还包括癌灶直径大于 10 cm,溃疡深且广泛;肿瘤侵犯至浆膜面以外,有周围脏器转移。

从以上分析可以看出,放疗适用于胃癌早期,不适用于已有转移的中晚期。

1.术前、术中放疗

指对某些进展期胃癌,临床上可摸到肿块,为提高切除率而进行的术前局部照射。Smalley等总结了胃的解剖特点和术后复发的类型,并提供了详细的放疗推荐方案。北京报道了一项Ⅲ期临床试验,360 例患者随机接受术前放疗再手术或单纯手术。两组患者的切除率为 89.5%和 79.4%($P<0.01$)。两组术后病理 T_2 分期为 12.9%和 4.5%($P<0.01$),T4 分期为 40.3%和 51.3%($P<0.05$),淋巴结转移分别为 64.3%和 84.9%($P<0.001$)。两组患者 5 年及 10 年的生存率分别为 30%对 20%,20%对 13%($P=0.009$)。这些数据提示术前放疗可以提高局部控制率和生存率。Skoropad 等报道,78 例可手术切除的胃癌患者随机接受单纯手术,或术前放疗后再手术及术中放疗(20 Gy)。研究发现,对于有淋巴结侵犯及肿瘤侵出胃壁的患者,接受术前及术中放疗组的生存期显著优于单纯手术组。两组间在死亡率上无显著差异,提示术前放疗安全可行。关于术前放疗的大型临床研究资料有限,有待进一步的研究。

2.术后放疗及化疗

术后单纯放疗多数学者认为无效。有文献显示,术后单纯放疗未能提高生存率。术后放疗及化疗的设想合理,放疗可控制术后易发生的局部复发,化疗可以进行全身治疗,同时化疗能够起到放疗增敏的作用。5-FU是一个最常用于与放疗联合的化疗药物,与单纯放疗相比,前者能够提高胃肠道肿瘤患者的生存期。

为了彻底了解放疗及化疗在胃癌术后辅助治疗中的疗效,INT0116 试验于 1991 年被启动。研究中共入组 603 例患者,其中 85%有淋巴结转移,68%为 T_3 或 T_4 期病变。患者随机分为术后同步放疗及化疗组和单纯手术组(n=281 和 275)。单纯手术组接受胃癌根治性切除术,同步放疗及化疗组在根治性切除术后接受如下治疗:第 1 周期化疗,每天给予 5-FU 425 mg/m² 和 CF 20 mg/m²,连续用 5 天;4 周后再进行同步放疗及化疗,放疗总剂量为 45 Gy,分 25 次给予,每周 5 次,共 5 周。放疗范围包括瘤床、区域淋巴结和切缘上下各 2 cm。在放疗最初 4 天及最后 3 天连续给予上述化疗,放疗完全结束后 1 个月再给予以上化疗方案 2 周期。结果显示,联合化放疗组的无病复发时间明显延长,中位生存期明显延长,3 年无复发生存率和总生存率均有提高。最常见 3~4 级的毒性反应为骨髓抑制(54%),胃肠道反应(33%),流感样症状(9%),感染(6%)和神经毒性(4%)。

无疑,INT0116 试验正式确立了放疗及化疗在胃癌术后辅助治疗中的地位。但是,该试验仍存在不少争议,焦点主要集中在以下几个方面。

其一,关于淋巴结的清扫范围。INT0116 中每例患者都要求进行胃癌 D2 淋巴结清扫术,但实际上仅 10% 的手术达到该标准,36% 为胃癌 D1 手术,54% 为胃癌 D0 手术(即未将 N1 淋巴结完全清扫)。因而很多学者认为,术后放疗及化疗生存率提高可能是因为弥补了手术的不完全性,并由此提出胃癌 D2 淋巴结清扫后是否有必要接受辅助放疗及化疗的疑问。Hundahl 等在回顾性研究中收集了 INT0116 试验的完整手术资料,分层分析结果显示,术后放疗及化疗对提高胃癌 D0 或 D1 手术患者的生存率有益,而对胃癌 D2 手术后的患者并无帮助。然而,INT0116 试验中接受胃癌 D2 手术的患者极少,较小的样本量使分析结果缺乏说服力。Lim 等给予 291 例 D2 手术的胃癌患者 INT0116 治疗方案,结果显示 5 年生存率和局部控制率比美国 INT0116 的研究结果更好。Oblak 等分析 123 例接受 INT0116 治疗方案的患者,其中 107 例行根治性(R0)切除,其 2 年局部控制率、无病生存率、总体生存率分别达 86%、65% 和 73%。但上述两项研究缺乏对照组。生存率和局部控制率的提高是由于手术(D2 或 R0)、放疗及化疗或二者共同作用还不能肯定。韩国的一项多中心的观察性研究比较了 544 例 D2 术后接受放疗及化疗的胃癌患者与同期 446 例仅接受 D2 术胃癌患者的复发率和生存率,结果表明放疗及化疗组的中位总生存、无复发生存时间明显优于单纯手术组,分别为 95.3 个月对 62.6 个月($P=0.020$),75.6 个月对 52.7 个月($P=0.016$)。二者的 5 年总体生存率、无复发生存率分别为 57.1% 对 51.0%($P=0.019\,8$),54.5% 对 47.9%($P=0.016\,1$),且放疗及化疗组的死亡风险降低了 20%。认为胃癌 D2 术后辅以放疗及化疗能提高生存率,减少复发。

第二个争议为,INT0116 试验方案的安全性,即术后放疗及化疗的毒性反应也受到关注。试验进行中近 75% 的患者出现了 >3 级的毒性反应,另有 17% 的患者因毒性反应未能完成全部疗程。术后放疗及化疗是否安全? 是什么因素使患者的耐受性下降? Tormo 和 Hughes 的两个临床研究认为 INT0116 的放疗及化疗方案是安全的,毒性反应可以接受。在 INT0116 试验中,放疗方法多为传统的前后野照射,射野计划很少基于 CT 定位。而现在采用的放疗方法常为多野照射,且使用 CT 进行放疗计划,这些措施必将减轻正常组织的毒性反应。

此外一个争议为,INT0116 试验使用的化疗药物为静脉推注的 5-FU,之后的分析发现,5-FU 的使用并没有减少腹腔外的复发(放疗及化疗组及单纯手术组的腹腔外的复发率分别为 14% 和 12%)。这就提示放疗及化疗带来的生存益处是由于放疗提高了局控率的结果。

在某种程度上,5-FU 充当了放疗增敏的角色而并未起到全身化疗的效果。当然,INT0116 试验设计于 20 世纪 80 年代,在当时静脉推注 5-FU 还是一个标准治疗。然而,单药 5-FU 在胃癌中的有效率太低,目前出现了很多有效率更高的化疗方案,可以作为更好的放疗增敏剂,及用于全身治疗。

同步放疗及化疗中是否有更好的化疗方案取代 FL/LV 方案,Leong 等在放疗同步 5-FU 输注治疗的前后使用 ECF 方案用于胃癌的辅助治疗,并采用多野放疗。3 或 4 级毒性反应发生率分别为 38%、15%,主要毒性表现为骨髓抑制(3~4 级发生率为 23%),胃肠道反应(3 级发生率为 19%)。Fuehs 等在一个含 ECF 方案的同步放疗及化疗研究也观察到相似的毒性反应,3~4 级的粒细胞减少及胃肠道反应分别为 29%、29%。目前,一个大型的 III 期临床研究(Trial 80101)正在进行。该研究将根治性胃癌切除术的患者随机分为两组,术后的辅助治疗分别 FU/LV+放疗(45 GY)/输注的 5-FU+FU/LV 方案及 ECF+放疗(45 GY)/输注的 5-FU+ECF。其结果值得期待。

(三)生物治疗

随着分子生物学、细胞生物学和免疫学等研究的进展,胃癌的治疗已形成了除以手术治疗为主,辅以放疗、化疗外,还包括生物治疗在内的综合治疗。

胃癌生物治疗主要基于以下几个方面:①给予免疫调节剂、细胞因子或效应细胞,调动或重建受损免疫系统。增强机体抗癌能力并提高对放、化疗的耐受。②通过各种手段。促进癌细胞特异抗原表达、递呈或对免疫杀伤的敏感性,增强机体抗癌的攻击靶向力与杀伤效率。③对癌细胞生物学行为进行调节,抑制其增殖、浸润和转移,促进其分化或死亡。

代表性的治疗方法有单细胞因子和多细胞因子疗法,IL-2/LAK 疗法、TIL/IL-2 疗法、单细胞抗体导向抗胃癌疗法、胃癌疫苗、主动性特异性免疫疗法及基因治疗。

1.免疫调节剂治疗

对免疫功能抑制程度较轻,一般状态较好者有一定疗效。具有代表性的免疫调节剂有卡介苗、K-432、短小棒状杆菌菌苗、左旋咪唑以及多糖类中的云芝多糖、香菇多糖等。能够非特异性提高胃癌患者单核-巨噬细胞活性与细胞因子产生,调动机体免疫系统,促进残存癌细胞的清除、减少复发与转移,支持进一步的放、化疗。

2.单克隆抗体及其交联物导向治疗

该疗法将单克隆抗体与化疗药物、毒素或放射性核素相偶联,利用抗体对癌细胞的特殊亲和力。定向杀伤癌细胞,适用于清除亚临床病灶或术后微小残存病灶,减少胃癌复发和转移。用于胃癌治疗研究的抗体主要针对其癌相关抗原或与细胞生物学行为相关的抗原。如癌胚抗原(CEA)、细胞膜转铁蛋白受体(TFR)、细胞膜表面 Fas 蛋白、与细胞恶性转化相关的表皮生长因子受体(EGFR)以及与癌组织血管形成密切相关的血管内皮生长因子(VEGF)及其受体等。但胃癌专一特异性抗体尚未发现。

目前,该疗法临床应用并不令人满意,原因可能有鼠源性抗体,选择性不高及异源蛋白拮抗;胃癌抗原免疫性弱。异质性强致使单抗导向力降低;抗体半衰期短,与药物交联的稳定性及其生物活性间存在相互影响;抗体转运生理屏障与循环抗原封闭等。近年应用基因工程开发的人-鼠嵌合抗体、人源性单克隆抗体、单链抗体和双特异抗体等可显著提高对癌细胞的导向与亲和力。其临床效果尚有待观察。

3.细胞因子治疗

该方法适用于免疫功能损害较严重,外源性免疫调节剂已很难刺激机体产生免疫应答的患者。用于胃癌治疗的基因重组细胞因子主要有白细胞介素-2(IL-2)、干扰素-α(IFN-α)。肿瘤坏死因子-α(TNF-α)、粒细胞集落刺激因子(G-CSF)、粒-巨噬细胞集落刺激因子(GM-CSF)。临床上多将细胞因子与放、化疗及其他生物疗法联用;也可在瘤内或区域内给药,以减轻毒副作用。细胞因子治疗研究目前多集中在:现有临床方案的改进;细胞因子结构的改良(分子修饰,提高生物活性、降低毒性);通过分子生物学技术,构造出癌特异性抗体-细胞因子融合蛋白或细胞因子基因转移等。

4.肿瘤疫苗

免疫治疗是生物治疗的主要组成部分之一。肿瘤疫苗是肿瘤特异性的主动免疫治疗,其诱导的机体特异性主动免疫应答,增强机体抗肿瘤能力的作用在动物试验中取得了肯定,许多肿瘤疫苗已进入临床实验研究,显示出良好的前景。对于胃癌的免疫研究,将有助于胃癌综合治疗的实施、消灭残癌、预防复发与转移、提高患者的生活质量和生存率。胃癌的肿瘤疫苗主要有以下几种。

（1）肿瘤抗原肽疫苗：近年来，应用肿瘤相关抗原（TAA）或肿瘤特异性抗原进行主动免疫治疗的研究发展较快。由于免疫效应细胞识别的是由抗原呈递细胞吞噬、并经 MHC 分子呈递的肽段，因此免疫活性肽的发现为肿瘤主动免疫治疗提供了新的思路，出现了以不同抗原肽为靶点的肿瘤疫苗。

（2）胚胎抗原疫苗：癌胚抗原（CEA）是最早发现的 TAA，属胚胎性癌蛋白，也是与胃癌相关的研究最多的 TAA。Zaremba 等对 CEA 肽联 CAP1 的部分氨基酸残基进行替换得到 CAP1-6D，其不仅能在体外致敏 CEA 特异的细胞毒性 T 淋巴细胞（CTL），在体内也能诱导 CEA 特异的 CTL，目前部分 CEA 疫苗已进入 I 期临床试验。曾有研究表明，在胃癌组织中分别可在胞核，胞质中识别到特异性对抗黑色素瘤抗原基因（MAGE 基因）蛋白的单克隆抗体 77B 和 57B，且 MAGE 可在大多胃癌患者中发现，故其可作为特异性免疫治疗胃癌的靶基因。但亦有报道认为 MAGE 基因多发生于进展期胃癌的晚期，在肿瘤免疫治疗中的价值值得再考虑。国内也有报道，多为混合性多价疫苗。邵莹等研究发现，应用 MAGE-3-HLA-A2 肿瘤肽疫苗可诱导产生对表达 *MAGE-3* 胃癌细胞特异性 CTL，这种 CTL 对胃癌细胞杀伤力很强，具有临床应用价值。

（3）其他肿瘤抗原肽疫苗：应用肿瘤细胞裂解产物经生物化学方法可以提取出肿瘤细胞的特异性抗原肽，目前这方面的研究较多。Nabeta 等从胃癌提纯了一种肿瘤抗原，称之为 F4.2（一种肽），经体内、外试验证实：应用 F4.2 肿瘤肽疫苗可以诱导产生抗胃癌的特异性 CTL 细胞，有望作为一种 HLA-A31 结合性肽疫苗用于胃癌治疗。

（4）独特型抗体疫苗：抗独特型抗体（AID）具有模拟抗原及免疫调节的双重作用，同时能克服机体免疫抑制，打破免疫耐受，故能代替肿瘤抗原诱发特异性主动免疫。目前，学者已成功构建了拟用于胃癌治疗的抗独特型抗体。何凤田等应用噬菌体抗体库技术成功地将胃癌单克隆抗体 MG7 改造成抗独特型抗体的单链可变区片段（SeFv），因为抗独特型抗体的 SeFv 组成及功能域的排序理想足以模拟初始抗原来激发机体的抗肿瘤免疫反应，所以其研究为应用抗独特型抗体 ScFv 治疗胃癌创造了条件。抗独特型抗体在实际应用中也存在一些问题，如肿瘤抗原决定簇出现变化时会影响抗独特型抗体疫苗的效果；大量有效抗独特型抗体的制备过程还存在一定困难以及若使用人单抗则可出现人体杂交瘤细胞不稳定、产量低等现象。这些均需通过进一步的研究解决。

（5）病毒修饰的肿瘤细胞疫苗：德国癌症中心研究开发了新城鸡瘟病毒（NDV）修饰的自体肿瘤疫苗，是目前研究较多的一种病毒修饰肿瘤细胞疫苗。主要方法是将 NDV 转染肿瘤细胞，待其增生后灭活作为疫苗皮下注射。现该治疗方法在全世界范围内多中心多种癌症的临床治疗研究中取得了良好的效果，在胃癌也有应用，疗效亦较满意。

（6）树突细胞（DC）肿瘤疫苗：树突细胞（DC）即是体内最有效的专业抗原提呈细胞，也是抗原特异性免疫应答的始动者，具有摄取、加工、呈递抗原至 T 淋巴细胞的能力，表达高水平的 MHC I，II 和 CD80，CD86 等共刺激分子，在免疫应答中起关键作用。以 DC 为基础的各种疫苗在胃癌免疫治疗中取得了很大的成就。

临床采用外周血单个核细胞及自体肿瘤抗原在体外制备 DC 疫苗，采用临床随机对照研究将50 例胃癌术后患者随机分为两组，对照组予以常规化疗；疫苗治疗组常规化疗 2 周后进行 DC 疫苗皮下注射，每周1次，共 4 次。在治疗前后相应各时相点采取患者外周血检测白细胞介素-12（IL-12）、IL-4 及干扰素 γ（IFNγ）的水平。结果疫苗治疗组患者 DC 注射前及注射后 2 周、

4 周和 8 周的外周血 IL12 的水平分别为 (37 ± 4)pg/mL，(68 ± 6)pg/mL，(96 ± 12)pg/mL 和 (59 ± 9)pg/mL；IFNγ 的水平分别为 (61 ± 12)pg/mL，(134 ± 19)pg/mL，(145 ± 20)pg/mL 和 (111 ± 15)pg/mL；IL4 的水平分别为 (55 ± 7)pg/mL，(49 ± 6)pg/mL，(46 ± 5)pg/mL 和 (50 ± 8)pg/mL。而常规治疗组患者外周血 IL-12，IFN-γ 及 IL-4 的水平分别为 (39 ± 7)pg/mL，(45 ± 9)pg/mL，(44 ± 10)pg/mL，(44 ± 6)pg/mL；(63 ± 10)pg/mL，(61 ± 13)pg/mL，(62 ± 11)pg/mL，(61 ± 7)pg/mL；(52 ± 11)pg/mL，(55 ± 9)pg/mL，(53 ± 10)pg/mL，(55 ± 8)pg/mL。疫苗治疗组患者外周血 IL-12 及 IFN-γ 水平在疫苗治疗后明显提高，与同期正常对照组相比差异有显著意义。结论 DC 疫苗可提高胃癌患者术后外周血 IL-12 的水平，并促进 T 细胞向 Th$_1$ 方向发展，临床应用无明显不良应。

Sadanaga 等用负载 MAGE-3 肽的自身 DC 治疗 12 例胃肠道肿瘤（胃癌 6 例），患者临床表现均有改观。其中 7 例患者的肿瘤标志物表达下降，3 例患者肿瘤有消退现象，未发现毒副作用，表明用 DC 负载肿瘤 MAGE-3 治疗胃肠道肿瘤安全有效。目前，DC 作为体内最强的抗原呈递细胞，是肿瘤治疗的研究热点，以 DC 为中心的肿瘤疫苗是否能给胃癌生物治疗开辟新途径尚需深入研究，尤其是更深入的临床应用研究，相信 DC 肿瘤疫苗必将给胃癌的治疗带来新的曙光。

（7）DNA 疫苗。日前，一项国家自然科学基金资助项目—构建以胃癌 MG7-Ag 模拟表位为基础的 DNA 疫苗，在第四军医大学西京医院全军消化病研究所完成。这项研究成果为胃癌的免疫治疗提供了一条新途径。胃癌 MG7-Ag 是西京医院全军消化病研究所发现的一种特异性较好的胃癌标记物，并已初步证实可以诱导抗肿瘤免疫。研究人员希望能利用 PADRE 高效辅助作用的 DNA 疫苗制备容易，诱导免疫持久、广谱的特点，研制出一种新型的胃癌疫苗应用于胃癌免疫治疗。

（四）营养治疗

恶性肿瘤患者多存在营养不良。营养不良既是癌症的并发症，又是使其恶化造成患者死亡的主要原因之一，因此癌症患者需要营养支持以改善其生活质量。其基本方法有胃肠内营养及胃肠外营养两种。全胃及近端切除术后患者术后经肠内营养支持治疗方便、有效、安全、可靠，能改善术后患者的营养状态，在临床上有很好的应用价值。

肠内营养制剂有管饲混合奶及要素饮食两种。由于管饲混合奶渗透压及黏度高，需要肠道消化液消化。不适合术后早期肠内营养支持。要素饮食具有营养全面，易于吸收、无须消化、残渣少、黏度低及 pH 适中等特点。临床应用要素饮食过程中，未出现由于营养制剂所导致的水、电解质失衡及肠痉挛等，说明术后应用要素膳进行肠内营养治疗是一种安全、可靠的方法。因而，术后早期肠内营养的制剂以要素膳为首选。

关于肠内营养开始时间及滴速的选择，Nachlas 等认为胃肠道术后短期功能障碍主要局限于胃、结肠麻痹，其中胃麻痹 1～2 天，结肠麻痹 3～5 天，而小肠功能术后多保持正常。近年来，有不少学者提倡术后早期（24 小时后）即开始肠内营养。临床采用术后 48 小时后滴入生理盐水 200 mL，如无不良反应，即于术后 72 小时开始逐渐增加滴入总量、速度及浓度直至达到需要量。由于术后患者处于应激状态，患者在大手术后的急性期内分解代谢旺盛，机体自身的保护性反应使机体动员体内的蛋白质、脂肪贮存来满足急性期代谢需要。因而，此时机体的代谢状况较混乱，不宜过早给予肠内营养支持。术后 72 小时开始为佳，这与山中英治的观点一致。

肠内营养滴注速度以 30 mL/h 的滴速开始，以后逐渐增至 100～125 mL/h，此后维持这

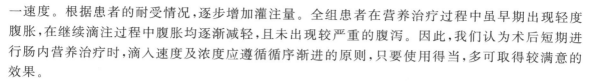

一速度。根据患者的耐受情况,逐步增加灌注量。全组患者在营养治疗过程中虽早期出现轻度腹胀,在继续滴注过程中腹胀均逐渐减轻,且未出现较严重的腹泻。因此,我们认为术后短期进行肠内营养治疗时,滴入速度及浓度应遵循循序渐进的原则,只要使用得当,多可取得较满意的效果。

（五）中西医结合治疗

采用化疗与中药扶正抗癌冲剂治疗Ⅲ～Ⅳ期胃癌患者,术后 5 年生存率达 73.8%,中位生存期为(54.8±3.18)月,明显高于单纯化疗。通过中西医结合达到治疗胃癌的最佳疗效。

（冯　倩）

第四节　结 直 肠 癌

一、诊断

依据临床症状和详细的体检,结合内镜检查、X 线和其他影像检查、病理和细胞学检查及肿瘤标志物检测,可以得到明确诊断。

（一）发病部位与分布

在结直肠癌低发地区,一般以直肠癌为最多,但随着发病率的上升,结直肠癌中结肠癌的比例明显上升。在结直肠癌高发的美国,约 70% 的结直肠癌位于结肠。

（二）临床表现

结直肠癌早期无明显症状,随着病程的发展,临床症状会表现出来,主要表现为:①肠道刺激症状与排便习惯改变。②血便与黏液血便。③腹部不适或腹痛。④腹部包块。⑤不排气、不排便的肠梗阻症状。⑥贫血、消瘦、发热、乏力等全身中毒表现。病变的部位不同,所表现的临床症状也有差异。

右半结肠癌主要表现:①腹部包块。②贫血、消瘦、发热等全身症状。③胃肠道不适和肠道刺激症状。④便血,以暗红色或果酱样大便为主。

左半结肠癌主要表现:①肠道刺激症状和排便习惯改变。②肠梗阻。③便血。

直肠癌的主要表现:①便血。②直肠刺激症状,如肛门坠胀或里急后重感。③排便习惯改变。④肠道梗阻。

（三）检查方法

1.直肠指检

直肠指检至少可扪清距肛门 7 cm 以内的直肠壁情况。早期的直肠癌可表现为高出黏膜面的小息肉样病灶。指检时必须仔细触摸,避免漏诊。可以触及大小不一的外生型肿块,也有的为浸润状、狭窄状。直肠指检时触摸必须轻柔,切忌挤压以免促使癌细胞进入血流而播散。指检时,应注意确定肿瘤大小、占肠壁周径、有蒂或呈广基、肿瘤基底下缘至肛缘的距离、肿瘤向肠外浸润状况(是否累及阴道、前列腺,是否与盆壁固定)、肿瘤的质地等。结肠癌患者也应通过直肠指检或直肠-阴道双合诊检查了解膀胱-直肠凹或子宫-直肠凹有无种植灶。

2.乙状结肠镜检查

硬管乙状结肠镜可检查至距肛门 25 cm 处肠管,并可对所见病灶取活检标本。

3.钡灌肠检查

一般的钡灌肠检查不易发现直径 2 cm 以下的病灶,但低张力气钡造影法可发现直径 1 cm 以下的结肠癌。临床疑低位结直肠癌者,首先采用直肠指检及乙状结肠镜检查较钡灌肠可靠。对已有肠梗阻表现者,因有加重梗阻及导致梗阻部位以上结肠穿孔的可能,不宜行钡灌肠检查。

4.纤维结肠镜检查

纤维结肠镜检查不仅可以确定病变部位、大小,更重要的是能通过活检确定病变的性质,还可以发现不少为钡灌肠所漏诊的小腺瘤与癌。Shinya 以纤维结肠镜检查发现的 425 例癌中竟有 43%在钡灌肠检查时漏诊。

5.大便隐血检查

结肠癌表面易出血,只要消化道内有 2 mL 左右的出血,一般大便隐血检查就可出现阳性。Hardcastle报道,用大便隐血检查普查人群中结直肠癌,结果 2/3 结直肠癌患者因大便隐血阳性获得诊断。腺瘤中大便隐血 65%～75%呈阴性,可见大便隐血阴性不能除外大肠腺瘤或癌的可能。

6.CT、磁共振、腔内 B 超

目前此 3 种检查主要用于了解直肠癌的浸润状况。CT 对诊断直肠癌伴局部广泛浸润与直肠癌术后盆腔复发有所帮助,不仅可以直接观察肿瘤是否侵犯盆腔肌肉(提肛肌、闭孔内肌、梨状肌等)、膀胱、前列腺,还可在 CT 引导下做细针吸取细胞学诊断。磁共振在了解直肠癌浸润范围及盆腔内复发方面的意义与 CT 相仿。直肠腔内 B 超可较细致地显示直肠癌肠壁内外的浸润深度,对临床研究是否需要做术前放疗等提供参考依据。它们对确定直肠癌有无淋巴结转移的作用仍有限。

7.癌胚抗原(CEA)检查

CEA 不具有特异性诊断价值,既有假阳性,又有假阴性。早期患者阳性率较低,淋巴结转移的患者中则有 50%其 CEA 高于正常,因此不适于做普查或早期诊断用,但对估计预后和诊断术后复发有一定帮助。因此,无论首次手术前 CEA 是否升高,当术后发生复发时,有一部分患者CEA 可升高,有时 CEA 升高可在临床症状发生前 5～7 个月即出现。有人主张随访中如 CEA升高即开腹探查,以提高复发灶的切除率与治愈率。

(四)鉴别诊断

1.结直肠癌被误诊为其他疾病

不同部位的结直肠癌引起的症状不同,因此可被误诊为不同的疾病。盲肠癌与升结肠癌易被误诊为慢性阑尾炎、阑尾包块、上消化道出血、缺铁性贫血等。肝曲结肠癌或右侧份横结肠癌可引起右上腹不适、疼痛,而右半结肠癌患者中合并有胆石症者可占 30%左右,有症状时往往误诊为胆结石症。甚至做了胆囊切除术后症状仍存在,却以"胆囊术后综合征"解释,以致耽误诊断。中段横结肠癌形成的腹块有时需与胃癌鉴别。左半结肠癌、直肠癌又易被误诊为慢性结肠炎、慢性菌痢、血吸虫病、痔、便秘等。

2.其他疾病被误诊为结直肠癌

偶有位于盲肠或回盲部的结核或淋巴瘤可被误诊为盲肠癌。老年人的阑尾包块亦可酷似盲肠或升结肠癌。血吸虫性肉芽肿、局限性肠炎、溃疡性结肠炎症状也可与结肠癌相类似。肠镜活检及钡灌肠检查可帮助鉴别。直肠子宫内膜异位可表现如直肠癌(浸润型、溃疡型、外生型癌或直肠壁结节状病灶),如患者有痛经病史,可提示此病可能。

二、病理及分期

(一)大体类型

根据我国结直肠癌诊治规范,大体分类如下。

1.早期结直肠癌

早期结直肠癌是指原发灶肿瘤限于黏膜层或黏膜下层者,其中限于黏膜层者为黏膜内癌。由于黏膜层中没有淋巴管,故不会发生淋巴结转移。癌限于黏膜下层但未浸及肠壁肌层者为黏膜下层癌,也属早期结直肠癌,但因黏膜下层内有丰富的脉管,因此,部分黏膜下层癌可发生淋巴结转移甚至血行转移。早期结直肠癌大体可分为下列3型。

(1)息肉隆起型(Ⅰ型):又可进一步分为有蒂型(Ⅰp)、广基型(Ⅰs)两个亚型。此型多数为黏膜内癌。

(2)扁平隆起型(Ⅱ型):肿瘤如分币状隆起于黏膜表面。此型多数为黏膜下层癌。

(3)扁平隆起伴溃疡型(Ⅲ型):肿瘤如小盘状,边缘隆起,中心凹陷。此型均为黏膜下层癌。

2.进展期结直肠癌

当癌浸润已超越黏膜下层而达肠壁肌层或更深层时,即为进展期结直肠癌。其大体可分为下列4型。

(1)隆起型:凡肿瘤主体向肠腔内突出者均属此型。肿瘤呈结节状、息肉状或菜花状隆起,有蒂或呈广基。切面可见肿瘤与周围组织境界较清楚,浸润较为浅表局限。若肿瘤表面坏死,则形成溃疡。但溃疡底部高于周围黏膜水平而形如盘状者,则归于另一亚型,称盘状型。

(2)溃疡型:凡肿瘤形成较深(深达或超出肌层)的溃疡者均属此型。

(3)浸润型:肿瘤向肠壁内各层弥散浸润,使局部肠壁增厚,但表面常无明显溃疡或隆起。肿瘤可累及肠管全周,常伴纤维组织异常增生,有时致肠管周径明显缩小,形成环状狭窄。此时肠镜往往受阻于此狭窄处,若在此处钳取活检,往往因取材较浅,组织学检查难以获得癌的证据。此型预后差。

(4)胶样型:肿瘤外形不一,或隆起,或伴有溃疡形成,但外观及切面均呈半透明胶冻状。此型大多为黏液腺癌或印戒细胞癌。预后差。

上海医科大学肿瘤医院曾对结直肠癌手术标本中病理资料完整的523例大体类型进行分析。其中隆起型127例(包括15例早期癌),占24.3%;溃疡型334例,占63.9%;浸润型16例,占3.1%;胶样型46例,占8.8%。

(二)组织学类型

大肠上皮性恶性肿瘤分型如下。

1.乳头状腺癌

癌细胞呈粗细不等的乳头状结构,乳头中央为中心索。根据其生长方式又可分为两种类型:一型为腺癌组织向黏膜表面生长,呈绒毛状;另一型为肿瘤深部腺腔扩大呈囊状,囊内呈乳头状增生。乳头状腺癌预后较好。

2.管状腺癌

癌组织呈腺管状结构。根据其分化程度分为3级:①高分化腺癌,占15%～20%。②中分化腺癌,占 60%～70%。③低分化腺癌,占 15%～20%。

3.黏液腺癌

以癌组织内出现大量黏液为特征,又可分为两种亚型:一种表现为大片"黏液湖"形成,其中漂浮小堆癌细胞;另一种表现为囊腺状结构,囊内充满黏液,囊壁衬覆分化较好的黏液柱状上皮。

4.印戒细胞癌

癌细胞多呈中小圆形细胞,胞质内充满黏液,核偏于一侧,呈圆形或卵圆形。整个细胞呈印戒形。肿瘤由弥散成片的印戒细胞构成,不形成腺管状结构。此型在青少年(尤其女性青少年)结直肠癌中多见,恶性程度高,预后差。

5.未分化癌

癌细胞弥散成片或呈团块状,不形成腺管状或其他结构。癌细胞大小形态可较一致。有时细胞较小,与恶性淋巴瘤难以区别。

6.腺鳞癌

腺癌与鳞癌见于同一肿瘤内,两种成分充分混合。腺癌部分一般分化较好,而鳞癌部分则一般分化较差。

7.鳞状细胞癌

癌组织呈典型的鳞癌结构,多为中度到低度分化,为一种罕见的结肠肿瘤,多数位于肛管。

在同一肿瘤中可出现两种或两种以上的组织学类型。此时按下述原则进行诊断:①两种组织学类型数量相似,则在诊断时将两种类型都写明,应将预后较差的类型写在病理诊断的首位。②两种组织学类型中一类占 2/3 以上,另一类占 1/3 以下。若占小部分的肿瘤分化较差,则将主要的组织学类型写在诊断首位,分化较差的写在后面;若占小部分的分化较高,则可不写入诊断。

国内各组报道中,结直肠癌各种组织学分型的比例如下:管状腺癌最多,占 66%～80%。其他类型较少,按次序为黏液腺癌 16% 左右,印戒细胞癌 3%～7.5%,乳头状腺癌 5% 左右,鳞癌 1% 左右,腺鳞癌0.6%,未分化癌 0～1.6%。

除上述类型外,大肠恶性肿瘤中还有一穴肛原癌(见于肛管,形态类似皮肤的基底细胞癌,亦可见鳞癌及移行细胞癌的结构,有时三者可同时存在)、类癌、黑素瘤、平滑肌肉瘤、恶性淋巴瘤等,但均少见,总共只在全部大肠恶性肿瘤中占 3% 左右。

(三)分期

1.Dukes 分期

Lockhart-Mummery 领导的一个临床小组建立了直肠肿瘤的分期系统,将结直肠癌分为 A、B、C 三期:A 期为癌限于肠壁内;B 期为癌已侵及肠壁外;无论癌限于肠壁内还是侵及肠壁外,只要淋巴结已有转移,即属 C 期。该方法简单实用,并且可以判断预后。此后,包括 Dukes 等人在内的许多学者对该系统进行了修改,使之可以更准确地反映浸润和淋巴结转移的状态,同时将应用范围扩大到结肠和直肠。Dukes 分期中的 C 期被进一步划分为两期,其中癌灶邻近淋巴结转移者属 C_1 期,肠系膜高位淋巴结转移者属 C_2 期。此后,又提出了各种"改良的 Dukes 分期",如临床引用较多的 Astler 与 Coller 提出的改良 Dukes 分期,将限于黏膜层及黏膜下层的癌归入 A 期;癌侵及固有肌层时归属 B_1 期;癌已侵出固有肌层时归属 B_2 期;癌限于肠壁内但有淋巴结转移时为 C_1 期;癌已侵出肠壁且有淋巴结转移时为 C_2 期。

2.我国结直肠癌分期

全国肿瘤防治办公室与中国抗癌协会合编的"中国常见恶性瘤诊治规范"建议采用的我国结

直肠癌临床病理分期如下。

(1)Ⅰ期(Dukes A 期):癌浸润深度未穿出肌层,且无淋巴结转移。进一步分为 3 个亚期。Ⅰ$_0$ 期(A$_0$ 期),病变限于黏膜层;Ⅰ$_1$ 期(A$_1$ 期),癌侵至黏膜下层;Ⅰ$_2$ 期(A$_2$ 期),癌侵至肠壁肌层。

(2)Ⅱ期(Dukes B 期):癌已侵达浆膜或肠外邻近组织,但无淋巴结转移。

(3)Ⅲ期(Dukes C 期):已有淋巴结转移。其中肠旁及系膜淋巴结转移者属 C$_1$ 期,系膜动脉切断结扎处淋巴结转移者属 C$_2$ 期。

(4)Ⅳ期(Dukes D 期):包括所有因病灶广泛浸润、远处转移或种植播散而无法切除,或不能完全切除者。

3.TNM 临床分期

国际抗癌联盟提出的 TNM 分期如下。

T(原发灶)。

T$_x$:原发灶情况无法评估。

T$_0$:无原发肿瘤证据。

T$_{is}$:原位癌,上皮内癌或黏膜内癌未穿透黏膜肌层而达黏膜下。

T$_1$:癌侵达黏膜下层。

T$_2$:癌侵达肠壁固有肌层。

T$_3$:癌已侵入固有肌层而达浆膜下;或原发灶位于无浆膜层的结肠、直肠时,癌侵达结肠旁或直肠旁组织。

T$_4$:癌已穿透脏腹膜或直接侵入其他器官、结构(穿透浆膜后累及其他段大肠时也为 T$_4$,例如盲肠癌侵及乙状结肠时)。

N(区域淋巴结)。

N$_x$:区域淋巴结无法评估。

N$_0$:区域淋巴结无转移。

N$_1$:1~3 个区域淋巴结转移。

N$_2$:≥4 个区域淋巴结转移。

注:直肠旁或结肠旁脂肪组织中有直径>3 mm 的癌结节,但组织学检查未见其中有淋巴结残留时,按淋巴结转移分类。但如此癌结节≤3 mm,则作为原发灶非连续性的蔓延分类,归为 T$_3$。

M(远处转移)。

M$_x$:无法评估有无远处转移。

M$_0$:无远处转移。

M$_1$:有远处转移。

分期如下。

0 期:T$_{is}$ N$_0$ M$_0$。

Ⅰ期:T$_{1\sim2}$ N$_0$ M$_0$。

Ⅱ期:T$_{3\sim4}$ N$_0$ M$_0$。

Ⅲ期:任何 T,N$_{1\sim2}$ M$_0$。

Ⅳ期:任何 T,任何 N,M$_1$。

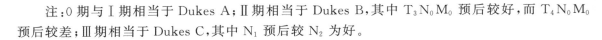

注:0期与Ⅰ期相当于 Dukes A;Ⅱ期相当于 Dukes B,其中 $T_3N_0M_0$ 预后较好,而 $T_4N_0M_0$ 预后较差;Ⅲ期相当于 Dukes C,其中 N_1 预后较 N_2 为好。

三、转移与扩散

(一)直接浸润

一般说来,结直肠癌的生长速度较慢,其环绕肠管扩展一周需18~24个月,即每5~6个月扩展1/4周。当始于大肠黏膜的癌浸润至黏膜肌层以下时,由于其沿淋巴管、血管四周的间隙扩展阻力小,因此,癌在黏膜下层、肌层及浆膜下层中的蔓延要比黏膜层为广。所以手术切除时,必须距肿瘤黏膜表面有一定的距离,才能保证切缘阴性。结直肠癌浸润穿透肠壁时,即可直接浸润邻近的组织器官。贴近腹壁的盲肠、升结肠及降结肠癌可侵及腹壁,升结肠上段癌可累及十二指肠降段,肝曲结肠癌可浸润蔓延达肝脏、胆囊,横结肠癌可侵及大网膜或胃。结肠癌灶与小肠粘连、浸润,有时可形成小肠-结肠内瘘,可出现餐后不久即排便、排便次数多、排出未消化食物等症状。直肠癌可侵及膀胱、子宫、阴道、前列腺、精囊腺、输尿管或骶骨。

(二)种植播散

结直肠癌浸润肠壁浆膜层时,癌细胞可脱落于腹膜腔而发生种植播散。广泛的种植播散可产生癌性腹水。肿瘤表面的癌细胞也可脱落进入肠腔。Cole 等在距肿瘤不同距离的远、近侧肠黏膜上做涂片检查,发现远、近侧肠段的涂片中分别有65%及42%可找到癌细胞,距肿瘤愈近,找到癌细胞的机会愈大。脱落入肠腔的癌细胞在正常黏膜上不至于形成种植,但如进入肠黏膜的破损处,则可存活而形成一种植转移灶。Boreham 报道8例结肠癌患者伴肛门区种植癌,其中1例发生于痔注射治疗后,1例发生于痔切除瘢痕处,另6例则均发生于肛瘘处。结直肠癌手术时,肠腔内的癌细胞沾染肠管的切缘,或做吻合时缝针、缝线沾染了位于肠黏膜表面的癌细胞,使之植入肠壁组织内,均可成为术后吻合口肿瘤复发的原因。

(三)淋巴道转移

癌细胞如只限于黏膜层,由于黏膜层中无淋巴管存在,所以不至于发生淋巴道转移。但如癌已突破黏膜肌层浸润达黏膜下层时,就有可能发生淋巴道转移。随着癌向肠壁深层及向肠壁外浸润,淋巴结转移的机会明显增加。Dukes 报道的 2 238 例结直肠癌中,高、中、低分化癌的淋巴结转移率分别为30%、47.1%及81.3%。

应予注意的是,一般文献中报道的淋巴结转移率均为普通的 HE 染色切片病理检查的结果,如用免疫组化法对 HE 染色淋巴结无转移者进一步研究,淋巴结转移率就更高。

(四)血行转移

结直肠癌发生血行转移的情况相当常见。上海医科大学肿瘤医院手术治疗的结直肠癌患者中 8.5% 术中发现有肝转移。在根治性切除术后已随访5年以上的直肠癌患者中,发现有14.4%于术后5年内发生血行转移。在这些发生血行转移的患者中,肝、肺、骨、脑转移分别占36.5%、34.6%和19.2%及3.9%,余5.8%的患者则为其他部位的血行转移。

四、放射治疗

(一)大肠癌的放疗方案

大肠癌的放疗按其目的分为根治性放疗、对症性放疗及放疗、手术综合治疗。对直肠癌术后除早期(Ⅰ期)的不预防性放疗外,其他期均需放疗,其他部位肠癌术后一般不主张预防性放疗,有残留的必须行放疗,并且达根治剂量。

1.根治性放疗

根治性放疗指旨在通过放疗彻底杀灭肿瘤细胞,仅适用于少数早期患者及特殊敏感细胞类型的患者不适宜手术者。

2.对症性放疗

以减轻症状为主要目的,适用于止痛、止血、减少分泌物、缩小肿瘤、控制肿瘤等姑息性治疗。适宜于晚期患者症状明显者,放疗部位不要过大,放疗剂量能控制症状为宜。

3.放疗、手术综合治疗

有计划地综合应用手术与放疗两种治疗手段。按进行的先后顺序,可分为术前放疗、术中放疗和术后放疗3种。

(1)术前放疗:术前照射能使肿瘤体积缩小,使已经转移的淋巴结缩小或消失,减轻癌性粘连,降低肿瘤细胞活力及闭合脉管,故适用于控制原发灶及改变 Dukes 分期,并有利于提高手术切除率,减少复发率和医源性播散。

(2)术中放疗:指对术中疑有残留处和不能彻底切除处,用 β 射线进行一次性大剂量照射。

(3)术后放疗:适用于切除不彻底或术后病理标本证实切缘有肿瘤细胞残留者及直肠癌Ⅱ、Ⅲ期患者。有计划的术后放射术中应做银夹标记,以便缩野加量。

(4)"三明治"式放疗:为了充分发挥术前放疗和术后放疗的优势,并克服二者的不足,采用术前放疗—手术—术后放疗的方法,称"三明治"式疗法。一般术前一次性照完 5 Gy,然后手术,手术后再放疗 5 周,总剂量 45 Gy(如术后病理检查属 Dukes A 期,可不再加术后放疗)。也可采用术前照射 5 次(共 15 Gy),术后照射 20 次(共 40 Gy)等。

(二)大肠癌的放疗实施

1.放射线

应选 6 MV 以上的高能 X 线或 ^{60}Co-γ,需腔内治疗要选择高剂量放疗。

2.照射野

(1)盆腔前后野:上界在腰骶关节水平,两侧界为髂骨弓状线外侧 1 cm 处,下界视病灶部位而定,上段直肠癌在闭孔下缘,中下段直肠癌至肛门下缘水平,面积一般为 12 cm×12 cm。病灶在离肛门缘 5 cm 以上者,以盆腔前后野为主野。

(2)侧野:可取俯卧位,膀胱充盈,野的上下界同盆腔野,前界在股骨头顶点水平,如果盆腔器官受侵犯及髂外淋巴结转移者则侧野前界应包髂外淋巴结,后界通常在骶骨后 1.5~2.0 cm。经会阴手术者,则后界应包括会阴。

(3)会阴野:取胸膝卧位,以髂骨弓状线外侧 1 cm 的间距为宽度,野中心为肛口后上方,长度取决于体厚,面积一般为(8~11)cm×(12~14)cm。病灶在离肛门缘 5 cm 以内者以会阴野为主野。

(4)三野照射:前野同盆腔前野,两侧野上下缘同前野范围,后缘包括骶骨外 0.5 cm 软组织,前缘一般位于股骨头中点当盆腔中部有淋巴结浸润时,其前缘需在第 5 腰椎椎体前3~4 cm。

(5)结肠癌术中残留或复发后不能手术者,应局部放疗。现在也有的采用适形和调强放疗。

3.放射剂量

(1)根治性放疗:共 60~65 Gy/6~7 周,先大野放疗 45~50 Gy/5.0~5.5 周,再小野追加10~15 Gy。肛管直肠癌除进行外照射外,还应进行腔内放疗及间质治疗。腔内放疗可运用后装治疗机进行,一般应配合外照射进行,当外照射量达 40～45 Gy/4～5 周后,局部如仍有残留的表浅小病灶,加腔内近距离放疗,每次 5～7 Gy,每周一次共 3～4 次,总量 20～25 Gy。间质治疗用 192Ir,长度数量根据患者情况,肿瘤大小进行优化,一般 4～7 根 5～7 cm。间质治疗要和外照射配合,或作为接触治疗的补充剂量,通常 1～2 天加量 20～30 Gy。

(2)对症性放疗:照射 2～3 周,共 20～30 Gy(以症状消失或减轻为目的);或照射 5～6 周,共 50～60 Gy(以抑制肿瘤生长为目的)。

(3)术前放疗:照射 2～5 周共 20～45 Gy,放疗后3～4 周手术。

(4)术后放疗:伤口愈合后,照射 4～5 周共 45～50 Gy,残留部位可缩野补充10～15 Gy。

(5)术中放疗:β 射线一次性照射 15～17 Gy。

4.剂量分配

按主野:副野=2:1进行(盆腔前后野剂量分配按前:后=1:2 计算)。深度计算前野深度为盆腔前后径的 2/3,后野为前后径的 1/3。

(三)放疗的不良反应

1.白细胞数下降

佐以提高白细胞药物,如维生素 B_6、维生素 B_4、利血生、肌苷片、强力升白片、肝血宝等。必要时,加用集落刺激因子。

2.恶心、呕吐

酌情给予甲氧氯普胺;呕吐严重可给托烷司琼、阿扎司琼等药物,也可补液、维生素及电解质等治疗。

3.皮肤反应

Ⅰ度反应时会阴区用滑石粉涂扑,Ⅱ度反应时用烧伤膏或氟轻松软膏外涂。

五、化疗

尽管有 70%～80%大肠癌在诊断时可以局部切除,但总治愈率仅 50%左右。失败的原因主要是转移或局部复发。术后配合化疗与免疫治疗是有效的。不但减少复发,还可延长生存期和提高生存率。

目前所用化疗可归纳为以下几种类型:①单一用药。②联合用药,包括联合不同类型细胞毒药物、联合细胞毒性与非细胞毒性药、化疗药物与生物调节剂联合应用。

(一)适应证与禁忌证

化疗主要适用于 Dukes B 期、C 期患者术后化疗或晚期患者姑息化疗。化疗的禁忌证有:①恶病质状态患者。②严重心血管疾病或肝、肾功能障碍者。③血象不适合化疗者(骨髓功能低下)。④重症感染。

(二)常用化疗药物

大肠癌是对化疗敏感性差的肿瘤之一,常用的化疗药有氟尿嘧啶(5-FU)、顺铂(DDP)、伊立替康(CPT-11)、丝裂霉素(MMC)、长春新碱(VCR)、草酸铂、希罗达等,单一用药有效率很少超过 25%,且缓解期也不长。5-FU 为目前大肠癌最常用、疗效相对较高的药物。常配合 CF 应用提高疗效。

1.CF 联合 5-FU 疗法

20 世纪 70 年代中期已有研究表明,肿瘤细胞内大量的 CF 的存在可促使5-FU的活性代谢物5-Fdump(氟尿嘧啶脱氟核苷酸)与 TS(胸苷酸合成酶)共价结合成三元复合物,从而加强 5-FU 的抗肿瘤作用。CF 可在 5-FU 使用前 50 分钟连续滴注。CF 有低剂量(每天25 mg/m²)、中剂量(每天 200 mg/m²)或大剂量(每天 500 g/m²)3 种用法。

5-FU 的常规用法为每天 300～400 mg/m²,静脉注射;或 1 000 mg/m²,静脉滴注,每周 1 次或序贯数天,或者 400 mg/(m²·d)持续滴注 96 小时或 120 小时,应用微量泵。

目前认为,CF 大剂量并未肯定优于中剂量,甚至低剂量亦未必一定效果差,5-FU 大剂量静脉滴注的效果亦未必一定好。

2.MTX 联合 5-FU 疗法

体外研究表明,5-FU-MTX 的序贯方式治疗可导致拮抗或失败,但细胞培养和动物肿瘤模型又提示 MTX 用药后 1～24 小时用 5-FU 则可产生协同的细胞毒作用,其机制可能为 MTX 的使用可使嘌呤代谢受抑制,致使 PRPP(磷酸核糖焦磷酸)池扩大,增加 5-FU 对 5-氟尿苷三磷酸的活化,使 5-FU 掺入 RNA 增加而呈现协同效果。

3.5-FU 联合铂类应用

现在应用比较广泛。现有人使用小剂量 DDP 6～8 mg/(m²·d),5-FU 0.25～0.50 g/d,对晚期或复发肿瘤的治疗效果很好。第三代铂类药物(草酸铂)应用为大肠癌化疗推到新时代,目前多数医院采用 OFL 方案、FOLFOX4 方案及 IP 方案。

(三)生物反应修饰剂在大肠癌化疗中的应用

1.5-FU 与左旋咪唑的合并使用

左旋咪唑(levamisole,LV)原为驱虫剂,在动物肿瘤模型中能刺激免疫系统。LV 作为单一药物对大肠癌并无活性,但如与 5-FU 联用,可显著减少 Dukes C 期病例的复发危险和死亡率,明显延长生存期。50 mg,每天 3 次,用 3 天停 12 天,共用 1 年。

2.5-FU 与 IFN 并用

临床前研究表明 5-FU 与 IFN 并用对多种实验性肿瘤有协同作用。IFN-α 在体外实验中能从生化上调节 5-FU 活性,提高细胞内 5-FU 活性代谢物 5-Fdump 的水平,促进5-Fdump 与靶酶(胸苷合成酶)的结合。在临床试验中,IFN-α 可使 5-FU 廓清减少而使 5-FU 的血药浓度升高,并能增进 NK 细胞和巨噬细胞的活性。有学者报道,在包括 96 名未曾治疗患者的临床试验中,5-FU 并用 IFN-α 的客观有效率为 26％～63％,总的中位有效率为 41％。

(四)常用联合化疗方案

(1)FL 方案(5-FU/叶酸方案):LV(CF) 60～200 mg/m²,静脉注射,2 小时,第 1～5 天;5-FU 300～500 mg/m²,静脉注射,4～6 小时,第 1～5 天;2 周为 1 周期。

(2)卡培他滨(CAP)方案:CAP 1250 mg/m² 每天 2 次,第 1～14 天。

(3)S-1 方案:S-1 80 mg/m² 每天 2 次,第 1～28 天。

(4)奥沙利铂方案:奥沙利铂方案共有 7 个,即 FOLFOX₁-FOLFOX₇,常用的有FOLFOX₄、FOLFOX₆、FOLFOX₇ 3 个方案,3 个方案标准是 14 天为 1 个周期,也可 21 天 1 个周期,但药物剂量和时间应当一致。

FOLFOX₄ 方案:L-OHP 85 mg/m² 静脉注射,2 小时,第 1 天;LV 200 mg/m² 静脉注射,2 小时,第 1、2 天;5-FU 400 mg/m² 静脉注射,2 小时,第 1、2 天;5-FU 600 mg/m² 持续静脉注射(CIV)第 1、2 天;14 天为1 周期。

FOLFOX₆ 方案:L-OHP 100 mg/m² 静脉注射,2 小时,第 1 天;LV 400 mg/m² 静脉注射,

2 小时,第 1 天;5-FU 400 mg/m^2 静脉注射,2 小时,第 1 天;5-FU 2 400～3 000 mg/m^2,CIV, 46 小时;14 天为1周期。

FOLFOX$_7$方案:L-OHP 130 mg/m^2 静脉注射,2 小时,第 1 天;LV 400 mg/m^2 静脉注射, 2 小时,第 1 天;5-FU 2 400 mg/m^2 静脉注射,CIV,46 小时;14 天为 1 周期。

(5)伊立替康化疗方案:CPT-11 180 mg/m^2 静脉注射,90 分钟,第 1 天;LV 200 mg/m^2 静脉注射,2 小时,第 1、2 天;5-FU 400 mg/m^2 静脉注射,第 1、2 天;5-FU 600 mg/m^2 CIV 22 小时, 第 1、2 天;14 天为 1 周期。

(6)雷替屈塞化疗方案。①Roltitrexed＋L-OHP 方案:Roltitrexed 3.0 mg/m^2 静脉注射, 15 分钟,第 1 天;L-OHP 130 mg/m^{2}静脉注射,2 小时,第 1 天;21 天为 1 周期。②Roltitrexed ＋CPT-11方案:Roltitrexed 2.6 mg/m^{2}静脉注射,15 分钟,第 2 天;CPT-11 300 mg/m^2 静脉注射,90 分钟,第 1 天;21 天为1周期。

六、生物治疗及分子靶向治疗

临床上应用 IFN、TNF、IL-2、LAK 细胞、单克隆抗体作载体的靶向治疗、疫苗等方法治疗大肠癌的疗效不肯定,基因疗法也还处于实验研究阶段。已有人成功用野生型$p53$基因在体外转染大肠癌细胞株,使其生长明显受抑制,显示了$p53$抗癌基因在大肠癌治疗中的潜在价值。

目前分子靶向治疗的用法:西妥昔单抗 400 mg/m^2,静脉滴注,第一周,随后 2 500 mg/m^2, 静脉滴注,每周一次。可与化疗联合使用;贝伐单抗 5～10 mg/kg 静脉滴注,每 2 周 1 次,可与化疗方案联合使用。

(刘　萍)

第八章

泌尿生殖系统肿瘤的治疗

第一节　肾　　癌

肾癌亦称肾细胞癌、肾腺癌等,占原发性肾恶性肿瘤的85%左右。

一、流行病学

肾癌占成人恶性肿瘤的2%～3%。在流行病学上,肾癌发病具有明显地区、性别、种族以及年龄差异的特点。在世界范围内,各国家或地区肾癌发病率存在巨大差异,发达国家较发展中国家高,其中北美、澳大利亚/新西兰、欧洲地区发病率较高(男性发病率10/10万以上),而非洲与太平洋岛国地区较低(不足1.5/10万)。城市人口高于农村人口,男性高于女性,美国非洲裔人比其他族裔美国人肾癌发病率高10%～20%。

我国肾癌发病近年来呈快速增长趋势,已经成为我国常见恶性肿瘤之一,总体上男性发病率、病死率明显高于女性,男女比例约为2:1,城市地区的发病率和病死率明显高于农村地区。据国家癌症中心全国恶性肿瘤登记数据显示:2011年中国肾癌新发患者45 096例,发病率为3.35/10万,其中男性和女性发病率分别为4.38/10万和2.26/10万。城市和农村发病率分别为4.73/10万和1.89/10万,占所有癌症发病的1.34%,位列所有恶性肿瘤发病率第15位。发病年龄可见于各年龄段,35岁以下少见,但35岁以上则发病率快速升高,至75～80岁达到高峰(14.7/10万)。全国肾癌病死率为1.12/10万,其中男性和女性分别为1.43/10万和0.81/10万,城市和农村分别为1.44/10万和0.79/10万,占所有癌症死亡的0.72%,位居所有癌症病死率第16位。

二、病因

肾癌的病因目前尚不清楚,种族和地理环境改变并不是引起肾脏肿瘤的重要条件。化学、物理或生物因子或其代谢物,可能作为诱变因子引起DNA分子结构的变化。近二十余年对吸烟与肾癌的关系进行了研究,一般统计吸烟者肾癌的相对危险性为1.1～2.3,与吸烟的量和开始吸烟的年龄密切相关,而且戒烟者比从不吸烟者患肾癌的危险性高2倍,重度吸烟较轻度吸烟者发病率更高;肾癌与工业致癌物的关系尚未肯定,但男性吸烟并暴露于镉工业环境发生肾癌者高于常人;亦有报道咖啡可能增加女性发生肾癌的危险性,但与咖啡用量无相关性;肾癌有家族发病倾向,有弟兄2人或一个家庭中3人甚至5人发生肾癌的报道;此外,激素的影响(如雌激素)、过剩的脂肪食物、饮酒及辐射可能与肾癌的发生有一定的关系;约0.7%的肾癌伴有视网膜血管瘤,系显性常染色体疾病,肿瘤常为双侧,可为多病灶癌或囊内癌。有报道妇女经常摄入的药物如钙、多种维生素尤其维生素C有可能减少肾癌的发生。据统计,钙的总摄入量、食物中的含钙量、平时是否补钙都说明钙可能降低肾癌的危险性;利尿药可能是促进肾癌发生的因素,止痛药滥用尤其含非那西丁的药易致肾盂癌。高血压患者容易发生肾癌,但经过调查发现高血压服利尿药者肾癌的危险性增加。美籍日本人居住在夏威夷的有8 006人,20年发生肾癌的危险性和高血压没有关系,但与利尿药相关;美国依阿华州妇女有输血史肾癌的RR在1993年时随访5年38例肾癌RR=2.5,但随访8年后RR=1.5,而在不能肯定是否有过输血史组的RR反而更高。所以输血是否为危险因素尚未肯定。有报告糖尿病患者比无糖尿病患者更容易发生肾癌,肾癌患者中14%为糖尿病患者,为正常人群有糖尿病患者数的5倍。肾功能不全的患者长期透析容易发生肾肿瘤。

三、组织病理学

肾癌绝大多数发生于一侧肾脏,双侧先后或同时发病者仅占2%左右,常为单个肿瘤,边界清楚,多病灶发病者占5%左右。

肾癌容易向静脉内扩散,形成癌栓,癌栓可以在肾静脉、下腔静脉内,甚至进入右心房内。肾癌可以局部扩散至相邻组织、脏器、肾上腺、淋巴结,其预后不如静脉内有癌栓者。肾癌远处转移最多见为肺,其次为肝、骨、脑、皮肤、甲状腺等,也可转移至对侧肾。镜下肾癌可分为以下几种类型。

(一)肾透明细胞癌

显微镜下透明细胞癌圆形或多角形,胞浆丰富,内含大量糖原、磷脂和中性脂肪,这些物质在切片制作过程中被溶质溶解,呈透明状。单纯透明细胞癌不多见,多数有或多或少的颗粒细胞(暗细胞)。肾透明细胞癌随着肿瘤细胞恶性倾向加重,其胆固醇含量减少,分化好的肿瘤核位于中央,核固缩染色质增多,浓染。分化不良的核多样性,有明显的核仁。

(二)嗜色细胞癌

显微镜下碱性或嗜色细胞型,存在有轻度嗜碱染色胞浆重叠的小细胞核位于中心,逆行分化细胞核增大,核仁明显,嗜酸或颗粒细胞质由线粒体聚集所致。嗜色细胞癌表现为乳头状或小管乳头状生长,在未分化肿瘤变为实性。其乳头的蒂常为充满了脂类的巨噬细胞和局灶性沙样瘤小体;乳头状腺癌预后比非乳头状好。细胞遗传学检查,乳头状腺癌无论大小都表现为特有的Y染色体丢失,同时有第7和17染色体三体性。

(三)嫌色细胞癌

显微镜下嫌色细胞的特点是细胞呈多角形,胞浆透明但有细的网状结构,有明显的细胞膜,很像植物细胞。另一特点是常规染色细胞质不染,可以用Hale铁染胞浆。其恶性趋势表现为胞浆嗜酸性或颗粒状,因线粒体增多,和嗜酸细胞类似。分化良好的细胞核固缩,染色质增多,有的有双核,核仁变为非典型增生,恶性度增高。

(四)肾集合管癌

显微镜下呈中等大小细胞,嗜碱性。胞浆淡,有β糖原颗粒沉积,PAS染色强阳性,常见细胞核退行性发育,有时可见嗜酸(颗粒)细胞变异,梭型,多型性,肉瘤样肾癌主要是梭形细胞癌,

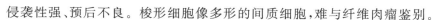

侵袭性强、预后不良。梭形细胞像多形的间质细胞,难与纤维肉瘤鉴别。

(五)神经内分泌型肾癌

显微镜下有分化不良的小细胞癌(燕麦细胞癌),极罕见,恶性程度高。

四、临床表现与诊断

(一)临床表现

血尿、疼痛和肿物称为肾癌的"三联征",大多数患者就诊时已有1~2个症状,三联征俱全者仅仅占10%左右。肾癌可能在有明确临床症状时已有远处转移,以肺和骨骼转移最为常见,有的先发现转移病灶,追溯原发肿瘤时始才诊断为肾癌。

1.血尿

肾癌引起的血尿常为间歇性、无痛、全程肉眼血尿。间歇中可以没有肉眼血尿,但仍有镜下血尿。血尿间歇时间随病程而缩短,严重血尿可伴有肾绞痛。血尿程度与肾癌体积大小无关,部分病例仅表现为持续镜下血尿。

2.腰痛

腰痛是肾癌常见症状,多数为钝痛,因肿瘤生长牵扯肾包膜引起;肿瘤侵犯周围脏器和腰肌时疼痛较重且为持续性,瘤内出血或血块通过输尿管可引起剧烈的腰痛和腹痛。

3.肿物

腰、腹部肿物也是肾癌常见症状,有1/3~1/4肾癌患者就诊时可发现肿大的肾脏。肾脏位置隐蔽,肿瘤必须达到一定体积时方可被发现,表面光滑、质硬、无压痛,随呼吸活动,如肿物固定,可能已侵犯邻近器官。

4.发热

约1/3以上的患者伴有全身性症状,发热较常见,曾有学者主张将发热、血尿、疼痛和肿物称为肾癌的"四联征"。多数为低热,持续和间隙出现,亦有因高热就医者发现肾癌。

5.高血压

肾癌发生高血压者占20%~40%,原因是肿瘤压迫血管、肿瘤内动静脉瘘、肿瘤组织产生的肾素增高,需要与原发性高血压区别。

6.红细胞改变

肾癌患者肾皮质缺氧,释放促红素,调节红细胞生成和分化,因此,有3%~10%肾癌患者血中促红素升高。但肾癌患者贫血更为多见,主要原因是正常红细胞、正色红细胞少,小红细胞和低色红细胞血清铁或全铁结合能力下降,与慢性病的贫血相似,铁剂治疗并无效果,切除肾癌可以使红细胞恢复正常。

7.免疫系统改变

肾癌时可伴有神经病变、肌肉病变、淀粉样变和血管炎。肾癌和其他肿瘤一样可能发生神经肌肉病变,有报道肾癌并发双侧膈肌麻痹。近期报道有肾癌伴血管炎的病例,被认为是癌旁综合征或副癌综合征之一。

8.肾癌转移伴有临床症状

如脊椎转移出现腰背痛、脊髓压迫引起下肢活动障碍、大小便失禁等。

此外,肾癌伴肾外症状如肾素水平升高、高血钙、前列腺素A升高、绒毛膜促性腺激素、尿多胺升高、血癌胚抗原升高、精索静脉曲张等。

Chisholm 统计肾癌的全身病状如下：红细胞沉降率快 362/651(55.6%)；高血压 89/237(87.5%)；贫血 473/1 300(36.3%)；恶病质、消瘦 338/979(34.5%)；发热 164/954(17.2%)；肝功能异常 65/450(14.4%)；碱性磷酸酶升高 44/434(10.1%)；高血钙 44/886(4.9%)；红细胞增多症 43/1 212(3.5%)；神经肌肉病变 13/400(3.2%)；淀粉样变 12/573(2.0%)。

(二)放射影像检查

1.X 线平片

泌尿系统平片可能见到肾外形改变，较大的肿瘤可遮盖腰大肌阴影，肿瘤内有时可见到钙化，局限或弥漫絮状影，有时在肿瘤周围形成钙化线、壳状，占 10% 左右。

2.CT 检查

CT 检查是目前诊断肾癌最重要的方法，可以发现肾内 0.5 cm 以上的病变。肾癌未引起肾盂肾盏变形时，CT 检查对诊断有决定意义。该检查可以准确测定肾癌的大小、测定肿瘤的 CT 值，注射对比剂以后是否使 CT 值增强，可以说明肿物内血管供应情况。有统计 CT 对以下情况诊断的准确性如下：肾静脉受累 91%、下腔静脉内癌栓 97%、肾周围扩散 78%、淋巴结转移 87%、邻近脏器受累 96%。所以 CT 检查对于肾癌的分期极为重要。CT 容易显示肾癌对其周围组织和器官侵犯，肿瘤和相邻器官间的界限消失，并有邻近器官的形态和密度改变。CT 片单纯表现为肿瘤和相邻器官间脂肪线消失，不能作为肿瘤侵犯相邻器官的诊断。大的肿瘤与相邻器官可以无间隙，CT 可以发现肾癌血行转移至肝，表现为多血管性，增强后可以和正常肝实质密度一致，因此必需先行平扫，方可发现转移灶。对侧肾亦可能发生血行转移病灶。在肾上腺可以是局部侵犯，如肾上腺肾癌可直接侵犯肾上腺，肾上腺转移灶为血行扩散引起。

3.磁共振成像(MRI)

磁共振影像检查肾脏也是比较理想的方法。肾门和肾周围间隙脂肪产生高信号强度，肾外层皮质为高信号强度，其中部髓质为低信号强度，可能由于肾组织内渗透压不同，两部分对比度差 50%，这种差别可随恢复时间延长和水化而缩小。肾动脉和静脉无腔内信号，所以为低强度。集合系统有尿为低强度。肾癌的 MRI 变异较大，系由肿瘤血管、大小、有无坏死决定。MRI 不能很好地发现钙化灶，因其质子低密度。MRI 对肾癌侵犯范围，周围组织包膜、肝、肠系膜、腰肌的改变容易查明，尤其是当肾癌出现肾静脉、下腔静脉内癌栓和淋巴结转移。

4.排泄性尿路造影

曾经是诊断肾癌最主要的影像学诊断方法，随着 CT 及 MRI 问世以后，排泄性尿路造影居次要位置，因造影不能发现肾实质内较小的未引起肾盂肾盏变形的肿瘤，肾癌较大时，尿路造影可以见到肾盂肾盏变形、拉长、扭曲。排泄性尿路造影也可了解双肾功能尤其是健侧肾功能情况。肿瘤大使肾实质破坏，可导致病肾无功能。尿路造影可以发现肾内有占位性病变，但不能鉴别囊肿、肾血管平滑肌脂肪瘤和肾癌，必须配合超声、CT 或 MRI 检查。

5.血管造影

由于 CT 广泛应用于诊断肾癌，肾癌进行血管造影者日趋减少，近年多用选择性肾动脉数字减影的方法。血管造影可以显示新生血管、动静脉瘘以及肾静脉和腔静脉病变，造影剂池样聚集、肾包膜血管增多是肾癌的标志。肾癌有 10% 左右其血管并不增多，使血管造影实际应用受到限制。肾癌出现肿瘤坏死、囊性变、动脉栓塞时血管造影可不显影。肾癌有动静脉短路时，动脉造影可以发现肾静脉早期显影。肾动脉造影在必要时可以注入肾上腺素，使正常血管收缩而肿瘤血管不受影响，有助于肿瘤的诊断。肾动脉造影目前常用于较大的或手术困难的肾癌，术前进行造影和动脉栓塞,可以减少手术出血量;对难以切除的晚期肾癌,动脉栓塞加入化疗药物可以作为姑息疗法;孤立肾肾癌,为保留肾组织手术,在术前肾动脉造影可了解血管分布情况;临床上怀疑有肾静脉、下腔静脉癌栓时,可行肾静脉或下腔静脉造影以明确癌栓的大小、部位、和静脉管壁的关系,有助于手术摘除癌栓并切除其粘连的静脉壁。血管造影是有创的、昂贵的检查方法,可能出现出血、穿刺动脉处形成假性动脉瘤、动脉栓塞等并发症,造影剂有肾毒性,不适用于肾功能不全患者。

(三)核素影像检查

放射性核素检查极少应用于肾癌,但可用于检查肾癌骨转移病灶,骨扫描发现病的变缺乏特异性,必须配合 X 线影像发现溶骨性病灶。由于肾癌骨转移者预后极差,可以说是手术的禁忌证,必要时全身骨扫描。临床放射性核素检查的方法有 SPECT 或 PET 或 PET-CT。

(四)超声影像检查

肾癌的超声影像特征:①肾实质内出现占位性病灶,呈圆形或椭圆形,有球体感,可向表面突出。②肿瘤小者边界清楚,大者边界欠清,常呈分叶状。③病灶部的肾结构不清,内部回声变化较大,2~3 cm 直径的小肿瘤有时呈高回声;4~5 cm 的中等肿瘤多呈低回声;巨大肿瘤因内部出血、液化、坏死、钙化,呈不均匀回声区。④肾窦可受压、变形甚至显示不清。⑤CDFI,小肿瘤内部血流较丰富,可见多数点状彩色血流,中等大小者肿瘤周边可见丰富的血流信号,亦可不丰富,内部散在点状或条状彩流信号,巨大肿瘤由于内部坏死等原因,很少有血流信号。⑥肾静脉或下腔静脉内可有癌栓。⑦肾门可见肿大的淋巴结。

(五)实验室检查

实验室检查对肾癌无特异性参考指标,常见有贫血和血尿,ESR、尿乳酸脱氢酶和尿 β-葡萄糖醛酸苷酶在肾癌患者可有升高。用于肾癌检测的肿瘤标志物有细胞黏附分子 E-Cadherin,CD44v6、端粒酶等,检测 E-Cadherin,CD44v6,端粒酶活性有利于肾癌的早期诊断,同时外周血中 Pax-2 mRNA 的检测可以较敏感地检测到血液中肾癌细胞,有助于早期诊断肾细胞癌及其微转移。

(六)病理学检查

获取肾癌诊断标本的方法有尿脱落细胞学检查、肾穿刺组织学检查等,要视临床具体情况选择应用。

五、TNM 分期与临床分期

肾癌的分期,对制订治疗方案和判断预后有一定的临床意义。常用的分期方法有:Robson分期和 TNM 分期。

(一)Robson 分期

见表 8-1。

表 8-1　肾癌的 Robson 分期

分期	
Ⅰ	肿瘤位于肾包膜内
Ⅱ	肿瘤侵入肾周围脂肪,但仍局限于肾周围筋膜内
Ⅲ	

分期	
ⅢA	肿瘤侵犯肾静脉或下腔静脉
ⅢB	区域性淋巴结受累
ⅢC	同时累计肾静脉、下腔静脉、淋巴结
Ⅳ	
ⅣA	肿瘤侵犯除肾上腺外的其他器官
ⅣB	肿瘤远处转移

(二)TNM 分期法(按国际抗癌联盟提出的)

根据肿瘤大小、淋巴结受累数目和有无转移并结合手术及病理检查,来确定 TNM 分期。

1.T——原发肿瘤

T_0:无原发性肿瘤的证据。

T_1:肿瘤小,患肾形态不变,局限于肾包膜内。

T_2:肿瘤大,患肾变形,肿瘤仍于包膜内。

T_{3a}:肿瘤侵及肾周脂肪。

T_{3b}:肿瘤侵及静脉。

T_4:肿瘤已侵入邻近器官。

2.N——区域淋巴结转移

Nx:淋巴结有无转移不肯定。

N_0:淋巴结无转移。

N_1:同侧单个淋巴结受侵。

N_2:多个区域淋巴结受侵。

N_3:术中明确淋巴结已固定。

N_4:邻近区域性淋巴结受累。

3.M——远处转移

Mx:转移范围不肯定。

M_0:无远处转移的证据。

M_1:有远处转移。

M_{1a}:隐匿性转移。

M_{1b}:某一器官单个转移。

M_{1c}:某一器官多个转移。

M_{1d}:多个器官转移。

六、治疗

目前肾癌的治疗主要包括手术治疗、放疗、化疗及免疫治疗等。

(一)放射治疗

肾癌对放疗不甚敏感。肾癌放疗的适应证如下:①恶性程度较高或Ⅱ、Ⅲ期肿瘤,可用术后放疗作为辅助治疗。②原发肿瘤巨大和/或周围浸润固定或肿瘤血供丰富静脉怒张者,术前放疗可使肿瘤缩小,血管萎缩以增加切除率。③骨骼等转移性肾癌引起疼痛时,放疗可缓解症状。④不能手术的晚期患者,放疗可缓解血尿、疼痛等症状并延长生命。

(二)化学治疗

化疗药物治疗肾癌疗效不理想,常用化疗药物有:VLB、MMC、BLM、ADM、CTX、DDP、5-FU、GEM等。联合用药优于单药。常用的联合化疗方案有GF方案。

GF方案:GEM 1000 mg/m²,静脉滴注,第1、第8、第15天;5-FU 500 mg/m²,静脉滴注,第1～5天。每4周重复。

(三)生物治疗

生物治疗的方法很多,用于有癌治疗的主要方法如下。

1.细胞因子

其中以白介素-2(IL-2)较常用。IL-6、LAK细胞也有临床报道,可获得一定的疗效。干扰素(INF)既可用于原发肾肿瘤,也可用于治疗转移肾癌。

2.分子靶向药物

目前,国内外研究较多的是酪氨酸激酶抑制剂如SU011248,SU011248是一种多靶点酪氨酸激酶抑制剂,通过抑制PDGFR、VEGFR、KIT、FLT₃等产生抗肿瘤和抗肿瘤血管生成的作用,达到治疗肿瘤的目的。2004年ASCO年会议上,Motzer RJ等报道了一项SU011248二线治疗转移性肾细胞癌Ⅱ期临床研究的结果,SU011248 50 mg口服1次/d,连续给药4周,每6周重复1次,中位随访6个月,63例患者中,PR 15例(24%),SD 29例(46%),PD 19例(30%)。提示SU011248治疗转移性肾细胞癌有一定的效果。另一种靶向药物是BAY 43-9006,此药为一种新的信号转导抑制剂,通过抑制Raf激酶,阻断Raf/MEK/ERK信号转导通路,抑制肿瘤细胞增殖;同时还有抑制VEGFR-2和PDGFR-β的功能,具有抗肿瘤血管生成的作用。Ratain MJ等报道一项BAY 43-9006治疗晚期实体瘤的Ⅱ期临床研究结果,63例晚期肾细胞癌患者中,25例有效(PR+CR)、18例稳定(SD)、15例进展(PD)、5例患者出组。提示BAY 43-9006方案在治疗晚期肾细胞癌有一定的疗效。目前,正在进行BAY 43-9006对晚期肾细胞癌的TTP和生存期的影响研究。

(张树霞)

第二节　前列腺癌

一、概述

前列腺癌在欧美国家发病率极高,在美国男性中,前列腺癌发病率为第一位,发病率为95.1/10万人,占癌症死亡原因的第二位。在中国,前列腺癌较少见,发病率约1/10万人,随着人均寿命的延长、生活方式的改变及PSA检查的广泛应用,发病率有增加趋势。85%临床前列腺癌发生在65岁以上,小于40岁者极少发病,发病高峰在60～70岁。前列腺癌的发生可能与种族、遗传、激素水平和雄激素受体、环境。社会及饮食等因素有关,如黑人发病率高于白人、有家族史的发病率高,趋向高脂肪饮食,前列腺癌发病率逐年增高。肿瘤分级是影响愈后的主要因素。

（一）前列腺的解剖

前列腺形态类似倒置的栗子（图 8-1），位于膀胱和尿生殖膈之间，尿道穿越其中。成人前列腺重 8～20 g，大小约为 2.5 cm×2.5 cm×3.5 cm。前列腺分为底部、体部和颈部，上端宽大为前列腺底，邻近膀胱颈，后部有精囊附着；下端尖细，尖部向下称前列腺尖，位于尿生殖膈上。底部与尖部之间为前列腺体。前列腺体后面平坦，正中线有一纵行浅沟，称为前列腺沟，将前列腺分为左右两叶，正常的前列腺直肠指诊可扪及此沟，前列腺肥大时，此沟消失。

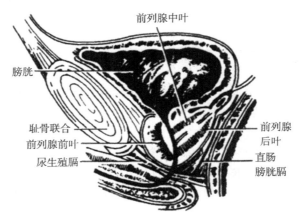

图 8-1　前列腺的解剖

（二）淋巴引流

前列腺淋巴主要注入髂内淋巴结和骶淋巴结，然后至髂总淋巴结，其淋巴引流途径主要包括以下 3 个途径：第一组淋巴结沿髂内动脉走行至髂外淋巴结组，该组内位于闭孔神经周围的淋巴结，为前列腺癌淋巴结转移的第一站；第二组淋巴管从前列腺的背侧引流至骶侧淋巴结，然后至髂总淋巴链；第三组淋巴结通过膀胱旁淋巴结引流至髂内动脉周围淋巴结（图 8-2）。

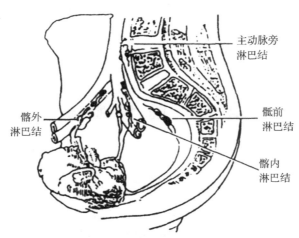

图 8-2　前列腺的淋巴引流

二、病理类型及肿瘤分级

前列腺癌根据病理类型分为上皮来源和基质细胞来源两大类。上皮来源包括腺癌、鳞癌、黏液样癌及移行上皮癌,基质细胞来源包括恶性淋巴瘤、肉瘤样癌。其中前列腺腺癌占97%以上,按分化程度分高、中、低及未分化型;其余少见的有黏液癌、移行细胞癌、鳞状细胞癌、肉瘤样癌,子宫内膜样癌罕见。前列腺癌好发于前列腺外周带,大多数为多灶性,易侵及前列腺尖部。

目前常用的前列腺癌肿瘤分级方法有 Gleason 评分与 WHO 分级,其中 Gleason 评分与预后密切相关,故在国内外得到广泛应用。Gleason 评分系统是根据低倍镜下腺体生长方式分级,即腺体分化程度,而不考虑核的异型等,分为1~5级,分级的高低说明了肿瘤的分化程度。肿瘤分为最常见与次常见的生长方式,若肿瘤结构单一,则可以看作最常见生长方式与次常见生长方式相同。这两种不同的生长方式均为影响预后的因素,故 Gleason 评分就是把最常见的癌肿生长形式组织学分级数加上次常见的组织学分级数之和,形成预后的组织分级常数。Gleason 分级总分在2~10分,分化最好者为1+1=2分,最差者为5+5=10分。

三、临床表现

(一)症状

(1)早期前列腺癌大多没有临床症状,随着肿瘤的发展出现压迫邻近的组织或器官时,引起压迫症状。如增大的前列腺腺体压迫尿道时出现进行性排尿困难,包括尿流变细、缓慢或中断,射程短、排尿滴沥、排尿不尽、尿程延长、排尿费力等症状,梗阻严重时可引起肾积水、肾功能障碍甚至急性肾衰竭;肿瘤压迫直肠时会引起排便困难;压迫神经时会引起会阴部的疼痛。

(2)晚期转移癌出现转移症状,如引起血尿、血精、阳痿等。前列腺癌常发生骨转移,可引起骨痛或病理性骨折。盆腔淋巴结转移影响到下肢静脉及淋巴回流,引起双下肢肿胀。

(3)其他的晚期症状有消瘦、贫血、衰弱、排便困难等。

(二)体征

前列腺癌除常规的体格检查外,直肠指检是诊断前列腺癌首要的诊断步骤,可早期发现肿瘤,检查项目包括前列腺的大小、形状、硬度、边界或有无不规则结节及精囊情况。一般前列腺癌直肠指诊时可触及硬度加大的区域,边缘坚实。当肿瘤侵及精囊时可触及硬索状并向两侧盆壁伸展的肿块。当前列腺出现远处转移时出现相应部位的体征,如肝脏转移时可触及肿大的肝脏或肿块,浅表淋巴结转移时可触及肿大淋巴结。

四、诊断与鉴别诊断

(一)诊断

1.临床表现及症状、体征

主要的临床症状为尿路症状。直肠指诊是重要的诊断步骤,是诊断前列腺癌最简单、有效的方法。直肠指诊可以发现前列腺结节,质地坚硬,中央沟消失等体征。

2.肿瘤标志物

(1)前列腺特异性抗原(prostatic specific antigen,PSA):PSA 是一种单链糖蛋白,存在于血液和精浆中,男性血清 PSA 正常值为0~4 μg/L(Hybritech 分析法)。PSA 具有显著的器官特异性,但不是前列腺癌的特异性抗原。前列腺增生、前列腺炎、前列腺癌都可以引起 PSA 增高,甚至直肠指诊、前列腺活检、膀胱镜检查、射精都可以引起血清 PSA 暂时增高。PSA 是最重要的前列腺癌标志物,可用来做普查前列腺癌、早期诊断以及用于治疗前后的监测指标。

(2)前列腺酸性磷酸酶(prostatic aicd phosphatase PAP):PAP 由前列腺上皮细胞合成,由

于其稳定性、特异性差,有假阳性、假阴性结果,诊断价值低于前列腺特异性抗原,异常增高时提示有广泛的骨转移。

3.前列腺穿刺活检

最可靠的诊断依据。主要包括直肠指诊手指引导经会阴或经直肠穿刺活检和超声引导下经会阴或经直肠前列腺穿刺活检。前者是传统的穿刺方法,有一定盲目性,对于较小的病变穿刺成功率低,但操作简单、经济、实用;后者穿刺取材部位准确,组织块完整,安全、可靠、成功率较高、并发症少。目前前列腺穿刺采用新的穿刺方法,即在传统的两侧上中下六点穿刺外,增加外周区穿刺点,用此方法可以提高了14%～20%肿瘤检出率。

4.影像学检查

(1)X线检查:包括胸部正侧位 X 线片、骨骼 X 线片及静脉尿路造影或膀胱尿道造影等。胸部正侧位 X 线片用于观察有无肺转移,骨骼 X 线片用于观察骨转移,静脉尿路造影或膀胱尿道造影用来了解有无前列腺癌对膀胱、尿道侵犯压迫。

(2)盆腔 CT 或 MRI 检查:CT 或 MRI 是前列腺癌常用的检查方法。前列腺癌在 CT 上表现为前列腺形态不对称,有局部结节样隆起,包膜受侵时,可使前列腺轮廓不规则,周围侵犯时表现为直肠周围脂肪层消失,与邻近肌肉界限消失或不清。前列腺 MRI 检查的诊断价值高于 CT,对前列腺的分期有重要价值,在 T_2WI 表现为周围带内低信号区,当前列腺周围高信号的脂肪区内出现低信号区,表示肿瘤侵犯周围脂肪。

(3)骨扫描:前列腺癌骨转移常见。前列腺癌患者做全身骨扫描,可发现早期骨转移,但其敏感性高,特异性低,在退行性骨关节病、炎症、Paget 病、陈旧性骨折等情况时出现假阳性结果,应注意鉴别排除。

(4)超声检查:主要用来观察肿瘤的大小、回声情况、与周边器官关系及盆腔、腹主动脉旁淋巴结和肝转移情况。

(二)鉴别诊断

前列腺癌的诊断要与以下疾病做鉴别:①前列腺增生,多发于移行带上,表现为前列腺增大引起的压迫症状,其边缘光滑,其增生密度相对均匀,很少有坏死,而前列腺癌则常常增生密度不均匀,有坏死,晚期常伴有转移灶。②前列腺肉瘤,在影像学上难以与前列腺癌鉴别,可根据患者年龄、临床检查情况鉴别。③前列腺结核,常继发于肾结核,前列腺液或精液中可有结核杆菌,骨盆平片可发现前列腺有结核钙化。其他的还需与前列腺结石、急性前列腺炎、肉芽性前列腺炎做鉴别。

五、分期

AJCC 的 TNM(2002 年)分期如下。

T:原发肿瘤

　　Tx:原发肿瘤不能评估

　　T_0:没有原发肿瘤

　　T_1:临床隐性肿瘤(临床未触及或影像学未发现)

　　T_{1a}:≤5%的前列腺切除组织内偶然发现肿瘤

　　T_{1b}:>5%的前列腺切除组织内偶然发现肿瘤

　　T_{1c}:通过针吸或针穿活检发现肿瘤(如:因发现 PSA 升高进行穿刺活检)

T_2:肿瘤局限于前列腺内*

　　T_{2a}:累及≤1/2 叶

　　T_{2b}:累及>1/2 叶,但未达双侧叶

　　T_{2c}:累及双叶

T_3:肿瘤侵出前列腺包膜**

　　T_{3a}:包膜外浸润(双侧或单侧)

　　T_{3b}:侵犯精囊(双侧或单侧)

T_4:肿瘤固定或侵犯精囊以外的邻近组织,如膀胱颈、外括约肌、直肠、肛提肌和/或盆壁

　*通过针吸或针穿活检在一叶或两叶发现肿瘤,但临床未触及或不能被影像学明确发现,分期为 T_{1c}。

　**侵入前列腺尖或侵入前列腺包膜(但未侵出),分期为 T_2。

pT:病理学分期

　　pT_2*:局限于脏器内

　　pT_{2a}:单侧,累及≤1/2 叶

　　pT_{2b}:单侧,累及>1/2 叶,但未达双侧叶

　　pT_{2c}:双侧累及

　　pT_3:侵出前列腺

　　pT_{3a}:侵出前列腺

　　pT_{3b}:侵犯精囊

pT_4:侵犯膀胱、直肠

　*没有病理学 T_1 分期(pT_1)

N:区域淋巴结

　　Nx:区域淋巴结不能评估

　　N_0:无区域淋巴结转移

　　N_1:发现区域淋巴结转移

pN:病理学分期

　　pNx:区域淋巴结不能取样

　　pN_0:无阳性淋巴结

　　pN_1:发现区域淋巴结转移

M:远处转移*

　　Mx:远处转移不能评估(任何方式都无法评估)

　　M_0:无远处转移

　　M_1:远处转移

　　M_{1a}:非局部淋巴结转移

　　M_{1b}:骨转移

　　M_{1c}:其他部位转移(包括或不包括骨转移)

　*当有多个部位转移时,应为最高分期 M_{1c}。

G:组织病理学分期

　　Gx:分期不能评估

G_1：分化良好（轻微间变）(Gleason 2～4)

G_2：分化适中（适中间变）(Gleason 5～6)

$G_{3～4}$：分化差或未分化（明显间变）(Gleason 7～10)

分期

Ⅰ期：$T_{1a}N_0M_0G_1$

Ⅱ期：$T_{1a}N_0M_0G_{2～4}$

或 $T_{1b}N_0M_0$，任何 G

或 $T_{1c}N_0M_0$，任何 G

或 $T_1N_0M_0$，任何 G

或 $T_2N_0M_0$，任何 G

Ⅲ期：$T_3N_0M_0$，任何 G

Ⅳ期：$T_4N_0M_0$，任何 G

或任何 T，N_1M_0，任何 G

或任何 T，任何 N，M_1，任何 G

六、治疗原则

前列腺癌的治疗原则需根据前列腺临床分期、Gleason 评分、PSA、年龄、预期寿命等综合考虑，按照肿瘤是否局限于前列腺包膜内将前列腺癌分为局限期和晚期（转移性）前列腺癌。局限期前列腺癌指肿瘤局限于前列腺，无淋巴结转移或远处转移。同时按危险性不同，将局限期前列腺癌分为低危、中危和高危 3 组。对于低危局限期患者，考虑进行局部根治性放射治疗或根治性前列腺切除术，但对于部分临床上无症状、高分化的患者可不做治疗，进行密切随访观察。局限期中危的患者需进行综合治疗，包括前列腺根治术或加盆腔淋巴结清扫术，术后行放射治疗。局限期高危和局部晚期主要考虑放疗和内分泌综合治疗。转移性前列腺癌主要为内分泌治疗，放射治疗仅用于姑息治疗。

七、放射治疗

手术和放射治疗是前列腺癌的重要治疗手段。手术适用于局限早期的前列腺癌患者（$T_{1～2}$），放射治疗适应用于局限期和局部晚期前列腺癌患者，即临床 $T_{1～4}N_{0～1}M_0$ 期患者。放疗有疗效好、并发症少、疗后患者生存质量高等优点。放疗和内分泌综合治疗提高了高危局限期和局部晚期的局部控制率和生存率。

（一）常规外照射

1.常规模拟定位

患者取仰卧位或俯卧位，体模固定，向膀胱和直肠注入造影剂以协助定位和确定 PTV，在体表标记前列腺中心点，前列腺中心点位于耻骨联合上缘下 1 cm。模拟定位片包括从 L_5/S_1 到坐骨结节下 1 cm。在定位片上勾画靶区。

2.盆腔野

采用前后野和两侧野四野照射法。射野上界位于 S_1 上缘，下界位于坐骨结节下缘，前后野两侧界为真骨盆外 1.5～2 cm，左右野两侧野前界位于耻骨联合前缘，后界位于股骨头后 1～2 cm 或后界下方在 S_2/S_3 之间（图 8-3）。

3.前列腺野

采用前后野和两侧野四野照射法。射野上界位于耻骨联合上 5 cm,下界位于坐骨结节下缘。前后野两侧界为射野中心各旁开 3.5～4 cm,侧野前界位于耻骨骨皮质后缘,后界包括直肠前壁后 6～10 cm,但需避开直肠后壁(图 8-4)。

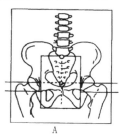
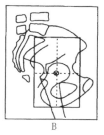

图 8-3 前列腺的盆腔照射野示意图

A.盆腔前后野;B.盆腔侧野

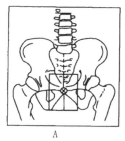
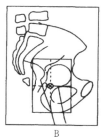

图 8-4 前列腺癌的盆腔小野示意图

A.前后野;B.侧野

4.照射剂量

通常选用 10 MeV 以上的高能 X 射线。常规外照射每天照射剂量为 1.8～2 Gy/次,5 次/周,肿瘤剂量达 45～50 Gy 后,针对前列腺野补量照射 20～25 Gy,总剂量达 65～70 Gy/6～7 周。

(二)三维适形放射治疗和调强适形放射治疗

三维适形放射治疗能提高肿瘤剂量,同时减轻正常组织的受量,从而提高了无生化失败生存率,更好地保护正常组织,降低膀胱和直肠放射损伤。

1.治疗体位

仰卧位或俯卧位,体膜固定。前列腺位置易受直肠和膀胱体积影响,故应保证每次治疗前直肠和膀胱充盈情况相似,以保证每次治疗前列腺位置的可重复性。

2.CT 模拟定位

体膜固定后在 CT 下模拟扫描。要求进行 CT 增强后,以层厚 0.5 cm 进行扫描。扫描前先在常规模拟机下决定患者位置、射野等中心等。

3.三维适形/调强计划设计

在 CT 图像上进行勾画 GTV、CTV 和 PTV,同时勾画直肠、膀胱、小肠等正常器官。GTV 应包括整个前列腺及包膜;CTV 除了包括整个前列腺和包膜外,如盆腔淋巴结引流区要进行照射,还需包括髂外、髂内和骶前淋巴结引流区,对于中、高危患者 CTV 还应包括精囊;PTV 一般在 CTV 外放 1 cm,为减少直肠照射剂量,PTV 在后方可仅外放 0.5 cm。最常用的照射野为

5～7野共面照射。然后根据设置的剂量参考点、处方剂量及照射次数,计算等剂量曲线和剂量体积直方图(DVH)。

4.校位和射野验证

CT模拟机上或常规模拟机确定射野中心,通过射野电子成像系统(EPID)拍摄射野验证片进行射野验证。

(三)术后放射治疗

(1)适应证:①包膜外广泛侵犯;②术后病理切缘阳性;③精囊受侵;④术后PSA持续增高;⑤术后复发的患者;⑥手术不彻底者。

(2)术后放疗的靶区为前列腺瘤床,局部照射剂量为45～60 Gy,局部复发者或有残留者,照射剂量为60～65 Gy。

(张树霞)

第三节 膀 胱 癌

膀胱癌是泌尿系统中最常见的肿瘤,多数为移行上皮细胞癌。在膀胱侧壁及后壁最多,其次为三角区和顶部,其发生可为多中心。膀胱癌可先后或同时伴有肾盂、输尿管、尿道肿瘤。在国外,膀胱癌的发病率在男性泌尿生殖器肿瘤中仅次于前列腺癌,居第2位;在国内则占首位。男性发病率为女性的3～4倍,年龄以50～70岁为多。本病组织类型上皮性肿瘤占95%,其中超过90%系移行上皮细胞癌。

一、流行病学

(一)发病率和死亡率

膀胱癌是泌尿系系统最常见的恶性肿瘤,其发病地区差异性很大。北美和北非为高发地区,而我国发病率较低,约为3/10万,但占泌尿系统肿瘤的第一位,且随着平均年龄的增长和老龄化社会的加剧,膀胱癌的发病率将会节节攀升。2017年统计数据,美国共有79 030例新发的膀胱癌,而同一时期因膀胱癌死亡的病例高达16 870例。其中男性占新发病例和死亡病例分别为76.5%和72.6%。

在我国,2015年新发膀胱癌例数8万余例。膀胱癌90%以上为移行细胞癌,其中80%以上为无浸润的浅表性癌,初次治疗后复发率高达70%。近年来,我国部分城市肿瘤发病率报告显示膀胱癌发病率有增高趋势。膀胱癌男性发病率为女性的3～4倍。而对分级相同的膀胱癌,女性的预后比男性差。男性膀胱癌发病率高于女性不能完全解释为吸烟习惯和职业因素,性激素亦可能是导致这一结果的重要原因之一。

膀胱癌可发生于任何年龄,但是主要发病年龄为中年以后,并且其发病率随年龄增长而增加。美国39岁以下男性膀胱癌发病率为0.02%,女性为0.01%;40～59岁男性为0.4%,女性为0.12%;60～69岁男性为0.93%,女性为0.25%;而70岁以上老年男性发病率为3.35%,女性为0.96%。

种族对膀胱癌发病的影响迄今还没有确定。美国黑人膀胱癌发病危险率为美国白人的一半,但是其总体生存率却更差,而美国白人发病率高于美国黑人,仅局限于非肌层浸润性肿瘤,而

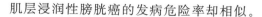

肌层浸润性膀胱癌的发病危险率却相似。

由于对低级别肿瘤认识不同,不同国家报道的膀胱癌发病率存在差异,这使不同地域间发病率的比较非常困难。不同人群的膀胱癌组织类型不同,在美国及大多数国家中,以移行细胞癌为主,占膀胱癌的 90% 以上,而埃及则以鳞状细胞癌为主,约占膀胱癌的 75%。

（二）自然病程

大部分膀胱癌患者确诊时处于分化良好或中等分化的非肌层浸润性膀胱癌,其中约 10% 的患者最终发展为肌层浸润性膀胱癌或转移性膀胱癌。膀胱癌的大小、数目、分期与分级与其进展密切相关,尤其是分期与分级,低分期低分级肿瘤发生疾病进展的风险低于高分期高分级肿瘤。总体上说,T_1 期膀胱癌发生肌层浸润的风险（18%）是 Ta 期膀胱癌（9%）的 2 倍。但膀胱癌的病理分级可能是更为重要的预测因子。研究发现：G_1 级膀胱癌出现进展的风险（6%）仅为 G_3 级膀胱癌（30%）的 1/5。一组长达 20 年的随访资料发现,G_3 级膀胱癌出现疾病进展风险更高,T_aG_1 膀胱癌为 14%,而 T_1G_3 则高达 45%,但是其复发的风险却相同,约为 50%。

Lamm 将原位癌分为 3 型。Ⅰ型没有侵袭性,单一病灶,为疾病的早期阶段。Ⅱ型为多病灶,可引起膀胱刺激症状。Ⅲ型合并一个或多个其他膀胱癌,会增加肿瘤复发、进展及死亡的风险。经尿道切除的Ⅱ型原位癌发生疾病进展的风险约 54%,膀胱灌注化疗可降低其进展风险至 30%～52%,而 BCG 膀胱灌注可以将上述风险降至 30% 以下。

二、病因

膀胱癌的发生是复杂、多因素、多步骤的病理变化过程,既有内在的遗传因素,又外在的环境因素。较为明确的两大致病危险因素是吸烟和长期接触工业化学产品。吸烟是目前最为肯定的膀胱癌致病危险因素,有 30%～50% 的膀胱癌由吸烟引起,吸烟可使膀胱癌危险率增加 2～4 倍,其危险率与吸烟强度和时间成正比。另一重要的致病危险因素为长期接触工业化学产品,职业因素是最早获知的膀胱癌致病危险因素,约 20% 的膀胱癌是由职业因素引起的,包括从事纺织、染料制造、橡胶化学、药物制剂和杀虫剂生产、油漆、皮革及铝、铁和钢生产。柴油废气累积也能增加膀胱癌发生的概率。其他可能的致病因素还包括慢性感染（细菌、血吸虫及 HPV 感染等）、应用化疗药物环磷酰胺（潜伏期 6～13 年）、滥用含有非那西汀的止痛药（10 年以上）、盆腔放疗、长期饮用砷含量高的水和使用含氯消毒水、咖啡、人造甜味剂及染发剂等。另外,膀胱癌还可能与遗传有关,有家族史者发生膀胱癌的危险性明显增加,遗传性视网膜母细胞瘤患者的膀胱癌发生率也明显升高。对于肌层浸润性膀胱癌,慢性尿路感染、残余尿及长期异物刺激（留置导尿管、结石）与之关系密切,其主要见于鳞状细胞癌和腺癌。

正常膀胱细胞恶变开始于细胞 DNA 的改变。流行病学证据表明化学致癌物是膀胱癌的致病因素,尤其是芳香胺类化合物,如 2-萘胺、4-氨基联苯,广泛存在于烟草和各种化学工业中。烟草代谢产物经尿液排出体外,尿液中的致癌成分诱导膀胱上皮细胞恶变。目前大多数膀胱癌病因学研究集中在基因改变。癌基因是原癌基因的突变形式,原癌基因编码正常细胞生长所必需的生长因子和受体蛋白。原癌基因突变后变为癌基因,可使细胞无节制地分裂,导致膀胱癌复发和进展。与膀胱癌相关的癌基因包括 *HER-2*、*H-Ras*、*BcL-2*、*FGFR3*、*C-myc*、*c-erbB-2*、*MDM2*、*CDC91L1* 等。膀胱癌发生的另一个重要分子机制是编码调节细胞生长、DNA 修复或凋亡的蛋白抑癌基因失活,使 DNA 受损的细胞不发生凋亡,导致细胞生长失控。研究发现,含有 *p53*、*Rb*、*p21* 等抑癌基因的 17、13、9 号染色体的缺失或杂合性丢失与膀胱癌的发生发展密切相关,而且,

$p53$、Rb 的突变或失活也与膀胱癌侵袭力及预后密切相关。此外,膀胱癌的发生还包括编码生长因子或其受体的正常基因的扩增或过表达,如 $EGFR$ 过表达可增加膀胱癌的侵袭力及转移。

三、组织病理学

膀胱癌包括尿路上皮细胞癌、鳞状细胞癌和腺细胞癌,其次还有较少见的转移性癌、小细胞癌和癌肉瘤等。其中,膀胱尿路上皮癌最为常见,占膀胱癌的 90% 以上。膀胱鳞状细胞癌比较少见,占膀胱癌的 3%～7%。膀胱腺癌更为少见,占膀胱癌的比例小于 2%,膀胱腺癌是膀胱外翻患者最常见的癌。

四、临床表现与诊断

(一)临床表现

1.血尿

大多数膀胱肿瘤以无痛性肉眼血尿或显微镜下血尿为首发症状,患者表现为间歇性、全程血尿,有时可伴有血块。因此,在临床上间歇性无痛肉眼血尿被认为是膀胱肿瘤的典型症状。出血量与血尿持续时间长短,与肿瘤的恶性程度、肿瘤大小、范围和数目有一定关系,但并不一定成正比。有时发生肉眼血尿时,肿瘤已经很大或已属晚期;有时很小的肿瘤却会出现大量血尿。由于血尿呈间歇性表现,当血尿停止时容易被患者忽视,误认为疾病消失而不作及时的进一步检查。当患者只表现为镜下血尿时,因为不伴有其他症状而不被发现,往往直至出现肉眼血尿时才会引起注意。

2.膀胱刺激症状

早期膀胱肿瘤较少出现尿路刺激症状。若膀胱肿瘤同时伴有感染,或肿瘤发生在膀胱三角区时,则尿路刺激症状可以较早出现。此外,还必需警惕尿频、尿急等膀胱刺激症状,可能提示膀胱原位癌的可能性。因此,凡是缺乏感染依据的膀胱刺激症状患者,应采用积极全面的检查措施,以确保早期做出诊断。

3.排尿困难

少数患者因肿瘤体积较大,或肿瘤发生在膀胱颈部,或血块形成,可造成尿流阻塞、排尿困难甚至出现尿潴留。

4.上尿路梗阻症状

癌肿浸润输尿管口时,引起肾盂及输尿管扩张积水,甚至感染,引起不同程度的腰酸、腰痛、发热等症状。如双侧输尿管口受侵,可发生急性肾功能不全。

5.全身症状

包括恶心、食欲缺乏、发热、消瘦、贫血、恶病质、类白血病反应等。

6.转移灶症状

晚期膀胱癌可发生盆底周围浸润或远处转移。常见的远处转移部位为肝、肺、骨等。当肿瘤浸润到后尿道、前列腺及直肠时,会出现相应的症状。当肿瘤位于一侧输尿管口,引起输尿管浸润,可造成一侧输尿管扩张、肾积水。当肿瘤伴有膀胱结石时,会出现尿痛和血尿等膀胱结石的症状。

(二)放射影像检查

1.膀胱造影

现应用不多,但有时可补充膀胱镜检查之不足。膀胱容量较小或出血较重或肿瘤太大膀胱镜难窥全貌时,往往不能用膀胱镜检查诊断,可用气钡造影及分部膀胱造影方法。其中以分部膀胱造影方法为佳。其方法是,首先测定膀胱容量,准备相应量的膀胱造影剂,先取其 3/4 量并摄片。若肿瘤表浅,则前后摄片图像显示膀胱匀称性充盈缺损,对确定肿瘤是否浸润特别有价值。

2.静脉肾盂造影

由于静脉肾盂造影不能清晰地显示膀胱病变,因此对膀胱肿瘤的早期诊断意义不大。但是,对于膀胱肿瘤确诊前必需做静脉肾盂造影,它能排除肾盂和输尿管的肿瘤,显示因输尿管口或膀胱底部浸润性病变所造成的输尿管梗阻,了解双侧肾脏功能。

3.CT 检查

能够了解膀胱与周围脏器的关系,肿瘤的外侵和程度,远隔器官是否有转移,有助于 TNM 分期,对制订治疗计划很有帮助。在揭示膀胱肿瘤及增大的转移淋巴结方面,CT 诊断的准确率在 80% 左右。此外,输尿管壁间段或膀胱憩室可能隐藏移行细胞瘤,这些肿瘤不易被其他检查方法发现,而 CT 扫描可能有所帮助。

（三）超声影像检查

经腹部 B 型超声波检查对诊断膀胱肿瘤的准确性,与肿瘤的大小成正比,还与检查者的经验和判断能力有关。肿瘤直径大于 1 cm 的准确率高,反之则低。由于这种检查没有痛苦,可作为筛选手段。经直肠探头超声扫描能显示肿瘤基底部周围膀胱底的畸形和膀胱腔的肿瘤回声,可以确定膀胱肿瘤的范围。诊断中最大困难是小容量膀胱。经尿道内超声的探头作膀胱内扫描,对膀胱肿瘤的分期有一定帮助。

（四）实验室检查

1.尿常规检查和尿浓缩找病理细胞

应作为首选检查方法。由于检查无痛苦、无损伤,患者易接受。特别是对于接触致癌物质的人群,可在膀胱镜检查发现肿瘤前数月,通过尿液细胞检查可发现可疑细胞。收集尿液要求容器清洁,最好是晨起第 2 次尿液,肿瘤细胞阳性率占 $70\%\sim80\%$。对细胞学阴性者,可用膀胱冲洗液提高阳性率。用导尿管将 50 mL 生理盐水注入膀胱反复来回冲洗,然后取样检查肿瘤细胞。此法明显优于排尿检查。这是因为膀胱灌洗液较尿液产生更多的脱落细胞,同时,低级别乳头状移行细胞癌和乳头状瘤仅根据细胞标准难以鉴别,若有组织碎片,为诊断提供有用的标本。细胞学检查还可用于监测肿瘤复发,也可作为普查筛选。

2.肿瘤标志物测定

包括测定宿主的免疫反应性、加深对细胞的了解并估计预后;寻找特异而敏感的免疫检测指标——肿瘤标志物。但至今各种免疫检测大多数是非特异性的。

（1）膀胱癌抗原（BTA）:BTA 检测膀胱肿瘤的膜抗原的一种方法,对移行细胞膜上皮表面癌具有较高的敏感性和特异性,方法简单实用,诊断膀胱癌的阳性率约为 70%。

（2）ABO(H)血型抗原:它不是肿瘤的抗原,而是一种组织抗原。据检测膀胱黏膜上皮表面 ABO(H)抗原部分或全部丢失者,表示该肿瘤的恶性程度高并易复发预后差;保留有 ABO(H)抗原者则肿瘤不易出现肌层浸润。因此,对膀胱路肿瘤的诊断、疗效观察和预后具有较现实的意义。

（3）癌胚抗原（CEA）:癌胚抗原是一种肿瘤相关抗原。正常尿上皮不存在癌胚抗原,但在膀胱患者血浆和尿中 CEA 明显上升,被认为是有用的肿瘤标志物。但在相当一部分膀胱肿瘤患者中,血浆和尿中 CEA 仅有少量增加甚至不增加;同时 CEA 增加的量与肿瘤的大小、分化程度或浸润范围无关;而且尿路感染可影响 CEA 出现假阳性。

(4)乳酸脱氢酶同工酶(LDH 同工酶):在恶性肿瘤乳酸脱氢酶有不少会上升。正常膀胱上皮仅有 LDH1T 和 LDH2,在肿瘤浸润深的晚期膀胱癌中 LDH5 和 LDH4 占突出地位。

(5)其他标志物:在膀胱肿瘤患者尿和血清中,还发现许多其他物质或其数量明显增加,如葡萄糖醛酸苷酶(GHS)、尿纤维蛋白降解产物(FDP)、类风湿因子、尿-N-乙-D-氨基葡萄糖苷酶(NAG)、唾液酸、多胺等,其特异性及临床应用有待进一步研究。

(五)膀胱镜检查

膀胱肿瘤仍以膀胱镜检查为首要手段,它可在直视下观察到肿瘤的数目、位置、大小、形态和与输尿管口的关系等,同时可做活组织检查以明确诊断,是制订治疗计划必不可少的重要依据。凡临床可疑膀胱肿瘤的病例,均应常规进行膀胱镜检查可以初步鉴别肿瘤是良性或恶性,良性的乳头状瘤容易辨认,它有一清楚的蒂,从蒂上发出许多指头状或绒毛状分支在水中飘荡,蒂组织周围的膀胱黏膜正常。若肿瘤无蒂,基底宽,周围膀胱黏膜不光洁、不平,增厚或水肿充血,肿瘤表现是短小不整齐的小突起,或像一拳头,表面有溃疡出血并有灰白色脓苔样沉淀,膀胱容量小,冲出的水液混浊带血,这均提示恶性肿瘤的存在。有些肿瘤位于顶部或前壁,一般膀胱镜不易发现,也易被检查者所忽略,应用可屈曲膀胱镜检查可以弥补此缺点。

通过膀胱镜检查,可以对肿瘤进行活检以了解其恶性度及深度。也可在肿瘤附近及远离之处取材,以了解有无上皮变异或原位癌,对决定治疗方案及预后是很重要的一步。取活检时须注意肿瘤根部也必需从肿瘤顶部取材,因为顶部组织的恶性度一般比根部的高。

(六)流式细胞光度术

流式细胞光度术(flow cytomety,FCM)是测量细胞 DNA 含量异常的另一种检查膀胱肿瘤的细胞学方法。正常尿内应有非整体干细胞系;超二倍体细胞应少于 10%;非整倍体细胞超过 15%则可诊断为癌。非整倍体细胞增多与肿瘤恶性程度成正比。有报告乳头状瘤阳性率为 31%,无浸润乳头癌为 86%,浸润性癌为 92%,原位癌为 97%。

五、TNM 分期与临床分期

膀胱癌的分期指肿瘤浸润深度及转移情况,是判断膀胱肿瘤预后的最有价值的参数。目前主要有两种分期方法,一种是美国的 Jewett-Strong-Marshall 分期法,另一种为国际抗癌联盟(UICC)的 TNM 分期法。目前普遍采用国际抗癌联盟的 2002 年第 6 版 TNM 分期法。

膀胱癌可分为非肌层浸润性膀胱癌(T_{is},T_a,T_1)和肌层浸润性膀胱癌(T_2 以上)。局限于黏膜($T_a \sim T_{is}$)和黏膜下(T_1)的非肌层浸润性膀胱癌(以往称为表浅性膀胱癌)占 75%~85%,肌层浸润性膀胱癌占15%~25%。而非肌层浸润性膀胱癌中,大约 70%为 Ta 期病变,20%为 T_1 期病变,10%为膀胱原位癌。原位癌虽然也属于非肌层浸润性膀胱癌,但一般分化差,属于高度恶性的肿瘤,向肌层浸润性进展的概率要高得多。因此,应将原位癌与 T_a、T_1 期膀胱癌加以区别。

(一)T——原发肿瘤

T_x:原发肿瘤无法评估。

T_0:无原发肿瘤证据。

T_a:非浸润性乳头状癌。

T_{is}:原位癌("扁平癌")。

T_1：肿瘤侵入上皮下结缔组织。

T_2：肿瘤侵犯肌层。

T_{2a}：肿瘤侵犯浅肌层（内侧半）。

T_{2b}：肿瘤侵犯深肌层（外侧半）。

T_3：肿瘤侵犯膀胱周围组织。

T_{3a}：显微镜下发现肿瘤侵犯膀胱周围组织。

T_{3b}：肉眼可见肿瘤侵犯膀胱周围组织（膀胱外肿块）。

T_4：肿瘤侵犯以下任一器官或组织，如前列腺、子宫、阴道、盆壁和腹壁。

T_{4a}：肿瘤侵犯前列腺、子宫或阴道。

T_{4b}：肿瘤侵犯盆壁或腹壁。

（二）N——区域淋巴结转移

N_x：区域淋巴结无法评估。

N_0：无区域淋巴结转移。

N_1：单个淋巴结转移，最大径不超过 2 cm。

N_2：单个淋巴结转移，最大径大于 2 cm 但小于 5 cm，或多个淋巴结转移，最大径小于 5 cm。

N_3：淋巴结转移，最大径不小于 5 cm。

（三）M——远处转移

M_x：远处转移无法评估。

M_0：无远处转移。

M_1：远处转移治疗。

六、治疗

（一）放射治疗

放射治疗效果不如根治性全膀胱切除，大多仅用于不宜手术的患者。但在英国对浸润性膀胱癌仍以放疗为主要治疗方法，称为根治性放射治疗。一般用钴外照射或用直线加速器。

放射治疗一个主要并发症为放射性膀胱炎。少数患者经放射后因膀胱严重出血而被迫作膀胱切除，但病理检查膀胱内已无肿瘤，经放射后膀胱肿瘤有降期现象是存在的。

（二）化学治疗

化学治疗适应于非浸润性病变（0、Ⅰ期）经尿道膀胱肿瘤切除术（TUR-BT）后的膀胱灌注化疗；浸润性病变（Ⅱ、Ⅲ期）有高危复发因素如 T_3 病变或 T_2 病变伴分化差、浸透膀胱壁、有脉管瘤栓的患者根治性膀胱切除术后的辅助化疗；转移性病变（Ⅳ期）以化疗为主。

1.表浅膀胱癌的膀胱灌注化疗

表浅膀胱癌经尿道切除后有三种情况：①原发、小、单个、分化良好至中分化 T_a 肿瘤一般术后极少复发，也可不进行辅助治疗。②大多数表浅膀胱癌手术后复发但不增加恶性程度即进展，辅助治疗如膀胱灌注可以减少或延长复发或进展。③少数患者恶性度高的表浅癌，即使足量膀胱灌注也难免发生浸润。

原发的原位癌 T_{is} 不可能经尿道切除，也不可能通过放疗解决，有时从原位癌发展到浸润癌可以经过 77 个月以上。除膀胱全切除术以外，膀胱灌注是唯一有效的治疗。

（1）膀胱灌注及预防的原则：膀胱灌注是为了表浅膀胱癌术后预防或延长肿瘤复发以及肿瘤

进展,消除残余肿瘤或原位癌,其原理至今仍不清楚,在膀胱灌注后染色体不稳定。由于多数化疗药对细胞周期中有特异,重复灌注优于单次。对于尿路上皮肿瘤细胞同期选择灌注时间是很难的,每周、每月灌注是实用的,但从细胞周期、分子生物学看是不理想的。

灌注前尽量少饮水,以减少尿对灌注药物的稀释。药物的 pH 可能影响其稳定性及疗效,丝裂霉素(MMC)pH 在 5.6～6.0 最好。在有创伤或感染时,灌注延迟 1 周,因创伤和炎症可能全身性吸收。灌注药物后拔除导尿管,经 1～2 小时,毒性反应与药物浓度和留置时间相关,长时间留置可增加毒性。持续的小剂量灌注比间断灌注效果好。膀胱灌注的特点是全身吸收少,反应小,但其缺点是因需要插导尿管而致膀胱内局部刺激强。一般每周 1 次,共 7～10 次。也有每月或每 3 个月灌注 1 次,共 1～2 年。

(2)膀胱灌注常用的药物及用法。①噻替哌:30～60 mg(1 mg/1 mL H_2O),每周 1 次,每疗程为 6 次,然后每月灌注 1 次。灌注时插导尿管排空膀胱尿,灌注液入膀胱后平、俯、左、右侧卧,每 15 分钟轮换体位1 次共 2 小时。②丝裂霉素 C:40 mg(1 mg/1 mLH_2O)每周 1 次,8 次为 1 疗程,然后每月 1 次。方法同上。③多柔比星:40 mg(1～2 mg/1 mLH_2O),每周 1 次,4 周后改为每月 1 次。

(3)膀胱内灌注免疫治疗药物:膀胱癌存在免疫缺陷,从而想到应用免疫治疗,既往用过许多免疫协调药物,其中最成功的是膀胱灌注卡介苗(BCG)治疗膀胱表浅肿瘤,也是人类癌症免疫治疗最成功的范例。

卡介苗(BCG):120 mg 悬浮在 50 mL 生理盐水中,每周 1 次,连用 6 周。1990 年,美国 FDA 批准 BCG 为治疗膀胱原位癌和 T_1 病变的标准治疗方法。

干扰素 a-2b:起始量 $50×10^6$ U,然后递增到 $100×10^6$ U,$200×10^6$ U,$300×10^6$ U,$400×10^6$ U,$500×10^6$ U,$600×10^6$ U,$1 000×10^6$ U,8 周为 1 个疗程。干扰素 a-2b 经膀胱吸收很少,毒性很低,个别患者出现轻微膀胱刺激症状。但最适剂量有待进一步确认。近年有应用白介素-2＋BCG 膀胱灌注治疗,效果良好,可减少 BCG 量。

口服化疗药物治疗表浅肿瘤的作用,有报告服甲氨蝶呤 50 mg,每周 1 次,可使复发率下降 1 倍。甲氨蝶呤口服后 40% 在 24 小时内由尿中排泄。

2.浸润性膀胱癌的化学治疗

对于已有转移的浸润性膀胱癌以化学治疗为主。现阶段认为比较有效的药物为顺铂(DDP)、多柔比星(ADM)、甲氨蝶呤(MTX)、长春碱(VLB)、氟尿嘧啶(5-FU)、吉西他滨(GEM)等。

(1)M-VAC 方案:MTX 30 mg/m²,静脉滴注,第 1、第 15、第 22 天;VLB 6 mg/m²,静脉滴注,第 2、第 15、第 22 天;ADM 30 mg/m²,静脉注射,第 2 天;DDP 70 mg/m²,静脉滴注,第 2 天。

每 4 周重复,共 2～4 周期。如白细胞＜$2.5×10^9$/L,血小板＜$100×10^9$/L,或有黏膜炎,第 22 天药不用;如患者曾行盆腔照射超过 25 Gy,ADM 剂量减少 15 mg/m²。

(2)CMV 方案:MTX 30 mg/m²,静脉滴注,第 1、第 8 天;VLB 6 mg/m²,静脉滴注,第 1、第 8 天;DDP 100 mg/m²,静脉滴注,第 2 天(MTX 用完后 12 小时给药)。每 3 周重复,共 3 周期。有心脏问题者可代替 M-VAP 方案。

(3)CAP 方案:CTX 400 mg/m²,静脉注射,第 1 天;ADM 40 mg/m²,静脉注射,第 1 天;DDP 75 mg/m²,静脉注射,第 1 天。21～28 天为 1 周期,共 3 周期。先用 ADM 再用 DDP。

(4)GC 方案:GEM 800 mg/m²,静脉滴注,第 1、第 8、第 15 天;DDP 70～100 mg/m²,静脉

滴注,第2天。每4周重复,共3周期。此方案是转移性移行细胞癌的标准方案。

(5)TC方案:PTX 150 mg/m²,静脉滴注,第 1 天;CBP 300 mg/m² 或 AUC5,静脉滴注,第 1 天。每3周重复,共 3 周期。

(6)ITP方案:PTX 200 mg/m²,静脉滴注,第 1 天;IFO 1.5 g/m²,静脉滴注,第 1~3 天; DDP 70 mg/m²,静脉滴注,第 1 天。

每 3 周重复。推荐应用粒细胞集落刺激因子支持治疗,也可调整至 28 天 1 个周期。

(三)激光疗法

局部消除表浅膀胱肿瘤的方法除 TURBt 外,尚有用激光治疗或激光血卟啉衍生物(hematophyrin derivative,HPD)光照疗法,有一定疗效。

激光血卟啉衍生物光照疗法有如下特点:血卟啉衍生物易被恶性细胞吸收并储存时间较长久,经激光照射后可毁灭瘤细胞,但需用的激光能量少得多。用法为经静脉注射 HPD 5 mg/kg 体重,24~72 小时后经膀胱镜放入激光光导纤维进行肿瘤照射,所用激光为冠离子染料激光,为红色激光,最大为 910 mW,光端示端功率为 100~500 mW。本法的缺点是患者在治疗后需避光 1 月,否则发生光敏性皮炎,面部色素沉着长期不退。

应用 YAG 激光或血卟啉衍生物激光照射疗法是一个新的尝试,是一种不出血的切除方法,避免手术播散瘤细胞而增加复发的机会。但激光设备复杂,费用也较高,目前未能广泛推广。

(四)儿童膀胱葡萄状肉瘤的治疗

儿童膀胱葡萄状肉瘤的治疗近年有明显的改进。手术和化疗需综合应用,而化疗显得更为重要。由于化疗,目前且有采用趋向切除肿瘤膀胱的手术方法,即在术前 4~6 周应用长春新碱至膀胱肿瘤缩小或不再缩少时(多数肿瘤能缩小 50%)作肿瘤剜除及清除术,保留膀胱,术后继续用长春新碱共 2 年,同时术后每月顺序轮用放线菌素 D、环磷酰胺及多柔比星,亦均为期两年,可称之为 VACA 治疗方案。

(张树霞)

第四节　子宫内膜癌

一、概述

子宫内膜癌是指发生于子宫内膜的上皮性恶性肿瘤,发病率占妇女恶性肿瘤的 20%~30%。与发病相关的因素有肥胖、未经产、饮食、糖尿病、高血压、遗传因素、无拮抗措施使用雌激素等。局部侵犯和淋巴结转移是其主要的扩散方式。局部侵犯主要侵及子宫肌层,盆腔、腹主动脉及阴道是常见的淋巴结转移部位。浆液性癌和透明细胞癌可通过腹膜腔种植转移,子宫内膜癌晚期可通过血行转移。

二、诊断要点

(1)临床表现:可见于任何年龄,但多见于老年妇女,好发年龄是 50~60 岁。90%的患者主要症状是子宫出血,出血量与病变程度无关;15%的绝经后子宫出血为子宫内膜癌;仅 1%~5%

的患者无症状。其他症状和体征有阴道异常分泌物、宫腔积液和积血、下腹疼痛、腹部包块等。应了解患者病史和家族史。

（2）子宫分段诊刮取得组织学是诊断的金标准。

（3）常见的辅助检查有盆腔超声、CT、MRI，可以较好地显示子宫肌层侵犯情况；此外，也需要血常规、尿常规、肝肾功能、血清 CA125、胸部 X 线片等检查，必要时进行肾血流图、胃肠造影等检查。

三、病理和分期

（一）病理

90％的子宫癌是子宫内膜癌，其中最常见的是子宫内膜腺癌，其他少见的有子宫透明细胞癌、子宫浆液癌、黏液癌和鳞癌等。

1.子宫内膜腺癌

分化较好，病程隐匿，25％有鳞状化生。

2.子宫内膜浆液性癌

侵袭性生长，与卵巢浆液癌相似，常伴有内膜萎缩和内膜上皮癌。在内膜内播散性、多中心性生长，一半以上有淋巴结转移，预后不良。

3.透明细胞癌

透明细胞癌合并浆液组分者预后最差，合并内膜腺癌者预后稍好。

4.黏液癌

与内膜腺癌相似，倾向于分化好。

5.内膜鳞癌

有 3 个标准诊断内膜鳞癌：无腺癌成分，与宫颈上皮未连接，无宫颈癌倾向。预后不好。

6.未分化癌

代表一组异源性肿瘤，预后非常差。

（二）分期

1971 年 FIGO 制定了临床分期，1988 年制定了手术分期。对于不能手术的患者仍用 2002 年临床分期标准（表 8-2）。

表 8-2　AJCC **子宫体癌** TNM **分期与** FIGO **分期**

T：原发肿瘤		
TNM 分期	FIGO 分期	
Tx		原发肿瘤无法评价
T_0		未发现原发肿瘤
Tis	0	原位癌
T_1	I	肿瘤局限于子宫体
T_{1a}	I A	肿瘤局限于子宫内膜
T_{1b}	I B	浸润肌层＜1/2
T_{1c}	I C	浸润肌层≥1/2
T_2	II	累及宫颈，但未超出子宫
T_{2a}	II A	累及宫颈黏膜体，无间质浸润

续表

T_{2b}	II_B	累及宫颈间质
T_3	III	有局部和/或区域淋巴结转移
T_{3a}	III_A	累及浆膜和/或附件直接蔓延或转移,和/或腹水或腹腔冲洗液细胞学阳性
T_{3b}	III_B	阴道转移(直接蔓延或转移)
T_4	IV_A	累及膀胱或直肠黏膜(泡状水肿不足以把肿瘤分为 T_4)
N:区域淋巴结		
Nx		区域淋巴结无法评价
N_0		无区域淋巴结转移
N_1	III_C	有区域淋巴结转移
M:远处转移		
Mx		远处转移无法评价
M_0		无远处转移
M_1	IV_B	有远处转移(除主动脉旁和/或腹股沟以外的腹腔淋巴结转移,不包括阴道、盆腔浆膜或附件的转移)

临床分期

0 期:$TisN_0M_0$

I 期:$T_1N_0M_0$

I_A 期:$T_{1a}N_0M_0$

I_B 期:$T_{1b}N_0M_0$

I_C 期:$T_{1c}N_0M_0$

II 期:$T_2N_0M_0$

II_A 期:$T_{2a}N_0M_0$

II_B 期:$T_{2b}N_0M_0$

III 期:$T_3N_0M_0$

III_A 期:$T_{3a}N_0M_0$

III_B 期:$T_{3b}N_0M_0$

III_C 期:$T_{1\sim3}N_1M_0$

IV_A 期:T_4 任何 NM_0

IV_B 期:任何 T 任何 NM_1

四、治疗原则

(一)手术治疗

手术是子宫内膜癌的主要治疗方法,术式的选择依据临床分期、病理类型、分化程度及患者的全身情况来决定。

(二)放疗

放疗是子宫内膜癌的辅助治疗,可分为术前放疗和术后放疗,对不能手术者是主要的根治性治疗方法。术前放疗可以减少术后阴道穹隆复发,使肿瘤缩小,创造手术切除条件,减少术中播散;缺点是影响术后分期。目前大部分子宫内膜癌采用的是术后放疗。

(三)激素治疗

主要是孕激素治疗,一般用于治疗晚期或复发肿瘤。可以口服或静脉给药,常用药物有甲孕酮、甲地孕酮、氯地孕酮和己酸孕酮。另外,还可应用抗雌激素药物如三苯氧胺等。

(四)化疗

化疗多用于晚期和复发的患者,作为综合治疗的一部分。

五、放疗

(一)适应证

(1)严重内科并发症或高龄等不宜手术的各期患者,可行单纯放射治疗(腔内加体外)。

(2)术前、术后的辅助性放疗。

(二)禁忌证

一般情况太差,恶病质,难以耐受放射治疗者。

(三)操作方法及程序

1.放射治疗前的准备

详细询问病史,注意并存疾病情况,细致全身检查及盆腔检查;核对、确认肿瘤病理及分级;其他有关检查如血、尿、便常规,肝肾功能,B超、CT、MRI,确定临床分期。治疗感染及并存疾病如高血压、糖尿病等。

2.放射治疗方案

(1)单纯放射治疗。①体外照射。射野:各种射野均可参照宫颈癌的设野方法,唯照射野下界可依阴道受侵范围上下有所变动。剂量:盆腔放射治疗一般在近完成全盆腔野 DT 30 Gy 时开始腔内治疗,此时照射野下段中部开始挡铅,挡铅宽度 4 cm,高度 8~10 cm(挡铅高度依子宫体的大小可有所变动,若为矩形野挡铅宽 4 cm,分为盆腔四野照射),再继续体外照射,DT 15 Gy,即总量 DT 45~50 Gy。每天 DT 量约为 1.8~2.0 Gy。腔内近距离照射当天不行体外照射。主动脉旁淋巴结区放射治疗可行适形放疗,组织量可达 60~70 Gy,一般依据每周照射次数、单次量的不同,依其生物效应的改变,总组织量也应有所改变。②腔内治疗,宫腔容器用单管者可采用以下两个参考点。F点:宫腔放射源顶端旁开子宫中轴2.0 cm。A点:宫腔放射源末端相当于宫口水平向上 2 cm,旁开子宫中轴 2 cm。有条件者可设置直肠、膀胱参考点,以便控制其受量,减少并发症。

腔内治疗剂量应达到 F 点 45~50 Gy,A 点 35~42 Gy,每周 1 次,每次 F 点 6~8 Gy,分 6~8次进行,必要时要适当补充阴道腔内照射,以减少阴道复发。

子宫体的大小影响疗效,子宫越大,宫腔单管放射治疗者的靶区剂量分布越不均匀,疗效越差;反之,子宫小疗效相对较好。由于宫腔形状的影响,当距宫腔所置入的管状容器较远的宫角剂量达到肿瘤致死量时,距放射源较近的子宫峡部及颈管则受量较大,可能会引起一些放射性坏死,宫腔积液,阴道分泌物增多等,而且有时坏死表现与肿瘤未控或复发难于区别,这也是目前子宫内膜癌单管腔内放射治疗剂量难于掌握及随访时需要注意并应给予适当处理的问题。

(2)手术合并放射治疗。①术后放射治疗:用于手术病理分期Ⅰ~Ⅱ期具有复发高危因素者的辅助治疗或手术切除范围不足或切缘不净者的补充治疗。术后发现的组织学Ⅲ期也应给予盆腔放疗,若仅细胞冲洗液阳性,目前有文献报道可不增加特殊处理,一般在术后 10~14 天即开始放射治疗,延误时间则影响疗效。

Ⅰ～Ⅱ期高危因素组。①病理类型:透明细胞癌及腺鳞癌,不论期别及组织分化程度,术后均须给予辅助性放射治疗或化疗;子宫内膜浆液性乳头状癌,因其生物学行为类似卵巢上皮癌,则术后以化疗为主。②子宫内膜样腺癌Ⅰ期患者的肌层浸润深度及细胞分化程度:Ⅰ$_a$期的 G_3;Ⅰ$_b$期的 G_2、G_3;Ⅰ$_c$期的 G_1、G_2、G_3。③有脉管受累者。④宫颈受侵者。以上后三者术后首选盆腔体外放疗,或放、化疗同时应用。⑤腹膜后淋巴结转移,限于盆腔者仍以盆腔体外放疗为主,超出盆腔者选择适形放疗。⑥阴道切缘不净或因阴道切缘距离肿瘤<5 mm 者除盆腔照射外,还应补充阴道腔内治疗。

剂量:全盆体外照射,组织量一般为 45 Gy(个别病例可根据情况,针对具体病灶缩野可达 50 Gy 照射野面积过大时需慎重),每天 1.8～2.0 Gy。需采用术后阴道腔内放射治疗者,可在术后约 2 周时开始(即阴道伤口基本愈合后),每单次量为阴道黏膜下 0.5 cm 处 6～8 Gy,3～4 次完成(为防止膀胱、直肠受量过大而不以 A 点为参考点)。若采用术后体外加腔内合并放射治疗时,为减少膀胱、直肠并发症,可在体外达 30 Gy 时照射野下界挡铅 4 cm×4 cm。有条件者挡铅范围可在模拟机下标出阴道顶端位置,从此位置向上 1～2 cm,向下达照射野下界,宽度仍为 4 cm。

术前放射治疗:因宫体过大或病期晚,手术不宜切除者,可依据情况,采用适当的术前腔内或体外放射治疗,然后在合适的时机进行手术切除,再依术后情况增加不同方式的术后放射治疗。治疗方式及剂量也应依治疗的不同目的和方式而定。一般多不主张采用手术前常规放射治疗,因疗程过长对患者不利,并且对一些不需要放射治疗的患者,采用了放射治疗加手术的双重治疗,增加了并发症的发生率。

(3)手术后复发的放射治疗:依据不同情况决定,如复发在盆腔及腹主动脉旁,可行体外放射治疗,方法及剂量如上述。孤立病灶可依具体情况采用体外三维立体适形照射。阴道复发可依具体情况适量腔内放射治疗,因此时子宫已切除,要特别注意膀胱、直肠受量,有条件者最好设置膀胱、直肠参考点进行监测,减少并发症。

(四)注意事项

1.放射治疗中

患者可能出现放射治疗反应如乏力、食欲缺乏、尿频、大便次数增加等,一般给予对症处理即可缓解。白细胞下降低于 $3×10^9/L$,血小板下降低于 $80×10^9/L$ 等可暂停放射治疗,给予升血细胞药物,待好转后再恢复放射治疗。同时注意处理并发症。

2.放射治疗后

(1)完成放射治疗后应定期随诊,第一次为放射治疗后 1 个月,以后第 1～2 年内每 3 个月一次,放射治疗后 3～5 年,每 6 个月至 1 年一次。随诊检查内容包括:①盆腔检查(三合诊)。②阴道细胞学检查。③胸片。④根据不同情况,可行 B 超、CT、MRI 检查等。

(2)正常组织晚期并发症防治:放射治疗后以膀胱、直肠远期并发症较多见,治疗方法以对症处理为主。

(张树霞)

第五节 卵 巢 癌

一、流行病学

卵巢癌是妇科常见的恶性肿瘤之一,近年有逐渐上升的趋势。在地域分布上,卵巢癌的发病率以北欧、西欧、北美最高,在亚洲,中国、日本和印度发病率较低。在种族分布上,白种人妇女的发病率较黑种人为高,美国白种人妇女卵巢癌的发病率为 14/10 万,而黑种人则为 9.3/10 万。在我国,卵巢癌的发病率在女性生殖系统肿瘤中位于宫颈癌和宫体癌之后,位居第三。在美国,卵巢癌的疾病相关死亡率在女性生殖系统肿瘤中居于首位,在全部女性恶性肿瘤的病死率中继肺癌,乳腺癌,结、直肠癌之后,位居第四。发病率和死亡率相当高。卵巢癌主要发生在绝经后妇女,据统计,平均发病年龄为 63 岁,在 40～44 岁年龄段,年发病率为 15/10 万～16/10 万,70～74 岁年龄段为发病高峰,达 57/10 万。

卵巢癌的发病与以下因素有关。

(一)生殖因素

有关卵巢癌发生机制主要有两种学说:①卵巢持续排卵学说,指卵巢上皮的慢性周期性损伤和修复与卵巢癌的发生有关。②高促性腺激素学说,指高促性腺激素导致体内雌激素水平升高,从而刺激卵巢上皮增生和癌变。有资料表明,妊娠和哺乳对卵巢有保护作用,若妊娠累计月份增多和哺乳期延长,卵巢癌的发病率降低。口服避孕药可抑制卵巢排卵,降低卵巢癌的发生。

(二)饮食因素

高饱和脂肪酸的摄入同卵巢癌的发病有关,而新鲜水果、蔬菜的摄入可降低卵巢癌的发病率。Larsson 等研究表明其摄入量同卵巢癌的发病率呈负相关。Mettlin 等报道,乳糖摄入量增加可使卵巢癌发病危险性增高,如丹麦、瑞典等国家奶制品使用量很大,相应乳糖摄入量高而卵巢癌的发病率也高,而大量食用十字花科蔬菜,服用维生素 E、β 胡萝卜素等则可降低卵巢癌的发病。

(三)吸烟

有吸烟史的妇女更易患卵巢癌,随着吸烟时间的延长,罹患卵巢癌的危险性也相应增加。

(四)遗传因素

家族史也是卵巢癌发生的一个重要因素,有遗传学基础及家族史的妇女 70 岁前发生卵巢癌的危险性明显升高。有学者发现其同 BRCA 基因(DNA 修复基因)突变有关。

二、转移与复发性

卵巢癌的转移途径包括腹腔种植、淋巴转移和血行转移,而腹腔种植是最常见的转移方式,可发生于 2/3 的患者中。肿瘤细胞穿透卵巢包膜后,脱落至腹腔,腹膜表面均有机会种植形成结节样新生物,特别是肝脏、脾脏、膈肌和大网膜表面。肿瘤细胞阻塞淋巴回流,导致腹水形成。

淋巴转移多为盆腔和腹主动脉旁淋巴结。在所有病例中,盆腔淋巴结转移概率为80%,腹主动脉旁淋巴结转移率为78%,腹股沟淋巴结为40%,纵隔淋巴结为50%,锁骨上淋巴结为48%。

血行转移最常见为肝脏,其次为肺、胸膜、骨、肾、膀胱、皮肤、肾上腺和脾脏。

三、临床表现

绝大多数卵巢上皮性肿瘤患者早期没有特异性症状,多为腹部不适和腹胀,从而常常导致诊断延误。有统计表明,上皮性卵巢癌患者就诊时70%为Ⅲ~Ⅳ期,其他症状包括阴道流血和泌尿系统症状如尿频、尿急,胃肠道症状如腹泻和肠梗阻等。卵巢生殖细胞恶性肿瘤容易侵犯和扭曲漏斗骨盆韧带,即使肿瘤早期亦可引起剧烈疼痛。卵巢性素间质肿瘤分泌性激素而产生相应症状,如性早熟等。颗粒细胞瘤患者,如为绝经前妇女,会出现绝经或月经紊乱症状,如为绝经后妇女,可能出现绝经后阴道出血。

四、诊断要点

(一)病史采集和体格检查

卵巢癌特别是卵巢上皮性肿瘤,早期由于没有特异性临床症状,故对于女性患者主诉下腹部不适胀痛应引起重视,需详细询问家族史、月经及婚育史,特别对于阴道不规则出血的患者,应进行详细腹部和妇科体格检查。最常见的腹部体征为腹水和腹部肿块,肿块往往固定坚硬,表面呈结节样改变。

(二)实验室检查

1.常规血液检查

包括血常规,肝、肾功能,电解质,红细胞沉降率等。

2.相关肿瘤标志物测定

CA125是卵巢上皮恶性肿瘤最常用的肿瘤标志物。CA125是一结构复杂的糖蛋白,相对分子量为20万,存在于体内的多种组织,如间皮细胞组织、米勒管上皮和有这两种上皮组成发生的恶性肿瘤组织内。血清CA125正常值一般在35 U/mL以下,卵巢浆液性囊腺癌、卵巢内膜样癌的敏感性可达93%,特异性为75.2%,CA125在卵巢上皮性肿瘤诊断和随访中有重要价值,肿瘤经手术治疗后数天内CA125明显下降,它还可作为肿瘤复发早期诊断指标,较影像学可提早6个月甚至更早。

CA-199在卵巢黏液性恶性肿瘤中表达增高,癌胚抗原(CEA)在卵巢癌中阳性率为7%~39%,肿瘤特异性生长因子(TSGF)、铁蛋白(SF)在卵巢癌患者中阳性率分别可达83%和60%,多项肿瘤标志物的联合检测可提高卵巢癌患者的早期诊断率。

在含有滋养层成分的卵巢肿瘤中,血清HCG可作为诊断和随访的指标。血清神经特异性烯醇化酶(NSE)浓度是卵巢未成熟畸胎瘤、无性细胞瘤一个很好的监测指标。

(三)影像学检查

1.B超检查

超声检查简单易行,特别是经阴道超声的开展,使其组织分辨率和恶性肿瘤检出率有了很大的提高。卵巢恶性肿瘤的超声图像往往表现为实质性或囊性肿块,内部结构紊乱;囊壁厚薄不均,其上有结节样突起,多伴有腹水。多普勒超声还可显示肿瘤血流特性。B超同CA125联合检查,两项指标均为异常的绝经后妇女,其患卵巢癌危险性明显增高,RR为327。

2.计算机体层摄影(CT)和磁共振成像(MRI)

CT 和 MRI 可清晰显示卵巢肿瘤内部结构以及同周围组织脏器关系,同时可显示盆腔和其他脏器的转移,CT 对于腹膜后淋巴结转移有较好显示。在卵巢良、恶性肿瘤的诊断中,MRI 的图像优于 CT,其主要影像学表现为肿块为囊实性,肿块体积增大(>4 cm),囊壁增厚不规则,其上有菜花状突起,肿瘤内可见坏死,可侵犯周围脏器,常伴有腹水和肿大淋巴结。MRI 对恶性卵巢肿瘤的分期准确率可达 80%,为治疗提供良好依据。

3.正电子发射体层显像(PET-CT)

PET 作为一种无创性分子影像学技术,可早期提示肿瘤功能和代谢的改变,它对卵巢癌诊断的敏感性为 78%~100%,特异性可达 75%~92%,同其他手段结合,可进一步提高其准确率。对于卵巢癌的分期,治疗效果的监测和复发的诊断都有明显的优势。在疗效预测和预后判断方面,由于 PET 可提供肿瘤代谢情况,有学者发现 PET 检查 SUV 值高的患者预后差,治疗后 PET 结果阴性提示疗效好,且肿瘤无复发期相对较长,PET 三维定量技术可准确测量肿瘤体积,肿瘤体积同患者预后密切相关,体积小者预后相对较好。

(四)病理检查

1.超声引导下卵巢穿刺细胞学检查

在阴道超声指引下对卵巢包块进行穿刺提取组织进行病理学检查,对于盆腔肿块性质不明的患者是一种创伤较小的选择,对于腹腔镜检查有禁忌者有一定优势。

2.腹腔镜下卵巢活检

其优点为肿瘤活检在直视下进行,提高了检查的准确性,在病理诊断中有重要意义。

3.腹水或腹腔冲洗液检查

卵巢恶性肿瘤有突破卵巢包膜向外生长的趋势,容易形成腹腔播散和腹膜种植。因此,腹水或腹腔灌洗液找癌细胞对卵巢癌的诊断有一定价值。

五、病理

(一)卵巢肿瘤的病理分类

卵巢兼俱生殖、内分泌等功能,结构复杂,生长肿瘤形态种类繁多,分类标准不一。1973 年世界卫生组织对卵巢肿瘤制定了统一的分类标准,1988 年又作了修订。其最主要的改变是将通常的"上皮性肿瘤"改为"上皮-间质性肿瘤"。它提示这些肿瘤虽然起源于卵巢表面上皮,但其中很多含有肿瘤性间质成分,如腺纤维瘤、腺癌纤维瘤等,符合胚胎学上苗勒管由体腔上皮及其下的间叶组织衍化而来的概念。

根据肿瘤分化程度、肿瘤细胞异型性和核分裂像,可对卵巢肿瘤进行分级,G_1 代表分化程度良好;G_2 代表分化程度中等;G_3 代表分化不良。

(二)卵巢肿瘤的分期

卵巢恶性肿瘤的分期主要根据肿瘤的大小和侵犯范围、区域淋巴结转移情况和有否其他器官的转移来决定。实际分期应以手术分期为准。准确的分期对手术方式的选择和术后放、化疗的实施有指导性作用。FIGO1988 年修订了卵巢恶性肿瘤的分期标准,它同 AJCC 的 TNM 分期比较如表 8-3。

表 8-3　FIGO 与 AJCC 的 TNM 分期比较

TNM 分期	FIGO 分期	特点
原发病灶		
T_x		原发肿瘤不能检测到
T_0		无原发肿瘤证据
T_1	I	肿瘤局限于卵巢(单侧或双侧)
T_{1a}	I A	肿瘤局限于单侧卵巢,包膜无侵犯,卵巢表面无肿瘤,腹膜和腹膜灌洗液中无癌细胞
T_{1b}	I B	肿瘤局限于双侧卵巢内,包膜无侵犯,卵巢表面无肿瘤,腹膜和腹膜灌洗液中无癌细胞
T_{1c}	I C	肿瘤局限于单侧或双侧卵巢伴有以下改变之一:包膜破裂,肿瘤细胞侵及卵巢表面,腹膜和腹膜灌洗液中有癌细胞
T_2	II	肿瘤侵犯单侧或双侧卵巢延及盆腔或有种植
T_{2a}	II A	直接侵犯和/或种植于子宫和/或输卵管、腹膜和腹膜灌洗液中无癌细胞
T_{2b}	II B	直接侵犯和/或种植于其他盆腔组织、腹膜和腹腔灌洗液中无癌细胞
T_{2c}	II C	盆腔直接侵犯和/或种植(T_{2a} 或 T_{2b})合并腹膜和腹腔灌洗液中有癌细胞
T_3	III	肿瘤侵犯单侧或双侧卵巢伴显微镜下证实盆腔以外腹膜转移
T_{3a}	III A	显微镜下证实盆腔以外腹膜转移(无肉眼可见肿瘤)
T_{3b}	III B	肉眼可见盆腔以外腹膜转移,转移灶最大径≤2 cm
T_{3c}	III C	盆腔以外腹膜转移灶最大径>2 cm 和/或区域淋巴结转移
区域淋巴结		
N_x		区域淋巴结不能检测
N_0		无区域淋巴结转移
N_1	III C	有区域淋巴结转移
远处转移		
M_x	远处转移无法检测	
M_0		无远处转移
M_1	IV	有远处转移
	AJCC 分期:	
	I 期	$T_1 N_0 M_0$
	I A 期	$T_{1a} N_0 M_0$
	I B 期	$T_{1b} N_0 M_0$
	I C 期	$T_{1c} N_0 M_0$
	II 期	$T_2 N_0 M_0$
	II A 期	$T_{2a} N_0 M_0$
	II B 期	$T_{2b} N_0 M_0$
	II C 期	$T_{2c} N_0 M_0$
	III 期	$T_3 N_0 M_0$
	III A 期	$T_{3a} N_0 M_0$
	III B 期	$T_{3b} N_0 M_0$

TNM 分期	FIGO 分期	特点
	Ⅲc 期	$T_{3c}N_0M_0$
		任何 TN_1M_0
	Ⅳ 期	任何 T 任何 NM_1

六、预后因素

卵巢恶性肿瘤预后因素同其本身生物学行为和临床干预措施密切相关。随着医疗技术的进步、化疗药物和手术技术的发展,治疗效果逐渐提高。分析其预后因素有以下几方面:①FIGO 分期。②肿瘤细胞学类型。③肿瘤分化程度(G)。④手术后残余灶大小。⑤化疗药物选择和疗程。卵巢恶性肿瘤分期是其最重要的预后因素。Ⅰ期患者,肿瘤分化程度相对较好者,其 5 年生存率可达 90%,而Ⅲ期患者为 35% 左右,Ⅳ期不到 10%。在相同期别的患者中,肿瘤分化程度和细胞类型是相对重要的预后指标,黏液腺癌和透明细胞癌预后不佳。对于肿瘤细胞减灭术后患者,残余瘤灶>2 cm 者较<2 cm 者预后为差。术后常规化疗 6 个疗程及以上者预后较不足 6 个疗程者好,有报道显示其 5 年生存率可提高 10% 左右。随着近年来紫杉醇等新药用于卵巢癌的治疗,其疗效较表柔比星、美法仑、5-Fu、环磷酰胺有所提高。

其他相关因素还有年龄、术后 CA125 水平、DNA 异倍体性等。

七、治疗

卵巢癌的治疗是以手术为主的多种治疗方法相结合的综合治疗。手术探查应仔细彻底,包括腹腔冲洗液的细胞学检查,以得到正确的临床分期,为术后放、化疗提供治疗依据。手术应尽可能切除卵巢原发灶、腹腔转移灶和盆腔腹主动脉旁转移淋巴结,使残余病灶最大径在 2 cm 以下,为术后放、化疗的疗效提高创造条件。

(一)外科处理

外科治疗包括以下几种方法。

(1)对于Ⅰ$_A$ 和Ⅰ$_B$ 期高分化癌的患者,术中应仔细全面探查腹腔,明确分期,排除卵巢以外无转移者,行经腹全子宫加双附件切除术即可,术后不行常规放、化疗。这些患者的 5 年生存率可达 90% 以上。肿瘤分期为Ⅰ$_A$ 期和Ⅰ$_B$ 期,但细胞分化差者,或Ⅰ$_C$ 期患者因腹水中找到癌细胞,术后应结合化疗及放疗。

(2)卵巢癌肿瘤细胞减灭术对Ⅱ、Ⅲ、Ⅳ期患者治疗原则相同,在剖腹探查的同时尽可能切除卵巢肿瘤原发灶和腹腔转移灶,其切除范围包括:全子宫、双侧附件、大网膜、阑尾、转移肠段。卵巢癌盆腔和腹主动脉旁淋巴结转移概率相同,术中应行淋巴结清扫,以便正确分期和减小肿瘤负荷。卵巢癌肿瘤细胞减灭术的目的是尽可能切除肉眼可见肿瘤,即使有肿瘤残余也应使残余灶控制在 2 cm 以下(目前更要求控制在 1 cm 以下),减小肿瘤负荷,提高术后放、化疗的敏感性,提高治疗效果。有学者研究了减灭术后残存肿瘤大小对肿瘤进展时间的影响,术后无肿瘤残余者平均肿瘤进展时间为 42 个月,而残余瘤灶约 1 cm 者为 20 个月。

(3)两次剖腹探查术作为卵巢恶性肿瘤治疗后评估的手段,两次剖腹探查术一般在术后化疗 6 个疗程后进行,其目的是为了解腹盆腔残余肿瘤经化疗或放疗后的情况,即:是消退还是继续发展,以作为进一步化疗的指导依据。如肿瘤消退,可减少不必要的继续化疗,减小化疗的不良反应。

(二)化疗

对于进展期卵巢癌,化疗是术后重要的辅助治疗手段。多种化疗药物对卵巢癌有效,化疗方案包括单药治疗和联合用药。而手术结合术后联合化疗已成为进展期卵巢癌的标准治疗。对卵巢癌有效的药物包括美法仑、铂类、环磷酰胺、多柔比星(阿霉素)类、氟尿嘧啶、紫杉醇等。自铂类药物引入卵巢癌的治疗以来,卵巢癌的治疗效果有了很大的提高,常用的基于铂类的化疗方案有 CP 方案(CTX+DDP)、CAP 方案(CTX+ADM+DDP)、CHAP 方案(HMM+CTX+ADM+DDP)、PT 方案(TAXOL+DDP)。含 DDP 方案总的缓解率为 67%,较不含 DDP 方案提高20%左右。但三药联合方案(CAP)是否优于两药方案(CP),仍无定论。

20 世纪 80 年代后,紫杉醇类药物对铂类耐药的卵巢癌显示了很高的活性,两项Ⅲ期随机临床试验比较了含或不含紫杉醇方案的疗效,一组Ⅲ～Ⅳ期卵巢癌患者手术后接受了 DDP-TAXOL 方案化疗,另一组接受了 DDP-CTX 方案治疗,无论肿瘤反应率,无疾病进展期,总生存期 DDP-TAXOL 均较对照组好,总生存期达到了 38 个月,而对照组为 24 个月。

术后化疗以多少周期为宜,国内学者比较了晚期卵巢癌>6 周期和<6 周期疗效的差异。化疗周期长者 5 年生存率较对照组提高 10%左右。但继续延长化疗周期,化疗不良反应增加,并未显示疗效增加。有作者试图提高化疗剂量进一步增加疗效,但多项Ⅲ期临床随机试验没有显示增加 DDP 剂量($75\ \mathrm{mg/m^2}$)对疗效有益。

(三)放疗

卵巢上皮肿瘤是对放疗呈中等敏感的肿瘤,其中以浆液性肿瘤敏感性最高,放疗常作为手术的辅助治疗,多用于术后,也可同化疗结合。对于晚期卵巢癌可起到姑息治疗效果。卵巢无性细胞瘤对放疗敏感性高,手术加术后放疗疗效很好。

1.适应证

(1)卵巢上皮癌:放射治疗主要用于术前、术后的辅助治疗及晚期、复发患者的姑息治疗。放射治疗的部位常有盆腔、全腹、腹主动脉旁、限局性复发和转移灶。

放疗:①术前放射治疗,可使肿瘤缩小、粘连松解,提高手术切除率。随着化疗的不断进展,目前术前放射治疗多被化疗代替,但仍可用于孤立的、限于盆腔手术切除困难的肿瘤,特别是不宜化疗的患者。术前放射治疗如给肿瘤量 20 Gy,休息 2 周可手术;如给 40 Gy,应等放射治疗反应过后,即休息 6～8 周后再手术。②术后放射治疗,是临床经常应用的治疗方法。可用于初次手术无残存肿瘤,或盆腔镜下残存瘤直径<2 cm腹腔无残存肿瘤的患者,或二次探查阴性患者的术后巩固治疗和二次探查阳性患者的术后挽救治疗,其目的是继续杀灭残存肿瘤。术后放射治疗一般始于术后 7～10 天。③复发卵巢癌的放射治疗,主要应用于术后化疗后局部肿瘤进展或复发患者的姑息治疗。

(2)卵巢无性细胞瘤:卵巢无性细胞瘤(单纯型)对放射治疗高度敏感,直至 20 世纪 80 年代中期,术后仍常采用放射治疗,疗效好,生存率达 83%。放射治疗的方法和剂量基本同卵巢上皮癌。一般有术后单纯盆腔放射治疗或全腹盆放射治疗等。近年来,大量的临床研究表明单纯的无性细胞瘤对顺铂为基础的联合化疗高度敏感,在晚期和复发性患者中,亦取得了高的治愈率。但放射治疗是一种局部治疗,对病变广泛的晚期和复发患者疗效不佳。且全盆放射治疗使患者永久性丧失生育功能并有 5%～10%的肠道并发症。因此,目前无性细胞瘤术后首选化疗。但对化疗耐药者,可通过手术和放射治疗治愈。

2.禁忌证

(1)合并肠梗阻、盆腹腔感染。

(2)明显恶病质。

3.操作方法及程序

目前临床应用的方法有术后单纯辅助放射治疗及术后放疗、化疗的联合应用等。治疗方法多选择全腹加盆腔放射治疗。至于^{32}P腹腔灌注,主要用于具高危因素的早期癌,其疗效和应用仍有争论,除极少数单位外,目前大多不采用。一般主张即使是早期癌,也应采用全腹加盆腔照射。全腹加盆腔照射作为早期患者术后唯一的辅助治疗其疗效已得到肯定。晚期卵巢上皮癌的放射治疗主要应用于肿瘤切除彻底的患者(残存肿瘤0直径或≤2 cm)的根治性治疗或晚期患者的姑息性放射治疗。治疗效果主要与残存肿瘤大小、分期及分化程度相关

(1)盆腔照射:在过去几十年中,盆腔照射是卵巢癌术后治疗的主要方法。目前多与腹部照射和/或化疗综合应用。盆腔照射范围包括下腹和盆腔,上界第4~5腰椎,下界盆底,前后对称垂直照射,肿瘤量40~50 Gy,6~8周完成。

(2)全腹加盆腔照射:卵巢癌无论病期早晚,术后都主张采用全腹加盆腔照射,其原因有三,一是患者多有盆、腹腔内广泛种植和/或腹水,部分肿瘤细胞是游离的;二是即使Ⅰ和Ⅱ期患者上腹也可能有潜在的播散或腹膜后淋巴结转移;三是卵巢原发肿瘤在盆腔,盆腔可能有潜在的或较多的肿瘤残存,尤其是晚期患者。

全腹加盆腔照射多用于早期患者的术后预防治疗,或有小的残存肿瘤(直径<2 cm,甚至<0.5 cm)中晚期患者的术后治疗。全腹照射上始于膈上1 cm,下至盆腔闭孔下缘,包括腹膜在内的盆腹腔(图8-5)。照射技术现均采用全腹开放大野照射,曾一度应用的腹部移动条形野技术,后经临床随机分组研究比较,全腹开放大野较移动条形野有较低的并发症,且肿瘤的控制率相同,因此目前全腹部照射已被开放大野照射代替。

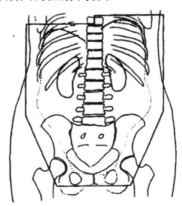

图 8-5 卵巢癌全腹加盆腔照射(虚线为腹膜线)

照射剂量:一般全腹照射的肿瘤剂量为22~28 Gy/6~8周,前后垂直照射。为减少肾损伤,从后方挡肾,剂量限于15~18 Gy。盆腔野照射剂量增至45~50 Gy。

全腹加盆腔照射的疗效受诸多因素影响,为取得较好的疗效,对选择盆腹腔放射治疗为术后唯一辅助治疗的患者,应遵循以下原则:①上腹部无肉眼可见肿瘤,且盆腔肿瘤直径<2 cm,或无肉眼见肿瘤。②整个腹腔必须包括在照射野内,放射治疗前模拟定位。③肝脏不予遮挡(防

护),但上腹部剂量因此限制在 25～28 Gy,每天量 100～120 cGy。④肾脏采用部分遮挡保护,使其受量不超过 18～20 Gy。⑤盆腔野每天照射量 1.8～2.2 Gy,总量达 45 Gy。⑥前、后野对称照射,确保前、后野剂量相差不超过 5%。⑦照射野必须在髂嵴外。⑧照射野必须达腹膜外。⑨上缘应在呼气时横膈上 1～2 cm。全腹照射的患者放射治疗反应较大,可有恶心、呕吐、腹泻等胃肠反应,白细胞、血小板下降等骨髓抑制以及不同程度的肝肾损伤,甚至放射治疗可能因此被迫中断。肠粘连和肠梗阻是主要的晚期放射治疗反应,据报道肠梗阻的发生率在 4%～12% 不等,大多数为 10% 左右,须手术解除的肠梗阻则相对少见,晚期并发症还偶有放射性膀胱炎、严重的吸收不良等。

(3)腹腔内放射性核素的应用:腹腔内灌注放射性核素胶体金-198(^{198}Au)或胶体磷-32(^{32}P)治疗卵巢癌已有 30 余年的历史。因放射性物质在腹腔内常分布不均,可引起严重的肠道并发症,并对腹膜后淋巴结无作用,目前多被腹腔化疗代替。但腹腔内放射性核素治疗有其独特的优点,在它接触到的体腔表面有限的深度内,可受到高剂量的照射。同时也有给药方法简便和治疗时间短的优点。胶体金-198 的 β 射线的能量为 0.32 MeV,射程不到 4 mm,其 γ 射线易引起肠损伤。近年来多使用胶体^{32}P,^{32}P 发射纯的 β 射线,平均能量为 0.69 MeV,射程约 8 mm,半衰期较长为 14.3 天,肠道损伤小。

放射性核素的腹腔内灌注主要用于早期患者如肿瘤破裂、有腹水等的预防治疗,及腹腔内有小的散在的残存肿瘤的术后治疗。这些射线穿透软组织的深度<1 mm,因此对有大的残存肿瘤患者并不适合。如腹腔内有粘连,则影响了^{32}P 灌注液体的流动,既影响疗效,又增加并发症。^{32}P 腹腔治疗最常见的并发症是腹痛,发生率为 15%～20%。化学性或感染性腹膜炎为 2%～3%。最严重的晚期并发症是小肠梗阻约 5%～10%。

(4)其他方法:高剂量单次分割照射治疗晚期卵巢癌,可取得姑息疗效。常用于肿瘤限于盆腔的患者,盆腔照射肿瘤量 10 Gy,1 天完成,每月 1 次。一般照射 1～2 次是安全的,超过 2 次者有严重放射反应。

膈及腹主动脉旁是卵巢癌常见的转移部位,Schray 等提出在全腹放射治疗时,应增加腹主动脉旁和膈下区照射野。腹腔、膈区、腹主动脉旁区及盆腔的剂量分别增至 30 Gy、42 Gy、42 Gy、51 Gy。

高分割全腹照射技术,采用全腹大野前后垂直照射,每天上下午各照射 1 次,每次肿瘤量 80 cGy,总量 30 Gy/3 周,并加盆腔照射,其近期及远期的放射治疗反应较小,优于一般全腹照射方法。

4.放射治疗疗效的影响因素

影响疗效的因素较为复杂,主要包括肿瘤的病变范围、组织学分类、术后残存肿瘤的大小及肿瘤分级等。

(1)病变范围即分期对放射治疗疗效的影响:Ⅰ～Ⅱ期患者术后辅助放射治疗的疗效相对较好。其主要原因是Ⅰ～Ⅱ期肿瘤主要限于盆腔,盆腔脏器对放射治疗的耐受量较高,故能达到一定的治疗剂量。Ⅲ期患者的全腹照射受其敏感器官耐受量的限制,特别是肝肾区常需防护,而这些部位又常是肿瘤转移的好发部位,不易达到治疗剂量,故Ⅲ期辅助放射治疗疗效较差。

(2)术后残存肿瘤对疗效的影响:以前将卵巢癌归于低度放射敏感肿瘤,近年来多认为是中度放射敏感肿瘤,因此渴望高剂量照射能获得较好的疗效。但由于照射面积大,并包括腹腔内的敏感器官如小肠、肝、肾等,故照射前肿瘤的体积成为影响疗效的主要因素。Rubin 提出卵巢上皮癌的放射致死量,直径<1 cm的原发肿瘤为 50 Gy,直径<5 mm 的转移灶需 45～50 Gy,1 mm转移灶为 25 Gy。一般认为残存肿瘤>2 cm 时,放射治疗后很少患者能长期生存。残存肿瘤的大小是影响晚期患者放射治疗疗效的主要因素。

(3)肿瘤组织学分类对放射治疗疗效的影响:卵巢无性细胞瘤(单纯型)是放射高度敏感的肿瘤,卵巢颗粒细胞瘤对放射治疗也较敏感。卵巢上皮癌为放射中度敏感的肿瘤,结合手术、化疗综合应用,可取得较好疗效。卵巢生殖细胞瘤中,除无性细胞瘤外,其余的卵巢恶性生殖细胞瘤如卵巢内胚窦瘤、未成熟畸胎瘤等对放射治疗不敏感。

(4)肿瘤组织的分级对放射治疗疗效的影响:一般认为组织分化越差对放射治疗越敏感,但因分化差的肿瘤恶性程度高,总的预后不佳。

(张树霞)

第九章

肿瘤的中医治疗

第一节　颅　内　肿　瘤

　　脑瘤及脑转移瘤又称颅内肿瘤,是指生长于颅腔内的新生物。颅内肿瘤分原发性和继发性两大类,原发于颅内的脑膜、脑、神经、血管、颅骨及脑的附件,如脉络丛、脑垂体、松果体等处的肿瘤,称为原发性颅内肿瘤;从身体其他部位的恶性肿瘤扩散而来的称为继发性或转移性肿瘤。其中原发性脑瘤占中枢神经系统原发性肿瘤的80%～90%,椎管内起源的肿瘤占10%～20%。颅内肿瘤的发病率,国外为4/10万,5/10万,我国为4/10万～9/10万。在我国,中枢神经系统肿瘤占男性肿瘤的第8位,女性肿瘤中的第10位。发病的性别差异不大,男性略多于女性,为(1.2～1.5):1,但是不同类型肿瘤的性别比例不一,除脑膜瘤和听神经瘤女性多于男性外,其他均以男性多见,尤其是各种胶质瘤更明显。本病可见于任何年龄,约85%见于成年人,好发年龄在30～50岁。在成人中,恶性的颅内肿肿瘤约占全身恶性肿瘤的1.5%,居全身各恶性肿瘤的第11位;在儿童中因为其他的肿瘤相对较少,发病率相对较高,约为7%,是仅次于白血病的第2种严重肿瘤。在一般的尸体解剖材料中脑瘤占1.3%～20%,其中以胶质瘤为多(约为30.4%),脑膜瘤、垂体瘤、神经鞘瘤、颅咽管瘤等依次减低。成人大多为大脑的胶质瘤、脑瘤、垂体腺瘤、转移瘤及听神经瘤等。儿童则多为小脑的星形细胞瘤,小脑中线的髓母细胞瘤,第四脑室的室管膜瘤,蝶鞍部的颅咽管瘤等。颅内肿瘤发生于大脑半球的机会最多,其后依次为蝶鞍区、小脑(包括小脑蚓部)、桥小脑角、脑室内、脑干内。年龄与肿瘤发生部位也有一定的关系,大多数的颅内肿瘤位于桥上,多为成年人;而位于幕下的肿瘤不足1/3,其中儿童过半数。不同的肿瘤有其好发部位,如胶质瘤好发于大脑半球皮质下,髓母细胞瘤好发于小脑蚓部,室管膜瘤好发于脑室壁,血管网状细胞瘤好发于小脑半球内,神经鞘瘤好发于桥小脑角,脊索瘤好发于鞍上区等。临床上可以根据病变的部位推测肿瘤的性质。颅内肿瘤的病因目前尚未明确,只是在个别的肿瘤中,其病因有一定的线索,如血管网状细胞瘤有家族多发现象,推测与遗传因素有关。此外,有人认为外伤、放射线辐射、病毒感染、某些化学药物等也有可能诱发颅内肿瘤。按照1980年世界卫生组织(WHO)的议定,颅内肿瘤的组织学分类有神经上皮组织的肿瘤、神经鞘膜细胞瘤、脑膜及有关组织的肿瘤、颅内原发的恶性淋巴瘤、血管组织的肿瘤、胚胎细胞瘤、先天性肿瘤、脑下垂体前叶的肿瘤、邻近组织的肿瘤、转移瘤及未能分类的肿瘤。各种肿瘤由于组织发生及病理特征不同,其性质良恶和生物学行为也不一样,如神经胶质瘤中,星形细胞瘤成长较慢,囊性者预后较佳。多形性胶质瘤生长快,恶性程度高,预后极差,病程仅有数月。脑转移瘤属晚期,预后更差。血运转移者,原发癌多为肺癌、乳癌及肾癌。肿瘤直接侵犯脑组织者,多见鼻咽癌、中耳癌、视网膜母细胞瘤等。恶性脑瘤,生存期短,死亡率高,治疗困难,据世界卫生组织统计,中枢神经系统肿瘤死亡率约为 30/100 万,其中绝大多数是颅内原发性恶性肿瘤。

一、文献概述

我国古代中医文献中对"脑瘤"这一病名无明确的记载,但在真头痛、癫痫、中风、眩晕、厥逆等疾病中有类似症状的论述。

《灵枢·厥病》云:"真头痛,头痛甚,脑尽痛,手足寒至节,死不治。"明确指出了"真头痛"的临床表现和预后。《灵枢·大惑论》说:"故邪中于项,因逢其身虚……入于脑则脑转。脑转则引目系急,目系急则目眩以转矣。"《素问·奇病论》曰:"人有病头痛以数岁不已……当有所犯大寒,内至骨髓,髓者以脑为主,脑逆故令头痛……病名曰厥逆。"《灵枢·海论》还说:"髓海不足,则脑转耳鸣,胫酸眩冒。"《素问·五脏生成》云:"头痛巅疾,上虚下实,过在足少阴、巨阳,甚则入肾。"《素问·厥论》谓"厥或令人腹满,或令人暴不知人",又云"巨阳之厥,则肿首头重,足不能行,发为眴仆。"《中藏经》明确地指出:"头目久痛,卒视不明者,死。"这些论述都与现代颅内肿瘤的临床表现及预后非常相似。

二、病因病机

中医学认为"脑为髓海",故脑瘤乃髓海病变,多因正虚邪实,以肝肾亏虚,风痰瘀毒阻脑为主。脑瘤的形成,主要是由于脏的虚弱,清阳不升,浊气不降,致血行滞涩,经络不畅,气血津液输布失常,则湿聚为痰,血滞为瘀;另肝为风木之脏,肝肾阴虚,肝阳上亢,化风为火,风、火、痰、瘀互结,清阳失用,痹阻脑络;而风、火、痰、瘀日久则会进一步加重肝肾阴亏,因果交错,变生有形瘤疾。

(一)外感六淫

外感六淫之邪,机体的气血阴阳失于平衡,导致清阳之气不得升,浊阴之气不得降,以致气血部结,格于脑内,肿大成积。外邪中之邪毒主要包括西医学中的病毒感染、烟草、油烟的污染毒素,职业环境中的化学毒素,生活环境中的空气、水、土壤污染毒素及酒食中的各种毒素等。《类经》指出:"五脏六腑之精气,皆上升于头,以成七窍之用,故为精明之府。"《灵枢·百病始生》指出:"积之所生,得寒乃生,厥乃成积也。"《灵枢·九针论》谐:"四时八风客于经脉之中,谓瘤病者也。"

(二)情志失调

忧患郁怒则肝失疏泄,气机运行失畅,而致淤血阻滞;或因气滞津停,聚湿成痰,或气郁日久化火,灼津成痰,痰瘀交阻,积于清窍,而成颅内肿瘤。《灵枢·百病始生》说:"凝血蕴里而不散,津液涩渗,著而不去,而积皆成也。"元代滑寿《难经本义》谓:"积蓄也,言血脉不行,蓄积而成病也。"

(三)饮食失宜

长期饮食偏嗜,嗜酒肥甘炙煿,损伤脾胃,脾失健运,痰浊内阻。因此,蓄毒体内,郁热伤津,气机不利,脉络不通,毒邪与痰瘀互结,可使颅内肿瘤发生。

（四）正气亏虚

由于先天不足、房劳、惊恐伤肾，致肾脏亏虚，脑失所养，诸邪乘虚而入，脑部清阳之气失用，津液输布不利，加之淤血与顽痰互结酿毒，积于脑部，发为肿瘤。《外证医编》指出："正气虚则成岩。"人体正气虚弱，脏腑生理功能就失调，明代张景岳说："脾肾不足及虚弱失调之人，多有积聚之病。"脾主运化，脾虚湿聚可成痰。朱丹溪说"凡人身上中下有块者，多是痰""痰之为物，随气升降，无处不到"。说明脾虚生痰可导致颅内肿瘤，脑瘤的发病与肾的关系甚为密切，《灵枢·海论》指出："脑为髓之海，其输上在于其盖，下在风府……髓海有余，则轻劲多力，自过其度；髓海不足，则脑转耳鸣，胫酸眩冒，目无所见，懈怠安卧。"

颅内肿瘤的病位在脑，与肝、脾、肾等脏腑有关，痰、瘀、毒、虚为其主要的病理因素，主要病机为正虚邪实，邪实在脑，以淤血痰凝为主；正虚在全身，以气虚和肝肾阴虚多见。

三、诊断与鉴别诊断

（一）诊断要点

1.临床表现

颅内肿瘤的临床表现依据肿瘤的病理类型、肿瘤所在的部位的不同而有差异，可分为颅内压增高的症状、局灶性症状及癫痫发作。

（1）颅内压增高的症状：颅内肿瘤为占位性病变，可引起颅内压增高，表现为头痛、呕吐、视盘水肿等。其症状出现的早晚取决于以下因素。①肿瘤生长的部位。颅后窝及中线的肿瘤因容易引起静脉窦血液回流及脑脊液循环的障碍，症状的出现较早。②肿瘤生长的速度。恶性肿瘤因生长较快，症状的出现亦较早。③伴随的脑水肿程度明显时，症状出现较早。④患者的全身情况。妊娠、毒血症、呼吸道感染、颅脑损伤等情况下都能使颅内压增高，症状较早出现。

头痛：为早期出现的症状，以清晨从睡眠中醒来及晚间出现较多，主要位于额颞部，可涉及枕后及眼眶部。开始时多为间歇性的头痛，随着肿瘤的增长，逐渐变为持续性的头痛，并逐渐加重。当用力、咳嗽、打喷嚏时疼痛加重，颅内高压造成的头痛是全头性的，急性颅内压增高之头痛可非常剧烈，并伴有呕吐、躁动。

呕吐：由迷走神经受激惹引起，特点是喷射状，与饮食无关，在呕吐之前多无恶心。

视盘水肿：颅内压的增高阻碍了眼底静脉回流，先引起眼底静脉扩张，继而出现视盘的水肿。久之，可导致视神经的萎缩，见视盘呈灰白色，视力减退，视野向心性缩小，最后失明。

脑疝：是颅内肿瘤的最严重的并发症，临床上常见的有小脑幕切迹疝和枕骨大孔疝。前者表现为病情突然恶化，患者昏迷，患侧瞳孔散大，对侧肢体瘫痪，去大脑强直，血压增高，终至呼吸、心搏骤停。后者多为幕下肿瘤所致，急性者由于延髓受压，造成呼吸突然停止，意识丧失，慢性者出现一定的强迫体位。

其他：有复视、视力减退、头晕、记忆力减退、情绪淡漠、反应迟钝、血压升高、意识模糊等，甚至昏迷。

（2）局灶性症状：颅内肿瘤所引起的局灶性症状是由肿瘤的压迫、浸润和破坏脑组织或颅神经所引起的。如肿瘤挤压血管，使局部血供发生障碍而引起症状，只要治疗及时，血供得以恢复，症状即可逐渐逆转。这种症状称之为"生理性障碍"。如肿瘤侵犯神经组织使之毁坏而引起的症状，虽将肿瘤切除，症状也难以逆转，这种症状称之为"解剖性障碍"。扩张性生长的肿瘤以产生前一种症状为多见，浸润性生长的肿瘤以产生后一种症状为多见。颅内肿瘤所引起的最早局灶性症状大多提示脑组织直接受肿瘤影响的部位,因此具有较大的定位诊断价值。病变晚期当颅内压增高,症状已经出现,由于脑组织的移位,重要血管或神经受到牵拉或推移,这时所出现的症状就不再具有定位诊断的价值,临床上应注意识别。

运动障碍:因肿瘤引起大脑额叶中央前回皮质运动区损害常造成不全瘫痪,上下肢瘫痪的程度不一样,也可以出现单瘫。肿瘤累及内囊时,出现三偏症状。脑干肿瘤多出现患侧颅神经麻痹和对侧偏瘫,即所谓交叉性麻痹。累及运动区前部时可见抓握反射和摸索现象。

感觉障碍:大脑顶叶皮质感觉区的肿瘤,常常导致皮层感觉障碍,包括形体、重量感觉障碍等。丘脑肿瘤时表现为偏身感觉障碍。

精神障碍:肿瘤伴有精神症状者多发生在额叶及颞叶,前者表现为淡漠,注意力不集中,记忆力和智力减退,性格改变,易于激动、欣快及稚气等;后者表现为记忆障碍,情绪不稳定,易激怒,多伴有幻觉。

失语症:发生于优势半球的语言中枢,在额下后回部的肿瘤表现为运动性失语;颞上后回者为感觉性失语;颞后及顶叶下部为命名性失语;顶叶下部左侧角回肿瘤可见失读、失写;左顶叶缘上回肿瘤可出现失算症。

视野的改变:一侧视神经损害时产生该侧视野全盲;视交叉部肿瘤见双颞侧偏盲,视束以后的表现为对侧同向性偏盲;枕叶肿瘤往往是对侧同向性偏盲,但中心视野存在。

蝶鞍部肿瘤的表现:常见的是垂体腺瘤,主要症状有视神经、视交叉受压症状和垂体功能障碍,后者表现为性功能障碍及身体发育障碍。当肿瘤累及下丘脑时可引起代谢及自主神经功能障碍,如肥胖、嗜睡、体温调节障碍、性器官萎缩、糖尿病、尿崩症、血压及脉搏的异常等。

松果体肿瘤的表现:可有两眼上视障碍、瞳孔反射消失以及听力障碍等四叠体症状,小儿常表现为性早熟。

小脑内肿瘤的表现:一般表现为共济失调和协同失调性运动障碍,步态不稳,眼球震颤,轮替性运动不能,肌张力减退,辨距过宽等。

脑干损害的症状:脑干一侧受损时,会出现"交叉性综合征",即病灶侧颅神经损害,对侧中枢性麻痹或传导性感觉障碍。

锥体外系损害症状:主要表现为肌张力的改变和运动状态的改变,运动过少见于额叶、黑质、网状结构(不包括苍白球)的病变,运动过多见于纹状体核、丘脑、红核、小脑-丘脑束的病变。

(3)癫痫发作:多提示为定位症状。靠近中央区的表现为局限性发作;额叶前部肿瘤常表现为全身性的大发作;顶叶肿瘤可出现沟回发作;间脑肿瘤可出现自主神经发作;小脑幕肿瘤可产生强直发作。部分病例在发作后数小时至 1～2 天出现暂时性的肢体瘫痪,称癫痫后瘫痪或 Todd 综合征,有定位参考意义。

2.影像学诊断

(1)颅骨 X 线平片、脑血管造影及计算机断层扫描(CT):常规后前位及侧位,必要时加照颅底、内耳道、视神经孔等特殊部位或断层照片,可见颅内压增高征象。脑血管造影主要根据脑血管的走向改变和病理性血管影像诊断肿瘤的部位和病理性质。CT 扫描主要根据肿瘤组织的密度不同及脑池、脑室的移位作出诊断,对幕上肿瘤的诊断率较高,而对于幕下肿瘤,由于骨伪迹的关系诊断率较低。

(2)磁共振扫描(MRI):有利于观察脑的解剖结构和肿瘤的病理改变,对鞍区、小脑、脑干、颅椎结合部及脊髓肿瘤的诊断具有优越性。

（3）发射计算机断层扫描（ECT）：包括单光子发射计算机断层扫描（SPECT）和正电子发射计算机断层扫描（PET），前者主要用于局部脑血流量的测定，后者可对葡萄糖、氧、特异性受体等进行测定，对治疗后所致的放射性坏死与颅内肿瘤的复发进行鉴别，还可以根据肿瘤的代谢活跃程度对肿瘤进行定性。

3.细胞学、病理学诊断

脑脊液的检查：颅内肿瘤的脑脊液一般为无色透明，其蛋白含量可增高，细胞的数量也可以轻度增加。部分病例可检出肿瘤细胞，以髓母细胞的阳性率最高。但要注意在高颅内压的情况下行腰穿有诱发脑疝的危险。

（二）鉴别诊断

脑瘤及脑转移瘤主要与脑脓肿、慢性硬膜下血肿、脑寄生虫病、癫痫、脑血管意外、视盘炎等相鉴别。

1.脑脓肿

本病大多有感染症状及感染病灶，发病急，病程短，并常有脑膜炎症状，而局限性体征不明显。少数病例无明显感染灶，病程发展较慢，与脑瘤不易鉴别，甚至手术时才能证实，应特别注意脑脊液、CT检查的结果，有助于鉴别诊断。

2.慢性硬膜下血肿

头部在数周或数月前有外伤史，表现为颅内压增高症状、意识进行性障碍及偏瘫等，而局限性体征不明显，典型的病例其症状发展多为间歇性，而颅脑外伤症状往往轻微，且患病日久，常被患者所遗忘或忽略，当手术证实后，方回忆起外伤史。颅骨X线照片可能显示骨折线，但不多见，需行脑血管造影检查或颅骨钻孔探察以明确诊断。

3.脑寄生虫病

有脑血吸虫病、脑囊虫病、脑肺吸虫病、脑棘虫蚴病等。患者都有抽搐与颅高压症状。病史中有与感染源接触史。大便检查、虫卵孵化、痰液检查能发现有寄生虫卵。如有皮下结节，进行活检有助于诊断。血清及脑脊液囊虫补体结合试验、皮肤反应试验在囊虫及肺吸虫病中可呈阳性结果。由于脑囊虫患者常无可靠的绦虫感染史及局限性症状，而常只有癫痫及颅内压增高症状，故有些病例手术时才能诊断CT及磁共振检查有助于鉴别本病。

4.癫痫

原发性癫痫，起病一般在20岁以前，没有颅内压增高症状及局灶性体征，病情相对稳定，长期无明显进展，脑电图可见痫性放电。脑肿瘤以癫痫为首发症状者，其发病年龄一般较晚，且开始时癫痫常具局限性，有些病例于发作后可出现暂时性肢体瘫痪，神经系统检查可能发现有某些局限体征。虽然颅内压增高症状出现较晚，但整个病程有一定进展，故成年以后发生癫痫者应密切注意观察。头颅平片、CT、磁共振，必要时脑血管造影等有助诊断。

5.脑血管意外

卒中型颅内肿瘤常有突发偏瘫、失语等情况，易与脑血管意外混淆。但后者的年龄较大，有高血压及动脉硬化病史，无前驱症状，多突然出现昏迷和偏瘫等症状，其因脑出血、缺血以至脑坏死、水肿也可引起颅内压增高，甚至发生脑疝，但出现视盘水肿者较少。脑瘤患者也可因瘤体内和其周围血管的改变产生水肿、出血、坏死和囊性变，而突然昏迷，但其表现与脑血管意外比较，绝大多数较慢，且大都有视盘水肿。

6.视盘炎

可误认为视盘水肿而需予以区别。视盘水肿或视神经萎缩不仅由颅内肿瘤引起,球后视神经炎,乃至铅中毒、砷中毒等也可引起。一般认为,因颅内压增高引起的视盘水肿,早期常无视力障碍,当水肿不断加重时才出现视力减退,且两眼差别不大。视盘炎充血比视盘水肿明显,乳头的隆起一般不超过3个屈光度,早期即有明显的视力障碍,其眼底改变及视力减退程度二者差别较大,一般无颅内压增高及脑损伤体征,且起病迅速多有眼球疼痛,尤其是眼球转动时明显,故不难鉴别,必要时做腰穿及CT、磁共振协助鉴别。

四、辨证论治

(一)辨证要点

在临床时,不仅要了解肿瘤患者全身机能状况及脏腑气血失调原因,还要辨清脑瘤的性质、部位、大小、发展和转移情况,进而确定治则与方药,清除病因,调整气血脏腑功能以治其本;通过解除对大脑所造成的压迫、出血,改善头痛、恶心、呕吐等颅内高压症状以治其标。

1.辨经络归属

对脑瘤所致的头痛进行辨证时,应研究其经络归属,如后头部疼痛,且连项背属太阳经;痛在前额,连及眉梢时属阳明经;痛在头两侧或太阳穴附近,呈偏头痛时属少阳经;头痛沉重如裹,腹满自汗属太阴经;头痛剧甚,连及齿,面部及指甲青紫者属少阴经;痛在头部的巅顶,频频作呕者属厥阴经。

2.辨虚实

如突然发生的暴眩,多为实证;病程长久的眩晕则属虚证。其中头目眩晕,视物不清,不能久立,伴头痛,身麻木者系肝风内动。眩晕而兼有头痛,面红耳赤及耳鸣者多为肝火内攻,常为实证。眩晕久作,面色惨白,气短乏力多为肾虚或气血两亏。眩晕而头沉重,体胖而痰多,常系痰湿内阻,乃清阳不升引起。

3.辨病性

根据脑瘤患者出现的症状和体征辨证,如蝶鞍部脑瘤压迫视神经可引起双眼视物不清,呈欲状,精神淡漠,形寒肢冷,倦怠无力,是脾肾阳虚的表现。头痛精神紊乱,智能及定向力迟钝,有颅内高压,肢体运动障碍者,常见于额部脑瘤,半身感觉异常,局部肢体麻木或刺痛或抽搐,常为痰热生风,抽搐徐作无力者多属虚风内动;双手震颤多是气血双亏。脑膜瘤、胶质瘤、听神经瘤者常出现肝风内动的症状。

(二)临床分型

1.痰湿内阻

主症:头痛昏蒙,恶心呕吐痰涎,或伴有喉中痰鸣,身重肢倦,纳呆食少,舌淡胖,苔白腻,舌质淡暗,脉滑或弦滑。

证候分析:痰湿蒙蔽清阳,则头痛昏蒙。痰浊中阻,浊阴不降,气机不利,故恶心呕吐痰涎,或喉中痰鸣。湿性重浊,故身重肢倦。脾阳不振,则纳呆食少。舌淡胖,苔白腻,舌质淡暗,脉滑或弦滑均为痰湿内阻之征。

治法:软坚散结,涤痰祛湿。

方药:夏枯草膏合涤痰汤加减。

夏枯草30 g,红花10 g,昆布15 g,天龙3 g,海藻15 g,象贝母15 g,天南星15 g,石菖蒲

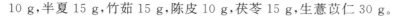

10 g,半夏 15 g,竹茹 15 g,陈皮 10 g,茯苓 15 g,生薏苡仁 30 g。

方中以夏枯草、天龙、天南星软坚散结为君药;以象贝母、半夏、昆布、海藻、竹茹、陈皮、生薏苡仁、茯苓利湿涤痰为臣药;以红花、石菖蒲活血通络为佐使药。

若舌底脉络增粗,舌质有瘀斑者,加赤芍、川芎、水红花子;口苦干渴有热象者,加黄芩、焦山栀;呕吐者,以生姜擦舌后送服中药;头痛明显者,加全蝎 3 g 研末冲服;纳呆甚者,加砂仁、佛手。

2.淤血内阻

主症:头痛剧烈呈持续性或阵发性加剧,痛有定处,固定不移,面色晦暗,肢体偏瘫,大便干,舌质紫暗或有瘀点、瘀斑,舌底脉络色紫增粗或迂回,苔薄白,脉细涩而沉。

证候分析:淤血内停,故头痛剧烈呈持续性或阵发性加剧,痛有定处,固定不移,面色晦暗。久病入络,脉络不畅,则肢体偏瘫。淤血内阻,气机不行,肠道津亏,则大便干结。舌质紫暗或有瘀点、瘀斑,舌底脉络色紫增粗或迂曲,苔薄白,脉细涩而沉均为淤血内阻之象。

治法:活血消肿,祛瘀化积。

方药:脑瘤饮(见注)合三棱煎丸加减。三棱 15 g,水红花子 10 g,莪术 15 g,赤芍 15 g,茯苓 15 g,生薏苡仁 30 g,天龙 3 g,全蝎 5 g,蜈蚣 5 g,白花蛇舌草 30 g,六味地黄丸(包)12 g。

方中以三棱、莪术、赤芍活血祛瘀,消化癥积为君药,其中川芎为“血中之气药”,又为本方的引经药;白花蛇舌草、茯苓、生薏苡仁、天龙、水红花子清热解毒,散结抗癌为臣药;全蝎、蜈蚣息风通络止痛,六味地黄丸滋阴补肾以养脑,使攻邪不忘扶正,避免消瘀化积之品耗阴伤正,共为佐使药。

若呕吐者,加旋覆花、代赭石;视物不清者,加决明子、青葙子、枸杞子;夜寐不安者,加夜交藤、茯神、龙齿;神疲倦怠、口干引饮者,以西洋参煎汤代茶;大便干者,加蜂蜜,以润肠通便。

注:脑瘤饮。三棱 30 g,莪术 30 g,川芎 15 g,赤芍 30 g,水红花子 30 g,白花蛇舌草 30 g,茯苓 30 g,生熟薏苡仁各 30 g,天龙 4 条,全蝎(后下)5 g,蜈蚣 1 条,六味地黄丸(包)12 g。

3.火毒炽盛

主症:头痛头胀,如锥如刺,烦躁易怒,呕吐频作,或呈喷射状,面红耳赤,口苦尿黄,大便干结,舌红,苔黄或白而干,脉弦数。

证候分析:热毒炽盛,火性炎上,上扰清窍,故头痛头胀,如锥如刺。热毒内蕴,气机不利,肝络失和,胆不疏泄,可见烦躁易怒,面红耳赤,口苦,胃经热毒内结,胃气上逆,则呕吐频作,或呈喷射状。尿黄,大便干结,舌红,苔黄或白而干,脉弦数均属火炽毒盛之候。

治法:泻火解毒,清肝散结。

方药:龙胆泻肝汤加减。

龙胆单 10 g,黄芩 15 g,栀子 15 g,白花蛇舌单 30 g,半边莲 15 g,莪术 10 g,蜈蚣 6 g,大黄 5 g,车前子 15 g,泽泻 10 g,生地黄 15 g,薏苡仁 30 g,柴胡 10 g,甘草 5 g。

方中以龙胆草大苦大寒,上清肝胆实火,下泻肝胆湿热为君药;黄芩、栀子、白花蛇舌草、半边莲、莪术、蜈蚣泻火解毒抗癫痫,并助龙胆草清实火之力;大黄泻下攻积,引火下泄;车前子、泽泻、薏苡仁泻火利水,导火下行共为臣药;生地养阴,使祛邪不伤正;柴胡疏畅肝胆,又引诸药归于肝经;甘草调和诸药而共为佐使药。

若呕吐甚者,加旋覆花、代赭石、姜竹茹、姜黄连、石决明,另吞羚羊角粉,每天 3 次,每次 3 g。

4.肝肾阴虚

主症:头痛隐隐,时作时止,耳鸣眩晕,视物不清,肢体麻木,大便偏干,小便短赤,舌质红,少苔,脉细数或虚细。

证候分析:脑为髓海,其主在肾,肾阴亏虚,髓不上荣,脑海空虚,故头痛隐隐,时作时止,耳鸣眩晕。肝肾同源,肝阴不足,目睛、筋脉失养,则视物不清,肢体麻木。肝肾阴虚而生内热,肠道失润,故大便偏干,小便短赤。舌质红,少苔,脉细数或虚细均为肝肾阴虚之象。

治法:滋补肝肾,祛风通窍。

方药:杞菊地黄丸加减。

熟地黄 30 g,龟甲 10 g,枸杞子 15 g,菊花 15 g,山药 15 g,泽泻 10 g,山茱萸 15 g,牡丹皮 10 g,茯苓 10 g,川芎 10 g,僵蚕 10 g。

方中以熟地黄、龟甲滋阴补肾,填精益髓,壮水制火为君药;枸杞子、菊花、山茱萸补益肝肾,山药补益脾阴为臣药;泽泻利湿泄浊,并防熟地滋阴恋邪,牡丹皮清泄相火,茯苓淡渗利湿,并助山药之健运为佐药;川芎活血消积,引诸药直达脑部病所,僵蚕祛封通络,解毒散结共为使药。

若头痛甚者,加全蝎、莪术;视物不清或复视者,另服石斛夜光丸;大便干结者,加生地、何首乌;自汗、盗汗者,加黄精、糯稻根、锻龙骨、煅牡蛎。

五、辨病治疗

(一)内服药

1.常用中草药

(1)三棱,苦、辛、平。破血行气,消积止痛。《开宝本草》:"主老癖癥瘕结块,积聚结块。"治脑瘤属气血结积,淤血凝滞者。煎服,6~15 g,醋炙可加强止痛作用。

(2)夏枯草,苦、辛、寒。清肝火,散郁结。《神农本草经》:"主寒热、瘰疬、鼠瘘、头疮,破癥,散瘿结气,脚肿湿痹。"《本草正义》:"破癥散结。"治脑瘤属痰火、热毒郁结者。煎服,10~15 g,或熬膏服。

(3)赤芍,苦、微寒。清热凉血,活血散瘀。《神农本草经》:"主邪气腹痛,除血痹,破坚积,寒热瘕,止痛,利小便。"《名医别录》:"散恶血,逐贼血……消痈肿。"治脑瘤属血热瘀滞者。煎服,6~15 g。

(4)川芎,辛、温。活血行气,祛风止痛。《神农本草经》:"主中风入脑头痛,寒痹,筋挛缓急,金疮,妇人血闭无子。"治脑瘤属血瘀气滞者。煎服 6~15 g。

(5)壁虎,咸、寒。有小毒。祛风,定惊,止痛,散结。《本草纲目》:"治血积成痞。"《丹溪摘元方》:"治反胃嗝气。"治脑瘤属气滞血瘀,经络阻塞,凝结成积者。煎服,3~6 g;研粉吞服,每次1~2 g,每天 2~3 次。

2.常用中成药

(1)安宫牛黄丸:由牛黄、郁金、水牛角、黄连、山栀、朱砂、雄黄、梅片、麝香、珍珠等组成,有豁痰开窍的功效,成人病重体实者每服 3~6 g(1~2 粒),凉开水送服,不效者可酌情再服,每天 2~3 次,小儿 1.5 g(半粒),昏迷不能服用时,可将本品化开,鼻饲给药,适用于各型见有窍闭神昏、颈项强直者。

(2)六味地黄丸:由熟地黄、山茱萸、山药、泽泻、茯苓、牡丹皮组成,有滋补肝肾的功效,成人每次 3 g,每天 3 次,用于脑瘤中后期及术后、放化疗后体虚及肾虚者。

(3)小金丹:由白胶香、草乌、五灵脂、地龙、木鳖、乳香、没药、麝香、黑炭等组成,有祛痰通络、解毒散结的功效,每丸 2.5 g,每次 2~5 丸,每 3 次,用于脑瘤属实证、阴虚者。

(二)外治法

(1)鲜金剪刀草根适量,清水洗净,加少量食盐捣烂,外敷于肿瘤相应的部位,厚度 0.5～1.0 cm,24～36 小时取下即可。局部灼痛,皮肤起泡,用针挑破。用于颅内肿瘤。

(2)蚯蚓 30 g,冰片 1 g,麝香 0.5 g。蚯蚓焙干研末,与冰片、麝香共为小丸如绿豆大,每次用 1 丸纳鼻中,每天 1～2 次。适用于脑恶性胶质瘤头痛较甚者。

(三)针灸

如脑瘤及脑转移瘤出现了偏瘫,可以给予适当的针灸治疗,以促进肢体的恢复。常用穴位多选百会、头维、内关、合谷、风府、足三里、三阴交、太冲、阳陵泉等,每次选主穴 2～3 个,配穴 3～4 个,多采用平补平泻手法。每天针刺 1 次,每次留针 15～20 分钟,10 天为 1 个疗程。

六、急症与兼症

(一)癫痫发作

突然出现昏仆,不省人事,肢体抽搐或颤动,喉中痰鸣或口吐涎沫,发作间期如同常人,多有头痛头晕、胸闷、善伸欠等先兆。若发作时面色潮红,紫红继而青紫或苍白,牙关紧闭,手足抽搐,喉中痰鸣或吐涎沫多,舌质红,苔黄腻或白腻,脉弦数或弦滑者为阳痫,宜清热化痰,息风定痫,可服用定痫丸;若发作时面色晦暗萎黄,手足清冷,僵卧拘急或颤动,抽搐时发,口吐涎沫,或仅仅表现为呆木无知,不闻不见,不动不语,舌质淡,苔白厚腻,脉沉细或沉迟,此证属阴痫,治宜温阳除痰,顺气定痫,方用五生丸(《证治准绳》)以二陈汤送服。临床上多配合息风止痉通络之全蝎、蜈蚣、僵蚕等以加强疗效。

(二)偏瘫

症见肢体不能自主活动,肌力下降,有的偏身麻木,甚则感觉完全丧失。因风湿阻络者多伴有脘闷纳呆,体重身倦,头痛头晕,或呕呃涎多,可选半夏白术天麻汤加味;因阴虚阳亢,夹风痰上扰,经脉失养者平时多见眩晕,耳鸣目眩,少眠多梦,腰酸腿软,走路时自觉头重脚轻,多伴有口眼㖞斜,言语不利,治疗宜滋养肝肾,息风通络,可选镇肝熄风汤(《医学衷中参西录》);因淤血阻络者平时可见头痛如针刺,痛有定处,舌质紫暗或有瘀斑,舌底脉络增粗,以补阳还五汤(《医林改错》)加减。

(三)昏迷

神志模糊,不省人事,多由脑疝所致,临床多配合西药降低颅内压。中药亦可辨证用药,如属痰浊蒙蔽清窍者,可见喘促痰鸣,痰涎壅盛,神志呆滞,时昏时醒,苔腻而厚,脉濡数或滑数,用菖蒲郁金汤(《温病条辨》)或涤痰汤(《证治准绳》)豁痰开窍,重者加服玉枢丹每天 2～3 次,灌服或鼻饲;因阴津枯竭、清窍失养可见患者形体羸瘦,口干,舌红苔光,脉细数,可用大剂生脉饮或独参汤灌服;肝阳鸱张所致神昏者,多表现为肢体偏瘫,鼾声时作,苔黄少津,脉弦滑而数,可用羚角钩藤汤(《通俗伤寒论》)加减,热象重者加用至宝丹(《太平惠民和剂局方》)。

七、中医临床特色

颅内肿瘤的治疗目前虽然以手术切除为主,但离根治尚有较大距离,对于一些恶性程度较高的肿瘤,如胶质细胞瘤,因其生长多不规则,边界不清和多源性生长,所以手术很难切除干净,其治愈率低、复发率高,手术和非手术疗法效果均不理想。还有一些特殊部位的肿瘤无法手术,而放化疗的效果又欠佳,中医药可以在这一领域发挥出其特长。

《丹溪心法》谓:"痰之为物,随气升降,无处不在。"痰之为患,可以影响气机升降和气血运行,导致气血凝滞与停聚。许多学者从痰入手,陈国圣自拟益气化痰散(黄芪、白术、僵蚕、制半夏、白附子、胆南星、全蝎、石菖蒲、蜈蚣,治疗 12 例颅内肿瘤,基本治愈 2 例,显效 3 例,有效 4 例,无效 3 例,总有效率 75%。许秀菊自拟消瘀化痰汤(丹参、葛根、昆布、海藻、夏枯草、白芷各 15 g,川芎、桃仁各 12 g,生牡蛎、天葵子各 30 g)治疗脑垂体瘤 4 例,生存 5~10 年,疗效满意。周容华以息风化痰为主,自拟化瘤汤(归尾、赤芍、红花、桃仁、水蛭各 10 g,丹参 20 g,半边莲、白花蛇舌草各 30 g)加减全蝎、僵蚕、蜈蚣、天麻、钩藤、川贝母、鸡血藤等共治 5 例脑血管瘤,生存 2~7 年,脑为元神之府,是精髓与神明汇集发出之处,依赖气血运行才得以维持其主宰神明之功能,临床观察表明,颅内肿瘤早期,血瘀指征明显,化瘀是许多学者常用治法之一。沈炎南以血府逐瘀汤加减治疗垂体瘤 2 例,1 例术后残瘤 5 年治疗后症状消失,1 例微腺瘤 10 个月治疗后症状改善。杨炳奎等以祛瘀、消肿、散结立意,自制平瘤合剂治疗颅内胶质瘤术后复发 46 例,主要药物有蛇六谷、天龙、水蛭、川芎、三棱、莪术、昆布、夏枯草等,总有效率达 72%,5 年生存率达 32.2%,其治疗前后的 NK 细胞活性、TNF、PR、ERFR、LTR 的对比结果发现治疗后有明里提高($P<0.01$)。

(杨世奎)

第二节 鼻 咽 癌

一、概述

鼻咽癌是指由被覆鼻咽腔表面的上皮或鼻咽隐窝上皮发生的上皮性恶性肿瘤。鼻咽癌具有明显的地区聚集性。在世界范围内,鼻咽癌高发于以下 3 个区域:①中国华南及东南亚的一些国家。特别是中国南方的广东省是全世界最高发的地区,世界人口标化发病率高达男 30/10 万、女 13/10 万,因此,鼻咽癌又有"广东瘤"之称。②加拿大西部及美国阿拉斯加州的因纽特人,世界人口标化发病率达男 10/10 万、女 4/10 万。③非洲北部及西北部的一些国家,如突尼斯、阿尔及利亚、摩洛哥,其发病率为男性 3.4/10 万、女性 1.1/10 万。世界各地鼻咽癌的发病率均以男性为多,男女性发病率之比为(2~10):1,且 40 岁以前两性的发病率差别不明显,40 岁以后差别明显。此外,在高发区和低发区内,鼻咽癌发病高峰的年龄分布是不同的。在鼻咽癌的低发区,鼻咽癌的年龄分布一般有两个高峰,一个为 10~19 岁年龄段,另一个为 50~59 岁年龄段;而在高发区,一般是在 30 岁以后鼻咽癌的发病率明显上升,50~59 岁达高峰。而且,不同人种鼻咽癌的病理类型的分布构成也不同。我国鼻咽癌的分布同样具有明显的地区性,其总的趋势是北部和西部低,南部和东部高,广东、海南、广西、福建、湖南和江西 6 省为鼻咽癌的高发区。其中,广东省最高(男 12.46/10 万,女 5.00/10 万),甘肃省最低(男 0.56/10 万,女 0.50/10 万)。在广东省又以珠江三角洲和西江流域的各县市,特别是肇庆、佛山、广州等地形成一个高发核心地带。此外,与广东相比邻的广西苍梧和湖南双牌县,鼻咽癌的死亡率也很高,达 9/10 万以上,这些地区互相连成一片构成了中国鼻咽癌的高发核心地带。

鼻咽癌的发病与多种因素有关,近年来国内外学者们做了大量研究,主要同以下几个方面因素关系较为密切。

（一）EB 病毒

1966 年，Old 等首先从鼻咽癌患者血清中检测到 EB 病毒抗体，随后在人鼻咽癌与 Burkitt 淋巴瘤（Burkitt′slymphoma,BL）的癌细胞中观察到明确的 EBV 标志物（EBV DNA 和 EBV 核抗原），并且发现不管地理分布、种族背景和地域流行如何，EBV DNA 都能在鼻咽中检测到。因此，EBV 便成为鼻咽癌病因中一个极受注意的问题。

（二）环境因素

环境因素对鼻咽癌的发病起着重要的作用。与鼻咽癌的发生有关联的物质如下。①亚硝胺类：可诱发动物肿瘤，其中二甲基亚硝胺和二乙基硝胺在广州咸鱼中含量较高。何鸿超等（1972 年）认为，广东人鼻咽癌发病率高可能与幼儿吃咸鱼的习惯有关，可在其尿中测出具有致突变作用的挥发性亚硝胺。②芳香烃：在鼻咽癌高发区的家庭内，每克烟尘中 3,4-苯并芘含量达 16.83 μg，明显高于低发区家庭。③微量元素：硫酸镍可以在小剂量二亚硝基哌嗪诱发大鼠鼻咽癌的过程中起到促进癌变的作用。

（三）饮食因素

盐腌食品，包括咸鱼、咸蛋、酸芥菜、酸豆角、酸萝卜；煎炸、烧烤食品，如各类膨化食品等；不良生活嗜好，主要包括抽烟、饮酒等。

（四）遗传因素

鼻咽癌有明显的家族聚集现象，超过 10％的鼻咽癌患者有家族史。鼻咽癌的遗传易感性可能是发病的一个重要因素。

（五）耳鼻喉病史

在我国北方黑龙江等地的调查显示，慢性耳鼻咽喉疾病是鼻咽癌发病的一个重要的危险因素，其患病频率与鼻咽癌发病密切相关，但这一现象并不出现在中国南方鼻咽癌的高发区。而作为南方高发区最主要的病因之一的遗传因素，与北方鼻咽癌发病无明显关系，研究说明高低发区的致癌因素存在差异。

在中医学文献中没有鼻咽癌病名，"鼻咽"是现代医学的解剖名词。根据其临床表现和古代医籍的描述可归属于"鼻渊""控脑砂""耳鸣证""上石疽""失荣"等范畴。中医古籍中对"鼻"（指鼻腔）、"咽"（指口咽）有过不少论述。《黄帝内经》曾提出"颃颡"一词，元代滑仁寿著的《十四经发挥》一书中，对"颃颡"一词的校注称颃颡是软口盖的后部，据分析应是现代解剖学的鼻咽部。《灵枢·经脉》记有："肝足厥阴之脉，起于大指丛毛之际……上贯膈，布胁肋，循喉咙之后，上入颃颡，连目系，上出额，与督脉会于巅；其支者，从目系下颊里，环唇内……"根据肝经循行路线，"颃颡"往上走的部位大致相当于穿颅中窝出眶上裂到额部；往下走的部位则与咽后、颈侧的淋巴结链相符合。前者是鼻咽癌常见的颅底浸润途径，后者则是常见的淋巴道转移途径。《素问·气厥论》曰："鼻渊者，浊涕下不止也。传为衄蔑、瞑目。"《医宗金鉴》曰："鼻窍中时流黄色浊涕……若久而不愈，鼻中淋沥腥秽血水，头眩晕而痛者，必系虫蚀脑也，即名控脑砂。"《医宗金鉴》曰："石疽生于颈项旁，坚硬如石色照常，肝郁凝结于经络，溃后法依瘰疬疮。"又曰："失荣耳旁及项间，起如痰核不动坚；皮色如常日渐大，忧思怒郁火凝然；日久气衰形消瘦，越溃越硬现紫斑；腐蚀浸淫流血水，疮口翻花治总难。"

二、病因病机

鼻咽癌的病因有内因和外因两个方面。外因多由感受时邪热毒所致，内因则多和情志失调、

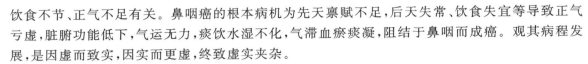

饮食不节、正气不足有关。鼻咽癌的根本病机为先天禀赋不足,后天失常、饮食失宜等导致正气亏虚,脏腑功能低下,气运无力,痰饮水湿不化,气滞血瘀痰凝,阻结于鼻咽而成癌。观其病程发展,是因虚而致实,因实而更虚,终致虚实夹杂。

(一)热毒犯肺

外感风邪热毒,或素嗜烟酒炙煿之品,热邪内蕴于肺,肺经受热,宣发肃降之功能失调,热灼津伤,熬液成痰,热毒与痰湿凝结,瘀阻于经络,肺络不通,肺开窍于鼻,司呼吸,肺气郁闭,气道不通,则邪火循太阴之经而至鼻,聚集而成肿块。如《医学准绳六要》中明确指出:"至如酒客膏粱,辛热炙煿太过,火邪炎上,孔窍壅塞,则为鼻渊。鼻中浊涕如涌泉,渐变鼻蔑、衄血,必由上焦积热郁塞已久而生。"

(二)肝胆火热上犯

足厥阴肝经之脉,循喉咙上入颃颡。如情志抑郁,或暴怒伤肝,肝胆火毒上逆,灼津成痰,阻滞经脉,气血失畅,淤血乃生,痰瘀凝结而成肿块。如《素问·气厥论》所述:"胆移热于脑,则辛颊鼻渊。"《疡科心得集》指出:"失营者由肝阳久郁,恼怒不发,营亏络枯、经道阻滞而成。"

(三)痰湿内阻

外受湿邪,或饮食不节,或思虑劳倦,中焦脾胃受伤,运化无权,水湿内停,凝集而成痰。痰湿内困于体内,阻滞经脉,日久肿块乃生。正如《丹溪心法》所说:"痰之为物,无处不到。"又云:"凡人身上、中、下有结块者,多是痰。"

(四)正气虚弱

《医宗必读》云:"积之成也,正气不足,而后邪气踞之……"先天不足,禀赋薄弱,或人到中年,正气渐趋不足,易为邪毒所侵。邪毒入侵机体,邪气久羁,正气耗伤,正不胜邪,日久渐积而成癌肿。《外证医案汇编》谓:"正气虚则为癌。"

本病病位在鼻咽部,鼻咽为呼吸之通道,与肺密切相关。肺主气,开窍于鼻,肺气通于鼻。热邪内蕴于肺则致上焦肺气不宣,故见鼻塞、咳嗽;火热上蒸,灼液成痰,痰浊外泄则见鼻涕腥臭;热伤脉络,迫血离经则出现涕血或鼻衄。"肝足厥阴之脉……上入颃颡,连目系。"若情志内伤,肝郁气逆,热毒内阻,肝胆热毒循经上扰,"胆移热于脑,则辛颊鼻渊"。甚则可产生头痛、耳鸣耳聋等少阳经症状。若痰火郁于少阳经脉,阻塞络脉,凝结成块,则可致耳前颈项痰核日久渐大,坚硬如石。然究其发病之根本,则与机体正气衰弱有关。张元素《活法机要》谓:"壮人无积,虚人则有之。脾胃怯弱,气血两衰,四时有感,皆能成积。"说明正气亏虚、痰热内阻为鼻咽癌的主要病理,其发病与肺、脾、肝、胆功能失调密切相关。

三、诊断

(一)诊断要点

1.临床表现

(1)原发癌症状。

回缩性血涕和鼻衄:70%左右的患者有此症状,其中23.2%的病例以此为首发症状来就诊。凡病灶位于鼻咽顶后壁者,在用力回吸鼻腔或鼻咽分泌物时软腭背面即与肿瘤相摩擦,此时轻者引起涕血(亦即回缩时涕血),严重者可致大量鼻衄。癌灶表面呈溃疡或菜花型这一症状更为常见,而黏膜下型的肿块则血涕少见。

鼻塞:原发癌浸润至鼻后孔区可产生机械性堵塞,位于鼻咽顶前壁的肿瘤则更易引发此症状。初发症状中鼻塞占 15.9%,确诊时则为 48.0%。

耳鸣与听力减退:以此为首发症状的鼻咽癌患者占 12%～20%,肿瘤原发于鼻咽侧壁,特别是原发于咽鼓管隆突或咽隐窝时,可堵塞、压迫咽鼓管咽口而出现该侧耳鸣、耳闷胀堵塞感、耳痛、听力下降,检查可见鼓膜内陷、鼓室积液等分泌性中耳炎的表现。

头痛:最常见的初发症状,占 26.9%,确诊时 68.6%。临床上多表现为单侧持续性疼痛,多位于颞、顶部。产生的原因如下。①神经血管反射性痛。②三叉神经第一支(眼支)的末梢在硬脑膜处受压迫。③鼻咽局部的炎性感染。④颅底骨质破坏。每个病例头痛发生的原因可能不同,也可能以上 4 种原因同时存在。此外,在颈淋巴结肿大的患者,特别是颈内静脉链上方高位转移的肿大淋巴结,既可能因压迫颈内静脉导致回流障碍而产生钝性头痛,也可能因侵蚀颈椎骨质或压迫脊神经根引起疼痛。

(2)眼部症状:鼻咽癌侵犯眼眶或与眼球有关的神经时虽然已属较晚期,但仍有 7% 的患者因此症而就诊。临床上 78% 的病例为患侧眼球受累,19.8% 为双侧受累。事实上,大多数为一侧受累,而后再扩展至对侧,但也有少数(2%)两侧同时出现眼部症状。

鼻咽癌侵犯眼部后可以引发视力障碍(可致失明)、视野缺损、突眼、复视、眼球活动受限、神经麻痹性角膜炎,眼底检查则视神经萎缩与水肿均可见到。此外,颈交感神经受压也可在眼部有所表现。

(3)脑神经损害:鼻咽癌在向周围浸润的过程中可使 12 对脑神经的任何一支受压迫而呈现不同的症状和体征。其发生率在确诊时为 33.93%,其中 19.71% 的患者 X 线片显示颅底骨质破坏。必须指出的是,鼻咽癌患者的脑神经损害部位主要发生在各条脑神经离颅(或更低)的部分,而非中枢性损害。临床上常见多对脑神经相继或同时受累,其中以三叉神经、展神经、舌咽神经和舌下神经较多受累,而嗅神经、面神经和听神经则甚少受累。

(4)局部扩展所致的综合征:鼻咽癌在局部扩展中,根据不同的侵犯部位,可产生一系列综合征。除上述眼部引起的综合征外,尚见以下几种。

Trotter 三联征:原发于鼻咽侧壁的肿瘤可向前发展侵犯软腭,并可进入颌咽间隙压迫三叉神经的下颌支,而产生听力减退、软腭运动障碍、下颌支分布区内疼痛。

腮腺后间隙综合征:相当于茎突后间隙受累,第Ⅸ～Ⅻ对脑神经和颈交感神经在颅外受压,可出现吞咽困难(咽上缩肌半瘫),舌后 1/3 味觉异常(Ⅸ),软腭、咽、喉黏膜感觉过敏或麻木,以及呼吸紊乱和涎腺分泌紊乱(Ⅹ),此外,并有斜方肌上份和胸锁乳突肌萎缩,同侧软腭半瘫(Ⅺ)和一侧舌瘫痪、萎缩(Ⅻ)。大多数患者尚有 Homer 综合征。

Jackson 综合征:软腭、喉和舌的偏瘫。

颈静脉孔综合征:第Ⅸ、Ⅹ、Ⅺ对脑神经受压体征。亦可再加上舌下神经受压体征,但无颈交感神经的受累。

颈淋巴结转移:初诊时以颈部肿块为主诉的达 45%～50%,检查发现有颈淋巴结转移的占 70% 以上。转移肿大的淋巴结常为颈深部上群淋巴结的前组(胸锁乳突肌上段前缘、二腹肌后腹下方)或后组(乳突下方和胸锁乳突肌深面),呈进行性增大,质硬固定,无压痛,始为单侧,继之发展为双侧。鼻咽癌的淋巴转移途径为,癌细胞侵入毛细淋巴管网,再经集合淋巴管达鼻咽侧壁,而后注入颅底颈静脉孔处的淋巴结,再侵至二腹肌淋巴结或颈内静脉上淋巴结群,鼻咽后部癌多数先累及咽后淋巴结,部分淋巴管经颈内动、静脉后方注入二腹肌淋巴结及颈内静脉上淋巴结群。癌栓形成可致淋巴液逆流而出现耳前、颊部、颌下、颏下淋巴结肿大。Wakisaka 等研究发现,肿瘤累及鼻咽正中线与对侧颈淋巴结的存在呈显著相关性,提示转移淋巴结的分布依赖于肿瘤在原发部位的扩展模式。颈深上组淋巴结肿大可出现后组脑神经麻痹和 Horner 综合征,颈深前组淋巴结肿大压迫颈动脉窦可出现颈动脉窦过敏综合征。

2.鼻咽镜活检诊断

鼻咽癌的确诊多通过鼻咽部黏膜活检或颈部淋巴结活检实现。在鼻咽腔顶部或侧壁可见局部增生性结节或局部充血、糜烂及溃疡、出血、粗糙等,可取活检以明确诊断。

(1)间接鼻咽镜诊断:是一种简便、快捷、有效的常规检查方法。检查中应特别注意鼻咽黏膜有无充血、粗糙、出血、溃疡、浸润、新生物,以及鼻咽腔双侧是否对称,鼻咽腔是否狭窄等。

(2)鼻咽纤维镜诊断:已逐渐成为鼻咽部疾病的常规检查方法之一。可观察鼻咽腔的各个壁,了解其结构,黏膜色泽,有无新生物及新生物的大小、部位、形态等;另外,还应仔细观察双侧鼻腔和口咽有无可疑病灶。

3.影像学诊断

鼻咽癌的影像学检查主要用于定位诊断和分期。目前临床最常用的影像学检查是 CT 和MRI。CT 的临床应用意义有:①协助诊断。②确定病变范围,准确分期。③正确确定治疗靶区,设计放射野。④观察放疗后肿瘤消退情况和随访跟踪检查。

与 CT 比较,MRI 的优势有:①软组织分辨率高,能够清楚区分肿瘤组织、肌肉与血管,准确勾画肿瘤轮廓。冠状面和矢状面成像能够更准确、直观地显示肿瘤的侵犯范围。②MRI 能够显示早期颅底骨质受侵。MRI 对骨髓病变高度敏感,当肿瘤侵及骨组织而未破坏皮质时,MRI 即可诊断。③MRI 对鼻咽癌淋巴结转移诊断的敏感性、特异性更高。一方面,MRI 平扫就可将淋巴结与肌肉血管清楚地区分开来;另一方面,CT 一般只能通过大小来判断淋巴结是否转移,MRI 还可以通过信号的差异判断。④鉴别鼻咽癌放疗后纤维化与肿瘤复发,发现放疗后脑损伤尤其是脑干损伤,MRI 目前是最佳手段。

4.EB 病毒血清学诊断

EB 病毒壳抗原(VCA)滴度≥1∶10;EB 病毒早期抗原(EA)滴度≥1∶5;EB 病毒脱氧核糖核酸酶(DNA 酶)滴度≥25%等,可协助诊断。

EB 病毒的多种抗原抗体反应不但在鼻咽癌患者与健康人之间差异甚大,而且出现可早于病理确诊4～46 个月,阳性人群鼻咽癌检出为阴性人群的 40 倍,不同滴度、不同阳性组合人群鼻咽癌检出率差异甚大。通过对近 10 万人 10 年前瞻性观察认为:凡处于癌前状态或具有癌前病变者,或在鼻咽癌高发区中有特定染色体异常个体、高癌家系的成员,均可视为鼻咽癌高危人群。

(1)癌前状态:①EBV VCA/IgA≥1∶80(鼻咽癌检出率 1794.00/10 万人年;敏感度 50.9%,特异度 95.2%)。②EBV EDAb≥50%(鼻咽癌检出率 3448.27/10 万人年;敏感度 61.9%,特异度 96.4%)。③EBV VCA/IgA(≥1∶5)、EA/IgA(≥1∶5)、EDAb(≥30%)三项中任何两项或三项阳性[鼻咽癌检出率(3424.9～7305.9)/(10 万人·年)]。④EBV VCA/IgA、EA/IgA、EDAb 三项中任何单项持续高滴度或滴度持续升高[鼻咽癌检出率 583.09/(10 万人·年)]。上述人群应当即给予鼻咽光纤镜检查、活检组织病理检查,以期发现早期患者。

(2)癌前病变:凡经病理检查,诊断为鼻咽黏膜中、重度异型增生/化生者,应视为鼻咽癌癌前病变。癌前病变经综合检测有间质血管异常、增殖细胞核抗原、银染核仁组成区阳性程度增高情况下,可能有更大的癌变倾向。

5.组织细胞学诊断

用鼻咽镜取组织活检或直接涂片,用棉杆擦拭,特制鼻咽刮匙刮出物涂片,尼龙刷采集细胞,负压吸引法等,简便易行,可补充活检的不足。

鼻咽活体组织检查:在间接鼻咽镜或鼻咽纤维镜检查时,如发现鼻咽部有可疑病灶或肿瘤时,则应进行活体组织检查,送病理检查以确诊。少数患者其鼻咽在鼻咽镜或鼻咽纤维镜下,观察不到任何异常,但如果有颈淋巴结肿大或高度怀疑鼻咽癌者,也应在鼻咽癌好发部位取活检。鼻咽活检应在间接镜或纤维镜明视下进行。

(二)辅助检查

1.影像学检查

(1)CT:鼻咽癌是起源于鼻咽黏膜上皮的恶性肿瘤,其生长方式包括外生性生长和浸润性生长,以浸润性生长为主,倾向于向黏膜下浸润和向鼻咽深部软组织蔓延,同时较早发生颈部淋巴结转移。对于早期病变,CT检查的目的主要是发现病变,提示活检的部位,对中晚期病变主要是显示病变的侵犯范围。肿瘤组织在平扫时与黏膜、肌肉及血管均呈等密度,平扫只能通过鼻咽腔的形态改变、腔壁的厚度变化和咽周脂肪间隙的狭窄与移位等来判断肿瘤的大致轮廓,增强扫描可以增加肿瘤与周围组织结构密度的差别,从而较准确显示肿瘤的侵犯范围。

(2)MRI:鼻咽癌的扩展方式是经黏膜下浸润扩散,即经过肌肉周围的脂肪间隙、神经和血管周围间隙、颅底自然孔裂、颅底骨骨膜及骨髓腔向周围蔓延。咽颅底筋膜是鼻咽表浅结构和深层结构的分界线,对肿瘤向深层侵犯有一定的阻挡作用,是鼻咽癌腔内生长和超腔生长的标志。中高场强MRI成像可以显示咽颅底筋膜,表现为T_1WI、T_2WI低信号线样影,增强扫描无明显强化,在冠状面及矢状面显示较清楚。当其中断时表示肿瘤超腔,所以MRI具备诊断原位癌的能力。而MRI最大的优势就是可以准确显示病变的侵犯范围,直接和准确显示病变向周围扩展的途径。

(3)正电子发射计算机断层显像(PET):在鼻咽癌诊断中主要适应证如下。①肿瘤的诊断及鉴别诊断。②肿瘤治疗前的分期。③肿瘤疗效评估,指导治疗方案的制订和修改。④检测肿瘤治疗后的再复发。PET显像对鼻咽癌诊断具有高灵敏度和高阴性预测值,均超过95%。

2.鼻咽镜

鼻咽镜检查是诊断鼻咽癌重要的常用方法。有间接鼻咽镜检查和纤维鼻咽镜检查。

(1)间接鼻咽镜检查:受检者正坐,头稍前倾,张口,用鼻呼吸,检查者左手持压舌板,压下舌前2/3,扩大咽弓舌根距离,右手持加温而不烫的鼻咽镜,镜面向上,送入软腭背面与咽壁之间,尽量避免触及舌根、咽弓、咽壁,以免引起恶心,影响检查。镜面向上向前时,可见到软腭背面,鼻中隔后缘、后鼻孔、各鼻道及鼻甲后段;镜面向左右转动时,可见到鼻咽侧壁的咽鼓管前区、咽鼓管区、咽鼓管开口、咽鼓管后区及咽隐窝;镜面移向水平,则可观察鼻咽顶壁及咽扁桃体。检查中应特别注意鼻咽黏膜有无充血、粗糙、出血、溃疡、浸润、新生物,以及鼻咽腔双侧是否对称,鼻咽腔是否狭窄等。

一般情况下,大多数患者可在间接鼻咽镜下窥视到鼻咽各壁的正常结构或异常改变,如患者咽反射敏感,可先用1%～2%的可卡因喷咽1～3次,做黏膜表面麻醉后再做检查。

鼻咽原发癌灶的外形,常见者有结节型、浸润型、菜花型、溃疡型及黏膜下型。有时鼻咽镜下还可见几种类型同时存在。其中溃疡型与菜花型临床上较易发生鼻咽出血,甚至大量出血而危及生命,不可不予注意,而其他各种类型则与症状、体征之间没有必然的联系。

(2)鼻咽纤维镜检查:已逐渐成为鼻咽部疾病的常规检查方法之一。优点有能更好地观察鼻咽部,特别是间接鼻咽镜检查的盲区;易发现微小及隐匿病灶,病检的阳性率高;更清楚地观察到肿瘤的浸润范围;鼻咽癌大出血患者的抢救、止血治疗;鼻咽部孤立小病灶的处理。

操作方法:先用2%麻黄素喷雾双侧鼻腔以收缩下鼻甲,用1%～2%可卡因喷雾双侧鼻腔及吸入鼻咽做表面麻醉,各2～3次后,患者仰卧于操作室检查床上;纤维镜常规消毒后,术者左手持鼻咽纤维镜操纵部,右手持纤维镜导像束弯曲部的上方,从一侧鼻腔经下鼻道插入纤维镜至鼻咽部,通过调节弯曲部的角度,以观察鼻咽腔的各个壁,了解其结构、黏膜色泽、有无新生物,以及新生物的大小、部位、形态等;另外,还应仔细观察双侧鼻腔和口咽有无可疑病灶。如有必要,纤维镜可经口咽进入喉部,观察病变情况及双侧声带的活动状况。

3.细胞学检查

用鼻咽脱落细胞涂片诊断鼻咽癌,检出率也可达到90%左右,但是由于脱落细胞学诊断比较难于对鼻咽癌进行准确病理分型,因而目前仍未常规用于鼻咽癌的诊断。对于某些多次活检未能诊断鼻咽癌的病例,可以采用涂片找癌细胞的手段,以补充鼻咽活检的不足之处。

鼻咽涂片可使用各种细胞采集器,如金属管-海绵球、乳胶头、负压吸引器等,以及在鼻咽纤维镜直视下刷片。淋巴结或体表的转移灶可用细针穿刺方法取材,深部脏器转移灶的穿刺可在X线或CT引导下进行。为达到涂片细胞结构清晰、准确诊断的目的,涂片时应注意以下几点。

(1)细胞采集器在使用前要消毒,使用后要清洗干净。

(2)取材后立即涂片,并注意涂片时要在玻片上均匀地沿同一方向一次性涂抹,切勿在同一部位反复涂片或过分用力涂片而造成细胞的人为变态。

(3)涂片后应迅速将玻片放入事先准备好的乙醚-酒精等量的固定液或95%乙醇溶液固定。若待涂片风干后再固定,细胞便会变性肿胀而致结构不清,影响诊断。

(4)固定时间一般为15分钟。取出干片/湿片(放在固定液中)送细胞室检查。

4.生物标记物

(1)与EB病毒相关的生物学标志物。①EB病毒的血清学标志物:EB病毒是一种DNA致瘤病毒,属于疱疹病毒家族成员。越来越多的研究表明,鼻咽癌的发生发展与环境致病因素EB病毒相关,1966年OLD等首次采用免疫扩散法证明EB病毒与鼻咽癌的血清学关系。在鼻咽癌细胞中不但有EB病毒基因组,而且有多种EB病毒特异性抗原,检测鼻咽癌患者血清中相关抗体水平对鼻咽癌的诊断具有重要意义。EB病毒感染细胞后分为潜伏感染期和裂解复制期,在潜伏感染期时主要表达潜伏膜蛋白(latent membrane protein,LMP)和EB病毒相关核抗原(EB virus associated nuclear antigen,EBNA),在裂解复制期主要表达早期膜抗原(early membrane antigen,EMA)、早期细胞内抗原(early intracellular antigen,EA)、病毒壳抗原(EB virus capsid antigen,VCA)、晚期相关抗原。在鼻咽癌患者的血清中可检出上述抗原的相关抗体。如VCA IgA和EA IgA、抗EB病毒特异性胸腺嘧啶脱氧核苷激酶(TK)抗体等。②EB病毒的DNA分子:有研究表明,鼻咽癌患者血清中EB病毒的DNA分子水平与肿瘤的分期和临床进展存在着明显相关性,但一些传统的PCR方法并不能从一些低丰度的标本中检测出EB病毒的DNA分子。最近发展起来的real-time PCR法,可以解决这个问题。

(2)癌细胞标记物:癌基因和抑癌基因在肿瘤发生过程中起着重要的作用。文献报道,对抑癌基因p16、p21、p53在鼻咽癌中的表达检测显示,三者的阳性率分别为64.7%、45.7%和90.5%,在癌组织中和非癌组织中表达率差异有显著性。

（3）生长因子及其受体：多种生长因子与鼻咽癌有关。血管内皮生长因子（vascular endothelial growth factor，VEGF）是最重要的血管生成因子之一。郭翔等研究了鼻咽癌组织中VEGF的表达情况，结果显示VEGF的表达与患者的淋巴结转移、临床分期及远处转移呈正相关，进一步的COX多因素分析也发现肿瘤组织中VEGF的表达对预后有显著影响，可能用以作为独立的预后因素之一。

表皮生长因子受体（epidermal growth factor receptor，EGFR）与上皮来源的肿瘤生长密切相关。王树森等检测了鼻咽癌组织中EGFR的表达情况，结果显示临床分期为Ⅰ、Ⅱ期者明显低于Ⅲ、Ⅳ期患者，EGFR阳性患者的无进展生存显著低于阴性患者。p-ERK是EGFR的一个下游相关分子，研究发现临床分期为Ⅰ、Ⅱ期患者的表达率明显低于Ⅲ、Ⅳ期患者，表达阳性的患者总生存率、无病生存率和无进展生存率均显著低于阴性患者，进一步分析显示EGFR表达与p-ERK表达呈正相关。Cyclin D1是EGFR的另一个下游相关分子，其表达与临床分期无显著相关性，但阴性表达的患者总生存率和无进展生存率显著低于阳性患者，COX多因素相关分析显示，Cyclin D1阴性是独立的不良预后因素。

此外，其他标志物如细胞基质标记物、肿瘤特异性生长因子（tumor specific grow factor，TSGF）、CK-19和细胞角质素片段19（Cyfra21-1）、多重耐药基因1（MDR1）和p53基因等与鼻咽癌发病相关。

（三）临床分型

1.以肿瘤扩散途径分型

鼻咽癌在临床发展过程中，可见同一病理类型患者出现截然不同的临床表现；亦有不同类型基本按同一途径扩展和播散。临床上可分成3种类型。

（1）上行型（脑神经型或A型）：有第Ⅱ、Ⅲ、Ⅳ、Ⅴ、Ⅵ对脑神经的侵犯和/或颅底骨质破坏，但没有颈淋巴结转移。

（2）下行型（颈淋巴结广泛转移型或D型）：有单或双侧颈淋巴结广泛转移，累及锁骨上窝淋巴结，转移灶大于8 cm×8 cm，但无上述脑神经的侵犯，也没有颅底骨质破坏。

（3）上下行型（混合型或AD型）：有单侧或双侧或局限于一组的淋巴结转移，小于8 cm×8 cm，兼有上述脑神经的侵犯或颅底骨质破坏。

需要补充说明的是，上行型除可有前组各对脑神经（Ⅱ、Ⅲ、Ⅳ、Ⅴ、Ⅵ）的损害外，也可同时发生后组脑神经（Ⅸ、Ⅹ、Ⅺ、Ⅻ）及颈交感神经的损害。下行型者虽不发生前组脑神经的损害，但可有后组脑神经的受累。至于其他各对脑神经的损害，则在颅内或颅外均可受累，需要根据临床各项检查所见才能作出判断。

2.以组织病理学分型

（1）角化性鳞状细胞癌：该类鼻咽癌有明确的鳞状分化特征，主要表现在癌细胞有细胞间桥和/或角化珠及单个细胞角化现象。该型鼻咽癌比较少见，占鼻咽癌总数的5%～10%，多发生于年龄较大的人群；该类癌对放射治疗不敏感。

（2）非角化癌，该类鼻咽癌根据肿瘤细胞的分化程度又分为分化型和未分化型。该型鼻咽癌占高发区鼻咽癌的95%以上，通常比鳞状细胞癌对放射治疗敏感，与EB病毒关系密切。部分该型鼻咽癌组织内有数量不等的淋巴细胞浸润，因此早期也有人定义为"淋巴上皮癌"。①分化型非角化癌：光镜下观察，肿瘤细胞鳞状分化不明显，但有某些成熟的分化特征，境界清楚，可见胞界。肿瘤细胞多呈巢状、条索状或片状排列，细胞巢边界清楚，癌细胞有时呈鳞状上皮样的分层结构或复层柱状上皮样排列。②未分化癌或鼻咽型未分化癌:肿瘤细胞核椭圆形或圆形,部分核呈空泡改变,染色质少,集于核膜,核仁清晰;细胞边界不清。有些病例可见肿瘤细胞呈梭形,核染色质深染;肿瘤细胞多呈不规则或边界中等清楚的片状排列,或呈松散连接的肿瘤细胞浸润于淋巴样间质中。临床中常见的鼻咽部"泡状核细胞癌"或"大圆形细胞癌"等就是这种类型的鼻咽癌。

(3)腺癌。①普通型腺癌:根据分化程度,鼻咽腺癌可以分为分化好、中等分化和分化差3级。腺样结构可呈腺泡状、小梁状、管状或微小囊状。癌细胞可呈单层立方或柱状,细胞异型不明显,核圆形或卵圆形,核仁不清楚,核分裂象可多可少。鼻咽黏液腺癌是一种由分泌黏液的柱状细胞或杯状细胞发生的腺癌。柱状或立方形癌细胞构成腺腔,腔内可含有黏液。形态上,鼻咽腺癌可以类似结直肠腺癌(肠型腺癌)和胃印戒状细胞癌。鼻咽乳头状腺癌最为突出的特征是,癌细胞与表面被覆上皮的储备细胞相连,提示其是从被覆上皮发生的。②涎腺型腺癌:鼻咽小涎腺发生的腺癌最常见的有腺样囊性癌,其次是黏液表皮样癌,尚可见到腺泡细胞癌、多形性腺癌、恶性肌上皮癌等。鼻咽涎腺型腺癌的形态学改变与其他部位发生者类似。

(四)TNM 分期

1.美国癌症联合会(AJCC)分期标准(2010 版)

(1)原发肿瘤(T)。

T_x:原发肿瘤无法评估。

T_0:没有原发肿瘤的证据。

T_{is}:原位癌。

T_1:肿瘤局限于鼻咽腔内,或肿瘤侵犯口咽和/或鼻腔但不伴有咽旁间隙侵犯 *。

T_2:肿瘤侵犯咽旁间隙。

T_3:肿瘤侵犯颅底骨质和/或鼻旁窦。

T_4:肿瘤侵犯颅内和/或脑神经、下咽、眼眶或颞下窝/咀嚼肌间隙。

注: * 咽旁间隙侵犯是指肿瘤向后外侧方向浸润。

(2)区域淋巴结(N)。

N_x:区域淋巴结不能评估。

N_0:无区域淋巴结转移。

N_1:单侧颈淋巴结转移,最大直径≤6 cm,位于锁骨上窝以上部位,和/或单侧或双侧咽后淋巴结转移,最大直径≤6 cm*。

N_2:双侧颈淋巴结转移,最大直径≤6 cm,淋巴结位于锁骨上窝以上部位 *。

N_3:转移淋巴结直径>6 cm 和/或锁骨上窝转移。

N_3a:转移淋巴结直径>6 cm。

N_3b:锁骨上窝转移 * *。

注: * 中线淋巴结认为是同侧淋巴结。

* * 锁骨上区或窝部位与鼻咽癌的分期有关,H0 描述了这个三角区域的定义,包括三点:①胸骨锁骨连接处的上缘。②锁骨外侧端(肩峰端的上缘)。③颈肩连接处。需要指出的是,这包括了脚侧的Ⅳ区和Ⅴ区部分,伴有锁骨上窝的淋巴结(包括部分或全部)都被认为是 N_3b。

(3)远处转移(M)。

M_0:无远处转移。

M_1:有远处转移。

2.中国鼻咽癌临床分期工作委员会鼻咽癌分期(2008年)

(1)原发肿瘤(T)。

T_1：限于鼻咽。

T_2：侵犯鼻腔、口咽、咽旁间隙。

T_3：侵犯颅底、翼内肌。

T_4：侵犯脑神经、鼻窦、翼外肌及以外的咀嚼肌间隙、颅内(海绵窦、脑膜等)。

(2)区域淋巴结(N)。

N_0：影像学及体检无淋巴结转移证据。

N_1：咽后淋巴结转移和单侧Ⅰb、Ⅱ、Ⅲ、Ⅴa区淋巴结转移且直径≤3 cm。

N_1a：咽后淋巴结转移。

N_1b：单侧Ⅰb、Ⅱ、Ⅲ、Ⅴa区淋巴结转移且直径≤3 cm。

N_2：双侧Ⅰb、Ⅱ、Ⅲ、Ⅴa区淋巴结转移，或直径＞3 cm，或淋巴结包膜外侵犯。

N_3：Ⅳ、Ⅴb区淋巴结转移。

(3)远处转移(M)。

M_0：无远处转移。

M_1：有远处转移(包括颈部以下的淋巴结转移)。

(五)中医辨证分型

1.证候要素

临床上鼻咽癌虚实夹杂,可数型并见。在既往研究基础上,结合文献报道及国内中医肿瘤专家意见,鼻咽癌可分为以下6种证候要素。

(1)气虚证。

主症:神疲乏力,少气懒言,头晕目眩。

主舌:舌质淡。

主脉:脉虚无力。

或见症:面色淡白或㿠白,衄血,自汗,纳少,腹胀,夜尿频多,畏寒肢冷。

或见舌:舌边齿痕,苔白滑,薄白苔。

或见脉:脉沉细,脉细无力,脉沉迟。

(2)阴虚证。

主症:五心烦热,口咽干燥,衄血鲜红。

主舌:舌质红。

主脉:脉细数无力。

或见症:盗汗,便秘,耳鸣如蝉,面白颧赤,唇红,头晕目眩、腰腿酸软无力,骨蒸潮热,发梦遗精,小便短少。

或见舌:舌光无苔,舌体瘦小,少苔或有裂纹。

或见脉:脉细数,脉沉细,脉细涩。

(3)热毒证。

主症:口苦身热,尿赤便结,鼻塞脓涕。

主舌:舌红绛。

主脉:脉数。

或见症:面红目赤,衄血、发斑,躁扰发狂,痈脓,壮热汗出,口苦咽干,尿黄便结。

或见舌:舌红绛,舌红瘀斑,苔黄燥,苔黄厚。

或见脉:脉洪数,脉细数。

(4)血瘀证。

主症:头晕头痛,刺痛固定,肌肤甲错。

主舌:舌质紫暗。

主脉:脉细涩。

或见症:夜间为甚,衄血不止,面色黧黑、口唇爪甲紫暗视物模糊或复视,肌肤甲错,体表肿块,皮下紫斑,腹部青筋外露,下肢筋青胀痛,经闭。

或见舌:舌质暗红,舌质青紫,舌瘀斑瘀点,舌下脉络曲张。

或见脉:脉细缓,脉沉迟。

(5)痰湿证。

主症:胸脘痞闷,恶心纳呆,鼻塞涕多。

主舌:舌淡苔白腻。

主脉:脉滑。

或见症:瘰疬痰核,头晕头重,纳呆呕恶,咳嗽咯痰,痰质黏稠,喉中痰鸣,肢体麻木。

或见舌:舌淡苔白滑,舌暗红苔黄,苔白滑。

或见脉:脉滑数,脉弦,脉细滑,脉濡细。

(6)气滞证。

主症:头胀头痛,痛无定处。

主舌:舌暗淡。

主脉:脉弦。

或见症:头部、胸胁胀闷,局部疼痛,攻窜阵发,烦躁易怒,衄血,食后饱胀,胁肋窜痛,肢体麻木,尿少不畅,大便干结,女性患者乳房作胀疼痛,月经不调、甚则闭经。

或见舌:舌暗红,舌有瘀斑或瘀点,苔薄白,苔白腻。

或见脉:脉弦紧,脉弦涩。

2.辨证方法

符合主症 2 个,并见主舌、主脉者,即可辨为本证。

符合主症 2 个,或见症 1 个,任何本证舌、脉者,即可辨为本证。

符合主症 1 个,或见症不少于 2 个,任何本证舌、脉者,即可辨为本证。

3.辨证分型

见表 9-1。

表 9-1 鼻咽癌辨证分型

治疗阶段	手术阶段	化疗阶段	放疗阶段	靶向治疗阶段	单纯中医治疗阶段
辨证分型	气血亏虚	脾胃不和	气阴两虚	血热毒盛	热邪犯肺
	脾胃虚弱	气血亏虚	热毒瘀结	脾虚湿盛	痰凝气滞
		卧肾阴虚		血瘀阻络	血瘀阻络
					气阴两虚

四、治疗原则

(一)中西医结合治疗原则

对于接受放疗、化疗、分子靶向等治疗且具备治疗条件的鼻咽癌患者,采用中西医结合的治疗方式。西医治疗根据 NCCN 肿瘤学临床实践指南原则进行。中医根据治疗阶段的不同,可以分为以下 4 种治疗方法。

1.中医防护治疗

适应人群:围术期、放化疗、靶向治疗期间的患者。

治疗原则:以扶正为主。

治疗目的:减轻手术、放化疗、靶向治疗等治疗手段引起的不良反应,促进机体功能恢复,改善症状,提高生存质量。

治疗手段:辨证汤药±口服中成药±中药注射剂±其他中医治法。

治疗周期:围术期,或与放疗、化疗或靶向治疗等治疗手段同步。

2.中医加载治疗

适应人群:有合并症,老年 PS 评分 2,不能耐受多药化疗而选择单药化疗的患者。

治疗原则:以祛邪为主。

治疗目的:提高上述治疗手段的疗效。

治疗手段:中药注射剂±辨证汤药±口服中成药±其他中医治法。

治疗周期:与化疗同步。

3.中医巩固治疗

适应人群:手术后无须辅助治疗或已完成辅助治疗的患者。

治疗原则:扶正祛邪。

治疗目的:防止复发转移,改善症状,提高生存质量。

治疗手段:辨证汤药+口服中成药±中药注射剂±其他中医治法。

治疗周期:3 个月为 1 个治疗周期。

4.中医维持治疗

适应人群:放化疗后疾病稳定的带瘤患者。

治疗原则:扶正祛邪。

治疗目的:控制肿瘤生长,延缓疾病进展或下一阶段放化疗时间,提高生存质量,延长生存时间。

治疗手段:中药注射剂±辨证汤药±口服中成药±其他中医治法。

治疗周期:2 个月为 1 个治疗周期。

(二)单纯中医治疗原则

适应人群:对于不适合或不接受手术、放疗、化疗、分子靶向治疗的鼻咽癌患者,采用单纯中医的治疗方式。

治疗原则:攻补兼施。

治疗目的:控制肿瘤生长,减轻症状,提高生存质量,延长生存时间。

治疗手段:中药注射剂+口服中成药或辨证汤药±中医其他疗法。

治疗周期:14～30 天为 1 个治疗周期。

五、治疗手段

(一)辨证汤药

1.中西医结合治疗

对于接受放疗、化疗、分子靶向等治疗且具备治疗条件的鼻咽癌患者,采用中西医结合的治疗方式。在不同治疗阶段,分别发挥扶助正气、协同增效、减轻不良反应、巩固疗效、促进康复等作用。

(1)放疗结合中医治疗。

1)热毒瘀结。

临床表现:鼻塞涕血,发热,皮肤黏膜溃疡,咽喉肿痛,或见颈核肿大,视物模糊或复视,面麻舌歪,心烦不寐;或见高热,头痛,恶心呕吐,大便秘结,舌红,苔黄,脉滑数。多见于放射性口腔黏膜炎、皮炎,或者放疗引起的脑水肿、颅内压升高。

治疗原则:清热通窍,活血解毒。

中药汤剂:普济消毒饮合桃红四物汤加减。

药物组成:黄芩、黄连、陈皮、生甘草、玄参、柴胡、桔梗、牛蒡子、薄荷、僵蚕、升麻、桃仁、红花、当归、川芎、白芍。

辨证加减:若鼻塞明显,加苍耳子、辛夷花;若涕血,加仙鹤草、侧柏炭;若局部皮肤红、肿、热、痛或破溃者,黄连、黄柏、虎杖煎汤外敷;若颈核肿大较严重,加生南星、生牡蛎、夏枯草;若面麻、舌歪、复视,加蜈蚣、钩藤;若高热不退,加水牛角、白薇、紫雪丹;若头痛、头晕重者,加牛膝、泽泻;若胃阴伤、胃失和降,加石斛、天花粉、竹茹、半夏、旋覆花;若大便秘结,加生地黄、大黄;若痰湿偏重者,加半夏、瓜蒌、浙贝。

2)气阴亏虚。

临床表现:头晕目眩,咽喉不适,间有涕血,耳鸣耳聋,神疲乏力,少气懒言,口干咽燥,纳呆,舌质红或红绛,苔少或无苔或有裂纹,脉细或细数。多见于放射性损伤后期,或迁延不愈,损伤正气者。

治疗原则:益气养阴。

中药汤剂:沙参麦冬汤加减。

药物组成:沙参、党参、玉竹、生甘草、冬桑叶、麦冬、生扁豆、天花粉、五味子。

辨证加减:若舌质红绛或青紫,舌边尖瘀点或瘀斑,加丹参、赤芍、红花;若气血亏虚,加首乌、黄精、补骨脂、鸡血藤、黄芪。

(2)手术结合中医治疗。

1)气血亏虚。

临床表现:鼻塞,头痛且空,眩晕,面色淡白或萎黄,唇甲淡白,神疲乏力,少气懒言,自汗,或肢体肌肉麻木、女性月经量少,舌体瘦薄,或者舌面有裂纹,苔少,脉虚细而无力。

治疗原则:补气养血。

中药汤剂:八珍汤加减,或当归补血汤加减,或十全大补汤加减。

药物组成:人参、白术、茯苓、当归、川芎、白芍、熟地黄,或黄芪、当归,或人参、肉桂、川芎、地黄、茯苓、白术、甘草、黄芪、当归、白芍、生姜、大枣。

辨证加减:兼痰湿内阻者,加半夏、陈皮、薏苡仁;若畏寒肢冷,食谷不化者,加补骨脂、肉苁蓉、鸡内金。若动则汗出,怕风等表虚不固,加防风、浮小麦。

2)脾胃虚弱。

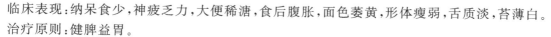

临床表现:纳呆食少,神疲乏力,大便稀溏,食后腹胀,面色萎黄,形体瘦弱,舌质淡,苔薄白。

治疗原则:健脾益胃。

中药汤剂:补中益气汤加减。

药物组成:黄芪、人参、白术、炙甘草、当归、陈皮、升麻、柴胡、生姜、大枣。

辨证加减:若胃阴亏虚,加沙参、石斛、玉竹;若兼痰湿证者,加茯苓、半夏、薏苡仁、瓜蒌。

(3)化疗结合中医治疗:中药可以提高化疗疗效,减轻化疗不良反应,同时改善患者的生存质量,提高其生存率。配合中药减轻化疗药的不良反应,维护和提高患者自身的抗癌能力和内环境的稳定,不失为提高鼻咽癌复发治疗效果的一条重要途径。

1)脾胃不和。

临床表现:胃脘饱胀,食欲减退,恶心、呕吐,腹胀或腹泻,舌体多胖大,舌苔薄白、白腻或黄腻。多见于化疗引起的消化道反应。

治疗原则:健脾和胃,降逆止呕。

中药汤剂:旋覆代赭汤加减,或橘皮竹茹汤加减。

药物组成:旋覆花、人参、生姜、代赭石、甘草、半夏、大枣;或半夏、橘皮、枇杷叶、麦冬、竹茹、赤茯苓、人参、甘草。

辨证加减:若脾胃虚寒者,加吴茱萸、党参、焦白术;若肝气犯胃者,加炒柴胡、佛手、白芍。

2)气血亏虚。

临床表现:疲乏,精神不振,头晕,气短,纳少,虚汗,面色淡白或萎黄,脱发,或肢体肌肉麻木,女性月经量少,舌体瘦薄,或者舌面有裂纹,苔少,脉虚细而无力。多见于化疗引起的疲乏或骨髓抑制。

治疗原则:补气养血。

中药汤剂:八珍汤加减,或当归补血汤加减,或十全大补汤加减。

药物组成:人参、白术、茯苓、当归、川芎、白芍、熟地黄,或黄芪、当归,或人参、肉桂、川芎、地黄、茯苓、白术、甘草、黄芪、当归、白芍、生姜、大枣。

辨证加减:兼痰湿内阻者,加半夏、陈皮、薏苡仁;若畏寒肢冷,食谷不化者,加补骨脂、肉苁蓉、鸡内金。

3)肝肾阴虚。

临床表现:腰膝酸软,耳鸣,五心烦热,颧红盗汗,口干咽燥,失眠多梦,舌红苔少,脉细数。多见于化疗引起的骨髓抑制或脱发。

治疗原则:滋补肝肾。

中药汤剂:六味地黄丸加减。

药物组成:熟地黄、山茱萸(制)、山药、泽泻、牡丹皮、茯苓。

辨证加减:若阴虚内热重者,加墨旱莲、女贞子、生地黄;若阴阳两虚者,加菟丝子、杜仲、补骨脂;兼脱发者,加制首乌、黑芝麻。

(4)生物靶向治疗结合中医治疗。

1)血热毒盛。

临床表现:全身皮肤瘙痒,疹出色红,分布多以上半身为主,鼻唇口旁为甚,可伴发热、头痛、咳嗽,舌质红,苔薄,脉浮数。多见于生物靶向治疗引起的皮疹、瘙痒等不良反应。

治疗原则:凉血解毒。

中药汤剂:清瘟败毒饮加减。

药物组成:生石膏、小生地、乌犀角(水牛角代)、生栀子、桔梗、黄芩、知母、赤芍、玄参、连翘、竹叶、甘草、牡丹皮、黄连。

辨证加减:若头痛殊甚,两目昏花者,加菊花、夏枯草。

2)脾虚湿盛。

临床表现:腹胀,大便稀溏,脘痞食少,肢体倦怠,舌苔薄白腻。多见于生物靶向治疗引起的腹泻等不良反应。

治疗原则:健脾利湿,涩肠止泻。

中药汤剂:参苓白术散合四神丸加减。

药物组成:党参、茯苓、白术、白扁豆、陈皮、山药、薏苡仁、补骨脂、肉豆蔻、五味子、吴茱萸。

辨证加减:若湿热内蕴者,加马齿苋、败酱草;若腹痛里急后重明显,加木香、槟榔。

(5)放化疗后结合中医治疗:手术后已完成辅助治疗的患者,采用中医巩固治疗,能够防止复发转移,改善症状,提高生存质量;放化疗完成后疾病稳定的带瘤患者,采用中医维持治疗,能够控制肿瘤生长,延缓疾病进展或下一阶段放化疗时间,提高生存质量,延长生存时间。

辨证论治同"单纯中医治疗"。

2.单纯中医治疗

对于不适合或不接受放疗、化疗、分子靶向、手术治疗的鼻咽癌患者,采用单纯中医治疗,以提高生存质量,延长生存期。

(1)热邪犯肺(以现代临床分期Ⅰ、Ⅱ期多见)。

临床表现:鼻塞涕血,微咳痰黄,口苦咽干,时有头痛,胃纳如常,尿黄便结,舌质淡红或红,舌苔薄白或薄黄,脉滑或数。

治疗原则:清热解毒,润肺止咳。

中药汤剂:清气化痰丸加减。

药物组成:胆南星、瓜蒌仁、黄芩、枳实、辛夷花、茯苓、陈皮、法半夏、杏仁、石上柏。

辨证加减:涕血甚,加仙鹤草、墨旱莲、侧柏叶;咳嗽无痰,加北沙参、百合、川贝母(研末,冲服)、桔梗;咽喉肿痛,加射干、牛蒡子、山豆根、胖大海。

(2)痰凝气滞(以颈淋巴结转移多见)。

临床表现:胁肋胀满,口苦咽干,烦躁易怒,头晕目眩,颈核肿大,时有涕血,舌质淡红或舌边红,舌苔薄白、白腻或黄腻,脉弦或滑。

治疗原则:行气化痰。

中药汤剂:消瘰丸加减。

药物组成:煅牡蛎、生黄芪、海带、三棱、莪术、浙贝母、玄参、龙胆草、血竭、乳香、没药。

辨证加减:鼻塞,加苍耳子、辛夷花;颈淋巴结肿大者,加生南星、生牡蛎、夏枯草、海藻、昆布、浙贝。

(3)血瘀阻络(以颅底骨侵犯或脑神经受损多见)。

临床表现:头晕头痛,痛有定处,视物模糊或复视,面麻舌歪,心烦不寐,舌质暗红、青紫或见瘀点瘀斑,舌苔薄白、薄黄或棕黑,脉细涩或细缓。

治疗原则:活血祛瘀,祛风通络。

中药汤剂:通窍活血汤加减。

药物组成:赤芍、桃仁、红花、八月札、苍耳子、川芎、当归、郁金、露蜂房、地龙。

辨证加减:头痛,加白芷、羌活;面麻、舌歪、复视,加蜈蚣、僵蚕、钩藤。

(4)气阴两虚。

临床表现:口干咽燥,咽喉不适,间有涕血,耳鸣耳聋,气短乏力,口渴喜饮,舌质红或绛红,苔少或无苔或有裂纹,脉细或细数。

治疗原则:益气养阴。

中药汤剂:生脉散合增液汤加减。

药物组成:太子参(或西洋参)、玄参、麦冬、生地黄、女贞子、石斛、天花粉、白花蛇舌草、半枝莲、甘草。

辨证加减:气血亏虚甚者,加首乌、黄精、补骨脂、鸡血藤、黄芪(或党参)。

(二)鼻咽癌常用中成药

1.中西医结合治疗

(1)手术结合中成药治疗。①围术期中医防护(表9-2)。②手术后中医巩固治疗(表9-3)。

表 9-2　鼻咽癌围术期中医防护治疗常用中成药

用药时段	药物名称	中医治则	治疗目的
手术后1~2个月内	参芪扶正注射液	益气扶正	防护(促进术后康复,改善乏力等正气亏虚症状)
	螺旋藻胶囊	益气养血,化痰降浊	防护(促进术后康复,改善乏力、头昏等气血亏虚、痰浊内蕴症状)
	十全大补汤	温补气血	防护(促进术后康复,改善乏力、头晕等气血亏虚症状)

表 9-3　鼻咽癌手术后中医巩固治疗常用中成药

用药时段	药物名称	中医治则	治疗目的
手术1~2个月后,无需放化疗	平消胶囊片	活血化瘀,止痛散结,清热解毒	中医巩固(维持)治疗(预防术后复发或转移,减轻症状)
	西黄丸	清热解毒,化瘀软坚	
	安康欣胶囊	活血化瘀,软坚散结,清热解毒,扶止固本	
	六神丸	解毒,消肿,止痛	

(2)放射治疗结合中成药治疗;①放疗期间中医加载治疗(表9-4)。②放疗期间中医防护治疗(表9-5)。

表 9-4　鼻咽癌放疗期间中医加载治疗常用中成药

用药时段	药物名称	中医治则	治疗目的
放疗期间	复方苦参注射液	抗癌,镇痛,止血	加载治疗(增强放疗疗效,减轻放疗引起的不良反应)
	华蟾素注射液	解毒,消肿,止痛	
	康莱特注射液	益气养阴,消瘀散结	
	榄香烯乳注射液	逐瘀利水	
	平消胶囊/片	活血化瘀,止痛散结,清热解毒,扶正祛邪	
	消癌平注射液	抗癌,消炎	
	艾迪注射液	清热解毒,消瘀散结	
	复方斑蝥胶囊	解毒,散结	
	康艾注射液	益气扶正,清热解毒	

注:对于放疗期间的患者,可根据患者具体情况和治疗手段,妥善应用中医加载治疗,但必须有充足的循证医学证据。

表 9-5　鼻咽癌放疗期间中医防护治疗常用中成药

用药时段	药物名称	中医治则	治疗目的
放疗期间	安多霖胶囊	益气补血,扶正解毒	防护(提高放疗完成率,减轻放疗引起的气阴两虚症状)
	养阴生血合剂	养阴清热,益气生血	防护(提高放疗完成率,减轻放疗起的阴虚内热,气血不足,口干咽燥,倦怠无力,便秘、小便黄赤等症)
	参芪扶正注射液	益气扶正	防护(提高放疗完成率,减轻放疗引起的气虚症状)
	康艾注射液	益气扶正,清热解毒	防护(提高放疗完成率,减轻放疗引起的乏力、呕吐等症状)
	参麦注射液	益气扶正,养阴生津	防护(提高放疗完成率,减轻放疗引起的阴虚内热,气血不足,口干咽燥,倦怠无力,便秘、小便黄赤等痛)
	复方苦参注射液	清热燥湿,解毒止痛	防护(提高放疗完成率,减轻放疗引起的热毒伤阴,湿热内蕴,咽喉疼痛,舌苔厚腻等症)
	毕蟾素注射液	解毒,消肿,止痛	防护(提高放疗完成率,减轻放疗引起的气虚症状)
	康莱特注射液	益气养阴,消瘀散结	防护(提高放疗完成率,缓解气阴两虚、脾虚困症,并有抗恶病质及止痛作用)
	百令胶囊	补肺肾,益精气	防护(促进术后机体功能恢复,缓解乏力、气促)

(3)化学治疗结合中成药治疗:①化疗期间中医加载治疗(表 9-6)。②化疗期间中医防护治疗(表 9-7)。

表 9-6　鼻咽癌化疗期间中医加载治疗常用中成药表

用药时段	药物名称	中医治则	治疗目的
化疗期间	华蟾素注射液	解毒,消肿,止痛	加载治疗(减轻不良反应,提高化疗疗效)
	复方苦参注射液	抗癌,镇痛,止血	
	艾迪注射液	清热解毒,消瘀散结	

表 9-7　鼻咽癌化疗期间中医防护治疗常用中成药

用药时段	药物名称	中药治则	治疗目的
	复方皂矾丸	温肾健髓,益气养阴,生血止血	防护(提高化疗完成率,减轻化疗引起的骨髓抑制)
化疗期间	参芪扶正注射液	益气扶正	防护(提高化疗完成率,减轻化疗引起的气虚症状)
	参麦注射液	益气固脱,养阴生津,生脉	防护(提高化疗完成率,减轻化疗引起的气阴两虚症状)
	黄芪注射液	益气养元,扶正祛邪,养心通脉,健脾利湿	防护(提高化疗完成率,减轻化疗引起的气虚症状)
	生血宝颗粒	养肝肾,益气血	防护(提高化疗完成率,减轻化疗引起的气血两亏,面色萎黄,食欲缺乏,四肢乏力等症)
	八珍颗粒	补气益血	防护(提高化疗完成率,减轻化疗引起的气血两亏,面色萎黄,食欲缺乏,四肢乏力等症)

(4)放化疗后结合中成药治疗:手术后已完成辅助放化疗的患者,采用中医巩固治疗;放化疗完成后疾病稳定的带瘤患者,采用中医维持治疗。推荐常用中成药同"鼻咽癌单纯中医治疗常用

中成药"。

2.单纯中医治疗

单纯中医治疗以扶正祛邪为主要治则,选择中成药时应注意扶正与祛邪兼顾(表9-8)。

表9-8　鼻咽癌单纯中医治疗常用中成药

用药时段	类别	药物名称	中医治则	治疗目的
不适合或不接受手术、放疗、化疗、分子靶向治疗者	祛邪	消癌平注射液	抗癌、消炎	控制肿瘤,延缓疾病进展,缓解肿瘤引起的不适症状
		复方苦参注射液	抗癌,镇痛,止血	控制肿瘤,延缓疾病进展,缓解肿瘤引起的疼痛、出血等症
		榄香烯注射液	逐瘀利水	控制肿瘤,延缓疾病进展,缓解胸腔积液、脑转移等症
		西黄丸	清热解毒,化瘀软坚	控制肿瘤,延缓疾病进展,缓解肿瘤引起的热堪瘀结等症
		小金丸	活血止痛,解毒消肿	控制肿瘤,延缓疾病进展,缓解气血瘀滞、邪毒内阻引起的疼痛、肿块等症
		六神丸	解毒,消肿,止痛	控制肿瘤,延缓疾病进展,缓解肿瘤引起的热毒瘀结等症
	扶正	参芪扶正注射液	益气扶正	调节免疫,缓解气虚症状
		健脾益肾颗粒/冲剂	健脾益肾	调节免疫,缓解脾肾虚弱,乏力,腰膝酸软等症
		贞芪扶正胶囊/颗粒	补气养阴	调节免疫,缓解气阴不足,乏力,食欲缺乏等症
	扶正驱邪	康莱特注射液/胶囊	益气养阴,消瘀散结	控制肿瘤,延缓疾病进展,缓解气阴心虚、脾虚湿困等症
		平消胶囊/片	活血化瘀,止痛散结,清热解毒,扶正祛邪	控制肿瘤,延缓疾病进展,缓解咳嗽、胸痛等症
		康艾注射液	益气扶正	控制肿瘤,延缓疾病进展,缓解症状
		艾迪注射液	清热解毒,消瘀散结	控制肿瘤,延缓疾病进展,缓解肿瘤引起的热毒瘀结等
		复方斑蝥胶囊	破血消瘀,攻毒蚀疮	控制肿瘤,延缓疾病进展,缓解毒瘀互结引起的咳嗽、咯血、胸痛等症
		安康欣胶囊	活血化瘀,软坚散结,清热解毒,扶正固本	控制肿瘤,延缓疾病进展,缓解肿瘤引起的热毒瘀结等

(三)其他中医治法

1.针灸

(1)鼻咽癌头痛甚者。①体针法:取巨髎透四白、合谷、支沟穴。常规皮肤消毒,快速进针,达到穴位深度,产生酸、麻、胀感,中等刺激,留针5～10分钟,日1次,5天1个疗程。②耳穴针:取上颌透额,肾上腺透内鼻,神门透交感,中等刺激,留针2分钟。体针与耳针交替进行,疼痛剧烈时,体针耳针并行。

(2)鼻咽癌放疗期间。①穴位:太阳、攒竹、阳白、鱼腰、四白、鼻通、迎香、下关、颊车、承浆、合谷、太溪等穴。方法:用2.5～4 cm毫针浅刺,并行小幅度捻转,平补平泻,以局部得气为度,留针30分钟,隔10分钟行针1次,隔天1次,10天为1个疗程,疗程间休息1周。上穴任意分为2组,交替使用。②穴位:太阳、印堂、神庭、百会、内关、膻中、足三里等穴。方法:用2.5～4 cm毫针浅刺,并行小幅度捻转,平补平泻,得气为度,留针30分钟,隔10分钟行针1次,10天为1个疗程,疗程间休息1周。

2.外治

(1)鼻咽癌吹药:甘遂末、甜瓜蒂粉各3 g,硼砂、飞辰砂各1.5 g,混匀,吹入鼻内,切勿入口。对鼻腔癌、鼻咽癌有效。

(2)三生滴鼻液:生南星、生半夏、紫珠草各等量,制成滴鼻液,每天数次滴鼻,适用于鼻咽癌患者鼻咽部分泌物多或有臭味者。本品有毒,需慎用。

(3)15％～20％醋制硇砂溶液:醋制硇砂粉15～20 g,加蒸馏水至100 mL,拌匀、溶解后粗滤。每天3～4次滴鼻。适用于鼻腔癌、鼻咽癌患者。

六、预防与调护

(1)注意气候变化,预防感冒,保持鼻及咽喉卫生,避免病毒感染。

(2)减少与危险因素的接触,如尽量避免有害烟雾(煤油灯气、杀虫气雾剂等)吸入、积极戒烟、戒酒、少食或不食腌制或霉变的食物等。

(3)鼻咽癌高发地区和有鼻咽癌家族史的高危人群应定期进行鼻咽癌普查,EB病毒检测可以作为普查的一项指标;有鼻咽疾病应及早就医诊治,如发现鼻涕带血或吸鼻后口中吐出带血鼻涕,以及不明原因的颈部淋巴结肿大、中耳积液等,应及时做详细的鼻咽部检查。争取做到早期发现,早期诊断,早期治疗。

七、研究进展

(一)抗鼻咽癌中药的临床研究概况

Cho等回顾了近40年来各国学者将中药用于鼻咽癌综合治疗的研究结果,利用Meta分析评估疗效,结果显示中药组与常规治疗组相比,患者存活率显著提高,肿瘤对治疗的反应性增强,仅少数报道中药会诱发严重免疫反应。由此可见,中药治疗鼻咽癌的优势在于增强肿瘤对放化疗的敏感性、抑制残存癌细胞的生存,提高治愈率,减轻远期后遗症,增强机体免疫力,改善患者的生活质量,提高远期生存率和远期疗效等。中医药辅助治疗鼻咽癌日益得到重视。

1.增强放、化疗的临床疗效

曹远东等研究了汉防己甲素用于鼻咽癌放疗的增敏作用及其不良反应。在放疗第1天开始服用汉防己甲素,每次40 mg,每天3次,直至放疗结束。放疗采用6MV-X线常规分割外放射治疗,对照组单纯放疗,其设野和剂量均同治疗组。在放疗结束后1个月鼻咽部MRI复查评价疗效,近期有效率治疗组为89.3％、对照组为69.6％,治疗组近期疗效明显,差异有显著意义($P<0.05$);治疗组放疗期间骨髓抑制、放射性皮炎、口干、咽痛和消化道反应等同对照组比较无显著性差异($P>0.05$)。表明鼻咽癌放疗中汉防己甲素是一种理想的放射增敏剂,值得在临床上进一步应用推广。有研究表明,复方苦参注射液能明显减轻放疗患者局部黏膜反应,减少感染,适形调强放疗治疗鼻咽癌期间联合复方苦参注射液可提高放疗反应率,减轻放疗不良反应,增强免疫细胞杀伤效应。陈绪元等观察了平消胶囊与放疗同步治疗鼻咽癌的疗效,以治疗前、中、后的 CT 评价放疗半量时病灶缩小 50％以上者和全量(结束)放疗后病灶 CR;结果显示平消胶囊组半量疗效及全量消失率比原发灶提高 29.8％及 30.9％,转移灶提高 28.7％及 31.9％;说明平消胶囊与放疗同步治疗鼻咽癌与单纯放疗两组间有显著差异($P<0.01$),提示平消胶囊有放疗增敏作用。苏旭春等观察普济煎液配合放、化疗治疗 EB 病毒感染鼻咽癌患者的临床疗效,与单纯放、化疗相比,普济煎液能有效降低放、化疗后 VCA-IgA 阳性率,缩短肿瘤消退时间,减轻放、化疗反应,提高机体免疫功能及减少放、化疗后复发转移率,表明普济煎液配合放、化疗对 EB 病毒感染鼻咽癌患者的近期疗效及预后有一定改善作用。

2.预防放、化疗不良反应

鼻咽癌常规放疗的放射野包括口腔、耳、鼻、眼等正常组织和器官,常带来放射性口咽炎、放射性中耳炎、放射性颌骨骨髓炎等并发症。目前临床上对此还没有被广泛接受的有效预防或治疗方法,中药治疗则能减轻鼻咽癌放疗损伤,防治不良反应,提高患者生存质量。

金红等以养阴解毒法配制的中药(由熟地黄、生地黄、人参须、黄芪、金银花、玄参等组成)辅助治疗鼻咽癌放射反应所致阴虚内热证,结果显示养阴解毒法组对鼻咽癌的缓解率为 87.50％,放疗完成率为 91.67％,Karnofsky 评分提高稳定率为 91.67％,均优于对照组;养阴解毒法组出现的放射反应症状程度明显轻于对照组,外周血象保持稳定,结果提示了养阴解毒中药有良好的减毒作用,能改善患者生活质量,配合放疗有较好的近期疗效。童克家等采用口疮清热汤(由金银花、野菊花、天花粉、芦根、太子参、生地黄、北沙参、白茅根等组成)治疗鼻咽癌放疗所致口咽黏膜不良反应,发现口疮清热汤可明显延缓和减轻Ⅲ～Ⅳ度鼻咽癌放疗时的口腔黏膜反应。刘淑美等的研究表明,生脉饮加味(生晒参、寸麦冬、辽五味、大生地、胖大海、黑玄参、桔梗、白花蛇舌草、生甘草)能有效预防鼻咽癌放疗时涎腺功能受损,使口干症状减轻,生活质量提高。王旺胜等研究了养阴清热口服液(由北沙参、麦冬、金银花、玄参、蒲公英、紫花地丁、龙葵、桃仁、丹参组成)影响鼻咽癌放疗所致唾液腺损伤的作用机制,显示养阴清热口服液能通过增加唾液流速、淀粉酶分泌速度,增大腮腺、颌下腺的泌锝率,从而减轻唾液腺急性损伤的程度。一方面化疗或放疗都会抑制鼻咽癌患者本已虚弱的免疫系统;另一方面不少中药有免疫调节作用。Bao 等临床观察证实,口服云芝-丹参能显著减轻鼻咽癌放疗引起的 T 淋巴细胞减少,增加 Th 细胞,表明云芝-丹参对鼻咽癌放疗患者有一定的免疫调节作用。袁国荣等采用加味清营汤(由水牛角、生地黄、玄参、淡竹叶、麦冬、黄连、金银花等组成)配合放射治疗鼻咽癌,表明加味清营汤配合放疗治疗鼻咽癌能提高放疗疗效,减轻放疗不良反应,保护免疫功能及骨髓功能。

3.治疗放、化疗不良反应

对于已发生的放疗后不良反应,虽经过规范治疗,仍有部分患者疗效不佳。许利纯等用血栓通加归七软坚散外敷治疗鼻咽癌放疗后张口困难 30 例,对照组予止痛、普威片等常规对症治疗,30 天后评定疗效;治疗组总有效率 90％,显著高于对照组的 40％。有研究表明,痰热清注射液治疗放射性咽喉炎,能获得较头孢拉定更好的效果。头颈放疗引起的口干症是一个长期的不良反应,Momm 等用前瞻性交叉设计调查 4 种人工唾液对 120 例头颈肿瘤放疗后口干症患者的疗效,发现芦荟制成的凝胶较羧甲基纤维素钠喷雾剂、黏蛋白喷雾剂更好地改善口干症状,认为大多数患者的口干症状可以通过唾液替代品治疗。

(二)抗鼻咽癌中药的药理研究概况

1.抗鼻咽癌单味中药的研究

(1)姜黄素:中药姜黄具有破血行气、通络止痛的功效,临床上具有广泛的药用价值,其主要活性成分姜黄素已确证具有抗癌作用。美国国家癌症研究所(NCI)更是将姜黄素列为第三代防癌药,其抗癌途径包括细胞毒作用、诱发肿瘤细胞的凋亡、抑制血管生成、阻断肿瘤细胞的生长信号通路等。刘强和等通过 MTT 法检测鼻咽癌细胞增殖抑制率,采用流式细胞术分析细胞周期和细胞凋亡来探讨姜黄素不同时间对鼻咽癌 CNE-1 细胞增殖和周期的影响;结果显示,姜黄素对 CNE-1 细胞具有增殖抑制作用,并阻滞细胞于 G_2/M 期和诱导细胞凋亡,且抑制作用呈剂量依赖性。

(2)雷公藤红素:湛达河等研究发现,雷公藤红素对鼻咽癌细胞株 CNE-1 有明显的增殖抑制和放射增敏作用。放射增敏的机制可能与雷公藤红素使细胞周期阻滞在 G_1、G_2/M 期并使 S 期细胞减少,以及细胞 Fas 蛋白表达变化导致凋亡增加有关。但雷公藤红素毒性较大,多伴胃肠道反应、肝肾功能异常等不良反应,临床使用需谨慎。

(3)土贝母苷甲:刘姬艳等用放射自显影、液闪和蛋白质免疫印迹法检测发现,土贝母苷甲能快速激活 CNE-2Z 细胞丝裂原活化蛋白激酶,这可能是其诱导鼻咽癌细胞凋亡的途径之一。翁昔阳等的研究表明,土贝母苷甲诱导 CNE-2Z 细胞发生形态学和生化学上典型的程序性死亡,其诱导的 CNE-2Z 细胞凋亡与 bcl-2 失活和 bax 激活有关。

(4)精油:孙伟等的研究表明,从白兰叶、薄荷、艾叶、香柏、薰衣草、肉豆蔻、香叶天竺葵、香柠檬和当归中提取的精油在浓度为 $1×10^{-3}$ 时对人鼻咽癌细胞生长抑制率在 98% 以上,有重要的研究价值。

(5)其他:研究显示,多种药物活性成分均有抑制 CNE 细胞生长的作用。如槲皮素可以有效抑制人鼻咽癌 CNE2 细胞生长,诱导细胞凋亡,其诱导该细胞凋亡的作用机制可能是通过下调 Bel-2 蛋白的表达。广西眼镜蛇毒神经生长因子、青蒿素、冬凌草甲素等均对鼻咽癌 CNE 有明显抑制作用。黄芪具有补气升阳、益胃固表、利水消肿、托疮生肌的功效,尤其适用于鼻咽癌放疗后气阴两伤患者的调理。黄芪多糖是黄芪的主要作用成分。陈增边通过观察患者治疗前后外周血 $CD4^+$、$CD8^+$、$CD4^+/CD8^+$ 和 NK 淋巴细胞的数据变化,发现注射黄芪多糖可明显增强鼻咽癌放射治疗患者的细胞免疫功能。韦世秀等的研究显示,250 mg/L 黄芪注射液作用于 CNE-2 细胞 48 小时有明显的 G_0/G_1 期阻滞作用,AnnexinV,PI 染色显示 CNE-2 细胞凋亡率从对照组的 1.8% 升高到 62.4%;HE 染色观察到 250 mg/L 黄芪注射液作用 48 小时后 CNE-2 细胞质空泡、核固缩、核染色质聚集等形态学改变,说明黄芪注射液可抑制人鼻咽癌 CNE-2 细胞增殖,其抗鼻咽癌的活性是通过诱导细胞凋亡而实现的。

2.抗鼻咽癌中药复方的研究

中医的精髓在于辨证。辨证准确,则法随证立,方随法出,若用药精准,则如桴鼓相应,效果立竿见影。中药方讲究君臣佐使,精于方者,必精于药之配伍,合理的配伍可大大加强药效。

(1)益气解毒颗粒:胡彬雅等认为鼻咽癌的病机为气虚染毒,治疗上注重扶正祛邪,以黄芪、党参、天花粉、黄连、白花蛇舌草、茯苓、甘草等药为主,拟方益气解毒颗粒。在临床试验中采用流式细胞术和免疫细胞化学法比较考察原方及其拆方药物血清对体外培养的 HNE1 细胞凋亡诱导活力的差异,由此比较原方与其各组分之间的疗效差异。结果显示,益气解毒颗粒可能通过对 $p53$ 的表达上调而实现抑制 CNE1 的作用,但原方各组分抑制效果不及原方。上述结论提示,中药复方配伍对某些药物作用强度有一定影响,合理的配伍方式可发挥协同作用而加强药物的作用效果。

(2)参杞合剂:参杞合剂(SQ)由党参、枸杞子、黄芪、莪术、白花蛇舌草(质量比 1:2:1:1:1)组成,参杞片具有健脾益气、滋阴补血之功效,而莪术、白花蛇舌草对肿瘤细胞具有直接抑杀作用。邓国英等研究表明,SQ 对 CNE 细胞生长有明显抑制作用,且其作用强度呈现出对浓度和时间的依赖性。CNE 细胞在 SQ 作用下随着时间的延长和浓度的增加,G_0/G_1 期比率下降,S 期比率升高,出现 S 期阻滞。0.0625 g/mL 的 SQ 作用 48 小时后诱导出凋亡,凋亡率随着浓度的增加、时间的延长而增加,琼脂糖凝胶电泳呈现出凋亡特征性的 DNA 条带,提示 SQ 可直接杀伤肿瘤细胞,其机制可能是通过阻滞细胞周期 S 期,诱导肿瘤细胞凋亡实现的。进一步研究表明,SQ 对 CNE 细胞具有明显的直接杀伤作用,其机制可能与 Fas/FasL 介导的死亡受体途径有关。

(3)鼻咽清毒颗粒:主要由菊花、七叶一枝花、两面针、蛇泡筋、夏枯草、龙胆草、苍耳子、党参等组成,具有清热解毒、活血祛瘀、消肿止痛之功。刘宗潮等研究发现,鼻咽清毒颗粒对鼻咽癌(NPC)细胞 EB 病毒 EA 抗原表达有抑制作用,对人鼻咽癌细胞有强力抑制作用,有助于防止和减少鼻咽癌的复发。韩虹等将鼻咽清毒颗粒灌胃于已移植人鼻咽癌细胞株 CNE-2 的裸鼠,结果显示,对照组和给药组灌服后各时间点瘤体体积与灌服前比较差异均有显著性(P<0.05),但对照组瘤体体积呈增长趋势,而给药组瘤体体积呈下降趋势,且对照组的肿瘤重量大于给药组,提示鼻咽清毒颗粒对裸鼠移植瘤具有抑制作用。

(4)抗 EB 病毒口服液:由黄芪、败酱草、女贞子、夏枯草、山豆根等组成,属于扶正祛邪、清热解毒药物,且有抗菌及抗病毒作用。刘宗潮等研究发现,抗 EB 病毒口服液对 B 淋巴细胞的最大无毒浓度为 10.0 mg/mL;对 EB 病毒转化 B 淋巴细胞能力有抑制作用,其抑制强度随药物浓度的升高而升高;抗 EB 病毒口服液和 EB 病毒与 B 淋巴细胞三者共同孵育,同样可以降低 EB 病毒的转化力,其抑制率与药物浓度呈正相关。抗 EB 病毒口服液对 Raji 细胞 EB 病毒早期抗原(EA)的表达有强烈的抑制作用,对 B95-8 细胞 EB 病毒壳抗原(VCA)表达有强烈的抑制作用,对正丁酸激发的 B95-8 细胞 EB 病毒 VCA 抗原表达亦有强烈的抑制作用,随着药物浓度的增高,抑制作用增强。林壮民等进行了抗 EB 病毒口服液对 Beagle 犬和大鼠的长期毒性研究,结果显示,抗 EB 病毒口服液对 Beagle 犬和大鼠的无毒反应剂量为 8.49 g 生药/kg 和 110.0 g 生药/kg。

(5)中药复方Ⅰ号:梅全喜等通过体外噻蓝还原(MTT)试验法观察中药复方Ⅰ号(处方:青天葵、白花蛇舌草、七叶一枝花、广东土牛膝、岗梅根、五指毛桃、黄芪、西洋参、玄参、生地)、Ⅱ号(处方:黄芪 400 g,黄连 500 g,黄芩 400 g,莪术 500 g,薏苡仁 300 g,西洋参 200 g)、Ⅲ号(处方:三角草 330 g,蛇鳞草 330 g,救必应 330 g,山芝麻 330 g,金盏银盘 330 g,布渣叶 330 g)对人鼻咽癌细胞株 CNE-2 的抑制作用。其中处方Ⅰ是以益气养阴、清热解毒为主的,处方Ⅱ是以清热解毒、益气祛湿为主的,处方Ⅲ则是只选用以三角草、蛇鳞草、金盏银盘等具有清热解毒作用的广东地产中药材,其主要功能是清热解毒。结果表明,3 个中药处方对 CNE-2 细胞均有抑制作用,且抑制作用均随浓度增加而加强,呈浓度依赖性关系,其中以处方Ⅲ对 CNE-2 细胞的抑制作用最强,能明显抑制人鼻咽癌 CNE-2 细胞的增殖。研究结果显示,从中药对人鼻咽癌 CNE-2 细胞的抑制作用看,对于鼻咽癌的治疗仍应以清热解毒药为主,这与其他肿瘤的中医药治疗原则也是相类似的。

综上所述,药物治疗目前仍是肿瘤治疗的主要手段之一,多数抗癌药物在体内代谢过程中显示细胞毒性干扰正常治疗,影响疗效。因此,寻找既有较好疗效又无明显不良反应的药物,单独使用或联合放疗以提高患者的生存率和治愈率,是鼻咽癌防治的必然趋势。植物来源的抗肿瘤药在新药开发上显示了巨大潜力,黄芪、丹参、姜黄、雷公藤等中药单体或有效组分在抗肿瘤、提高机体免疫力、增加放疗敏感性等方面的作用及其机制已经得到公认。因此,加强筛选中药组方配伍,并联合化疗药物来提高抗肿瘤的效果,且通过严谨、科学的临床试验来探明其具体作用机制,是目前乃至今后的研究热点。抗癌中药的有效成分如何对鼻咽癌荷瘤机体进行免疫调节是研究的关键所在,利用动物试验及临床研究得出并验证其相关理论,再反过来指导临床治疗,是研究的初衷。这样不仅为鼻咽癌治疗提供新的理论及依据,也将为中医药的发展提供广阔的空间。

(杨世奎)

第三节 乳 腺 癌

一、概述

乳腺癌是乳腺导管上皮细胞在各种内外致癌因素的作用下失去正常特性异常增生,以致超过自我修复限度而发生的疾病。临床以乳腺肿块为主要表现,与其他恶性肿瘤相比具有发病率高、侵袭性强但病情进展缓慢、自然生存期长等特点。

乳腺癌是一种女性最常见和致死率最高的恶性肿瘤。全球癌症统计分析表明,乳腺癌在欧洲西部、北部,澳大利亚/新西兰和北美高发,南美、加勒比地区和北非次之,撒哈拉沙漠以南的非洲和亚洲发病率较低。相对而言,中国属于乳腺癌低发病地区,但其发病率仍呈现出总体上升的趋势,并且呈现年轻化趋势,与发达国家出现惊人的巧合。我国乳腺癌发病年龄高峰较西方国家早 10 年,在 40~49 岁,但是 30 岁以后就有明显增加。生活条件改善与乳腺癌发病率的上升有关。在国内的大城市中,北京、天津、上海及沿海一些大城市的发病率较高,上海的发病率居全国之首。

年龄、家族史、遗传和内分泌因素对乳腺癌的发生有较大的影响,饮食、饮酒和外源激素的应用(避孕及激素替代疗法)对乳腺癌的发生也有影响。微观上特殊基因的突变,尤其是 *BRCA1* 和 BRCA2 在乳腺癌的发生发展上起着重要作用。

中医很早就注意到了乳腺恶性肿瘤的存在。乳腺癌在中医文献中常被冠之以"乳石痈""乳岩""妒乳""乳癌""乳栗""乳痞""妒乳""乳痛坚""乳毒""苟抄乳""石榴翻花发"等名称。晋代葛洪著《肘后备急方》中提及"痈结肿坚如石,或如大核,色不变,或作石痈不消""若发肿至坚而有根者,名曰石痈"。晋末《刘涓子鬼遗方》中首次出现了"乳岩"一词,"大痈七日,小痈五日,其自有坚强色诊宁生破发背及乳岩,热手近不得者,令人之热熟,先服王不留行散……"隋代巢元方《诸病源候论》第 140 篇名为石痈候:"石痈之状,微强不甚大,不赤,微痛热,热自歇,是足阳明之脉,有下于乳者……谓之乳石痈。"北宋《圣济总录》载:"乳痈大坚硬,赤紫色,衣不得近,痛不可忍。"非常类似炎性乳癌的表现。元代朱丹溪在《格致余论》中将乳腺癌称为"奶岩",并提出了"乳子之母浓味""乳子膈有滞痰"导致乳生结核的理论。明清大量文献对乳腺癌进行论述,其中医病名也相对固定为"乳岩"。明代朱橚《普济方》详细描述了乳腺癌的自然病程，"初结如桃核，渐次浸长至如拳如椀，坚硬如石，数年不愈，将来溃破，则如开石榴之状，又反转外皮，名审花奶"，并指出"年四十以下，间有可治者；五十以上，有此决死"，提示年轻患者预后相对较好。陈实功在《外科正宗》论述男性乳腺癌："又男子乳节与妇人微异，女损肝胃，男损肝肾。"

二、病因病机

中医认为，乳腺癌的成因包括外因和内因两方面。本病的发生与肝、脾、冲脉、任脉关系最为密切。正虚为乳腺癌致病之本，气滞、血瘀、痰湿为本病之标，所以"扶正祛邪"是中医治疗乳腺癌的宗旨和总则。

（一）感受外邪

足阳明胃经经气衰弱，风寒之气外袭，邪气客于经络，导致气血运行涩滞，结成乳岩。

（二）情志因素

忧怒抑郁，情志失调，肝郁气逆犯脾，脾失健运，加之嗜食肥甘厚味，则痰湿内生，气滞、血瘀、痰湿相互搏结于乳络形成乳岩。

（三）肝肾亏虚

年事已高致肝肾亏虚，或房劳过度致冲任失调，气血不足，经络气血运行不畅，气滞、血瘀阻于乳络而发病。

三、诊断

（一）诊断要点

1.临床表现

乳腺肿块为乳腺癌的首发症状，当肿瘤细胞继续生长，侵及局部相邻组织时，可引起一系列相应临床症状或体征。

（1）乳房肿块：常为乳腺癌的最常见体征，80％以上的乳腺癌患者以乳腺肿块为首发症状。多数患者为无意中触知，不伴或偶伴疼痛，多为单发，质地较硬，增大较快，可活动，如侵及胸肌或胸壁则活动差或固定。肿块表面皮肤可呈橘皮样改变。

（2）乳头改变：乳头脱屑和糜烂是 Paget 病的特有表现，乳头内陷为癌侵及皮肤和乳头的表现，部分患者可见乳头血性溢液，有溢液患者适宜行乳腺导管内镜检查。

（3）区域淋巴肿大：腋窝和锁骨上淋巴结肿大、质硬、活动、融合或固定。

（4）晚期乳腺癌表现：血行转移至肺、肝、骨、脑而出现相应的临床表现。

2.影像学诊断

以乳房出现肿块伴有腋下淋巴结转移为主要典型表现，通过钼靶 X 线检查、CT、MRI、B 超、PET-CT 等影像学手段，有助于乳腺癌的早期诊断。

3.病理诊断

通过病理学检查明确诊断、确定侵犯范围和手术切缘情况，以及预测对 ER、PR、Cerb-2 受体情况和耐药分子水平的异常。

（二）辅助检查

1.影像学检查

（1）乳腺 X 线照相检查：可见乳腺内密度增高、边缘不规则的肿块阴影，有时中心可见钙化，如 1 cm² 范围内钙化点超过 5 个则应警惕恶性。

(2)乳腺 B 超检查:非创伤性,可同时检查双腋下淋巴结,对乳腺组织致密者较有价值。B 超下可见形状不规则的低回声区,准确率 80%～85%,如能同时发现腋窝淋巴结肿大、融合、固定则提示乳腺肿块很可能是乳腺癌。

对有病理性溢液的患者,可行导管造影或导管镜检查,以观察导管有无中段扩张、受压移位和占位性病变。

2.病理或细胞学检查

病理或细胞学检查的诊断准确性高,主要包括以下几种。①乳头分泌物细胞学检查:无创且操作简便,但阳性率低,仅适用于有乳头溢液者;②肿块穿刺检查:细针针吸细胞学涂片或 B 超引导下穿刺活检,应用简单,准确性高,创伤小;③切除活检:先做肿物整块切除,冷冻切片病理确诊后行乳腺癌保乳手术或扩大切除术。

3.肿瘤标志物检查

(1)CA153:其表达与乳腺癌的分化程度和雌激素受体状态有关,分化好的肿瘤和雌激素受体阳性者 CA153 阳性率较高。

(2)CEA:绝大多数浸润性导管癌患者 CEA 为阳性,原位癌和小叶癌的阳性率仅为 30%,而良性病变很少见阳性。

4.乳腺癌内分泌受体检查

雌激素受体(ER)、孕激素受体(PR)检查是乳腺癌病理检查必须包括的项目,阳性者内分泌治疗有效,检测结果决定术后治疗方案的选择和患者的预后。

5.基因检查

(1)*CerB-2*:结果阳性者,靶向治疗有效,阴性者靶向治疗无效。是否阳性影响到化疗方案和生物治疗方案的选择,以及患者的预后。

(2)*BRCA* 基因检查:遗传性乳腺癌占全部乳腺癌的 5%～10%,*BRCA* 基因突变发生于70% 的遗传性乳腺癌中。

(三)临床分型

乳腺恶性肿瘤以乳腺癌为主,肉瘤少见。乳腺癌的组织形态较为复杂,类型众多,往往在同一块癌组织中,甚至同一张切片中,可有两种以上的类型同时存在。目前,国内将乳腺癌病理分型分为非浸润性癌、早期浸润性癌和浸润性癌三大类。

1.非浸润性癌

非浸润性癌又称原位癌,指癌细胞局限在导管基底膜内的肿瘤。按其组织来源,又可分为小叶原位癌和导管内癌两类。

2.早期浸润性癌

癌组织开始突破基底膜,刚向间质浸润的时期,既不同于原位癌,又不同于一般浸润癌。根据形态不同分为早期浸润性小叶癌和早期浸润性导管癌。

3.浸润性癌

癌组织向间质内广泛浸润,形成各种结构的癌组织和间质相混杂的图像。国内将具有特殊组织结构的浸润癌归为特殊型癌,其余为非特殊型和罕见型癌。非特殊型癌包括浸润性小叶癌、浸润性导管癌、单纯癌、髓样癌、硬癌和腺癌。罕见型癌有大汗腺癌、鳞形细胞癌、黏液表皮样癌、类癌、未分化癌及分泌型癌等。

(四)TNM 分期

ESMO 分期标准(2013 版)

1.原发肿瘤(T)

T_x:原发肿瘤不能确定。

T_0:没有原发肿瘤证据。

T_{is}:原位癌。

T_{is}(DCIS):导管原位癌。

T_{is}(LCIS):小叶原位癌。

T_{is}:乳头 Paget 病,与乳腺实质内的浸润性癌和/或原位癌无关。与 Paget 病有关的乳腺实质内的癌应根据实质内肿瘤的大小和特征进行分类,尽管仍需注明存在 Paget 病。

T_1:肿瘤最大直径≤2 cm。

T_{1mic}:微小浸润癌,最大直径≤0.1 cm。

T_{1a}:肿瘤最大直径>0.1 cm,但≤0.5 cm。

T_{1b}:肿瘤最大直径>0.5 cm,但≤1 cm。

T_{1c}:肿瘤最大直径>1 cm,但≤2 cm。

T_2:肿瘤最大径>2 cm,但≤5 cm。

T_3:肿瘤最大径>5 cm。

T_4:无论肿瘤大小,直接侵及胸壁或皮肤(溃疡或皮肤结节)。

T_{4a}:肿瘤侵犯胸壁,不包括胸肌。

T_{4b}:乳腺皮肤水肿(包括橘皮样变),和/或溃疡,和/或不超过同侧乳腺的皮肤卫星结节。

T_{4c}:同时包括 T_{4a} 和 T_{4b}。

T_{4d}:炎性乳腺癌。

2.区域淋巴结(N)

N_x:区域淋巴结无法评估(已切除)。

N_0:无区域淋巴结转移。

N_1:同侧Ⅰ、Ⅱ级腋窝淋巴结转移,可移动。

N_2:同侧Ⅰ、Ⅱ级腋窝淋巴结转移,固定或融合;或有同侧内乳淋巴结转移临床征象,而没有Ⅰ、Ⅱ级腋窝淋巴结转移临床征象。

N_{2a}:同侧Ⅰ、Ⅱ级腋窝淋巴结转移,淋巴结彼此间或与其他组织结构固定、融合。

N_{2b}:有内乳淋巴结转移临床征象,而没有Ⅰ、Ⅱ级腋窝淋巴结转移临床征象。

N_3:同侧锁骨下淋巴结(Ⅲ级腋窝淋巴结)转移,伴或不伴Ⅰ、Ⅱ级腋窝淋巴结转移;或有同侧内乳淋巴结转移临床征象,并且显示Ⅰ、Ⅱ级腋窝淋巴结转移;或同侧锁骨上淋巴结转移,伴或不伴腋窝或内乳淋巴结转移。

N_{3a}:同侧锁骨下淋巴结转移。

N_{3b}:同侧内乳淋巴结转移伴腋窝淋巴结转移。

N_{3c}:同侧锁骨上淋巴结转移。

3.区域淋巴结病理分类(pN)

pN_x:区域淋巴结无法评估(既往已切除,或切除后未进行病理学检查)。

pN_0:组织学检查无区域淋巴结转移,未行进一步孤立肿瘤细胞检测。

$pN_0(i-)$:组织学检查无区域淋巴结转移,免疫组化检查阴性。

$pN_0(i+)$:组织学检查或免疫组化检查发现孤立肿瘤细胞,转移灶最大直径≤0.2 mm。

$pN_0(mol-)$:组织学检查无区域淋巴结转移,分子生物学检测(RT-PCR)阴性。

$pN_0(mol+)$:组织学检查或 IHC 方法测定无区域淋巴结转移,分子生物学检测(RTPCR)阳性。

pN_1:1～3 枚同侧腋窝淋巴结转移,和/或经前哨淋巴结活检发现内乳淋巴结镜下转移,但无临床征象。

pN_{1mi}:微小转移(>0.2 mm 或单个淋巴结单张组织切片中肿瘤细胞数量>200 个),但最大直径≤2 mm。

pN_{1a}:1～3 枚腋窝淋巴结转移,至少 1 处转移灶>2 mm。

pN_{1b}:经前哨淋巴结活检发现内乳淋巴结镜下转移(包括微转移),但无临床征象。

pN_{1c}:$pN_{1a}+pN_{1b}$。

pN_2:4～9 枚腋窝淋巴结转移;或者是有同侧内乳淋巴结转移临床征象,但不伴有腋窝淋巴结转移。

pN_{2a}:4～9 枚腋窝淋巴结转移,至少 1 处转移灶>2 mm。

pN_{2b}:临床上发现有内乳淋巴结转移临床征象,但不伴有腋窝淋巴结转移。

pN_3:≥10 枚同侧腋窝淋巴结转移;或锁骨下淋巴结(Ⅲ级腋窝淋巴结)转移;或有同侧内乳淋巴结转移临床征象,并伴有至少 1 枚Ⅰ、Ⅱ级腋窝淋巴结转移;或≥3 枚腋窝淋巴结转移,兼有无临床征象的内乳淋巴结镜下转移;或同侧锁骨上淋巴结转移。

pN_{3a}:≥10 枚同侧腋窝淋巴结转移(至少 1 处转移灶>2 mm),或锁骨下淋巴结(Ⅲ级腋窝淋巴结)转移。

pN_{3b}:有同侧内乳淋巴结转移临床征象,并且有≥1 枚腋窝淋巴结转移;或存在≥3 枚腋窝淋巴结转移,通过检测前哨淋巴结发现镜下内乳淋巴结转移,但无临床征象。

PN_{3c}:同侧锁骨上淋巴结转移。

4.远处转移(M)

M_x:远处转移无法评估。

M_0:无远处转移的临床或影像学证据。

$cM_0(i+)$:无远处转移的临床或影像学证据,但通过分子学方案或显微镜检查在循环血液、骨髓、或其他非区域淋巴结组织中发现不超过 0.2 mm 的肿瘤细胞,患者没有转移的症状和体征。

M_1:通过传统影像学方法发现的远处转移和/或组织学证实超过 0.2 mm 的转移灶。

5.TNM 分期和临床分期的关系

见表 9-9。

表 9-9　乳腺癌的 TNM 分期和临床分期的关系

ESMO　2013 版	T	N	M
0 期	Tis	N_0	M_0
Ⅰa 期	T1	N_0	M_0
Ⅰb 期	T0	N_{1mi}	M_0

续表

ESMO 2013版	T	N	M
	T_1	N_{1mi}	M_0
Ⅱa期	T_0	N_1	M_0
	T_1	N_1	M_0
	T_2	N_0	M_0
Ⅱb期	T_2	N1	M_0
	T_3	N_0	M_0
Ⅲa期	T_0	N_2	M_0
	T_1	N_2	M_0
	T_2	N_2	M_0
	T_3	N_1,N_2	M_0
Ⅲb期	T_4	N_0	M_0
	T_4	N_1	M_0
	T_4	N_2	M_0
Ⅲc期	任何T	N_3	M_0
Ⅳ期	任何T	任何N	M_1

（五）中医辨证分型

1.证候要素

临床上乳腺癌虚实夹杂，可数型并见。根据患者的临床表现，在既往研究基础上，结合文献报道及国内中医肿瘤专家意见，乳腺癌可分为以下6种证候要素。

（1）气虚证。

主症：神疲乏力，少气懒言，胸闷气短。

主舌：舌淡胖。

主脉：脉虚。

或见症：食少纳呆，形体消瘦，自汗，畏寒肢冷。

或见舌：舌边齿痕，苔白滑，薄白苔。

或见脉：脉沉细，脉细弱，脉沉迟。

（2）阴虚证。

主症：五心烦热，口咽干燥，潮热盗汗。

主舌：舌红少苔。

主脉：脉细数。

或见症：口咽干燥，面色潮红，失眠，消瘦，大便干结，小便短少。

或见舌：舌干裂，苔薄白或薄黄而干，花剥苔，无苔。

或见脉：脉浮数，脉弦细数，脉沉细数。

（3）痰湿证。

主症：胸脘痞闷，恶心纳呆，呕吐痰涎。

主舌：舌淡苔白腻。

主脉:脉滑或濡。

或见症:口渴少饮,口粘纳呆,头身困重,痰核。

或见舌:舌胖嫩,苔白滑,苔滑腻,苔厚腻,脓腐苔。

或见脉:脉浮滑,脉弦滑,脉濡滑,脉濡缓。

(4)血瘀证。

主症:乳房包块,刺痛固定,肌肤甲错。

主舌:舌质紫暗或有瘀斑、瘀点。

主脉:脉涩。

或见症:面色黧黑,唇甲青紫,阴道出血色暗瘀,或夹血块。

或见舌:舌胖嫩,苔白滑,苔滑腻,苔厚腻,脓腐苔。

或见脉:脉沉弦,脉结代,脉弦涩,脉沉细涩,牢脉。

(5)热毒证。

主症:口苦身热,尿赤便结,局部肿痛。

主舌:舌红或绛,苔黄而干。

主脉:脉滑数。

或见症:发热,面红目赤,口苦,便秘,小便黄,出血,疮疡痈肿,口渴饮冷。

或见舌:舌有红点或芒刺,苔黄燥,苔黄厚黏腻。

或见脉:脉洪数,脉数,脉弦数。

(6)气滞证。

主症:胸胁胀满,痛无定处。

主舌:舌淡暗。

主脉:脉弦。

或见症:烦躁易怒,情志抑郁或喜叹息,嗳气或呃逆。

或见舌:舌边红,苔薄白,苔薄黄,苔白腻或黄腻。

或见脉:脉弦细。

2.辨证方法

(1)符合主症2个,并见主舌、主脉者,即可辨为本证。

(2)符合主症2个,或见症1个,任何本证舌、脉者,即可辨为本证。

(3)符合主症1个,或见症不少于2个,任何本证舌、脉者,即可辨为本证。

3.辨证分型

见表9-10。

表9-10　乳腺癌的辨证分型

治疗阶段	手术阶段	化疗阶段	放疗阶段	内分泌治疗阶段	单纯中医治疗阶段
辨证分型	气血亏虚	脾胃不和	气阴两虚	阴虚内热	肝气郁结
	脾胃虚弱	气血亏虚	热毒瘀结		毒热蕴结
		肝肾阴虚			气血亏虚
					肝肾阴虚

四、治疗

(一)治疗原则

1.中西医结合治疗原则

对于接受手术、放疗、化疗、内分泌治疗、靶向治疗且具备治疗条件的乳腺癌患者,采用中西医结合的治疗方式。西医治疗根据 ESMO 乳腺癌指南的治疗原则进行。中医根据治疗阶段的不同,可以分为以下 4 种治疗方法。

(1)中医防护治疗:具体如下。

适应人群:围术期、放化疗、内分泌治疗、靶向治疗期间的患者。

治疗原则:以扶正为主。

治疗目的:减轻手术、放化疗、内分泌治疗、靶向治疗等治疗手段引起的不良反应,促进机体功能恢复,改善症状,提高生存质量。

治疗手段:辨证汤药±口服中成药±中药注射剂±其他中医治法。

治疗周期:围术期,或与放疗、化疗、内分泌治疗、靶向治疗等治疗手段同步。

(2)中医加载治疗:具体如下。

适应人群:有合并症,老年 PS 评分 2,不能耐受多药化疗而选择单药化疗的患者。

治疗原则:以祛邪为主。

治疗目的:提高上述治疗手段的疗效。

治疗手段:中药注射剂±辨证汤药±口服中成药±其他中医治法。

治疗周期:与化疗同步。

(3)中医巩固治疗:具体如下。

适应人群:手术后无须辅助治疗或已完成辅助治疗的患者。

治疗原则:扶正祛邪。

治疗目的:防止复发转移,改善症状,提高生存质量。

治疗手段:辨证汤药+口服中成药±中药注射剂±其他中医治法。

治疗周期:3 个月为 1 个治疗周期。

(4)中医维持治疗:具体如下。

适应人群:放化疗后疾病稳定的带瘤患者。

治疗原则:扶正祛邪。

治疗目的:控制肿瘤生长,延缓疾病进展或下一阶段放化疗时间,提高生存质量,延长生存时间。

治疗手段:中药注射剂±辨证汤药±口服中成药±其他中医治法。

治疗周期:2 个月为 1 个治疗周期。

2.单纯中医治疗原则

适应人群:不适合或不接受手术、放疗、化疗、内分泌治疗、靶向治疗的患者。

治疗原则:扶正祛邪。

治疗目的:控制肿瘤生长,减轻症状,提高生存质量,延长生存时间。

治疗手段:中药注射剂+口服中成药±辨证汤药±中医其他疗法。

治疗周期:2 个月为 1 个治疗周期。

(二)治疗手段

1.中西医结合治疗

中西医结合治疗要采取辨病与辨证相结合的原则,根据不同的病理类型、不同的西医治疗背景、不同的临床表现,对于接受手术、放疗、化疗、内分泌治疗且具备治疗条件的乳腺癌患者,予以不同的中医药治疗。在不同治疗阶段,分别发挥增强体质、促进康复、协同增效、减轻不良反应、巩固疗效等作用。

(1)手术结合中医治疗。①气血亏虚。临床表现:神疲乏力,气短懒言,面色淡白或萎黄,头晕目眩,唇甲色淡,心悸失眠,便不成形或有肛脱下坠,舌淡脉弱。治疗原则:补气养血。中药汤剂:八珍汤加减。药物组成:人参、白术、茯苓、当归、川芎、白芍、熟地黄、炙甘草。辨证加减:兼痰湿内阻者,加半夏、陈皮、薏苡仁;若畏寒肢冷,食谷不化者,加补骨脂、肉苁蓉、鸡内金。若动则汗出,怕风等表虚不固之证,加防风、浮小麦。②脾胃虚弱。临床表现:纳呆食少,神疲乏力,大便稀溏,食后腹胀,面色萎黄,形体瘦弱,舌质淡,苔薄白。治疗原则:健脾益胃。中药汤剂:补中益气汤。药物组成:黄芪、人参、白术、炙甘草、当归、陈皮、升麻、柴胡、生姜、大枣。辨证加减:若胃阴亏虚,加沙参、石斛、玉竹;若兼痰湿证者,加茯苓、半夏、薏苡仁、瓜蒌。

(2)化疗结合中医治疗。是指在化疗期间所联合的中医治疗,发挥提高化疗疗效(中医加载治疗),防治化疗不良反应(中医防护治疗)的作用。①脾胃不和。临床表现:胃脘饱胀、食欲减退、恶心、呕吐、腹胀或腹泻,舌体多胖大,舌苔薄白、白腻或黄腻。多见于化疗引起的消化道反应。治疗原则:健脾和胃,降逆止呕。中药汤剂:旋覆代赭汤。加减,或橘皮竹茹汤加减。药物组成:旋覆花、人参、生姜、代赭石、甘草、半夏、大枣;或半夏、橘皮、枇杷叶、麦冬、竹茹、赤茯苓、人参、甘草。辨证加减:若脾胃虚寒者,加吴茱萸、党参、焦白术;若肝气犯胃者,加炒柴胡、佛手、白芍。②气血亏虚。临床表现:疲乏、精神不振、头晕、气短、纳少、虚汗、面色淡白或萎黄、脱发,或肢体肌肉麻木、女性月经量少,舌体瘦薄,或者舌面有裂纹,苔少,脉虚细而无力。多见于化疗引起的疲乏或骨髓抑制。治疗原则:补气养血。中药汤剂:八珍汤加减,或当归补血汤加减,或十全大补汤加减。药物组成:人参、白术、茯苓、当归、川芎、白芍、熟地黄,或黄芪、当归,或人参、肉桂、川芎、地黄、茯苓、白术、甘草、黄芪、当归、白芍、生姜、大枣。辨证加减:兼痰湿内阻者,加半夏、陈皮、薏苡仁;若畏寒肢冷,食谷不化者,加补骨脂、肉苁蓉、鸡内金。③肝肾阴虚。临床表现:腰膝酸软,耳鸣,五心烦热,颧红盗汗,口干咽燥,失眠多梦,舌红苔少,脉细数。多见于化疗引起的骨髓抑制或脱发。治疗原则:滋补肝肾。中药汤剂:六味地黄丸加减。药物组成:熟地黄、山茱萸(制)、山药、泽泻、牡丹皮、茯苓。辨证加减:若阴虚内热重者,加墨旱莲、女贞子、生地黄;若阴阳两虚者,加菟丝子,杜仲,补骨脂。兼脱发者,加制首乌、黑芝麻。

(3)放射治疗结合中医治疗。是指在放疗期间所联合的中医治疗,发挥提高放疗疗效(中医加载治疗),防治放疗不良反应(中医防护治疗)的作用。①气阴两虚。临床表现:神疲乏力,少气懒言,口干,纳呆,干咳少痰或痰中带血,胸闷气短,面色淡白或晦滞,舌淡红或胖,苔白干或无苔,脉细或细数。多见于放射性损伤后期,或迁延不愈,损伤正气者。治疗原则:益气养阴。中药汤剂:百合固金汤加减。药物组成:生地黄、熟地黄、当归、芍药、甘草、百合、贝母、麦冬、桔梗、玄参、党参、五味子。辨证加减:纳呆者,加鸡内金、焦三仙;阴虚盗汗,手足心热者,加鳖甲、地骨皮、牡蛎、浮小麦;兼血虚者,加阿胶、丹参;若久病阴损及阳者,加菟丝子、肉桂。②热毒瘀结。临床表现:发热,皮肤黏膜溃疡,咽喉肿痛,或见胸痛,呛咳,呼吸困难,呕吐、呕血,或见高热,头痛,恶心呕吐,大便秘结,舌红,苔黄或黄腻,脉滑数。多见于放射性肺炎、皮炎。治疗原则:清热化痰,活血解毒。中药汤剂:清气化痰汤(《医方考》)合桃红四物汤(《医宗金鉴》)加减。药物组成:黄芩、瓜蒌仁、半夏、胆南星、陈皮、杏仁、枳实、茯苓、桃仁、红花、当归、川芎、白芍。辨证加减:患侧上臂肿胀,加络石藤、桑枝、路路通;局部皮肤破溃流脓者,加芦根、冬瓜仁;便秘者,加大黄、柏子仁;眠差者,加夜交藤、炒枣仁。

(4)内分泌治疗结合中医治疗。阴虚内热。临床表现:月经紊乱,头目晕眩,耳鸣,烘热汗出,五心烦热,腰膝酸软,皮肤干燥,舌红少苔,脉细数。治疗原则:滋阴清热。中药汤剂:丹栀逍遥丸(《太平惠民和剂局方》)合二至丸加减。药物组成:牡丹皮、栀子、柴胡、当归、白芍、茯苓、白术、橘核、瓜蒌、山慈姑、土贝母、薄荷、女贞子、墨旱莲。辨证加减:若头痛较甚,加天麻、钩藤。

(5)放化疗后结合中医治疗。手术后已完成辅助放化疗的患者,采用中医巩固治疗,能够防止复发转移,改善症状,提高生存质量;放化疗完成后疾病稳定的带瘤患者,采用中医维持治疗,能够控制肿瘤生长,延缓疾病进展或下一阶段放化疗时间,提高生存质量,延长生存时间。

2.单纯中医治疗

对于不适合或不接受手术、放疗、化疗、内分泌治疗、靶向治疗的乳腺癌患者,采用单纯中医治疗,发挥控制肿瘤,稳定病情,提高生存质量,延长生存期的作用。

(1)肝气郁结。临床表现:乳房内单发肿块,或结块如石,伴或不伴胀痛,两胁胀痛,易怒易躁,胸胁苦满,饮食不振,舌苔薄黄或薄白,舌红有瘀点,脉弦有力。治疗原则:舒肝散结。中药汤剂:逍遥散加减。药物组成:柴胡、当归、白芍、茯苓、白术、橘核、瓜蒌、山慈姑、土贝母、薄荷。辨证加减:气滞不舒,胁痛剧者加青皮、枳壳、八月札、香附;伴腰酸膝软,月经不调者加仙茅、菟丝子、熟地黄。

(2)毒热蕴结。临床表现:心烦发热或身微热,乳房肿块红硬增大,溃烂疼痛,有恶臭,便干尿黄,口苦咽干,头痛失眠,面红目赤,舌质红绛无苔,脉滑数有力。治疗原则:清热解毒。中药汤剂:五味消毒饮加减。药物组成:银花、野菊花、紫花地丁、山慈姑、土鳖虫、天葵、蒲公英、七叶一枝花、生薏苡仁、白花蛇舌草、象贝母、海藻、甘草。辨证加减:热盛痰多者加生南星、生半夏、瓜蒌;高热者加牡丹皮、生地黄、水牛角;瘀血明显加乳香、没药、桃仁、红花;伴阴血损伤者加当归、生地黄、玄参、女贞子、墨旱莲、鸡血藤;毒热炽盛者可加蜈蚣、全蝎、壁虎等解毒之品。

(3)气血亏虚。临床表现:头晕耳鸣,倦怠乏力,形体消瘦,心悸气短,面色无华,夜寐不安,乳腺肿块未切除可出现乳房结块溃烂,色暗,时流污水;或乳腺根治术后多脏器转移,少气懒言,舌质暗淡,苔薄,脉细或细弱,沉细,无力。治疗原则:补气养血。中药汤剂:八珍汤(《正体类要》)合归脾汤加减。药物组成:党参、白术、茯苓、甘草、黄芪、龙眼肉、大枣、当归、香附、白芍、鸡血藤、桂心。辨证加减:失眠心烦不寐者加远志、炒枣仁、茯神;转移肿块增大者加白花蛇舌草、石见穿、山慈姑、龙葵。痛甚者加乳香、没药、三七粉(冲服);红肿溃烂者加七叶一枝花、凤尾草、蒲公英、紫草、醒消丸(吞服);出血甚者加阿胶、地榆炭、蒲黄炭。

(4)肝肾阴虚。临床表现:经事紊乱,伴有腰膝酸软,头晕目眩耳鸣,身倦乏力,经前期乳房胀痛,乳肿结块,或坚硬如石,推之不移,舌质暗,苔薄,脉弦细或无力。治疗原则:滋补肝肾。中药汤剂:知柏地黄丸加减。药物组成:知母、黄柏、熟地黄、山药、山茱萸、茯苓、牡丹皮、泽泻。辨证加减:乳房结块坚硬者加全瓜蒌、夏枯草、山慈姑;气血虚衰者加熟地黄、鸡血藤、党参、黄芪;腰酸膝软,月经不调者加菟丝子、熟地黄;脾肾阳虚,大便溏泄,身倦乏力,畏寒肢冷,加黄芪、党参、白术、附子、干姜;肝肾阴虚,五心烦热,头晕目眩耳鸣,加熟地黄、茯苓、牡丹皮、知母;失眠,盗汗,潮热加龟甲、鳖甲、地骨皮等药物。

(三)其他中医治法

1.中药外治法

(1)中药贴敷疗法:穴位贴敷疗法作为中医外治法的一部分,是中医辨证论治的另一体现。穴位贴药治疗疾病依据中医学的经络学说,属灸法的延伸。药物组方多选生猛燥烈,具有刺激性及芳香走窜的药物。现代医学也认为穴位敷贴疗法不但可以直接通过药物的作用起到治疗疾病的效果,还可通过穴位贴药刺激穴位,以及药物的吸收、代谢对机体的有关物理、化学感受器产生影响,直接反射性的调整大脑皮质和自主神经系统的功能,通过细胞免疫和体液免疫,增强机体的抗病能力,从而达到治疗和预防疾病的目的。

1)注意事项:①对久病体弱消瘦,以及严重心脏病、肝脏病的患者,使用药量不宜过大(特别是利水药物和一些有毒药物),贴敷时间不宜过久,以免发生呕吐、眩晕等。可以采用日用夜停、夜用日停、今用明停等间歇贴敷法。②使用膏剂贴敷穴位,应注意膏的软硬度,并须及时更换,以防药膏干燥,裂伤皮肤,引起疼痛或溃烂。③使用穴位贴药前,对病员要详细询问病史。皮肤过敏的患者不能使用此法。应用过程中若出现皮肤过敏现象如皮肤瘙痒、潮红、出现水泡应立即停用。④为了取得较好疗效,敷贴期间禁食生冷、刺激性食物、海鲜等发物,以免影响治疗效果。

2)取穴原则:以阴阳、脏腑、经络和气血等学说为依据,在"循经取穴"的指导下,取穴原则可包括近部取穴、远部取穴、取阿是穴、随证取穴和经验选穴等。

3)中药贴敷方。中药贴敷多选气味俱厚之品,一则易透入皮肤起到由外达内之效;二则气味俱厚之品经皮透入,对穴位局部起到针灸样刺激作用;三则其所含芳香性物质,能促进药物的透皮吸收,即起到皮肤渗透促进剂的作用。几乎每方都用姜、葱、韭、蒜、槐枝、柳枝、桑枝、桃枝、凤仙、菖蒲、木鳖、山甲、蓖麻、皂角等气味俱厚之品。贴敷药常用药不止走一经治一症,用多味药物汇而集之。①仙人掌膏:仙人掌 30 g、三亚苦 30 g、马鞍草 15 g、夜香牛 15 g、兰花草 15 g、半边旗 9 g、白骨四方全 9 g、小猛虎 9 g、马齿苋 9 g、蜂窝草 9 g、大果 9 g、曼陀罗叶 6 g、小果 6 g,以鲜品捣烂加冷水或醋酸调匀,每剂分成 3 份,每天外敷肿块处 1 份,连敷 6～9 天。若病灶在乳头线以上,另加乳香 9 g、没药 9 g 煎水分服。适用于乳腺癌患者。②鲫鱼山药膏:活鲫鱼 1 条,鲜山药 50～150 g,麝香 0.5 g,冰片 0.5 g。鲫鱼去头、尾及内脏,鲜山药去皮后,2 味共捣如泥,加入麝香、冰片混匀,用时将上药涂患处,外用纱布固定,每 7 天一换。适用于乳腺癌初起患者。③珍珠膏:珍珠 0.2 g、炉甘石 3 g、生龙骨 3 g、轻粉 1.5 g、冰片 0.6 g。上药共研细末,麻油调匀,外敷于溃疡面,每天换 1 次。适用于乳腺癌溃烂,久不收口者。④麝香硼砂散:冰片、硼砂、卤砂、珍珠母、樟脑、康谷老各 5 g,麝香 1 g。上药共研细末,用鸡蛋清调和成糊状备用。用时将药糊装入油纸袋内,背面刺几个小孔,置癌肿面上,并与固定,干则更换。适用于乳癌疼痛剧烈者。⑤芙蓉泽兰膏:芙蓉叶、泽兰叶、黄柏、黄芩、黄连、大黄各 50 g,冰片 6 g。上药除冰片外共研细末,过重箩,入冰片 6 g,用凡士林调成 20% 软膏,外涂于患处。适用于乳腺癌伴感染者。⑥蟾雄膏:大黄 100 g,乳香、没药、血竭各 50 g,蟾酥、雄黄、冰片、铅丹、皮硝各 30 g,卤砂 10 g,麝香 1 g。共研细末,用米醋或温开水或猪胆汁调成糊状,摊在油纸上(或将粉末撒在芙蓉膏药面上)贴敷患处,日换 1 次。治疗癌性疼痛。

(2)中药泡洗疗法:中药泡洗疗法指采用药物煎汤,趁热将全身或局部的皮肤熏蒸、淋洗或浸泡的一种治疗方法。中药常常可以通过泡洗起到温通散寒、活血止痛的效果。

1)注意事项:①泡洗时以微微出汗为宜,汗出过多,对身体没有好处,同时时间不宜过长,尤其对身体虚弱的患者。②泡洗后可以用温水洗一洗泡洗处、减少变态反应的可能。③如果出现变态反应,立即停药。

2)中药泡洗方。组方成分:生黄芪 30 g,当归 10 g,赤芍 10 g,红花 15 g,川芎 10 g,丹参 20 g,牛膝 10 g,桑枝 10 g,炮山甲 9 g,路路通 15 g,地龙 10 g,葛根 15 g,秦艽 10 g,九香虫 6 g,皂角刺 10 g,苏木 10 g,泽泻 10 g,甘草 6 g。手臂红肿热痛加柴胡、黄芩、银花藤、蒲公英。功能主治:活血化瘀、利水通络,治疗乳腺癌术后上肢水肿。用法:每天 1 剂,文武火煎 30 分钟,水煎 2 次,各取汁 200 mL,混合为 400 mL,分早晚泡洗。

(3)中药灌肠疗法:中药保留灌肠是将中药液从肛门注入,使之保留于肠道内并吸收,从而达到全身或局部治疗疾病的目的。灌肠是一种比较好的给药途径,药物通过肠壁的半透膜的渗透性被迅速吸收,而起到全身治疗的作用,特别适用于各种原因引起的不方便服药,或服药后呕吐的患者。

1)注意事项。①灌肠时间的选择:应选择在临睡前,排空大小便后,肠道保留 4 小时以上。每天 1 次为宜,少数患者可一天 2 次。②灌肠液温度:灌肠液温度应在 38~40 ℃,冬天需加温,患者自己用手掌根部测试以不烫手为宜,避免因寒冷刺激肠蠕动影响药物保留时间。③灌肠体位及方法:患者取左侧卧位,两膝屈曲,臀下垫一塑料布保护床褥,插管深度 15~20 cm,导尿管前端用肥皂水或液状石蜡润滑,术者戴一次性手套。④灌肠速度:调节滴速为 50~60 次/分,速度不能太快,否则影响肠道保留的时间。⑤导管闭塞的处理:滴入时如出现闭塞,液体进不去,可转动导管或将导管稍拉出一点,或摇动灌肠液以免药液沉渣闭塞导管。⑥灌肠结束后的处理:将导管轻轻拉出,臀下垫 1 个软枕,仰卧 30 分钟后再改变体位,以防药液外流。

2)中药灌肠方:便秘是晚期癌症患者使用阿片类药物镇痛治疗中最常见的不良反应,且持续存在于应用阿片类药物的全过程,成为制约阿片类药物镇痛治疗的最大障碍,严重影响疾病的治疗及患者的生活质量。阿片类药物镇痛治疗后易出现口干、便秘、恶心、呕吐等症状,据此分析此类药物多为燥烈之品,易伤阴耗气,使患者体内热毒积聚,津亏液耗,肠道失润,大便燥结;加之久病体衰,长期卧床,气机不利,腑气郁滞,通降失常,大肠传导失司,导致便秘。中药灌肠方中以半夏、旋覆花降逆理气;枳壳、厚朴、莱菔子行气除满;鸡内金消食导滞;玫瑰花行气解郁;大黄泻热通便,荡涤积滞;全方共奏理气降逆、解毒祛瘀、通便泻浊之功。根据临床观察应用理气降逆中药可以有效地治疗阿片类药物所导致的便秘及其相关的恶心、呕吐、厌食等症状,大大提高了患者的生活质量,并使镇痛治疗取得满意效果。

2.非药物疗法

(1)针灸:针灸疗法是在经络学说等中医理论的指导下,运用针刺和艾灸等方法对人体一定的穴位进行刺激,从而达到防治疾病的一种治疗方法,是中医学的重要组成部分。通过对体表的穴位施行一定的操作,以通调营卫气血,调整经络、脏腑的功能而达到治疗疾病的目的。

1)注意事项:①过度劳累、饥饿、精神紧张的患者,不宜立即针刺,需待其恢复后再治疗。②胸、背穴位应斜刺和浅刺,有重要血管均不宜深刺和做大幅度的提插、捻转,针刺时患者不要转动体位。③局部皮肤有瘢痕、溃烂者均不宜针刺。

2)针刺方案。①减轻术后上肢淋巴水肿。穴位组成:阿是穴、合谷、肩髃、外关、曲池、肩井、肩贞、肩髎、臂臑、中府、列缺、水分、阴陵泉、足三里、太冲等。功能主治:疏通经脉,运行气血,活血化瘀,调理脏腑。治疗乳腺癌术后上肢淋巴水肿。用法用量:每周治疗 5 次,每次 20 分钟,3 周为 1 个疗程。②中草药热刺激疗法。穴位组成:乳中穴、乳根穴、华盖穴、五堂穴、膻中穴、期门穴、幽门穴、天突穴、中庭穴、上脘穴、中脘穴、天池穴及风门穴、膏肓穴、天宗穴、神堂穴、心俞穴、神道穴、膈俞穴、灵台穴、肝俞穴、胆俞等。功能主治:止痛、消炎、散结。用法用量:将特制的中草药散剂放在布袋内,加热到较高的温度后,放置在体表病灶部位或有关的穴位上进行短时间药热刺激。

(2)推拿:推拿是一种非药物的自然疗法、物理疗法。通常是指医者运用自己的双手作用于病患的体表、受伤的部位、不适所在、特定的腧穴、疼痛处,具体运用推、拿、按、摩、揉、捏、点、拍等形式多样的手法,以期达到疏通经络、推行气血、扶伤止痛、祛邪扶正、调和阴阳的疗效。

1)注意事项。①用力恰当:因为过小起不到应有的刺激作用,过大易产生疲劳,且易损伤皮肤。②掌握推拿保健的时间:每次以 20 分钟为宜,最好早晚各 1 次,如清晨起床前和临睡前。③为了加强疗效,防止皮肤破损,在施推拿术时可选用一定的药物做润滑剂:如滑石粉、香油、按摩乳等;若局部皮肤破损、溃疡、骨折、结核、肿瘤、出血等,禁止在此处做推拿保健;自我推拿时,最好只穿背心短裤,操作时手法尽量直接接触皮肤。④在过饥、过饱、酗酒或过度疲劳时,不要做保健推拿。⑤有骨转移或疑似骨转移、重度骨质疏松的患者不应进行推拿治疗。

2)推拿方案、部位、手法:依据中医基础理论,通过推拿手法直接作用于乳房和其他部位及特定穴位,纠正经络偏差,疏通乳络,理气散结,通络止痛,调和气血,达到治疗乳腺疾病的目的。对于乳腺癌术后上肢水肿的患者,西医治疗除采用利尿、消炎、微波及指导患者进行功能锻炼外,尚无有效便捷的内科保守治疗方法,中医药在此方面治疗上具有一定的优势。如王天松等采用循经揉压及艾灸循经取穴天泉、曲泽、大陵、劳宫、中冲治疗乳腺癌术后上肢肿胀患者 30 例。先采取揉压法从天泉穴开始揉压至中冲穴,对大陵、劳宫应重压,然后将艾条点燃,在距穴位 1 寸左右进行艾灸,顺序则从中冲穴到天泉穴,每个穴位灸 5～10 分钟,灸至皮肤红晕为度,每天 1 次,连续治疗 15 天,配合肢体功能锻炼,30 天后评价疗效,发现优 26 例,占 86.7%;良 3 例,占 10.0%;差 1 例,占 3.3%,疗效优于单纯肢体功能锻炼组($P<0.05$)。

五、预防与调护

(一)严密监测乳腺癌高危人群

严重高危人群是指有明显乳腺癌家族倾向,一级亲属绝经前患乳腺癌及乳腺癌相关基因阳性,既往有乳腺癌、乳腺导管内癌、小叶原位癌或非典型性增生的患者。

(二)普及妇女自我检查法

检查者站立在穿衣镜前,仔细观察两乳房外观有无改变,然后平卧于床上,将枕头垫于肩下,使肩部抬高,将手臂举过头,左手指并拢,平放在右乳房表面,利用指端掌面轻柔地进行乳房各部位的触摸。检查从乳房外上象限开始,沿顺时针方向依次进行,然后用右手以同样方法检查左侧乳房。该检查最好在月经期后 1 周左右进行。

(三)纠正成年妇女的不良生活及行为习惯

煎炸类、烧烤类食品含有较多的苯并芘、丙烯酰胺等致癌物,长期食用会提高女性患乳腺癌的概率。日常应多食牛奶、鱼类、肉类、家禽类、豆制品等蛋白质含量高的食物,多食含维生素丰富的水果即新鲜蔬菜,多食谷物,少食高脂肪食物。

六、研究进展

乳腺癌是女性最常见的恶性肿瘤之一,目前治疗强调以包括手术、放化疗、内分泌、中医药等为一体的综合治疗。中医药治疗可以贯穿于综合治疗的任何一个环节,且近年来在乳腺癌的病因病机、治则治法、辨证分型治疗、专方验方治疗及外治等方面均取得了长足的进步,弥补了西医治疗的不足。

(一)病因病机

乳腺癌的病性为本虚标实,本虚以肝、脾、肾为主,标实以气滞、血瘀、痰浊、热毒为多。唐汉钧认为乳腺癌是机体正气虚弱,外邪入侵导致气血瘀滞,邪浊交结所致,正虚包括脏腑功能减退,气血阴阳失调,机体抗病能力的降低等内环境失调;邪实包括各种致病因素导致气滞、血瘀、痰凝、湿聚等互相交结。金静愉认为乳腺癌的病因虽有情志、饮食、体质、外因等因素,但总体病机以痰瘀阻络、化热成毒为主。王桂绵认为乳腺癌多由于忧思郁怒、邪毒内蕴而生。气滞、毒邪是发病之因,正气受损,瘀血阻滞,为病之渐,痰浊内停为病之成。郁在气分、毒在血分,郁毒互结,而成乳岩。宁全福等认为乳腺癌的病因病机可概括为肝郁气滞,冲任失调,热毒瘀结。

总体来说乳腺癌的发生及其机制离不开一个“郁”字,在病因上为情志抑郁,忧思恼怒;在病机上则为肝气郁结,气火内盛。

乳腺癌病因病机的复杂性需要我们开展中医病因与现代医学不同角度和不同层次客观指标的关联规律研究,并且要进行复杂调控网络的关系、动态演变研究,多学科技术和方法的交叉融合有助于乳腺癌中医病因病机的科学阐释。

(二)治则治法

目前治疗乳腺癌的大法概括起来有:疏肝清热、清肝解郁、养血调肝、益气养荣、清气化痰、大补气血、健脾和胃、滋阴补肾、活血养血、清热解毒等。

王居祥指出乳腺癌的治疗重点在于“调肝清热、益肾助阳”,疏肝之中勿忘清火,即清郁热、清痰热、清瘀热。卞卫和提出术后整个治疗过程中应以益气活血为基本大法,益气扶正治其本,活血化瘀治其标,通过中药扶助正气,调整机体趋于平衡,使正气恢复,达到正胜邪消的目的,增强机体对癌细胞的耐受性,控制癌细胞的增殖和活动,从而提高生存期。宁全福认为治疗乳腺癌应强调从肝郁出发,以疏肝解郁为主,在坚持疏肝解郁的基础上,配合消肿散结、清热解毒、通络止痛、益气养血、滋补肝肾等法,随证变通,可取得良好效果。王桂绵认为治疗乳腺癌重点是健脾化痰,同时应针对病因予以疏肝解郁、清热解毒。

(三)辨证论治

目前对乳腺癌的辨证分型,各地尚不统一。但总的依据阴阳盛衰、气血虚实、脏腑病机,以及邪毒性质进行归类分型。这些证型基本能反映乳腺癌病情发展的不同阶段的规律。

余桂清将乳腺癌分为 4 型,即肝郁气滞型、脾虚痰湿型、瘀毒热结型、气血双亏型,分别予以:疏肝理气,养血散结(以逍遥散加减);健脾祛湿,散结化痰(以六君子汤加减);解毒化痰,扶正祛邪(以桃红四物汤加减);益气养血,温阳解毒(以八珍汤加减)治疗,同时在中医辨证分型的基础上,有选择地加以 1~2 味具有现代药理研究结果的中药。如出现肺转移,常投以沙参、麦冬、鱼腥草、贝母、百部等;如出现肝转移,常投以茵陈、龙葵、八月札、凌霄花等;如出现骨转移,常投以续断、牛膝、透骨草、木瓜、威灵仙等。刘胜等对 302 例乳腺癌术后患者进行回顾性分析和多元统计,建立了乳腺癌术后的分型标准,将术后患者分为气虚、阴虚、肝郁、冲任失调及脾虚痰湿型,对于提纲挈领地辨治乳腺癌术后患者,具有一定的指导意义。龙浩等将 34 例晚期乳腺癌患者分为热毒蕴结、气滞血瘀型,气血亏虚、冲任失调型,肝肾阴亏、痰湿内阻型 3 型,分别予龙胆泻肝汤合柴胡疏肝散加减、八珍汤合逍遥散加减、一贯煎合参苓白术散加减治疗,同时对体质尚好者,配合生物碱、内分泌,以及免疫治疗。结果发现患者的中为生存期为 13.6 个月,卡氏评分提高的患者达 85.3%(29/34)。田劭丹等认为乳腺癌患者早、中期多为肝郁气滞,冲任不调,痰瘀互结之实象,晚期多为气血亏虚之虚象,治疗上对证予以逍遥散加减、二至丸合二仙汤加减、化岩汤加减、归脾汤加减治疗治疗。

(四)存在问题及展望

中医药治疗从整体出发,调整机体阴阳、气血、脏腑功能的平衡,结合内治和外治,根据不同的临床证候,因人因时而异,灵活变通,辨证施治,对乳腺癌术后并发症及减轻乳腺癌放化疗等辅助疗法所致的毒副反应具有积极意义,对增进乳腺癌术后患者的体质恢复,改善患者的生存质量,提高生存率,降低发病率等都有着重要的临床意义和广泛的应用前景。但是总体来说中医药在乳腺癌综合治疗中地位不高,临床研究尚处于摸索阶段,没有统一的辨证及疗效标准;大样本临床观察少;实验研究少;没有研发出疗效显著、服用方便的制剂等。如何发挥中医药、中西医结合优势;如何从现代科学的角度阐明中医药治疗乳腺癌的机制,探究中医药治疗乳腺癌的作用机制和确切疗效,增强中医治疗的可信性;如何引用流行病学的调查方法,进行大样本调查及科学统计,以得出具有客观性、系统性和可重复性的结果,为中医药治疗乳腺癌提供确实的临床基础和依据是我们所面临的严峻挑战。

(宋萌萌)

第四节　原发性肝癌

一、概述

原发性肝癌(primarylivercancer,PLC)可起源于肝细胞、胆管上皮细胞、内皮细胞,以及结缔组织间质细胞,是最常见的恶性肿瘤之一。全球肝癌发病人数约为79.2万人,死亡人数约为81.8万人,其中大约47%发生在中国,中国肝癌发病人数约为36.2万人,死亡人数约为31.6万人。我国肝癌中,肝细胞癌(HCC)占80%～90%,其次为胆管细胞癌和混合细胞癌。本病起病隐匿,进展迅速,疗效差,病死率高。本病可发生于任何年龄,以40～49岁为多,男女比(2～5):1。原发性肝癌属于中医学中"肝积""臌胀""瘀黄""肥气""积聚"等范畴。

二、病因病机

(一)西医发病机制

1.病毒性肝炎

乙型肝炎和丙型肝炎病毒感染作为肝癌的直接病因目前尚未得到证实,但是就目前研究认为肯定与肝癌的发生密切相关。依据如下:①流行病学结果提示病毒性肝炎与原发性肝癌的发病率的地理分布相一致;原发性肝癌患者中约1/3有慢性肝炎史;高发区人群HBsAg阳性率高于低发区。②组织学显示肝癌细胞中有HBsAg存在。③分子生物学证实乙肝病毒的DNA序列可整合到宿主肝细胞核DNA中。

2.肝硬化

一般认为血吸虫性肝纤维化、胆汁性和淤血性肝硬化与原发性肝癌的发生无关。在欧美国家肝癌常发生在酒精性肝硬化的基础上,而我国与病毒性肝炎有关。依据如下:①原发性肝癌合并肝硬化者占 50％～90％。②病理发现肝癌合并肝硬化多为肝炎后的大结节性肝硬化。

3.黄曲霉素（AF）

黄曲霉素 B₁ 是具有强烈毒性的致癌物质,被列为一类致癌物。依据如下:①流行病学发现在粮油、食品受 B₁ 黄曲霉素污染严重的地区,肝癌的发病率高。②动物实验发现 AF 可使多种动物急性和慢性中毒,急性中毒主要是肝坏死、出血、肾炎和肺充血,慢性主要致突变、致畸和致癌作用。

4.饮用水污染

目前研究提出,饮用水是独立于肝炎病毒感染和黄曲霉素等以外的肝癌危险因素,其有机致癌物质(如六氯苯、苯并芘等)污染与发病密切相关。

5.其他化学物质

乙醇等。

（二）中医病因病机

中医的肝癌,可说是包括肝脏所有之"邪"积,尤以蕴毒为最。《中藏经》曰:"痈疽疮毒之所作也,皆五脏六腑蓄毒不流则生矣。"宋代杨士瀛《仁斋直指方》亦云:"癌者,上高下深,岩穴之状,颗颗累垂……毒根深藏,穿孔透里。"这些论述明确指出了癌症发病过程中毒邪的致病性、侵袭性及转移性。

中医学文献中虽无原发性肝癌这一病名,但类似的记载十分丰富,如《灵枢·水胀》谓:"腹胀身皆大,大与肤胀等也,色苍黄,腹筋起,此其候也。"中医藏象学说认为,主疏泄及藏血是肝的两大主要生理功能。《临证指南医案·肝风》有"肝体阴而用阳"之说。肝癌的病位在肝,病机责于肝气郁结凌脾而致脾气亏虚;肝郁化火伤阴导致肝阴受损,肝肾精血同源,连及肾水匮乏;肝胆互为表里,肝失疏泄则胆汁排泄不畅,胆腑功能失调。肝为刚脏,特性主升散、调达,故肝癌为病,阴虚阳亢者多,阳虚阴盛者少,常见肝火内盛的阳亢征象,如《西溪书屋夜话录》中云:"肝火燔灼,游行于三焦,一身上下内外皆能为病,难以枚举,如目红颧赤,痉厥狂躁,淋秘疮疡,善饮烦渴,呕吐不寐,上下血溢皆是"。

中医学认为肝癌的病机是由于正气亏虚,肝郁气滞,湿、热、毒蕴积于肝胆脾胃所致,病变与肝胆脾胃功能失调有关,其病位在肝。

三、病理

（一）分型

1.病理大体分型

（1）巨块型:最多见,大小癌块直径＞10 cm 者称之,结节数量可呈单个、多个或融合成块,形状多为圆形,质地坚硬,呈膨胀性生长,此类癌块组织易出现坏死,引起肝破裂。

（2）结节型:为大小、结节数目不等的癌结节组成,一般直径 5 cm 左右,多位于肝右叶,与周围组织界限不如上型清楚,常伴有肝硬化。

（3）弥漫型:为米粒状至黄豆大小的癌结节组成,分布于全肝,肉眼不易与肝硬化区别,肝大不明显甚至缩小。

（4）小癌型:是指早期、体积较小的肝癌,标准为单个结节最大直径＜3 cm 或癌结节数不超过 2 个,最大直径之和＜3 cm。

2.病理细胞学分型

(1)肝细胞型:此型占肝癌的90%,癌细胞由肝细胞发展而来。

(2)胆管细胞型:此型较少见,由胆管细胞发展而来。

(3)混合型:此型更为少见,为上述两型同时存在或呈过渡形态,既不像肝细胞,又不像胆管细胞。

(二)转移途径

1.血行转移

肝内血行转移是发生最早,也是最常见的转移方式,为肿瘤侵犯肝内门静脉分支形成瘤栓,然后脱落后在肝内引起多发性转移灶。如门静脉干支癌栓形成可导致门脉高压。血行肝外转移最常见的部位是肺,其次是肾上腺、骨、肾、脑等部位。

2.淋巴转移

以肝门部淋巴结转移最多,也可转移至胰、脾、主动脉旁淋巴结、锁骨上淋巴结。

3.种植转移

较少见,从肝脏脱落的癌细胞可种植于腹膜、胸腔、横膈等处引起血性胸腔积液、腹水,种植于盆腔在卵巢形成较大肿块。

四、诊断与鉴别诊断

(一)临床表现

原发性肝癌早期起病隐匿,早期缺乏典型症状。临床上将经 AFP 检测和/或 B 超发现而缺乏临床症状和体征的早期小肝癌称之"亚临床肝癌"或"Ⅰ期肝癌"。中晚期常见的症状和体征有以下几个。

1.主要症状

肝区疼痛、乏力、食欲缺乏及消瘦是肝癌较为典型的临床症状。

(1)肝区疼痛:是肝癌最为常见的症状,多为持续性胀痛或钝痛,为迅速增长的肿瘤细胞使肝包膜牵拉所致。如肿瘤细胞生长缓慢则可完全无痛或轻微疼痛,疼痛与肿瘤的部位有关,如侵犯膈肌可出现右肩和右背放射性疼痛;向后生长可出现腰痛。当出现剧烈而突发性疼痛或伴有腹膜刺激征时,应警惕癌结节破裂出血的可能。

(2)消化不良症状:为首发症状时,常易被忽视。

(3)乏力、消瘦、全身衰竭,晚期患者可呈恶病质。

(4)发热:一般为低热,多为持续性午后低热,除外感染因素外,主要原因是癌热,与肿瘤代谢旺盛,肿瘤坏死产物吸收有关。

(5)转移灶症状:①肿瘤转移之处可出现相应的症状,有时可成为本病的首发症状,故应引起注意。如转移至肺可出现咳嗽、咯血;②胸膜转移可出现胸痛和血性胸腔积液;③癌栓栓塞肺动脉或其分支可引起肺梗死,出现突发性严重胸痛和呼吸困难;④癌栓阻塞下腔静脉可出现下肢严重水肿甚至血压下降;⑤癌栓栓塞肝静脉导致 Budd-Chiari 综合征;⑥骨转移可出现局部疼痛乃至病理性骨折;⑦脊柱转移可出现局部疼痛甚至截瘫;⑧脑转移可出现相应的临床症状和体征甚至脑疝形成。

(6)伴癌综合征:是指癌肿本身代谢异常或癌组织对机体发生各种影响引起的内分泌或代谢方面紊乱而引起的临床综合征称之伴癌综合征。常见的有以下几种。

1)自发性低血糖症:10%~30%的患者可出现,严重者可导致昏迷、休克甚至死亡。原因如下。①肝细胞能异位分泌胰岛素或胰岛素样物质;②肿瘤抑制胰岛素酶使其降解减少;③肿瘤分泌β细胞刺激因子使胰岛素合成分泌增多;④癌组织消耗葡萄糖增多。

2)红细胞增多症:2%~10%患者可出现,与循环系统中促红细胞生成素增多有关。

3)罕见的还有高血钙、高血脂、类癌综合征、性早熟和促性腺激素分泌综合征、皮肤卟啉症和异常纤维蛋白原血症等。

2.体征

(1)进行性肝大:是最常见的具有特征性的体征。肝脏质地坚硬,表面凹凸不平,可触及结节或巨块,边沿不整齐,常有不同程度的压痛。如突出右肋弓或剑突下可出现局部饱满或隆起;如位于膈面可出现膈面抬高而在肝下缘触不到肝脏;有时可闻及肝区血管杂音(系由于巨大的癌肿压迫肝动脉或腹主动脉、或丰富的血供所致)或肝区摩擦音(肝包膜受累所致)。

(2)肝硬化征象:多见于合并肝硬化和门脉高压的患者,可有脾大、腹水甚至侧支循环的建立。脾大主要是门静脉或脾静脉内癌栓形成或外肿块压迫所致;腹水一般为漏出液,一旦出现,增长迅速,往往为顽固性腹水,肿瘤侵犯肝包膜或向腹腔内破溃,以及凝血机制障碍可出现血性腹水。

(3)黄疸:一般为晚期患者的常见体征,当肝癌广泛浸润是引起肝细胞损害出现肝细胞性黄疸;当肿瘤侵犯肝内胆管或肝门淋巴结转移肿大压迫胆道可出现进行性梗阻性黄疸;当肿瘤坏死组织和血块脱落入胆道引起急性胆道梗阻出现梗阻性黄疸。

(二)诊断要点

1.实验室检查

(1)肿瘤标志物 AFP 的检测:就肝癌而言,AFP 仍是特异性最强的标志物和诊断肝癌的主要指标。

诊断标准:① AFP>500 μg/L,持续 4 周。② AFP 由低浓度逐渐升高不降。③ AFP 在200 μg/L 以上的中等水平持续 8 周。注意除外妊娠、生殖腺胚胎瘤、少数转移性肿瘤如胃癌、肝炎、肝硬化。

AFP 在慢性肝病中的变化:20%~45%慢性肝病中 AFP 呈低浓度阳性,一般波动在25~200 μg/L,一般 ALT 与病情呈同步关系;如 AFP 呈低浓度阳性(50~200 μg/L)持续大于 2 个月,ALT 正常,应警惕亚临床肝癌的存在。

AFP 异质体:原发性肝癌、继发性肝癌、生殖腺胚胎瘤和良性肝病等均可合成 AFP,但是 AFP 在糖链上的结构有所差异,在糖基化过程中表现与植物凝集素如扁豆凝集素(LCA)和刀豆凝集素(ConA)反应时呈现不同的亲和性,从而分出不同的异质体。应用亲和层析和电泳技术可将 AFP 分为 LCA 结合型(AFP-R-L)和 LCA 非结合型(AFPN-L)。临床意义一是可作为良恶性肝病的鉴别指标之一,肝癌患者 AFP-R-L 明显高于良性肝病;二是对小肝癌有一定的诊断价值,因为 AFP 异质体对肝癌的诊断不受 AFP 的浓度、肿瘤的大小和病期早晚的影响。

AFP 单克隆抗体:较现有 AFP 的异种多克隆抗体更敏感、特异性更强;近年来已用此开展大量的动物实验研究(如核素扫描和导向治疗),目前正逐步向临床过渡。

(2)血清酶学检查:目前已有数十种血清酶检测用于肝癌的诊断,对肝癌的诊断有一定的价值,但是对肝癌诊断的敏感性抑或特异性不尽人意;或者操作复杂、实验的稳定性及重复性差,目前尚无任何酶学检查可代替 AFP 的检测。在诊断困难时可选用 2~3 项联合检测,有望提高肝癌的检出率。目前比较成熟的、可与 AFP 互补的有 GGT-2、ALP-1。

2.影像学检查

(1)B 超检查：为本病的首先检查方法，尤其适用于普查的筛选，本法的优点是迅速、准确、价廉、无创伤性、可重复检查，可显示直径＞2 cm 的肿瘤，并可定位，结合 AFP 检查更具有诊断价值。现彩色多普勒血流成像还可提供病灶血流情况，有助于良恶性病变的鉴别。

(2)CT 检查：增强 CT 扫描，有助于良恶性病变的鉴别。如结合肝动脉造影可发现直径＜1.0 cm的肿瘤，是目前诊断小肝癌或微小肝癌的最佳方法（图 9-1）。

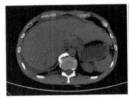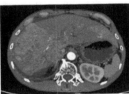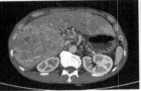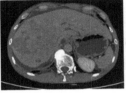

图 9-1　中上腹部 CT

肝脏右叶见一巨大团块状稍低密度影，密度较均匀，边界较清晰；图示，增强动脉期见明显斑片状不均匀强化，门脉期见更明显强化，延迟期强化下降，部分呈低密度，呈现混杂密度影，增强后肝左叶见一不规则强化影，动脉期见明显强化，门脉期强化更明显强化，延迟期强化下降；门脉主干及右支内见对比剂充盈缺损；腹腔大量积液

(3)MRI 检查：能清楚显示癌内结构特征，对显示子瘤和癌栓有价值。

(4)DSA 血管造影（数字减影肝动脉造影）：意义同上。

(5)正电子发射计算机断层成像（PET/CT）：探测肿瘤远处转移最有效的影像学方法，可较全面的评估患者病情，确定肿瘤分期，协助临床确定个体化治疗方案。

3.病理及细胞学检查

肝癌病理诊断的标本主要来自：①细针穿刺活检组织；②腹腔镜及术中活检组织；③腹水及腹腔冲洗液；④血液。

（三）鉴别诊断

1.中医鉴别诊断

肝癌一病在中医学中与肝积相类似，隋朝巢元方在《诸病源候论》中记载："诊得肝积，脉弦而细，两胁下痛，邪走心下，足胫寒，胁下痛引少腹……身无膏泽，喜转筋，爪甲枯黑。"与积聚证候相似。本病当与"痞满""水肿"相鉴别。

与痞满相鉴别，两者均可出现脘腹部痞塞不行，胀满不舒症状，但痞满无论病之轻重，均触之无形，按之柔软，压之无痛，系自觉症状，如《伤寒论》中言"但满而不痛者，此为痞"。另外痞满的部位多为心下胃脘处；而肝癌与积聚相似，除了腹部胀满外，多是触之有形，压之痛楚，且日久可出现黄疸、鼓胀等症，更有甚者腹部胀满膨大，状如蛙腹，至死不消。

与水肿相鉴别，两者都会有四肢、躯体的水肿。肝癌多在晚期出现，以腹部胀大为主，可有四肢水肿，多兼有面色青晦，面颈部有血痣赤缕，胁下癥积坚硬，腹皮青筋显露。而水肿多从眼睑开始，继而延及头面和肢体，或者从下肢开始，而后遍及全身，多伴有面色苍白，倦怠。

2.西医鉴别诊断

(1)肝硬化：病程发展缓慢，肿大的肝脏仍保持正常的轮廓。B 超检查、核素扫描及血清 AFP 测定有助于鉴别。肝硬化呈结节状，或肝脏萎缩，放射性核素肝扫描图上表现为放射性稀疏区时不易鉴别。应密切观察,动态观察血清 AFP。

(2)继发性肝癌:病程发展相对较缓慢。主要鉴别方法是寻找肝脏以外有无胃肠道、泌尿生殖系统、呼吸系统、乳腺等处原发灶。

(3)肝脓肿:一般都有化脓性感染或阿米巴肠病病史和寒战发热等临床表现。肿大肝脏表面无强节,但多有压痛。B 超检查肝区内有液性暗区。

(4)肝棘球蚴病:右上腹或上腹部有表面光滑的肿块,患者一般无明显的自觉症状。肝棘球蚴皮内试验阳性可资鉴别。

(5)肝外肿瘤:腹膜后的软组织肿瘤,来自肾、肾上腺、胰腺、结肠等处的肿瘤也可在上腹部呈现肿块。超声及 CT(电子计算机 X 线断层扫描)其他检查有助于区别肿块的部位和性质。

(6)肝良性占位病变:肝血管瘤、多囊肝、肝腺瘤等可应用 CT、核素血池扫描、MRI 和超声检查帮助诊断。

(四)分期

1.AJCC 分期

(1)T 原发肿瘤。

T_x:原发肿瘤大小无法测量。

T_0:没有原发肿瘤的证据。

T_1:单个肿瘤结节,无血管浸润。

T_2:单个肿瘤结节,伴有血管侵润;或多个肿瘤结节,$\leqslant 5$ cm。

T_3:多个肿瘤结节,>5 cm;或肿瘤侵犯门静脉或肝静脉的主要分支。

T_4:肿瘤直接侵犯除胆囊以外的附近脏器;或穿破内脏腹膜。

(2)N 区域淋巴结。

N_x:淋巴结转移情况无法判断。

N_0:无局部淋巴结转移。

N_1:有局部淋巴结转移。

(3)M 远处转移。

M_x:无法评价有无远处转移。

M_0:无远处转移。

M_1:有远处转移。

2.临床分期

Ⅰ期:$T_1 N_0 M_0$。

Ⅱ期:$T_2 N_0 M_0$。

Ⅲ$_a$期:$T_3 N_0 M_0$。

Ⅲ$_b$期:$T_4 N_0 M_0$。

Ⅲ$_c$期:任何 T $N_1 M_0$。

Ⅳ期:任何 T 任何 N M_1。

3.肝癌的中国分期

(1)Ⅰ$_a$:单个肿瘤最大直径<3 cm,无癌栓、腹腔淋巴结及远处转移;肝功能分级 Child A。

(2)Ⅰ$_b$:单个或两个肿瘤最大直径之和<5 cm,在半肝,无癌栓、腹腔淋巴结及远处转移;肝功能分级 Child A。

（3）Ⅱ$_a$：单个或两个肿瘤最大直径之和＜10 cm，在半肝或两个肿瘤最大直径之和＜5 cm，在左、右两半肝，无癌栓、腹腔淋巴结及远处转移；肝功能分级 Child A。

（4）Ⅱ$_b$：单个或两个肿瘤最大直径之和＞10 cm，在半肝或两个肿瘤最大直径之和＞5 cm，在左、右两半肝，或多个肿瘤无癌栓、腹腔淋巴结及远处转移；肝功能分级 Child A。肿瘤情况不论，有门静脉分支、肝静脉或胆管癌栓和/或肝功能分级 Child B。

（5）Ⅲ$_a$：肿瘤情况不论，有门静脉主干或下腔静脉癌栓、腹腔淋巴结或远处转移之一；肝功能分级 Child A 或 B。

（6）Ⅲ$_b$：肿瘤情况不论，癌栓、转移情况不论；肝功能分级 Child C。

五、治疗

（一）综合治疗原则

目前，将肿瘤分期治疗方案和预期生存相结合的唯一分期系统是巴塞罗那分期系统。A 期（早期）：根治性治疗如肝切除及肝移植等，5 年存活率达 50％～70％；B 期（中期）：肝动脉栓塞化疗及其他局部肿瘤微创治疗综合治疗；C 期（晚期）：可以进入临床试验如分子靶向新药的治疗，可考虑联合局部微创治疗。对 B、C 期患者，包括射频消融、瘤内无水乙醇注射、聚焦超声、热疗等局部治疗手段的应用及分子靶向治疗如索拉非尼的临床应用已经为大家熟悉。我们的临床实践中注重多种介入治疗的序贯应用，并且口服中药扶正抗癌，增效减毒贯穿始终，3 年生存率20％～40％；D 期（终末期）：最佳支持治疗，1 年存活率 10％。

治疗注意事项：①强调整合治疗以提高疗效和防止复发；②治疗中要注意保护肝脏功能；③以提高患者生活质量为重点。

治疗方法。①手术治疗：早期根治性肝切除术（肿瘤不超过 2 个、无肝内外转移、无静脉癌栓等）、肝移植（小肝癌）和姑息性切除治疗（多发性肿瘤、周围脏器受侵犯等）；②非手术治疗：局部治疗（肿瘤直径＜5 cm、病灶不超过 3 处、患者全身状况差等）、TACE（无法切除的中晚期肝癌）、化疗、放疗（患者全身状况好、肝功基本正常的局限性肿瘤等）、生物治疗、分子靶向治疗、中医中药治疗；③其他治疗：参加临床试验。

由于我国大多数患者有乙肝和/或肝硬化背景，肝功能障碍及多灶复发是肝癌各种现代医学手段的主要治疗难点，多学科综合治疗，为患者制定最佳的个体化治疗方案为业界共识。而中医药以整体观为指导，强调个体化的辨证论治，注重肝功能的保全，具有使用方便、毒副反应小、应用范围广的特点，其特色和优势恰与现代医学取长补短，在肝癌的综合治疗中占有重要地位。

（二）西医治疗

肝癌综合治疗体系的特点是多学科参与、多种治疗方法共存，不同时期乃至不同治疗方案的组合和先后顺序都是目前临床治疗策略中经常需要考虑的问题。故多学科诊疗团队（MDT）的诊疗模式是目前主流的诊疗模式，其中可治愈或者潜在可治愈患者的 MDT 目前依然是外科为主的综合治疗模式，而不可治愈患者则是以介入为基础的综合治疗模式。

1.外科手术切除和肝脏移植

完整的切除肿瘤并保留足够的正常肝组织是患者取得长期生存的重要治疗手段。为保证术后患者有足够的肝功能，《原发性肝癌诊疗指南（2022 年版）》（以下简称指南）指出手术必要条件，包括 Child-Pugh A 级，ICG 15 分钟滞留率（ICG-R15）＜30％，有慢性肝病、肝损伤、肝硬化患者剩余肝脏体积应＞40％，无肝硬化或肝纤维化者剩余肝脏体积应＞30％。技术上，采用入肝及出肝血流控制、术前三维可视化及腹腔镜可以有效地减少术中、术后并发症,有利于患者早期康复。对于 CNLC Ⅱb、Ⅲa 期、Ⅲb 期(肝门淋巴结转移)以及肝功能差的患者并不首选推荐手术,但可通过转化治疗创造手术条件,在转化治疗中包括肝功能不足的转化治疗以及抗肿瘤的转化治疗;对肝储备功能不足,经门静脉栓塞(PVE)肿瘤所在的半肝以及联合肝脏分隔和门静脉结扎的二步肝切除术(ALPPS),可以短期内改善肝功能以获得手术机会。其他局部抗肿瘤(消融、肝动脉灌注栓塞术)及系统抗肿瘤治疗(免疫治疗、靶向治疗)在围手术期的应用还在探索中,但均为降期治疗的重要手段。

肝移植是肝硬化失代偿不适宜手术或消融的患者获得长期生存的重要治疗手段,但因肝源有限,需严格把握指针,在国内众多的标准中,一致认为无血管侵犯、淋巴结及肝外转移是前提,但肿瘤大小及数目不一致,指南中采用的是美国加州大学旧金山分校(UCSF)标准;符合标准患者在等待肝源期间,可接受桥接治疗,成功降期治疗后接受肝移植的患者较未接受肝移植患者预后好,但降期治疗是否降低移植术后复发,证据有限。

总体来说,虽然证据等级不高(证据等级 4,推荐 B),在非手术治疗方式取得长足进步的情况下,包括 TACE 以及靶向免疫治疗在内的各种非手术治疗手段控制肿瘤的良好效果为中晚期肝癌患者接受手术治疗提供可能。因此,肝癌患者由之前的手术切除模式向手术、转化+手术以及手术+辅助治疗的综合模式转变。

2.消融治疗

尽管外科手术被认为是肝癌根治性治疗的首选治疗方式,但由于大多数患者合并有不同程度的肝硬化,部分患者不能耐受手术治疗。目前已经广泛应用的消融治疗,具有对肝功能影响少、创伤小、疗效确切的特点,在一些早期肝癌患者中可以获得与手术切除相似的疗效。

肝癌消融治疗是借助医学影像技术的引导,对肿瘤病灶靶向定位,局部采用物理或化学的方法直接杀灭肿瘤组织的一类治疗手段。主要包括 RFA、微波消融(MWA)、无水乙醇注射治疗(PEI)、冷冻消融(CRA)、高强度超声聚焦消融(HIFU)、激光消融(LA)、不可逆电穿孔(IRE)等。消融治疗常用的引导方式包括超声、CT 和 MRI,其中点。CT、MRI 可以用于观察和引导常规超声无法探及的病灶。CT、MRI 引导技术还可以应用于肺、肾上腺、骨等肝癌转移灶的消融治疗。

消融的路径有经皮、腹腔镜、开腹或经内镜四种方式。大多数的小肝癌可以经皮穿刺消融,具有经济、方便、微创等优点。位于肝包膜下的肝癌、特别是突出肝包膜外的肝癌经皮穿刺消融风险较大,影像学引导困难的肝癌或经皮消融高危部位的肝癌(贴近心脏、膈肌、胃肠道、胆囊等),可以考虑采用经腹腔镜消融、开腹消融或水隔离技术的方法。

消融治疗主要适用于 CNLC Ⅰa 期及部分 Ⅰb 期肝癌(即单个肿瘤、直径≤5 cm;或 2～3 个肿瘤、最大直径≤3 cm);无血管、胆管和邻近器官侵犯以及远处转移,肝功能 Child-Pugh A/B 级者,可以获得根治性的治疗效果(证据等级 1,推荐 A)。对于不适合手术切除的直径 3～7 cm 的单发肿瘤或多发肿瘤,可以联合 TACE 治疗,其效果优于单纯的消融治疗(证据等级 1,推荐 B)。

(1)目前常用消融治疗手段如下。

RFA:RFA 是肝癌微创治疗常用消融方式,其优点是操作方便、住院时间短、疗效确切、消融范围可控性好,特别适用于高龄、合并其他疾病、严重肝硬化、肿瘤位于肝脏深部或中央型肝癌的患者。对于能够手术的早期肝癌患者,RFA 的无瘤生存率和总生存(OS)率类似或略低于手术切除,但并发症发生率低、住院时间较短(证据等级 1,推荐 A)。对于单个直径≤2 cm 的肝癌,有证据显示 RFA 的疗效与手术切除类似,特别是位于中央型的肝癌(证据等级 3,推荐 A)。RFA 治疗的技术要求是肿瘤整体灭活和具有足够的消融安全边界,并尽量减少正常肝组织损伤,其前提是对肿瘤浸润范围的准确评估和卫星灶的识别。因此,强调治疗前精确的影像学检查。超声造影技术有助于确认肿瘤的实际大小和形态、界定肿瘤浸润范围、检出微小肝癌和卫星灶,尤其在超声引导消融过程中可以为制定消融方案灭活肿瘤提供可靠的参考依据。

MWA:近年来 MWA 应用比较广泛,在局部疗效、并发症发生率以及远期生存方面与 RFA 相比均无统计学意义(证据等级 1,推荐 A)。其特点是消融效率高、所需消融时间短、能降低 RFA 所存在的"热沉效应"。利用温度监控系统有助于调控功率等参数,确定有效热场范围,保护热场周边组织避免热损伤,提高 MWA 消融安全性。至于 MWA 和 RFA 这两种消融方式的选择,可以根据肿瘤的大小、位置,选择更适宜的消融方式。

PEI:PEI 对直径≤2 cm 的肝癌消融效果确切,远期疗效与 RFA 类似,但>2 cm 的肿瘤局部复发率高于 RFA(证据等级 2,推荐 B)。PEI 的优点是安全,特别适用于癌灶贴近肝门、胆囊及胃肠道组织等高危部位,但需要多次、多点穿刺以实现药物在瘤内的弥散作用。

(2)消融治疗要点:①消融治疗适用于 CNLC Ⅰa 期及部分 Ⅰb 期肝癌(即单个肿瘤、直径≤5 cm;或 2～3 个肿瘤、最大直径≤3 cm),可以获得根治性的治疗效果。对于不能手术切除的直径 3～7 cm 的单发肿瘤或多发肿瘤,可以联合 TACE 治疗。②对于直径≤3 cm 的肝癌患者,消融治疗的无瘤生存率和 OS 率类似或稍低于手术切除,但并发症发生率、住院时间低于手术切除。对于单个直径≤2 cm 的肝癌,消融治疗的疗效类似于手术切除,特别是中央型肝癌。③RFA 与 MWA 在局部疗效、并发症发生率以及远期生存方面,两者无显著差异,可以根据肿瘤的大小、位置来选择。④PEI 对直径≤2 cm 的肝癌远期疗效与 RFA 类似。PEI 的优点是安全,特别适用于癌灶贴近肝门、胆囊及胃肠道组织等高危部位,但需要多次、多点穿刺以实现药物在瘤内的弥散作用。⑤消融治疗后定期复查动态增强 CT、多参数 MRI 扫描、超声造影和血清学肿瘤标志物,以评价消融效果。

由于消融创伤小、疗效肯定、对肝功能影响较小,可以预见的是肝癌的消融治疗将必然会随着消融技术和设备的不断提升而更加广泛。此外,研究表明消融可以增强肝癌相关抗原 T 细胞应答,调节机体抗肿瘤自身免疫反应,极具前景,值得进一步探索。

3.经动脉化疗栓塞

经动脉化疗栓塞(TACE)是肝癌常用的非手术治疗方法。

(1)TACE 的基本原则:①要求在 DSA 下进行;②必须严格掌握治疗适应证;③必须强调超选择插管至肿瘤的供养血管内治疗;④必须强调保护患者的肝功能;⑤必须强调治疗的规范化和个体化;⑥如经过 3～4 次 TACE 治疗后,肿瘤仍继续进展,应考虑换用或联合其他治疗方法,如消融治疗、系统抗肿瘤治疗、放射治疗以及外科手术等。

(2)TACE 适应证:①有手术切除或消融治疗适应证,但由于高龄、肝功能储备不足、肿瘤高危部位等非手术原因,不能或不愿接受上述治疗方法的 CNLC Ⅰa、Ⅰb 和 Ⅱa 期肝癌患者;②CNLC Ⅱb、Ⅲa 和部分Ⅲb 期肝癌患者,肝功能 Child-Pugh A/B 级,ECOGPS 评分 0～2 分;③门静脉主干未完全阻塞,或虽完全阻塞但门静脉代偿性侧支血管丰富或通过门静脉支架置入可以恢复门静脉血流的肝癌患者;④肝动脉-门脉静分流造成门静脉高压出血的肝癌患者;⑤具有高危复发因素(包括肿瘤多发、合并肉眼或镜下癌栓、姑息性手术、术后 AFP 等血清肿瘤标志物未降至正常范围等)肝癌患者手术切除后,可以采用辅助性 TACE 治疗,降低复发、延长生存;

⑥初始不可切除肝癌手术前的 TACE 治疗,可以实现转化,为手术切除及消融创造机会;⑦肝移植等待期桥接治疗;⑧肝癌自发破裂患者。

(3)TACE 禁忌证:①肝功能严重障碍(肝功能 Child-Pugh C 级),包括黄疸、肝性脑病、难治性腹水或肝肾综合征等;②无法纠正的凝血功能障碍;③门静脉主干完全被癌栓/血栓栓塞,且侧支血管形成少;④严重感染或合并活动性肝炎且不能同时治疗者;⑤肿瘤远处广泛转移,估计生存期<3 个月者;⑥恶病质或多器官功能衰竭者;⑦肿瘤占全肝体积的比例≥70%(如果肝功能基本正常,可以考虑采用少量碘油乳剂和颗粒性栓塞剂分次栓塞);⑧外周血白细胞和血小板显著减少,白细胞<$3.0×10^9/L$。

(4)TACE 治疗注意要点。①提倡精细 TACE 治疗:主要为微导管超选择性插管至肿瘤的供血动脉支,精准地注入碘化油乳剂和颗粒性栓塞剂,以提高疗效和保护肝功能。②DEB-TACE 与 cTACE 治疗的总体疗效无显著差异,但肿瘤的客观有效率方面 DEB-TACE 具有一定的优势(证据等级 1,推荐 B)。③重视局部治疗联合局部治疗、局部治疗联合系统抗肿瘤治疗。④对肝癌伴门静脉癌栓患者,在 TACE 基础上可以使用门静脉内支架置入术联合 125 碘粒子条或 125 碘粒子门静脉支架置入术,有效处理门静脉主干癌栓(证据等级 2,推荐 B)。采用 125 碘粒子条或直接穿刺植入 125 碘粒子治疗门静脉一级分支癌栓(证据等级 4,推荐 C)。⑤外科术后高危复发患者预防性 TACE 治疗(证据等级 1,推荐 A):对肿瘤多发、合并肉眼或镜下癌栓、肿瘤直径> 5 cm 的患者,预防性 TACE 能延长患者 OS 时间和无瘤生存期。

目前,TACE 依然是肝癌治疗中最为重要且常用的方法,HAIC 在乏血供的患者中展现出了值得期待的疗效,而单纯的 TAE 在肝癌治疗中已经较少应用。指南推荐 TACE 可用于 CNLC Ⅰa～Ⅲb 期的治疗(虽然其中Ⅰa 患者是次选),这提示除了终末Ⅳ期肝癌,介入治疗是唯一涵盖了肝癌的几乎所有期别的治疗手段。而即便是Ⅳ期肝癌,介入治疗的诸多手段对于改善临床症状也能观察到积极的效果,可以说是目前肝癌治疗的基石也毫不为过。虽然如此,但需要清晰认识到经皮穿刺血管(不论是静脉还是动脉)超选择治疗肝癌理论上并不是根治性手段,而现阶段的介入手段所获得的治疗效果已经到了一个瓶颈,介入特有的超选择局部治疗在操作技术上已经很难有突破性进展。因此,可以预见的是介入联合系统治疗,包括放化疗、靶向以及免疫治疗,将会是介入治疗肝癌相当长的一段时间的发展重点和方向。因此,指南推荐 TACE 积极地联合消融、靶向、免疫治疗、外放射等手段争取更好的治疗效果。

4.放射治疗

放射治疗分为外放射治疗和内放射治疗。外放射治疗是利用放疗设备产生的射线(光子或粒子)从体外对肿瘤照射。内放射治疗是利用放射性核素,经机体管道或通过针道植入肿瘤内。

(1)外放射治疗

外放射治疗适应证:①CNLC Ⅰa、部分Ⅰb 期肝癌患者,如无手术切除或消融治疗适应证或不愿接受有创治疗,可以酌情考虑采用 SBRT 作为治疗手段(证据等级 2,推荐 B)。②CNLC Ⅱa、Ⅱb 期肝癌患者,TACE 联合外放射治疗,可以改善局部控制率、延长生存时间,较单用 TACE、索拉非尼或 TACE 联合索拉非尼治疗的疗效好(证据等级 2,推荐 B),可以适当采用。③CNLC Ⅲa 期肝癌患者,可以切除的伴门静脉癌栓的肝癌行术前新辅助放射治疗或术后辅助放射治疗,延长生存(证据等级 2,推荐 B);对于不能手术切除的,可以行姑息性放射治疗,或放射治疗与 TACE 等联合治疗,延长患者生存(证据等级 2,推荐 B)。④CNLC Ⅲb 期肝癌患者,部分寡转移灶者,可以行 SBRT,延长生存时间;淋巴结、肺、骨、脑或肾上腺等转移灶,外放射治疗可以减轻转移灶相关疼痛、梗阻或出血等症状,延长生存时间(证据等级 3,推荐 A)。⑤一部分无法手术切除的肝癌患者肿瘤放射治疗后缩小或降期,可以转化为手术切除(证据等级 2,推荐 B);外放射治疗也可以用于等待肝癌肝移植术前的桥接治疗;肝癌术后病理示有 MVI 者、肝癌手术切缘距肿瘤≤1 cm 的窄切缘者,术后辅助放射治疗可以减少病灶局部复发或远处转移,延长患者无瘤生存期(证据等级 3,推荐 C)。

外放射治疗禁忌证:肝癌患者如肝内病灶弥散分布,或 CNLC Ⅳ 期者,不建议行外放射治疗。

外放射治疗实施原则与要点:肝癌外放射治疗实施原则为综合考虑肿瘤照射剂量,周围正常组织耐受剂量,以及所采用的放射治疗技术。肝癌外放射治疗实施要点为,①放射治疗计划制定时,肝内病灶在增强 CT 中定义,必要时参考 MRI 等多种影像资料,可以利用正常肝组织的增生能力,放射治疗时保留部分正常肝不受照射,可能会使部分正常肝组织获得增生。②肝癌照射剂量,与患者生存时间及局部控制率密切相关,基本取决于周边正常组织的耐受剂量。肝癌照射剂量:SBRT 一般推荐≥45～60 Gy/3～10 分次(Fx)、放射治疗生物等效剂量(BED)约 80 Gy(α/β 比值取 10 Gy),病灶可获得较好的疗效;常规分割放射治疗为 50～75 Gy;新辅助放射治疗门静脉癌栓的剂量可以为 3 Gy×6 Fx。具有图像引导放射治疗(IGRT)技术条件者,部分肝内病灶、癌栓或肝外淋巴结、肺、骨等转移灶可以行低分割放射治疗,以提高单次剂量、缩短放射治疗时间,疗效也不受影响甚至可以提高;非 SBRT 的低分割外放射治疗,可以利用模型计算,有 HBV 感染患者的肝细胞 α/β 比值取 8 Gy,肿瘤细胞 α/β 比值取 10～15 Gy,作为剂量换算参考。③正常组织耐受剂量需考虑:放射治疗分割方式、肝功能 Child-Pugh 分级、正常肝(肝脏-肿瘤)体积、胃肠道淤血和凝血功能状况等。④肝癌放射治疗技术:建议采用三维适形或调强放射治疗、IGRT 或 SBRT 等技术。IGRT 优于非 IGRT 技术,螺旋断层放射治疗适合多发病灶的肝癌患者。呼吸运动是导致肝脏肿瘤在放射治疗过程中运动和形变的主要原因,目前可以采取多种技术以减少呼吸运动带来的影响,如门控技术、实时追踪技术、呼吸控制技术以及腹部加压结合 4D-CT 确定内靶区技术等。⑤目前缺乏较高级别的临床证据以支持肝癌患者质子放射治疗(PBT)的生存率优于光子放射治疗。

(2)外放射治疗主要并发症。放射性肝病(RILD)是肝脏外放射治疗的剂量限制性并发症,分典型性和非典型性两种。①典型 RILD:碱性磷酸酶升高≥2 倍正常值上限、无黄疸性腹水、肝大;②非典型 RILD:碱性磷酸酶升高≥2 倍正常值上限、谷丙转氨酶升高＞正常值上限或治疗前水平 5 倍、肝功能 Child-Pugh 评分下降≥2 分,但是无肝大和腹水。诊断 RILD 必须排除肝肿瘤进展、病毒性或药物性所致临床症状和肝功能损害。

(3)质子束放射疗法与内放射治疗:PBT 对于术后复发或残留肝癌病灶(大小<3 cm,数目≤2 个)的疗效与 RFA 相似(证据等级 2,推荐 C)。内放射治疗是局部治疗肝癌的一种方法,包括 90 钇微球疗法、131 碘单抗、放射性碘化油、125 碘粒子植入等。RFA 治疗肝癌后序贯使用 131 碘美妥昔单抗治疗,可以降低 RFA 治疗后局部复发率,改善患者生存(证据等级 2,推荐 C)。粒子植入技术包括组织间植入、门静脉植入、下腔静脉植入和胆道内植入,分别治疗肝内病灶、门静脉癌栓、下腔静脉癌栓和胆管内癌或癌栓。氯化锶(89SrCl2)发射出 β 射线,可以用于靶向治疗肝癌骨转移病灶(证据等级 3,推荐 C)

5.系统抗肿瘤治疗

系统治疗包括分子靶向治疗、免疫治疗、放化疗以及中医治疗等,其中免疫治疗联合抗血管治疗较单用免疫治疗效果好,因抗血管治疗可改善肿瘤微环境,增强 PD1/PD-L1 抗肿瘤疗效,两者起到协同作用。在一线系统抗肿瘤治疗中,阿替利珠单抗或信迪利单抗联合贝伐珠单抗类似物,疗效优于单用贝伐珠单抗。伦伐替尼非劣效于索拉非尼,前者中位 PFS 显著优于后者。FOLFOX4 方案全身化疗也是有效的一线治疗方案。总体来说,系统治疗中索拉非尼的地位愈渐弱化,取而代之的是各种新型靶向药物以及以抗血管为主的靶向药物和以抗 PD-1 为代表的免疫药物的组合,这些新的组合和方案都显著地提高了晚期肝癌预后。可以预料的是,随着研究的深入,靶免治疗这种组合方式必将向中期以及早期肝癌患者推进,有望进一步整体提高肝癌的预后。

6.结语

新版指南对肝癌诊疗策略进行了梳理,继续强调了对于肝癌高危人群的筛查的重要性,规范了各种不同治疗手段的应用条件和范围,明确推荐肝癌 MDT 的诊疗模式以适应临床不同的状况,对于规范肝癌诊疗流程,提高我国诊疗效率和水平具有重要的意义。

但目前限于对肝癌的认识水平,仍需要继续深入研究以不断确立预后及疗效相关的生物标志物以及建立和完善成熟、可靠的治疗策略选择体系。

(三)中医治疗

肝癌的临床表现往往为全身属虚,局部属实,虚实夹杂的证候。虚者多见脾胃气虚或气血两虚;实者多见为气滞血瘀、热毒蕴结,湿热黄疸之证。临证时抓住其主要病机,分清标本虚实,灵活运用益气健脾、清热利湿、清热解毒、祛瘀散结等治则。

1.辨病基本方治疗

中医学对肝癌治疗的记载可追溯到秦汉时期的《神农本草经》,其中用斑蝥、蟾酥、瓜蒂治疗"积病"的药物,至今仍在沿用。中医药治疗肝癌强调对肝疏泄及藏血功能的调节,注重整体辨证,在疏理肝气、清肝凉血同时,并时时顾及健脾气、养肝阴,滋肾水以息肝风。

根据肝癌患者主要以右肋部疼痛、积块为主要临床表现。中医学认为,其发病与饮食不节;脾气虚弱,情志失调,肝气郁结;湿热毒内蕴,久之积而成癌,为本虚标实之证。治宜疏肝理气,健脾利湿,清热解毒,散瘀止痛。选用佛山中医院肿瘤科协定处方——肝积方。

基本方:党参 30 g,白术 12 g,柴胡 15 g,白芍 15 g,土茯苓 30 g,莪术 20 g,牡蛎 30 g(先煎),土鳖虫 15 g,水蛭 10 g,白花蛇舌草 30 g,半枝莲 30 g,薏苡仁 30 g。

方中柴芍四君汤减味加薏苡仁、牡蛎疏肝健脾,理气消积,水蛭、莪术、土鳖虫、白花蛇舌草、半枝莲清热止痛,诸药配伍,疏肝理气,清热解毒,健脾利湿退黄,软坚散瘀止痛,延缓病情发展。

2.辨证论治

(1)肝郁脾虚证。

主症:两肋胀痛,嗳气纳呆,便溏,泛吐酸水,舌淡苔薄白,脉弦。

治法:健脾疏肝理气,消积解毒抑瘤。

方药:肝积方(柴胡 15 g,土茯苓 30 g,白花蛇舌草 30 g,半枝莲 30 g,薏苡仁 30 g,莪术 15 g,土鳖虫 15 g,水蛭 10 g,牡蛎 30 g,党参 15 g,白术 15 g,白芍 15 g)合柴胡疏肝散加减。党参 15 g,白术 15 g,土茯苓 30 g,白花蛇舌草 30 g,半枝莲 30 g,薏苡仁 30 g,莪术 15 g,土鳖虫 15 g,水蛭 10 g,牡蛎 30 g,八月札 20 g,柴胡 15 g,黄芪 20 g,山楂 30 g,神曲 30 g,半夏 10 g,陈皮 10 g。

(2)气滞血瘀证。

主症:右肋下积块,按之质硬,胀痛或刺痛,窜及两肋,舌质紫暗或有瘀斑,苔薄白,脉弦或涩。

治法:理气化瘀,软坚散结。

方药:肝积方合血府逐瘀汤(《医林改错》)加减。桃仁15 g,川红花10 g,当归12 g,生地黄15 g,川芎10 g,赤芍15 g,牛膝15 g,柴胡10 g,山楂30 g,鳖甲20 g(先煎),牡蛎15 g(先煎),甘草6 g。

(3)湿热蕴结证。

主症:右胁下积块,增大较快,发热,口苦口干,面目黄如橘子色,小便短赤,大便干或溏,舌红苔黄腻,脉弦滑数。

治法:清热利湿,疏利肝胆。

方药:肝积方、茵陈蒿汤(《伤寒论》)合龙胆泻肝汤(《医方集解》)加减。茵陈15 g,栀子15 g,大黄9 g,龙胆草10 g,柴胡15 g,黄芩10 g,枳壳15 g,车前草15 g,生地黄10 g,泽泻15 g,木通10 g,甘草6 g。

(4)肝肾阴虚证。

主症:右胁下积块疼痛,低热或午后潮热,五心烦热,或手足心热,口干喜饮,舌红少苔,脉弦细数。

治法:滋补肝肾,扶正抑瘤。

方药:一贯煎(《柳州医话》)合六味地黄丸(《小儿药证直诀》)加减。生地黄15 g,沙参20 g,白芍20 g,麦冬15 g,当归10 g,枸杞子15 g,山茱萸15 g,茯苓15 g,山药20 g,牡丹皮10 g,泽泻10 g,陈皮6 g。

3.辨证加减

(1)黄疸:酌加田基黄、大黄、芒硝或玄明粉、虎杖等,阴黄减清热解毒药酌加干姜、制附片等。

(2)腹胀痛加青陈皮、大腹皮、枳壳、厚朴。

(3)气虚加黄芪或酌加白参、五指毛桃等。

(4)阴虚加知母、地骨皮、沙参、麦冬。

(5)阴虚内热加鳖甲、地骨皮、银柴胡等。

(6)瘀血加桃仁、红花、丹参。

(7)出血加土大黄、蒲公英、血余炭、白及、侧柏叶、生地榆等。

(8)纳呆加谷芽、麦芽、山楂、神曲等。

(9)腹水加赤小豆、葶苈子、猪苓、车前子。

4.辨病选药

辨病用药是指在辨证论治的基础上,可适当选用一些对肝癌有抗癌作用的药物,如白花蛇舌草、半枝莲、龙葵、藤梨根、白背叶根、三棱、莪术、全蝎、土鳖虫、鳖甲、蜈蚣、壁虎、八月札、生南星、生半夏等。

(1)白花蛇舌草,性味甘淡、微苦寒。功效清热解毒、利湿消肿。含三萜类、齐墩果酸、八甾醇类、生物碱、蒽醌、多糖类、强心苷、香豆素等。对白血病和多种实体瘤有显著抑制作用,同时具有增强机体免疫功能作用及抗化学诱变作用,属广谱抗癌中草药。可用于肝癌等多种癌症而属热证者,用法用量:水煎服,每天30~150 g。

(2)半枝莲,性味辛、苦、寒。功效:清热解毒,散瘀消肿。含生物碱、多糖类、黄酮苷、酚类及甾醇类等。体内外实验证实对多种肿瘤均有显著抑制作用,其半枝莲多糖有免疫调节作用,可用于肝癌等多种癌病而属热证者。用法用量:一般与白花蛇舌草同用,各30~150 g,水煎服。

(3)龙葵,味苦,性寒。功效:清热解毒,活血消肿,主治疔疮、痈肿及肿瘤。用量用法30~

100 g,水煎服。

(4)藤梨根(猕猴桃根),性平,味淡、微涩。功效:清热解毒,利湿消肿,用治黄疸、痈肿、疮疖及消化道多种肿瘤。含熊果酸、齐墩果酸、胡萝卜苷等,体内外实验,有抗肿瘤及增强免疫作用,用治消化道癌等多种癌病,用法用量:30～60 g,煎汤或捣汁饮用。如藤虎饮:藤梨根 60 g,虎杖 30 g,共煮水 60 mL,分 2 次内服。

(5)山慈姑,味甘、微辛,性凉。功效:清热解毒,化痰散结。主治:痈肿、疔毒、瘰疬、痰核及肿瘤。含菊甘露聚糖、杜鹃素Ⅰ、Ⅱ及秋水仙碱。动物实验对消化道肿瘤、乳腺癌、肺癌和卵巢癌等有抑制作用,并有抗血管生成及抗菌作用。用法用量:5～15 g,水煎服。山慈姑含抗癌成分秋水仙碱,长期应用会引起血小板减少而有出血倾向,应慎用。

(6)肿节风,味辛、苦,性平。功效:祛风除湿,清热解毒,活血散瘀。主治风湿痹痛、跌打损伤、肺炎、胃肠炎、胆囊炎及肿瘤。肿节风含左旋类没药素甲、异秦皮定、延胡索酸、琥珀酸、黄酮苷、香豆精及挥发油等,动物实验对白血病、肺腺癌、乳腺癌、肉瘤等均有一定抑制作用,以及抗菌、抗病毒作用。用法用量:10～30 g,煎服,宜先煎或久煎。

(7)薏苡仁,味甘淡,性凉。功效:健脾利湿,清热排脓。用治水肿、脾虚泄泻、肺痈、肠痈、扁平疣、带状疱疹等,含薏苡仁酯、硬脂酸、棕榈酸,实验对肝癌、吉田肉瘤、艾氏腹水癌等有杀灭作用,以及免疫促进作用。用法用量 10～60 g,水煎服。

(8)(生)大蒜每天 1 个,切片待片刻氧化后,混合干饭一并食用。另外菱角每天 20 g、赤灵芝每天 20 g,煮水 10 小时,持续服用 5 年。

(9)三棱 15 g,莪术 15 g,半枝莲 15 g,生薏仁 30 g,水煎内服,每天一剂。

(10)蒲公英 30 g,败酱草 30 g,田基王 30 g,生黄芪 24 g,大腹皮 12 g,生熟薏仁各 24 g,水煎服,日一剂。

5.常用中成药

(1)小金丸:主要组成、功能主治、用法用量及禁忌如下。

主要组成:麝香、木鳖子(去壳去油)、制草乌、枫香脂、乳香(制)、没药(制)、五灵脂(醋炒)、当归(酒炒)、地龙、香墨。

功能主治:散结消肿,化瘀止痛。用于痰气凝滞所致的瘰疬、瘿瘤、乳岩、乳癖,症见肌肤或肌肤下肿块一处或数处,推之能动,或骨及骨关节肿大、皮色不变、肿硬作痛。

用法用量:口服,每次 1.2～3.0 g,每天 2 次,小儿酌减。

禁忌:孕妇禁用,过敏体质者慎用。

(2)槐耳颗粒:主要组成、功能主治、用法用量如下。

主要组成:槐耳菌质。

功能主治:扶正固本,活血消癥。适用于正气虚弱,瘀血阻滞,原发性肝癌中不宜手术和化疗者的辅助治疗用药,有改善肝区疼痛、腹胀、乏力等症状的作用。

用法用量:口服,每次 1 包,每天 3 次。1 个月为 1 个疗程。

(3)金龙胶囊:主要组成、功能主治、用法用量及注意事项如下。

主要组成:鲜守宫、鲜金钱白花蛇、鲜蕲蛇等。

功能主治:破瘀散结,解郁通络。用于原发性肝癌,以及胃肠道肿瘤的血瘀郁结证,症见右胁下积块、胸胁疼痛、神疲乏力、腹胀、食欲缺乏等。

用法用量:口服,每次 4 粒,每天 3 次。

注意事项:服药期间出现变态反应者,应及时停药,并给予相应的治疗措施。妊娠及哺乳期妇女禁用。

(4)化癥回生口服液:主要组成、功能主治、用法用量不良反应、注意事项及禁忌如下。

主要组成:益母草、红花、当归、苏木、人参、高良姜、丁香、肉桂、鳖甲胶、大黄、桃仁、熟地黄、紫苏子、白芍、人工麝香等。

功能主治:消癥化瘀。用于癥积、产后瘀血,少腹疼痛拒按,适用于属血瘀气滞型的原发性支气管肺癌及原发性肝癌、卵巢癌等妇科肿瘤。

用法用量:口服。一次 10 mL,一天 2 次。

不良反应:个别患者出现恶心,呕吐,腹泻,腹痛。

注意事项:经期妇女。体质虚弱者,出血性疾病患者慎用。

禁忌:孕妇禁用。

(5)复方斑蝥胶囊:主要组成、功能主治、用法用量如下。

主要组成:斑蝥、人参、黄芪、刺五加、三棱、莪术、半枝莲、女贞子、熊胆粉、山茱萸、甘草等。

功能主治:解毒逐瘀,破血蚀疮,补益肝脾。用于消化道癌、肺癌、妇科癌等。

用法用量:口服,每次 3 粒,每天 2 次。

(6)肝复乐片:主要组成、功能主治、用法用量不良反应及禁忌如下。

主要组成:党参、鳖甲(醋制)、七叶一枝花、白术、黄芪、陈皮、土鳖虫、桃仁、郁金、苏木、柴胡、大黄、桃仁、牡蛎、茵陈、半枝莲、败酱草、茯苓、木通、香附(制)、沉香。

功能主治:健脾理气,化瘀软坚,清热解毒。适用于肝郁脾虚为主症的原发性肝癌,症见上腹肿块、肋胁疼痛、神疲乏力、食少纳呆、脘腹胀满、心烦易怒、口苦咽干等。

用法用量:口服,每次 6 片,每天 3 次。Ⅱ期原发性肝癌疗程 2 个月,Ⅲ期原发性肝癌疗程 1 个月。

不良反应:少数患者服药后出现腹泻,一般不影响继续治疗,多可自行缓解。

禁忌:孕妇忌服。

6.特殊兼证的治疗

(1)肝性脑病:中医药治疗以化痰开窍,凉血清心为主。①紫雪丹 3～6 g,2～3 次/天,口服。②安宫牛黄丸,每次 1 丸,2～3 次/天,口服。③清开灵注射液 60～100 mL,加入 10% 葡萄糖 250 mL 静脉滴注,每天 1～2 次。

(2)肝脏破裂出血:绝对卧床休息,补液输血扩容,应用止血药物,尽快行手术治疗。

(3)肝肾综合征:①复方丹参注射液,川芎嗪注射液,每次 10～20 mL,加入液体糖盐中静脉滴注,每天 1 次。②大黄 45 g(后下),黄芩 20 g,槐花 15 g,白头翁 30 g,苏叶 15 g,生牡蛎 30 g(先煎)。水煎取汁 150～200 mL 保留灌肠,每天 1 次,10 天为 1 个疗程。

7.特色治疗

(1)针刺:章门、期门、肝俞、内关、公孙。疼痛加外关、足三里、支沟、阳陵泉;呃逆加膈俞、内关;腹水加气海、三阴交、水道、阴陵泉、上消化道出血加尺泽、列缺、曲泽、合谷;肝昏迷加少商、涌泉、人中、十宣、太溪。早期以针刺为主,晚期以艾灸为主,针刺以平补平泻法为主,得气后提插捻转,留针 15～20 分钟;疼痛者可留针 20～30 分钟,每隔 5～10 分钟行针 1 次。每天 1 次,10～15 天为 1 个疗程,休息 3～5 天,再开始另 1 个疗程。

(2)穴位注射:针对肝癌疼痛,选取肝俞、内关、外关、公孙、足三里及阿是穴进行穴位予野木瓜注射液或当归注射液进行穴位注射治疗。

（3）贴敷疗法：①癌理痛膏。功能主治为化痰散结，清热解毒，活血止痛，攻毒抗癌。用法用量：外用，敷于癌痛患处，一次 1 贴，每天 2 次，10 天为 1 个疗程；或遵医嘱。②玉龙散。功能主治为温经散寒，活血止痛，用于寒邪着络引起的肿物。用法用量为分为药粉和贴剂两种剂型，外用，敷于患处，每天 1～2 次；或遵医嘱。

（4）中药熏洗疗法：手足麻木方。

组成 1：制附子 40 g，桂枝 40 g，川芎 40 g，淫羊藿 60 g，透骨草 60 g，白芍 40 g。

功效：温阳通络，祛瘀止痛。

用法：上方加水 800 mL，煎 200 mL，沐手足用。

适应证：化疗后周围神经病变、手足综合征。症见：手足末端麻木，青黑，冷痛等。

组成 2：黄芪 200 g，丹参 400 g，川芎 100 g，当归 200 g，桂枝 300 g，透骨草 600 g，乳香 25 g，没药 25 g，制附片 100 g。

功效：温阳通络，祛瘀止痛。

用法：将药物压碎分为 10 份，分别用 20 cm×20 cm 白色棉布缝袋装药，最后将袋口缝好备用。用时取药袋 1 个，放入脚盆内，加水 2 000 mL 浸泡 120 分钟，文火煮沸 30 分钟，由护士用温度计测水温，待水温降至 38 ℃时，告知患者将双足浸于药液中泡洗，每次 20 分钟，每天 1 次，15 天为 1 个疗程。每 2 天更换 1 次药袋，均连续使用 2 个疗程。

六、预防与康复指导

（一）预防要点

预防肝癌关键是纠正不健康的生活方式，养成健康的生活方式。

（1）首先要从调整膳食结构着手，尽量少食高脂肪、高蛋白、煎、油炸、烧焦和烤糊的食物，少吃咸鱼、咸菜、腌菜等高盐食物，这样可以减少 2/3 以上肝癌的发生。日常饮食宜清淡，多选择食用五谷杂粮、豆类、甘薯，以及新鲜蔬菜水果。

（2）生活作息要有规律，工作、学习、进餐、睡眠、娱乐应有规律进行，尤其要有充足睡眠，不要打乱人体的"生物钟"。一天三餐应八分饱。切勿暴饮暴食，否则，轻则引起消化不良或超重，重则引起胃肠炎。作息不规律，特别经常熬夜，透支身体，导致抵抗力降低，引发多种疾病的发生。

（3）适当体育锻炼，增强体质，避免体重超重和肥胖。

（4）戒烟酒、少饮咖啡，目前认为乙醇与肝癌的发生有着密切的关系。

（5）定期进行防癌普查，对 40 岁以上的人群，特别是有肝炎背景者，有条件者定期进行 B 超检查及肿瘤标志物（如 AFP 等）检查，以便早发现。早诊断及早治疗。经过综合治疗的肝癌患者也应遵医嘱定期复查，及时发现复发或转移，早诊早治取得更好的治疗效果。

（二）康复要点

1.心理调整

调整好心态非常重要。肝癌患者治疗后需要长期后续治疗与康复，故一定要有必胜的信心和长期与疾病作战和克服困难的思想准备。保持乐观的情绪，尽量避免在遇到困难和病情出现反复时产生急躁、焦虑、恐惧、绝望、抑郁等情绪，以防导致机体内分泌失调，抗病力下降而不利于治疗。

2.注意劳逸结合

不宜整天卧床或过多过剧锻炼，根据自身条件和爱好，做一些力所能及的运动，如步行、气功、体操、太极拳、爬山等。

3.饮食调理

适当服食补益气血、健脾和胃之品,如黄芪、党参、怀山药、枸杞子、淡菜、无花果、牛奶、陈皮粥等,因为本病的发生、复发、转移主要与脾胃失健运,导致抵抗力下降有关。

4.戒掉不良饮食习惯

养成良好的饮食习惯,戒烟戒酒,忌食一切煎炸、烧、烤食物,以及不易消化的食物,多食新鲜蔬果,最好五色俱全的各种蔬菜水果。

5.遵照医嘱定期复查治疗

前 2 年内每 1～3 个月复查一次,2 年后 3～6 个月 1 次,检查项目根据具体情况有一般体检,肿瘤标志物检查、B 超、胸片、CT 或 MRI 等。

七、饮食调养

(一)药膳食疗

1.枸杞甲鱼

枸杞 30 g,甲鱼 150 g。将枸杞、甲鱼共蒸至熟烂即可食用。每周 1 次,不宜多食,尤其是消化不良者、失眠者不宜食。忌饮白酒、辣椒、母猪肉、韭菜、肥肉、煎炸及坚硬的食物、有刺激性的调味品。具有滋阴、清热、散结、凉血、提高机体免疫等功能。

2.佛手猪肝汤

佛手片 10 g,鲜猪肝 150 g,生姜 10 g,食盐、葱适量。用法:将佛手片置锅中,加清水500 mL,煮沸约 20 分钟,滤渣取汁;将猪肝洗净,切成片,加姜、盐、葱略腌片刻,锅中药汁煮沸后倒入猪肝,煮一二沸后即可服用。功效:疏肝解郁,行气止痛。主治:肝癌,属气滞血瘀型,两胁刺痛、腹痛,呕吐反胃,食欲缺乏者。

3.翠衣番茄豆腐汤

西瓜翠衣 30 g,番茄 50 g,豆腐 150 g。将西瓜翠衣、番茄和豆腐全部切成细丝做汤食经常食用,具有健脾消食、清热解毒、利尿、利湿等功效,虚寒体弱者不宜多服。

4.芡实猪肉汤

芡实 30 g,猪瘦肉 100 g。一起放砂锅中,加水适量,炖熟后去药渣,吃肉喝汤。经常食用可泻火、祛痰、通便,有腹水者可用此方。

5.薄荷红糖饮

薄荷 15 g,红糖 60 g。煎汤后加糖调味即成。可代茶饮,此药膳清热、利湿、退黄;有黄疸、腹水者可选用。

6.果烧鸡蛋

青果 20 g,鸡蛋 1 只。先将青果煮熟后再卧入鸡蛋,共煮后食用。每周 3 次,每次 1 个鸡蛋,可破血散瘀,适用于肝癌瘀痛、腹水明显者。

7.猕猴桃根炖肉

鲜猕猴桃根 100 g,猪瘦肉 200 g,放砂锅内加水同煮,炖熟后去药渣即成。经常食用,具有清热解毒,利湿活血作用。

8.苦菜汁

苦菜适量洗净捣汁加白糖后即成。每周服 3 次,具有清热作用,适宜于肝癌口干、厌食等症。

9.马齿苋煮鸡蛋

马齿苋适量,鲜鸡蛋 2 只。先用马齿苋煮水 300 mL,用汁煮鸡蛋,每天 1 次,连汤服。能清热解毒、消肿去瘀、止痛,适宜于巨型肝癌发热不退、口渴烦躁者。

10.藕汁炖鸡蛋

藕汁 30 mL,鸡蛋 1 只,冰糖少许。鸡蛋搅匀后加入藕汁拌匀,加少许冰糖稍蒸熟即可。经常服食,具有止血、止痛、散瘀的作用,肝癌有出血者宜用。

11.车前子粥

车前子 15～30 g,粳米 100 g,将车前子包煎取汁后,放入粳米共煮粥食用。用于肝癌湿热证的辅助治疗。

12.竹叶粥

淡竹叶 15 g,茵陈 15 g,粳米 100 g。将淡竹叶、茵陈煎汁去渣,加入粳米共煮食用。用于肝癌湿热证的辅助治疗。

13.灵芝补脾汤

灵芝 15 g,大枣 30 g,党参 30 g,枸杞子 30 g,人参须 15 g,猪排骨 300 g,食盐适量。将上述灵芝等药材用布袋装好,扎口浸入 6 000 mL 水中 10～20 分钟后加入猪排骨,武火煮沸后,文火煮 3 小时,捞出布袋,加入食盐调味,每次 250～300 mL,吃肉喝汤。每天 1～2 次,多余放入冰箱或者将汤煮沸后,不能掀盖,否则会变味,第二天加热后再食,此汤益气健脾,防癌抗癌。适用于肝癌脾胃虚弱者。

14.附子粥

制附子 3 g,干姜 3 g,粳米 100 g,葱白 2 茎。红糖适量。制附子、干姜共研细末,先用粳米煮粥,待粥煮熟后,加入药末及葱白、红糖同煮 5 分钟即可。此粥温中散寒,补阳止痛,适用于肝癌属虚寒痛者。

15.三仙芋头汤

芋头 100 g,焦麦芽 30 g,焦谷芽 30 g,焦六曲 30 g。芋头洗净去皮,加入布袋包好的三仙(谷芽、麦芽、六曲)共入锅中,加清水适量,煮至芋头熟透,喝汤吃芋头,每天一次。用于肝癌患者有食欲缺乏及便秘者。

(二)饮食宜忌

(1)忌煎、炸、烧焦和烤糊的食物。

(2)少食高脂肪、高蛋白等肥甘厚味食物。主食注意选择粗粮、五谷、豆类、甘薯等,每天应有新鲜蔬菜及水果 500～750 g,并在饮食中增加食物纤维及富含维生素的食物。

(3)忌烟、酒、咖啡。

(4)疾病过程中如出现发热、面红、目赤、尿黄、舌红苔黄等热毒壅盛表现者,忌热性食物,忌煎、炸及姜、葱、韭菜、辣椒等辛辣食物和荔枝、桂圆等热性食物。如表现气短、乏力、纳呆、怕冷者,证属虚寒,则禁寒性及生冷食物,如大多数蔬菜水果,以及甲鱼、乌龟、螃蟹、泥鳅等,对偏寒凉蔬菜等,如要食用应炒用并加姜汁或姜片或胡椒调味。

(5)多程化疗后或疾病后期如出现纳呆、怕冷、气短、乏力、舌淡、脉细弱者属气虚、阳虚证,忌食生冷及伤阳助阴的食物,如甲鱼、乌龟等水中食物,以及大多数蔬菜水果等。

(6)疾病晚期如出现腹水者忌食高盐食物;如有腹胀、屁多者忌食产气多的食物,如红薯、山芋及各种甜品如糖水、甜牛奶等,以及不易消化的食物。

八、情志调护

《类证治裁》载"凡上升之气,自肝而出""木性升散,不受遏郁,郁则经气逆"。《医碥》:"郁则不舒,则皆肝木之病矣。"《灵枢·百病始生》:"喜怒不节则伤脏。"

(一)情志相胜法

以情治情法是指以五行相克为理论依据,用一种情志纠正另一种情志的方法。"怒伤以忧胜之,以恐解之;喜伤以恐胜之,以怒解之;恐伤以思胜之,以忧解之;惊伤以忧胜之,以恐解之;悲伤以喜胜之,以怒解之。"结合患者症状、体征,得出患者七情的胜与不胜,从而以另一情志解之。

(二)以情治情法

以情治情法是有意识地采用一种情志战胜控制另一种相关情志刺激而引起的疾病,达到治疗目的。在疾病过程中,需加强意志锻炼,将有利于调节内脏的生理活动,促进疾病的愈合。必须使患者树立与疾病作斗争的信念,有了坚定的信念,改变对病态的感觉、认识、情绪、态度、行为,从而减轻痛苦。

(三)移情疗法

移情疗法是让患者将注意力从疾病转移其他方面上去。晚期肝癌患者有时会胡思乱想,陷入痛苦烦恼之中,我们要教导患者自我疏导,克服消极情绪,使之忘记病痛,保持积极情绪,达到心理平衡。

(四)暗示疗法

我们用各种方法给患者暗示,使患者解除思想负担,增强战胜疾病的信心。暗示还可以减轻疼痛,改善睡眠,提高生活质量。

(臧传鑫)

第五节　胆囊癌与胆管癌

一、概述

胆囊癌在消化系统恶性肿瘤中居胃癌、食管癌、肝癌、大肠癌和胰腺癌之后,占第 6 位,有报道占全部胃肠道腺瘤的 20％,占胆囊手术的 2％。应重视胆囊癌的早期诊断,一旦出现明显症状,则多属于中晚期预后不良。

国外报道胆囊癌发病率为 2.2/10 万～2.7/10 万,国内未见确切报道,其病理机制不清楚,可能与胆囊结石、慢性炎症、息肉、腺肌瘤或长期接触橡胶,进食富含亚硝酸盐、甜食及年龄、性别、种族或地理环境等因素有关。本病多发于老年(大于 50 岁),女性多于男性,男女之比 1：2～4。近年胆管癌有增加趋势,这一方面是由于广泛应用新的影像学技术和胆管造影技术的结果,使胆管癌患者在术前能获得正确诊断例数有所提高,但在手术方面的进展仍然有限,这主要是由于肿瘤部位不易达到的缘故。约有 56％的胆管癌发生于肝外胆道的上 1/3 处,该处胆管癌的切除率相对较低,约为 32％。

胆管癌主要指发生于肝总管至胆总管下端的原发性恶性肿瘤,也称肝外胆管癌。胆管癌不包括乏特壶腹部肿瘤,后者包括壶腹癌,胰头癌,十二指肠乳头癌,统称为壶腹周围癌。

本病属于中医"黄疸""胁痛""积聚""脾之积""痞气""痞块"等范畴。

二、病因病机

(一)西医发病机制

1.病因

本病病因不清,可能与下列因素的结合作用有关。

(1)胆结石:文献报道胆囊癌同时伴有胆结石者有 $25\%\sim30\%$,国外报道更高。而在胆结石基础上发生癌变者为 $6\%\sim10\%$,因而推测胆囊结石可能为致癌因子,胆石症病史越长,则发生胆囊癌的危险越大。国内报道胆管癌患者有 16.9% 合并有胆结石,而且 1/3 为多个结石,认为胆石症可能与胆管癌的发生有关,胆结石的存在可引起胆汁淤积,并使胆汁成分,如胆汁酸转化为致癌物质等有关。

(2)慢性胆囊炎:有报道胆囊癌在慢性胆囊炎的基础上可发生黏膜化生、增生或息肉样变、不典型增生,而有发展为原位癌的可能。

(3)腺瘤恶变:胆囊良性腺瘤有诱发恶变的可能,特别是直径>1.5 cm 者,恶变率 $1\%\sim2\%$。

(4)寄生虫感染:在肝吸虫,华支睾吸虫流行区胆管癌的发病率明显增高,可能由于寄生虫对胆管的刺激作用,引起胆管上皮的不典型增生或恶变。

(5)先天性胆管囊性病:如胆总管囊肿,先天性肝纤维囊性扩张,多囊肝等并发胆管癌的机会增多,可能与胆汁淤滞有关。

(6)其他:胆汁代谢紊乱、胆汁内致癌因子、遗传因素、放射线照射、药物、细菌感染等因素可能也参与胆囊癌的发生有关。

(二)中医病因病机

本病多因七情所伤,肝气郁结,郁而化火,灼津为痰而成;或湿热遏阻中焦,清阳不升,疏泄失权致脾失健运所致;或肝气郁结,疏泄不利,脾气虚弱,水湿不化,致痰湿互结,湿热交蒸,瘀毒内阻,日久而形成。

三、病理

胆囊癌好发于胆囊的顶部或底部,因常迅速扩散而不好判断其原发部位,大多数发现时已累及整个胆囊。约有 18% 累及胆总管的中上段,致使手术切除困难。胆管癌的好发部位据国内 1 098 例统计,以上段胆管癌居多,占 58.4%,其次为中段 22.6%,下段为 19.0%;而据美国的 1 500 例资料中,40% 位于胆总管的下端,30% 位于胆总管与胆囊管连接处,25% 在肝管,胆囊管最少 5%。

(一)病理组织分型

1.腺癌

占大多数的 $80\%\sim95\%$。其中以分化较好的乳头状腺癌为多见($60\%\sim70\%$),呈菜花样向胆囊腔内突出,但向胆囊壁内侵犯较慢。粘液腺癌,$4\%\sim7\%$,生长迅速,容易有早期转移。其他为低分化或未分化腺癌。

2.鳞状上皮细胞癌

胆囊癌占 $6\%\sim10\%$,其在胆管癌中所占比例<10%。

3.腺鳞癌

更为罕见,胆囊癌1%～2%。

(二)转移

胆囊癌的转移途径主要是淋巴转移和直接扩散。淋巴转移范围以胆总管上、中段周围的淋巴结为主(69.3%),其他如肝门、肠系膜、大网膜和小网膜的淋巴结转移。直接扩散的常见部位是肝脏和胆管,肝转移发生率为69.7%,多为右叶肝转移,胆管受侵者占18%,另还可直接扩散累及胰腺、十二指肠和腹壁等部位。血液转移少见。胆管癌可直接扩散到邻近器官,如肝转移,有报道胆管癌肝转移占16.5%。淋巴转移是常见的转移途径,转移率32%～44%,首先是胆总管周围的淋巴结,而后向腹腔或肠系膜淋巴结转移,以中段胆管癌最易发生淋巴转移。晚期可经血行转移至远处器官,如肺、肾、骨骼等处。

四、诊断与鉴别诊断

(一)临床表现

1.腹痛

腹痛为最常见的症状。表现为上腹或右上腹部隐痛或钝痛,开始可能为间歇性,后逐渐变为持续性,可放射至右背、右肩部,有时呈胆绞痛类似胆石症表现,一些患者因胆石症而手术,术中发现为胆囊癌。

2.黄疸

胆囊癌多于中晚期出现,系由于癌瘤侵犯肝脏或胆管所致胆道梗阻引起,黄疸呈进行性加重。胆管癌多数患者以黄疸作为首要症状,黄疸呈进行性,或早期有波动而逐渐变为进行性,开始为浅黄色,到中后期变为深黄色,黄绿色,同时尿色深黄,排白陶土样粪便。黄疸重时皮肤出现瘙痒。

3.消化道症状

由于胆道不同程度的梗阻,出现上腹或右上腹部疼痛,可向背部放射,恶心呕吐,食欲不振,腹泻,进行性消瘦。如癌肿侵犯血管可出现胆道出血。并发胆道炎症时有寒战高热。

4.恶病质

晚期出现食欲不振、消瘦、恶心呕吐等表现,可有贫血和发热。

5.体征

胆囊癌早期无阳性体征。随病情发展可出现肝脏肿大,表面光滑或有结节,有的可触及右上腹包块,胆囊肿大,质硬,有压痛。腹腔积液的出现提示门脉梗阻或已属晚期。约1/4胆管癌患者有肝脏肿大,但表面光滑,低位胆管癌时可触及肿大的胆囊,称Vosie征。脾脏肿大见于癌瘤侵犯门静脉时。晚期有腹腔积液形成。

(二)实验室及其他检查

患者早期不易诊断。一旦出现阻塞性黄疸,结合B超、CT、胆管造影等检查,诊断本病并不困难,但已处于中晚期,失去根治机会,故应提高早期诊断率。

1.B超和CT检查

B超已用作首选和高危人群的普查。胆囊癌早期表现为胆囊壁不规则增厚,胆囊增大,有雾状回声,以后可探及实质性肿物,其不随体位的改变而移动,胆囊后方有声衰减或不伴声影。

CT检查结果与B型超声相似,但其早期诊断正确率要高于B型超声。对胆道梗阻的部位

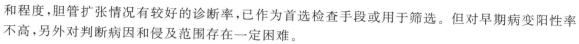

和程度,胆管扩张情况有较好的诊断率,已作为首选检查手段或用于筛选。但对早期病变阳性率不高,另外对判断病因和侵及范围存在一定困难。

2.胆囊及胆管造影

单纯胆囊造影的胆囊癌的诊断并不理想,近年来应用在 B 型超声或 CT 引导下的胆囊穿刺直接造影技术,则对诊断有着重要的价值,不仅可以得到清楚的影像资料,还可以对所怀疑病变进行活体组织检查得以确诊,其成功率有报道在 85%～95% 以上。

胆管造影检查对于胆管癌早期诊断有重要价值,能清楚地显示胆管系统全貌,以确定梗阻部位和进行鉴别诊断。影像学表现有胆管壁僵硬增厚,管腔狭窄,充盈缺损或有突然中断现象,还可通过活体组织检查以获取病理学证据,诊断准确率可达 90%。常用的方法为经皮经肝胆管造影(PTC),逆行性胰胆管造影(ERCP)和术中胆道造影。缺点是有一定创伤性,需要一定的技术设备,对胆管外肿瘤的范围以及淋巴结情况应结合 B 超等检查。

PTC、ERCP 有助于进一步了解病变范围和转移程度。血管造影可发现早期癌灶,并能确定门静脉是否受侵。

3.磁共振胰胆成像(MRCP)

其敏感性为 92%,准确性为 82%,适用于病情较重的梗阻性黄疸患者。缺点是价格昂贵,而且不易明确梗阻性黄疸的病因。目前,MRCP 还不能取代 ERCP 或 PTC 在诊断胆系疾病中的应用。

4.血管造影

在非侵袭技术不能确诊时,选择血管造影技术有助于胆管癌的诊断。数字减影血管造影(DSA)技术对胆管癌有特殊的诊断价值,其动脉相和静脉相显示出血管形态,变异,癌栓及通畅与否,获得 ERCP,PTC 等胆管造影所不能提供的资料,有助于正确治疗方案的选择和预后的判定。

5.血清学检查

对诊断有辅助作用。近年来所应用的一些肿瘤血清标志物检查,如 CEA、CA19-9、CA242、AEP 等缺乏特异性。有报道应用胆囊癌单克隆体(mAb)测定,对胆囊癌的诊断敏感性和特异性都达 90% 以上,并对术后复发的监测也有一定价值。

(三)鉴别诊断

本病早期多无症状,即使出现腹痛也无特异性,容易与胆囊炎、胆石症相混淆,早期术前诊断正确率仅 8%～10%,B 超、CT 等影像检查可助鉴别。

(四)临床分期

国内常用 Nevin 分期法如下。

Ⅰ 期:肿瘤局限于黏膜层。

Ⅱ 期:侵及肌层。

Ⅲ 期:侵及胆囊壁全层。

Ⅳ 期:侵及胆囊壁全层合并周围淋巴结转移。

Ⅴ 期:直接侵及肝脏或转移至其他脏器。

(五)中医辨证

1.辨证要点

本病以进行性黄疸为其特征,伴上腹部疼痛,消瘦,胆囊肿大等临床表现,B 超、CT 等检查可排除壶腹部癌、胰腺癌等。

2.辨证分型

(1)湿热蕴结型。

证候:身目发黄如橘色,胁下痞块,胁肋痛或腹痛,轻度腹胀,头身困重,厌油,纳呆,口干口苦,尿赤,便结,舌质红,苔黄白或腻,脉弦。

分析:湿热蕴结于肝胆,胆汁不循常道而外溢,则身目发黄如橘色;肝络失和,则胁下痞块,胁肋痛或腹痛,轻度腹胀;湿热中阻,胃失和降,则口干口苦,厌油,纳呆;舌苔黄腻,舌质红,苔黄白或腻,脉弦为湿热蕴结肝胆之象。

(2)肝郁脾虚型。

证候:身目发黄而无光泽,胃腹痞满,纳呆食少,食则胀甚,胸胁发闷,善太息,神情默默,兼有肢体懈怠,气短无力,舌淡,苔白,脉沉或细。

分析:肝气郁结,失于条达,胆汁不循常道而外溢,则身目发黄而无光泽,肝失条达,横逆犯脾;脾失健运则胃腹痞满,纳呆食少,食则胀甚;肝失疏泄则胸胁发闷,善太息,神情默默;脾虚气滞,饮食不化则肢体懈怠,气短无力;舌、脉为肝郁脾虚之象。

(3)脾肾阳虚型。

证候:身目晦暗,黄中带白,消瘦浮肿,纳呆,腹胀便溏,腹腔积液,肢冷,甚至昏迷,出血等危候,舌胖边紫,苔腻,脉沉。

分析:肾阳虚衰,不能温养脾胃,运化失常,故身目晦暗,黄中带白,消瘦浮肿,纳呆,腹胀便溏,腹腔积液,肢冷;舌脉为脾肾阳虚之象。

(4)痰瘀互结型。

证候:身目萎黄,胁下痞块,痞块坚硬不移,胁肋刺痛或胀痛,腹胀,痞闷,纳差,便溏,舌质暗,苔白腻,脉弦细或涩。

分析:瘀血阻滞肝脉,则身目萎黄,胁下痞块,痞块坚硬不移,胁肋刺痛或胀痛,腹胀;舌质暗,苔白腻,脉弦细或涩为痰瘀互结之象。

五、治疗

(一)治疗原则

本病治疗的关键在于早期诊断,治疗手段应采取以手术切除为主的综合治疗。

(二)西医治疗

1.外科治疗

(1)术前特殊准备。

胆道引流:当 GBC 侵犯肝门部或肝外胆管以及合并梗阻性黄疸时,可行经 PTBD 或 ERCP 胆道引流,引流策略和方式应当根据所在医疗中心的条件进行选择,并且开展多学科整合诊治(MDT to HIM)讨论,按胆道引流原则共同制定方案。

鉴于 GBC 恶性程度高以及易发生临近和远隔器官的转移,因此对于术前评估无需联合大部肝切除的患者,不建议常规实施术前胆道引流。在评估身体状况、营养状况以及肝肾功能等情况下,酌情尽快实施肿瘤规范化切除;如果上述状况不良,则可在胆道引流相关状况改善后,尽快实施肿瘤规范化切除。

对于梗阻性黄疸患者,如果手术方案拟行 GBC 根治性切除联合大范围肝切除(≥4~5 个肝段)、术前血清总胆红素水平超过 128.3~171.0 μmol/L(7.5~10.0 mg/dL)或有胆道感染且药物治疗无效,则建议进行术前胆道引流。根据血清总胆红素水平下降速率、肝功能恢复状况(各种肝脏代谢酶类、血清总蛋白、血清白蛋白和血清前白蛋白)以及患者是否合并肝炎或肝硬化等情况,进行肝储备功能等的综合评估,同时建议常规进行肝脏体积测定,了解拟切除肝段及残余肝体积,个体化地制订和实施肝切除术方案以及选择手术时机。当血清总胆红素水平未能降至 85 μmol/L(5 mg/dL)以下时,暂不建议实施手术。

采用 PTBD 胆道引流方案时,如果 GBC 侵犯肝总管或胆总管,可行肝左叶或肝右叶胆管穿刺置管引流,首选肝左叶胆管置管引流。如果 GBC 侵犯右肝管,需要联合右半肝切除,而术前评估黄疸程度较严重且右肝体积较大,则直接行右半肝切除术后肝功能衰竭风险较高,术前仅进行选择性肝左叶胆管单侧胆道引流,肝功能恢复可能较为缓慢,应尽可能实施多根胆道穿刺引流以缩短减黄进程,尽快实施肿瘤根治性手术,以防止肿瘤转移。存在肝内多肝叶胆管炎时,应尽快实施多根胆道穿刺引流以缓解炎症,以期尽快实施肿瘤根治性手术以防止肿瘤转移。

尽管采用 ERCP 进行胆道内引流在舒适性以及恢复胆汁肠肝循环方面显示出优势,但是当 GBC 侵犯肝门部胆管导致高位胆管梗阻时,进行 ERCP 引起肝内胆道逆行感染的风险较高,并且在胆道内置管后难以评估受侵胆管段的范围,同时也因更易发生肝十二指肠韧带炎症,从而不利于术中开展区域淋巴结清扫,因此应根据所在医疗中心的技术实力,审慎决策。经内镜下肝内二级以上胆管分支的多根鼻胆管外引流能够降低高位胆管梗阻时 ERCP 所致胆道逆行感染的发生风险,但是由于其对操作者的技术要求较高,因此建议根据所在医疗中心的技术实力,酌情实施。

营养支持治疗:当营养评估 GBC 患者存在明显的中至重度营养不良或其基础疾病和营养状况对重要器官的功能、免疫力、伤口愈合以及生存均存在显著影响时,应给予营养支持治疗。营养支持治疗应以维持机体营养需求的最低量(预计为热卡和蛋白量的 75%)为治疗目标,并根据营养评估状态、是否合并黄疸以及是否处于应激状态等,动态进行代谢状态和营养状况的监测评估,个体化制订营养治疗方案。

术前新辅助治疗和转化治疗:术前放疗和化疗对于进展期 GBC 患者并未显示出显著的生存获益,因此需要开展多中心的临床试验以明确 GBC 术前新辅助和转化治疗的有效性及临床价值。

(2)外科手术治疗:外科手术治疗是目前治疗 GBC 最积极且最有效的手段,彻底清除癌组织能够为患者提供唯一治愈和长期生存的机会,应强调尽可能实施切缘阴性的 GBC 根治术。

根治性切除的原则:基于胆囊解剖、临床相关研究和临床实践的结果,建议 T1b 期以上的 GBC 根治性切除应包括胆囊、临近胆囊床肝组织(肝切缘距胆囊 2～3 cm 以上)和区域淋巴结。对胆囊床肝侧生长的 T2b 期以上的 GBC,建议行肝脏Ⅳb 段及Ⅴ段切除。如果肿瘤侵犯至胆囊周围的肝外胆管、横结肠或大网膜等 1 个临近器官,可扩大切除范围,并力求使各器官组织的切缘均为阴性。如果肿瘤侵犯至胃、十二指肠和胰腺等 1～2 个胆囊临近器官,或 13a 组和 8 组等转移淋巴结已深度侵犯胰腺段胆总管甚或胰头部,则虽然胰十二指肠等扩大切除范围的手术方案可能达到肿瘤 R0 切除,但是鉴于 GBC 高度恶性、辅助治疗效果不良以及预后极差的临床特点,扩大切除范围意味着需要承受更高的手术风险及术后并发症风险而不能显著改善预后,因此不建议常规实施。血管侵犯不是手术的绝对禁忌证,可联合受侵的门静脉/肝动脉血管切除和重建。双侧门静脉支均被肿瘤侵犯或门静脉主干广泛的包绕或梗阻是 R0 切除的禁忌证。联合受肿瘤侵犯的肝固有动脉主干或双侧肝动脉的切除并不是肿瘤切除的绝对禁忌证,但未重建肝动脉血流术后发生胆汁瘤和感染的风险较高,并且无明确证据显示可使患者的远期预后获益,因此建议慎重抉择。组织学证实的远处转移(腹腔、肺脏以及肝内多发转移等)和超出区域淋巴结(腹腔动脉、腹主动脉旁以及胰头后下淋巴结)的淋巴结转移,应视为 R0 切除的绝对禁忌证。

腹腔区域淋巴结清扫范围包括:肝十二指肠韧带淋巴结(12 组),根据与周围的关系可分为胆囊管旁(12c 组)、胆总管旁(12b 组)、门静脉后(12p 组)和肝固有动脉旁(12a 组);沿肝总动脉旁淋巴结(8 组)和胰腺后上(13a 组)。非区域淋巴结包括:腹主动脉(16 组)、腹腔干(9 组)、肠系膜(14 组)或胰前(17 组)和胰腺后下(13b 组)淋巴结。R0 切除须同时进行彻底的区域淋巴结清扫,有助于提供准确的肿瘤 TNM 分期信息以指导后续治疗方案的制定以及预后的判断。

当已确认存在非区域淋巴结转移时,进一步扩大淋巴结清扫范围对于预后改善的意义尚存争议,但更大范围的淋巴结清扫可提供更准确的分期信息。当实现区域淋巴结彻底清扫后,即肝十二指肠韧带和肝总管旁骨骼化清扫以及胰腺后上(13a 组)淋巴结切除,对于淋巴结的清扫数目不作强制要求。

进展期 GBC 易侵犯毗邻脉管和神经并且发生转移,在进行脉管骨骼化区域淋巴结清扫时,联合切除动脉外鞘有助于减少肿瘤细胞残留,但需避免损伤动脉外膜,以防增加部分高龄或糖尿病患者术后发生假性动脉瘤和迟发性出血的风险。

经腹腔镜和机器人等腔镜外科 GBC 切除术:由于存在腹膜转移和窦道转移风险、区域淋巴结清扫彻底性不及开放手术以及缺乏前瞻性对照研究和大样本回顾性队列研究等高级别证据,早期阶段对于经腹腔镜和机器人等腔镜外科手术在 GBC 治疗中的临床价值和适应证等,仍存在较大争议。随着腔镜外科技术的发展,经腹腔镜 GBC 切除术和经机器人 GBC 切除术的安全性陆续得到证实,并且在手术时间、术中出血量和术后住院时间等方面显示出优势。此外,单中心小样本研究报道,经腹腔镜 GBC 手术的预后不劣于开放手术。NCCN 2019 版将腔镜外科在 GBC 治疗中的作用仅归为明确切除前的手术分期。2019 年,韩国专家共识建议对 T1b～T3 GBC[GBCAJCC/UICCTNM 分期(第 8 版)]实施切除应包括邻近肝实质整体切除的经腹腔镜根治性手术。

虽然近年来腔镜外科技术已取得显著进步,但基于进展期 GBC 极高的恶性生物学行为以及 GBC 腔镜外科相关高级别证据尚不充分的现实,本指南建议经腔镜外科治疗 GBC 应限于下述条件:治疗机构和团队具备较为丰富的经腔镜肝肿瘤和胰腺肿瘤切除的临床经验;肿瘤根治性原则应等同于开放手术遵循的原则;病例选择应避免肿瘤分期过晚的患者,对肿瘤已侵犯肝门区域高位胆管的病例尤需审慎;强调肿瘤整体切除及手术标本自腹腔完整取出原则,以避免术中气腹状态下因胆囊囊腔或瘤体破裂导致肿瘤细胞播散和转移。

意外 GBC 的治疗策略:首先需要明确的是,诊断意外 GBC 仅限于胆囊切除术前已行影像学和实验室检查且未获得 GBC 诊断依据,但术中或术后病理证实为 GBC。如果是因为术前肿瘤漏诊或误诊,则不能作出意外 GBC 的诊断。对于意外胆囊底部或体部癌,病理学检查肿瘤分期为 Tis 或 T1a 期,如果术中未发生胆囊破裂及胆汁外溢,可定期复查随访;如果病理学检查发现肿瘤已侵犯至胆囊肌层(T1b 期)或以上,则应再行肿瘤根治性切除术(临近胆囊床肝组织切除以及区域淋巴结清扫术)。由于意外胆囊管癌的切缘往往为阳性,因此即便病理学检查显示肿瘤分期为 T1a 期,仍具备再次手术指征。术中应联合肝外胆管切除和胆肠再吻合术。如果肝外胆管受肿瘤侵犯的范围有限,也可行受侵段肝外胆管切除和胆管对端吻合术。上述 2 种方案均须行术中快速病理学检查以确保胆管切缘阴性。

对于腹腔镜胆囊切除意外 GBC,虽有报道指出再次根治术联合 Trocar 窦道切除有助于延长无病生存期,但是更多的回顾性证据表明,与未联合窦道部位切除的人群相比,联合 Trocar 窦道切除的人群未见总体生存优势或无复发生存优势。

再次根治术应在病理确诊后尽快实施,以初次术后 1~4 周实施为宜。术前应尽量获得前一次术中的具体信息(胆囊切除术中胆囊有无破损;是否保持胆囊完整并置入标本袋取出腹腔;肿瘤位于胆囊的位置,是否已侵及浆膜等)。

2.化疗

(1)肿瘤 R0 及 R1 切除术后辅助性化疗的必要性和临床意义可参考 BILCAP 研究和日本胆道外科学会相关研究的结果。

卡培他滨单药化疗方案:在 BILCAP 研究中,对于肿瘤侵犯深度已达黏膜肌层及以上范围[GBCAJCC/UICCTNM 分期(第 8 版)T1b 期及以上]的 R0 和 R1 切除 GBC 患者,术后给予卡培他滨单药化疗(1 250 mg/m² 口服,2 次/天,第 1~14 天,停用 7 天;疗程间期为 21 天,共治疗 8 个疗程),结果显示化疗组患者的预后明显优于术后观察组。

丝裂霉素 C 联合 5-氟尿嘧啶化疗方案:日本胆道外科学会的Ⅲ期胆管癌临床研究纳入 GBC Ⅱ~Ⅳ期[即除 T1(肿瘤侵犯深度未突破黏膜肌层)N0M0 之外的所有分期]的患者。手术当日起,给予丝裂霉素 C(6 mg/m² 静脉输注)和 5-氟尿嘧啶(310 mg/m² 静脉输注)化疗,连续化疗 5 天,第 3 周重复上述化疗方案 1 次;术后第 5 周开始,给予 5-氟尿嘧啶口服(100 mg/m²),连续治疗至肿瘤复发。结果显示,该方案可使实现 R0 和 R1 切除的 GBC 患者的预后取得显著获益。

(2)晚期不可切除肿瘤或复发性肿瘤的治疗性化疗方案可参考 ABC-02Ⅲ期和 JCOG1113 等研究的结果。

吉西他滨联合顺铂化疗方案(GC 方案):基于 ABC-02Ⅲ期研究的结果,可采用吉西他滨(1 000 mg/m² 静脉输注)联合顺铂(25 mg/m² 静脉输注)化疗方案,1 次/周;每 21 天为 1 个疗程,最多化疗 8 个疗程。

基于 JCOG1113 研究结果的吉西他滨联合 S1 化疗方案(GS 方案):吉西他滨 1 000 mg/m² 静脉输注第 1 天和第 8 天,S-1 口服 2 次/天(剂量根据体表面积确定:<1.25 m²,60 mg/d;1.25~1.49 m²,80 mg/d;≥1.50 m²,100 mg/d);每 21 天为 1 个疗程,根据疾病进展及其程度或药物毒性以及患者意愿决定总疗程数。

吉西他滨联合顺铂和白蛋白-紫杉醇化疗方案(GC+白蛋白-紫杉醇方案):吉西他滨 800~1 000 mg/m² 静脉输注第 1 天和第 8 天,顺铂 25 mg/m² 静脉输注第 1 天和第 8 天,白蛋白-紫杉醇 100~125 mg/m² 静脉输注第 1 天和第 8 天;疗程间期为 21 天,直至疾病进展。

伊立替康联合奥沙利铂、亚叶酸和 5-氟尿嘧啶化疗方案(mFOLFIRINOX 方案):第 1 天,伊立替康 180~150 mg/m² 静脉输注,奥沙利铂 85~65 mg/m² 静脉输注,亚叶酸 400 mg/m² 静脉输注,5-氟尿嘧啶 400 mg/m² 静脉输注;其中,5-氟尿嘧啶自第 1 天开始连续 46 小时静脉输注,总剂量达 2 400 mg/m²。疗程间期为 14 天。

(3)进展期 GBC 患者接受 GC 方案或 GS 方案治疗失败后的化疗方案可参考 ABC-06 研究的结果,即 5-氟尿嘧啶联合亚叶酸钙和奥沙利铂化疗方案(FOLFOX 方案)。奥沙利铂 85 mg/m² 静脉输注第 1 天,L-亚叶酸 175 mg 或亚叶酸 350 mg 静脉输注第 1 天,5-氟尿嘧啶 400 mg/m² 静脉输注第 1 天;其中,5-氟尿嘧啶自第 1 天开始连续静脉输注,2 天内完成,总剂量达 2 400 mg/m²。疗程间期为 14 天。

3.靶向治疗和免疫治疗

近期,有关 GBC 表观遗传学的研究取得了较大进展,已陆续发现多个可能与 GBC 靶向治疗和免疫治疗相关的靶基因及其信号通路。MyPathway 篮子研究(多中心的开放 2a 期临床研究)的结果证实,帕妥珠单抗联合曲妥珠单抗对已发生转移的 HER2 阳性晚期 GBC 患者有明显的生存获益。

4.放疗

由于缺乏高级别证据,对于 GBC 尤其是晚期 GBC 患者仅进行放疗的价值尚未获得广泛共识,但 GBC 和肝外胆管癌患者接受放疗联合卡培他滨或吉西他滨化疗的 II 期临床研究已取得积极的结果。对于存在非区域淋巴结、骨、腹壁和肝转移的 GBC 患者,可实施个体化的姑息性辅助放疗。

5.姑息性介入治疗

对于晚期 GBC 侵犯肝门部或肝外胆管的患者,以及肿瘤切除术后肿瘤复发伴胆道梗阻的患者,经 ERCP 或 PTC 行胆道支架内引流可有效解除黄疸,改善患者的生活质量。目前,大多建议于肝外胆管内放置单根或多根金属覆膜支架以防止肿瘤过快生长而堵塞支架。然而,有研究证实 GBC 因具有侵润性强和进展迅速的特点,采用金属支架置入的疗效并不优于塑料支架。腹腔转移灶热灌注化疗对于控制肿瘤广泛转移以及恶性腹水具有一定的治疗效果。

(三)中医治疗

中医药对本病的治疗在以清热利湿、消痰化饮、消瘀散结、消癥化积、益气养阴、养阴柔肝、健脾和胃等多法联用。

1.辨证分型治疗

(1)湿热蕴结型。

治法:清热利湿,疏肝化浊。

方药:茵陈五苓散合龙胆泻肝汤加减(茵陈、大黄、栀子、猪苓、茯苓、泽泻、白术、龙胆草、柴胡)。

(2)肝郁脾虚型。

治法:疏肝健脾,活血化瘀。

方药:柴胡疏肝散合四君子汤加减(柴胡、芍药、陈皮、党参、茯苓、白术、甘草、栀子等)。

(3)脾肾阳虚型。

治法:健脾补肾,活血利水。

方药:附子理中汤合五苓散加减(附子、干姜、人参、白术、甘草、茯苓、泽泻、猪苓等)。

(4)痰淤互结型。

治法:健脾化瘀,疏肝活血。

方药:以桃红四物汤合温胆汤加减(桃仁、红花、当归、熟地黄、白芍、川芎、半夏、茯苓、白术等)。

2.单方验方治疗

(1)茵陈 15 g,芦根 20 g,玉米须 25 g,加水浓煎,代茶频饮。适用于胆管癌伴黄疸结石者。

(2)大黄粉 5 g,三七粉 3 g,白及粉 5 g,开水冲服。适用于胆管癌伴胆道出血者。

(3)花生米 20 g,小红枣 15 枚,粳米 100 g 煮成稀粥后,加西红柿 60 g 再煮片刻,趁热服食。适用于胆囊癌术后。

3.药膳疗法

(1)薤白 10 g,大米 50 g,加水适量,文火久熬成粥食用,适用于胆囊癌腹胀呕吐者。

（2）先将薏苡仁 50 g 煮成半熟后，放入杏仁（去皮心）10 g 和大米 20 g，熬成粥后加白糖适量即可食用。适用于胆囊癌脾虚者。

（3）先将赤小豆 60 g 水煮久熬至半熟后，加入百合 10 g 和杏仁 6 g 同煮，文火熬成粥后加入适量白糖食用。适用于胆囊癌热盛伤阴、湿热未尽者。

六、调护

（1）加强情志护理，尤其对精神抑郁、急躁易怒、悲观失望等不良情绪的患者，要进行思想开导，以免使病情加重。

（2）饮食清淡，忌辛辣、油腻及刺激性食物。

（3）密切观察病情变化，如出现腹痛、黄疸等症状，立即报告医师，以及时进行处理。

（臧传鑫）

第六节　胰　腺　癌

一、概述

胰腺是既有内分泌细胞又有外分泌细胞的腺体。胰腺癌绝大部分发生于外分泌细胞，且主要来源于胰腺导管细胞。胰腺癌早期多无典型临床症状，且由于胰腺位于腹膜后，难以早期发现早期治疗。胰腺癌发病迅速，至确诊时大多已属晚期。手术切除率低（10%～20%），总体术后 5 年生存率仅为 1%～9%。现代西医的放疗、化疗、免疫治疗等疗效有限，是预后最差的癌种之一。本病多发于 40 岁以上，最高峰在 70 多岁，2/3 在 65 岁以上的人群，男性较多见。我国胰腺癌自改革开放以来呈上升趋势，20 年间约增长 6 倍。中医古代文献并无胰腺癌之名，然而，类似胰腺癌的临床表现散见于历代文献"伏梁""积聚""癥瘕""黄疸"等篇章之中。

二、病因

（一）西医发病机制

胰腺癌的病因至今尚未完全清楚。流行病学调查资料提示与下列因素有关。

1.饮食因素

高脂肪高动物蛋白的饮食可能促使胰腺增生、内分泌紊乱，使其对致癌物质敏感性增加。嗜饮咖啡者胰腺发病较非嗜咖啡者为高。多食新鲜蔬菜、水果的人群患胰腺癌较少。

2.内分泌因素

糖尿患者患胰腺癌的危险性比其他人高 4 倍，特别是不典型糖尿病，年龄在 60 岁以上，很快形成胰岛素抵抗者。

3.吸烟

吸烟者中胰腺癌患者比不吸烟者高 2 倍，其患病平均年龄亦较不吸烟者提前 10～15 年。

4.遗传

有家族性腺瘤息肉症的患者。

5.其他

长期饮酒及接触有害化学物质(联苯胺、烃化物等)的人;慢性胰腺炎患者;胃良性病变行远端胃大部分切除者,特别是术后20年以上的患者;胆石症,肝硬化等疾病的患者。

(二)中医病因病机

1.病因

中医学认为,本病主要与饮食不节、嗜烟好酒、过食肥甘厚味等有关。中医学对胰腺癌病机的认识认为,内因包括七情失调,肝气郁结,致肝脾失和,脾失健运,湿浊内停;以及饮食失节,恣食肥腻,醇酒原味等,损伤脾胃,脾虚生湿,湿邪化热,热毒内蓄。外因为湿、热、毒、等外邪直接侵入人体。内外因所致的湿、热、毒邪互结,久之积而成癌。

2.病机

中医学认为胰腺癌的病机是由于正气亏虚,肝郁气滞,湿、热、毒蕴积于肝胆脾胃所致,病变与肝胆脾胃功能失调有关,其病位在胰。

三、病理

(一)分类

1.按发生部位分

胰腺癌按发生部位可分为胰头癌、胰体癌、胰尾癌和全胰癌,其中以胰头癌为多见(约占60%),胰体癌次之(约占25%),胰尾癌较少(约占5%),还有10%为弥漫性或多灶性癌肿。

2.按病理类型分

胰腺癌以导管细胞癌最为多见(包括乳头状腺癌、管状腺癌、囊腺癌等)约占90%;其次为腺泡细胞癌约占10%;还有少数的胰岛细胞癌、胰母细胞癌、癌肉瘤、鳞状细胞癌等。

(二)转移途径

胰腺由于被膜很薄,淋巴及血运丰富,容易发生转移。胰腺癌转移的方式有淋巴转移、血行播散、浸润、沿神经周围转移等4种方式。

胰头癌与胰体癌、胰尾癌的转移途径不完全一样。胰头癌常侵犯总胆管、十二指肠、胃、结肠、左肾、脾及腹腔动脉,其淋巴转移途径主要是转移到幽门上、下淋巴结及经肠系膜上动脉周围淋巴结向腹主动脉周围淋巴结转移。胰体癌、胰尾癌常沿神经鞘浸润或压迫腹腔神经丛及脊髓方向转移,而引起顽固性剧烈腹痛及腰背痛,或沿淋巴管转移至胰上及肝门淋巴结等处。血行播散:胰腺癌经门静脉转移至肝最常见,还可能转移至骨、肾上腺等组织。胰腺癌还容易侵犯胰腺周围组织。胰头癌压迫或侵犯邻近组织及脏器,引起黄疸或出血;胰体和胰尾癌容易导致腹膜转移和癌性腹水。

(三)分期

国际抗癌联盟 UICC 的 TNM 分期。

1.AJCC 分期

T:原发肿瘤。

T_x:原发肿瘤无法评估。

T_0:未见原发肿瘤。

T_{is}:原位癌(包括胰腺导管上皮内肿瘤Ⅲ级)。

T_1:肿瘤局限于胰腺内,最大直径≤2 cm。

T_2:肿瘤局限于胰腺内,最大直径>2 cm。

T_3:肿瘤侵犯至胰腺外,但未累及腹腔干或肠系膜上动脉。

T_4:肿瘤累及腹腔干或肠系膜上动脉(原发肿瘤不可切除)。

N:区域淋巴结转移。

N_x:区域淋巴结无法评估。

N_0:区域淋巴结无转移。

N_1:有区域淋巴结转移。

M:远处转移。

M_x:远处转移无法评估。

M_0:无远处转移。

M_1:有远处转移。

2.TNM 临床分期

0 期:$T_{is} N_0 M_0$

ⅠA 期:$T_1 N_0 M_0$

ⅠB 期:$T_2 N_0 M_0$

ⅡA 期:$T_3 N_0 M_0$

ⅡB 期:$T_1 N_1 M_0$;$T_2 N_1 M_0$;$T_3 N_1 M_0$

Ⅲ 期:T_4 任何 N M_0

Ⅳ 期:任何 T 任何 N M_1。

四、诊断与鉴别诊断

(一)临床表现

胰腺癌早期往往缺乏典型症状,待典型临床表现出现而明确诊断时,已属晚期,常见症状有腹痛、黄疸、体重减轻,其次是消化道症状,发热、呕血、便秘等。

1.上腹疼痛

几乎所有患者都有不同程度、性质的上腹疼痛,可有饭后加重,常平卧时加重,坐位或前屈体位时缓解,此种情况是胰腺癌特别是胰体、尾癌的特点。腹痛多因肿瘤侵犯或压迫胰管或胆管内压力升高导致,或者刺激内脏神经感受器引起。早期常为定位不清楚的隐痛或钝痛,可有饭后加重,随着病情的进一步发展,可有阵发性腹痛或持续性剧痛,可放射到腰背部。若肿瘤侵及腹腔神经丛,腹痛多伴有腰背痛。

2.黄疸

约70%患者有阻塞性黄疸。黄疸可以是胰腺癌的首发症状,但并不是早期症状。约90%的胰头癌患者会出现黄疸,胰头癌的黄疸出现较早,胰体、胰尾癌晚期侵犯胰头亦出现黄疸。黄疸呈持续性加深,并伴浓茶样尿、陶土样大便,皮肤是深黄色及瘙痒。

3.消瘦

90%的患者可能体重减轻,在确诊数月前即开始发生,随病情进展而呈进行性消瘦,至晚期可出现恶病质。

4.消化道症状

可见食欲减退,厌食肥腻、恶心、呕吐、腹泻、便秘、脂肪泻等,主要是因为胆汁、胰液等浓化液消化液减少或不能进入肠道引起消化功能紊乱导致。

5.腹部包块

晚期胰腺癌腹部触诊时可扪及上腹固定肿块以及肝大、脾大、胆囊肿大。

6.晚期症状

患者可因腹膜转移、门脉血栓或癌肿压迫门静脉而出现腹水,还可出现锁骨上淋巴结转移及直肠窝转移结节等。

7.其他

可有发生、呕血、黑便、腹水,胰体、尾癌可突发血糖升高。

(二)诊断要点

除上述临床表现外,以下辅助检查有助于明确本病的诊断。

1.实验室检查

(1)肝功能:当胰腺癌引起阻塞性黄疸时,血清胆红素明显升高,还可见血清碱性磷酸酶、谷酰转肽酶等升高,但这些指标对胰腺癌诊断并无特异性。

(2)血清淀粉酶及脂肪酶:当肿瘤组织阻塞胰管或并发胰腺炎时,两者在血清中的含量可明显升高。

(3)血糖:当胰岛细胞被癌肿破坏时,可引起血糖升高或糖耐量试验阳性。

(4)肿瘤标志物:CA19-9 被认为是诊断胰腺癌最具有价值的重要指标,正常值<37 U/mL,诊断准确率可达 90%。70%~80%的胰腺癌患者可出现血清癌胚抗原 CEA 升高。胰腺癌胰胚抗原 POA 对诊断胰腺癌也有一定参考价值。但上述标志物并非胰腺癌所特有,其他腺癌也可阳性。它们都可作为胰腺癌治疗前后动态随访的指标。

(5)癌基因:有多种癌基因和抑癌基因在胰腺癌中表达,基因研究将对胰腺癌的诊治带来广阔前景。有报道胰腺癌确诊前三年半已发现胰液中癌基因 *K-ras* 基因突变。有报道胰腺癌患者外周血浆中 *K-ras* 基因实变率为 80%左右,对诊断具有一定临床价值。虽然胰液中 *K-ras* 基因突变并不能诊断胰腺癌,但对胰腺癌的高危人群进行监测,有助早期发现胰腺癌。

2.影像学检查

(1)B超检查:B超为本病的首选检查方法,尤其适用于普查的筛选,本法的优点是迅速、准确、价廉、无创伤性、可重复检查,其阳性率可达 80%~90%,但对 2 cm 以下胰腺癌检出率仅为33%~55%。胰腺癌 B 超的征象是胰腺内可见不均匀回声占位或胰腺局部肿大,外形不规则,胆管和胰管扩张,胆囊肿大等;亦可检查腹主动脉旁淋巴结及肝转移。若使用纤维胃镜的超声探头(EUS),紧贴胃后壁,对胰腺做全面检查,可提高本病及局部淋巴结转移的诊断,对于≤2 cm小胰腺癌阳性检出率达 73.7%~100%,优于普通 B 超和 CT。亦可行诊断性穿刺活检,对诊断胰腺癌最具价值。

(2)CT 检查:CT 检查尤其螺旋 CT 是诊断胰腺癌的主要方法,准确率达 80%。CT 可清晰显示胰腺是局部性肿大,轮廓不规则,病变区密度不均匀,胰管、胆管扩张、胆囊增大,胰周组织和大血管受侵情况以及淋巴结和肝转移情况等。常规 CT 对诊断≤2 cm 胰腺癌的敏感性为27.0%~64.5%,与 B 超基本相似。若能配合增强扫描、薄层扫描及扫描后三维成像等,更能提高胰腺癌的诊断率,并为分期及治疗提供依据。

(3)MRI 检查:胰腺癌的 MRI 表现大致与 CT 相似,但 MRI 对显示小胰腺癌以及有无胰周扩散、血管侵犯和淋巴结转移方面较 CT 为佳。磁共振胰胆管成像(MRCP)为无创检查,能反映

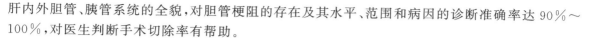

肝内外胆管、胰管系统的全貌,对胆管梗阻的存在及其水平、范围和病因的诊断准确率达90%～100%,对医生判断手术切除率有帮助。

(4)内镜逆行胰胆管造影(ERCP):ERCP在纤维内镜下进行胰管造影,可显示胰管有无狭窄、阻塞、变形、断裂、扩张、管壁僵硬或移位等情况。胰头癌常阻塞胰管开口,造影剂难以进入而造成失效,但如癌肿侵入十二指肠乳头,内镜可以看到并行活检确诊。ERCP对胰腺癌诊断的敏感性和准确性可达95%,是诊断胰腺癌的较好手段,且通过ERCP还可以采集胰液和刷取脱落细胞进行细胞学、癌基因突变和肿瘤标化物等检查,是近年胰腺癌早期诊断的一项重要进展。ERCP由于不良反应多,多用于B超和CT不能确诊而临床又高度怀疑的病例。

(5)正电子发射断层扫描(PET/CT):对诊断胰腺癌比常规影像学方法更为准确,尤其对胰腺癌和胰腺炎的鉴别诊断更为有效,还能发现有否远处转移,但对早期诊断尚有一定的局限性。

3.病理及细胞学检查

胰腺癌病理诊断的标本主要来自:①细针穿刺活检组织。胰头癌可用较粗的活检针从十二指肠外侧壁进行穿刺活检,本法阳性率较高,且可避免胰瘘的发生。②腹腔镜及术中居检组织。③胰液及十二指肠引流液。④腹水及腹腔冲洗液。⑤血液。

病理学检查是胰腺癌诊断的金标准,其特异性几乎达100%。

(三)西医鉴别诊断

胰腺癌与黄疸性肝炎、胆囊炎、胆石症、慢性胰腺炎和vafer壶腹癌等相鉴别。

1.黄疸性肝炎

黄疸性肝炎常有肝炎接触史,黄疸时血清转氨酶升高,碱性磷酸酶不高,随着病情好转,黄疸多在2～3周后逐渐消退。

2.胆囊炎、胆石症

胆囊炎、胆石症的腹痛多呈阵发性绞痛,反复发作,急性发作时常伴有发热、白细胞升高等。黄疸于腹痛发作后48小时内出现,一般比较轻,而且经抗炎等治疗后短期内消退或有波动。体重多无明显变化。腹部B超、CT检查等有助于鉴别。

3.慢性胰腺类

可出现胰腺肿块和黄疸酷似胰腺癌。而胰腺癌压迫胰管周围组织也可引起慢性胰腺炎。慢性胰腺类有不同程度的胰功能减退,CT及X线腹部平片显示胰腺有钙化点,联合CA19-9和CEA等肿瘤标志物及活检有助两者的鉴别。

4.Vater壶腹癌

主胰管和总胆管形成壶腹共同开口于十二指肠。壶腹癌和胰头癌解剖位置邻近,临床表现十分相似。黄疸是最常见症状,肿瘤发生早期即可以出现黄疸。壶腹癌可因肿瘤坏死脱落,出现间断性黄疸。十二指肠镜可以见到肿瘤并作病理活检,B超、CT、MRI、CRCP等检查有助鉴别诊断。

(四)中医鉴别诊断

1.痞满

本病以上腹部包块为主症,相当于中医的"积聚",应与"痞满"相鉴别。痞满无论病之轻重,均触之无形,按之柔软,压之无痛,系自觉症状,如《伤寒论》中言"但满而不痛者,此为痞"。另外,痞满的部位多位心下胃脘处;而积聚除疼痛胀满等症外,尚有聚证发时有形可视,积证扪及有物可及,消瘦明显等症,更有甚者会出现腹部胀大如鼓,至死不消。

2.消渴

本病还应与"消渴"相鉴别,两者都会有消瘦,但消渴多有多食、多尿的伴随症状。而本病消瘦的同时还有上腹部包块、疼痛,食欲不振、黄疸、呕血、黑便、腹水等症状。

3.黄疸

本病还需与"黄疸"相鉴别,两者皆有眼黄、面黄、身黄、小便黄等症状。然而本病在黄疸的基础上还有逐渐消瘦、上腹部包块、疼痛、食欲不振、呕血、黑便、腹水等症。

五、治疗

(一)综合治疗原则

(1)目前胰腺癌首选治疗方法为手术。对病变局限,经术前检查可以手术者,尽量争取剖腹探查行根治术,必要时行术前放疗或化疗。术中经探查不能根治者,可行姑息手术,如胆管减压引流或胃空肠吻合术,以缓解梗阻,解除黄疸等症状,并建议病理活检,术后行放疗、化疗以及中医药综合治疗。

(2)可手术切除的胰腺癌但有肿瘤残留者,术后1个月内行4~8周期化疗或同时联合放疗及中医药治疗。

(3)病变虽局限,但术前检查已明确不可能手术者,可采取放疗、化疗或中医药等综合治疗,部分患者肿瘤缩小后争取行手术切除。

(4)病变广泛以全身化疗,中医中药、生物治疗等为主,必要时可行局部放疗或介入化疗。

(5)晚期患者一般情况差,不宜手术、化疗、放疗者,可予以营养支持、对症治疗以及中医中药治疗以改善生活质量。

(6)术后局部复发者,如无黄疸及肝功能明显异常,身体状态较好者,建议5-Fu/吉西他滨化疗或同步放疗,存在肠道梗阻和肝功能异常者,先解除梗阻,肝功能好转后再考虑治疗。

(二)西医治疗

1.评估

(1)可切除性的解剖学评估:根治性(R0)切除是目前治疗胰腺癌最有效的方法。胰腺癌在治疗前应进行(MDT to HIM)讨论,根据肿瘤与其周围重要血管的关系及远处转移情况,整合评估肿瘤的解剖学可切除性,将其分为可切除、交界可切除、局部进展期和合并远处转移4类,此评估分类是胰腺癌治疗策略制订的基石。对怀疑有远处转移且高质量的CT/MRI仍无法确诊者,应行PET检查,必要时行腹腔镜探查。

(2)体能状态评估:胰腺癌患者体能状态评估尤为重要,可作为制订治疗策略的重要参考,并可能影响预后。体能状态评估一般用ECOG评分或KPS评分。

(3)新辅助/转化治疗后的可切除性评估:基于影像学检查结果的传统评价标准即实体肿瘤反应评估标准(RECIST),具有直观、标准化及可操作性强等优势,但难以体现肿瘤异质性、细胞活性、血供、免疫细胞浸润等生物学属性。由于胰腺癌新辅助治疗后肿瘤周围组织也会产生炎性反应及纤维化,即使新辅助治疗有效,肿瘤大小及重要血管的受累范围亦无显著变化,因此RECIST常难对胰腺癌新辅助治疗的效果及肿瘤可切除性行准确评估。CA19-9是新辅助治疗后患者预后的独立预测因素,治疗后CA19-9水平下降>50%者预后良好,如能恢复至正常水平,则患者术后生存获益更显著。

(4)新辅助治疗后手术切除标本的病理学评估:对胰腺癌新辅助治疗后切除标本的病理学结

果可评估疗效及预后,指导后续治疗。研究表明,病理学评估为完全反应或接近完全反应者的预后好于肿瘤广泛残存者。国际胰腺病理学家研究小组认为美国病理学会(CAP)改良的 Ryan 四级评分是迄今为止最合理的评分系统。

2.外科治疗

(1)外科治疗的原则:手术切除是胰腺癌获得治愈机会和长期生存的唯一有效方法,根治性手术范围包括原发肿瘤和区域淋巴结清扫。对胰头和钩突部癌,需行胰十二指肠切除术(Whipple 术);对胰体和胰尾部癌,需行胰体尾联合脾脏切除术;部分胰颈部癌或肿瘤累及范围大、胰腺内多发病灶者,可考虑全胰腺切除术。肿瘤的最佳切除入路和程序无统一标准,应尽可能遵循无瘤原则和"no touch"操作。

(2)术前减黄:术前减黄治疗的必要性目前尚有争论,无明确术前减黄指标,需根据临床实际情况,推荐经 MDT to HIM 讨论后综合判断。高龄或体能状态较差者,若梗阻性黄疸时间较长,合并肝功能明显异常或伴发热及胆管炎等感染表现,术前推荐先行减黄治疗。术前拟行新辅助治疗的梗阻性黄疸患者,推荐先行减黄治疗。拟行减黄的患者推荐经 ERCP 下置入鼻胆管或支架,或行经皮经肝胆道引流术(PTCD)外引流。提倡尽量行内引流减黄,有助于改善术前的消化及营养状态。合并上消化道狭窄、梗阻等不能开展 ERCP 下支架置入的梗阻性黄疸患者,或 ERCP 下支架减黄失败、反复胆道感染的患者,推荐经 PTCD 减黄,其对术区影响小,引流效果确切,但胆汁流失不利于患者术前消化及营养状态改善。

(3)胰腺癌根治术的淋巴结清扫范围:胰十二指肠切除术和胰体尾联合脾脏切除术的淋巴结清扫范围分为标准清扫和扩大清扫。研究显示,与标准淋巴结清扫组相比,扩大淋巴结清扫组患者生存期无明显延长。因此,除临床研究外,目前仍建议参照 2014 年国际胰腺外科研究小组发布的《在胰腺导管腺癌手术中淋巴结清扫术标准的定义》共识声明进行标准淋巴结清扫。淋巴结清扫数目、阳性淋巴结和总淋巴结数比值与预后的相关性存在争议,但送检标本内一定数量的淋巴结有助于进行准确的 N 分期,并指导后续辅助治疗,建议清扫 15 枚以上淋巴结。

(4)根治性顺行模块化胰脾切除术在胰体尾癌中的应用:根治性顺行模块化胰脾切除术(RAMPS)手术根据是否联合左肾上腺切除分为前 RAMPS 和后 RAMPS。一项 Meta 分析关于 RAMPS 与标准胰体尾癌根治术比较的结果显示,两组术后并发症无明显区别,RAMPS 组在 R0 切除率、淋巴结清扫及 1 年生存率方面具有优势,但两组术后复发率无明显差异。RAMPS 手术对胰体尾癌患者长期生存的影响仍有待临床研究证实,但因其理论上的合理性、操作上的可行性及围手术期的安全性,近年来应用已日益广泛。

(5)联合血管切除:对仅肠系膜上静脉-门静脉累及且可切除重建的胰腺癌,如能达到 R0 切除,行联合肠系膜上静脉和/或门静脉切除的胰十二指肠切除术,患者预后与无侵犯静脉行标准手术组无显著差异,明显优于仅行姑息手术的患者。目前,尚无高级别证据支持胰腺癌根治术中联合动脉切除重建。如胰体尾癌根治术中可行安全的腹腔干切除,且有望获得 R0 切除,经 MDT to HIM 讨论评估后,可选手术切除。由于联合动脉切除的手术并发症及围术期死亡率均高于未联合动脉切除组,且根治性有限,手术指征选择应较联合静脉切除持更为审慎态度,且不建议联合肠系膜上动脉切除重建。

(6)腹腔镜和机器人手术:腹腔镜胰体尾切除术(LPD)的安全性不断提高,但作为一种复杂、高风险手术,需要强调较长时间的学习曲线和专业训练。国内学者进行的前瞻性多中心随机对照临床研究评价 LPD 的安全性,结果显示,对完成学习曲线、技术成熟的术者,LPD 组住院时间显著短于开放手术组,两组围术期严重并发症发生率、术后 90 天内死亡率等无显著性差异。与开放手术相比,LPD 的"微创"优势已获证实,但"肿瘤学"获益效果仍需进一步验证。LDP 的微创优势明显,在国内外广泛应用,但其"肿瘤学"获益仍需高级别证据证实。机器人手术与腹腔镜手术相比较,似在中转率有一定优势,在其余方面无明显差异。

(7)胰腺癌手术标本的标准化检测和切缘状态评估:提倡由外科和病理科医师合作完成标本的标准化检测,对标本各个切缘分别进行标记及描述,以客观准确地反映切缘状态,如联合肠系膜上静脉和/或门静脉切除,应对静脉受累状况分别取材报告。

目前多采用以距切缘 1 mm 内有无肿瘤浸润作为判断 R0 或 R1 切除的标准,即:距切缘 1 mm 组织内如有肿瘤细胞浸润,为 R1 切除;如无肿瘤细胞浸润,为 R0 切除。以"1 mm"为判断原则,R0 与 R1 切除患者预后差异存在统计学意义。外科手术目的是达到 R0 切除,但由于胰腺的解剖特点及肿瘤的生物学行为,难以避免以 R1 切除为手术结果,但仍可改善患者预后。姑息性切除特指 R2 切除,与仅行姑息性短路手术比较,R2 切除并未改善预后和生活质量,应予避免。

3.化疗

(1)化疗原则:化疗属于全身系统性治疗,可用于所有分期的胰腺癌,包括术后辅助化疗,可切除和交界可切除胰腺癌的新辅助化疗,局部进展期、合并远处转移及复发胰腺癌的一线、后续化疗等。化疗前应进行 MDT to HIM 讨论,包括患者体能状态、肿瘤分期等,制订合理治疗目标,鼓励患者参与临床试验。

(2)胰腺癌常用化疗药物包括:氟尿嘧啶类(5-FU、卡培他滨、替吉奥)、吉西他滨、铂类(顺铂、奥沙利铂)、伊立替康类(伊立替康、脂质体伊立替康)、白蛋白结合紫杉醇等。

(3)常用化疗方案主要分四大类。①以吉西他滨为基础的化疗方案:吉西他滨;吉西他滨+白蛋白结合紫杉醇;吉西他滨+顺铂。②以氟尿嘧啶类为基础的化疗方案:5-FU+亚叶酸;卡培他滨;替吉奥;5-FU+亚叶酸+奥沙利铂(OFF);FOLFOX;卡培他滨+奥沙利铂(CapeOx);5-FU+亚叶酸+伊立替康(FOLFIRI);5-FU+亚叶酸+脂质体伊立替康;FOLFIRINOX 和改良 FOLFIRINOX(mFOLFIRINOX)。③吉西他滨联合氟尿嘧啶类的化疗方案:吉西他滨+卡培他滨;吉西他滨+替吉奥。④其它化疗方案:PEXG(吉西他滨+卡培他滨+顺铂+表阿霉素);序贯化疗。

(4)化疗的应用。①辅助化疗:辅助化疗对胰腺癌术后具有明确的疗效,能防止或延缓肿瘤复发转移,提高术后生存率,应积极推荐术后辅助化疗。②可切除和交界可切除胰腺癌新辅助化疗:新辅助治疗的价值正在被逐渐关注和接受,但新辅助治疗可否提高治愈率,尚需临床研究结果证实。新辅助化疗目的是筛选出根治性手术获益者、提高 R0 切除率,降低淋巴结转移率,最终提高患者生存,有时也可与放疗联合使用。③局部进展期、合并远处转移及复发胰腺癌的一线、后线化疗:主要目的是延长生存,提高生活质量。部分患者经系统化疗,联合或不联合放疗后,也可达到手术切除标准。

4.放疗

(1)放疗原则:胰腺癌对 X 线的放射抵抗性较高,其毗邻空腔脏器不能耐受高剂量照射。因此,胰腺癌是否进行放疗需由 MDT to HIM 整合评估后决定。放疗最好与化疗联合使用。放疗期间常用吉西他滨或氟尿嘧啶类药物作为增敏剂,又称为同步化放疗。放疗前强烈建议行 2~4 个疗程的诱导化疗,以抑制潜在转移灶;作为筛选患者手段,排除恶性程度高且已发生远处转

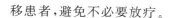

移患者,避免不必要放疗。

（2）胰腺癌的放疗常用于 6 种临床情况:辅助放疗、可切除和交界可切除胰腺癌的新辅助放疗、局部进展期、局部复发胰腺癌、姑息性放疗及术中放疗。

（3）常用放疗方案:放疗(RT)、化放疗(CRT)、三维适形放疗、调强适形放疗(IMRT)、立体定向放疗(SBRT)及质子重离子治疗。

5.靶向治疗

（1）厄洛替尼:是 EGFR 酪氨酸激酶抑制剂。早在 2007 年,厄洛替尼作为胰腺癌的第一个靶向治疗药物,与吉西他滨联用已被推荐作为局部进展期与合并远处转移胰腺癌的一线治疗,后续有研究提示 KRAS 野生型患者应用厄洛替尼效果可能较好,但由于厄洛替尼的总体疗效不高,且后续辅助治疗临床研究为阴性结果,使厄洛替尼在胰腺癌的临床应用上并不广泛。

（2）奥拉帕利:2019 年的 POLO 研究中,针对携带 BRCA1/2 基因突变合并远处转移胰腺癌,将 PARP 抑制剂奥拉帕利用于一线铂类化疗无进展后的维持治疗,无进展生存期从 3.8 个月延长至 7.4 个月,真正开启胰腺癌靶向治疗新时代。泛瘤种的研究证实,对存在 NTRK 基因融合的局部进展期或合并远处转移的胰腺癌可选择拉罗替尼或恩曲替尼治疗。美国 M.D.安德森癌症中心开展一项名为"了解您的肿瘤(KYT)"的临床研究,观察其他瘤种中比较常见的基因变异如 HER2 扩增、ROS1 融合、BRAF-V600E 突变等对胰腺癌的治疗是否有疗效。结果显示,在有基因变异及针对性治疗药物的患者中,与未接受匹配治疗的患者相比,接受匹配治疗患者的生存期明显延长,死亡风险下降 52%;与无致病突变的患者相比,接受匹配治疗患者的生存期也明显更长,死亡风险下降 66%,证实了胰腺癌靶向治疗的前景。

6.免疫治疗

具有高度微卫星不稳定性(MSI-H)、错配修复缺陷(dMMR)或高突变负荷(TMB)分子特征的局部进展或合并远处转移的胰腺癌可选择 PD-1 单抗免疫治疗。目前,尚无证据表明使用免疫检查点抑制剂 CTLA-4/PD-1/PD-L1 抗体可使无上述分子特征的胰腺癌患者获益。

7.其他治疗

（1）营养支持治疗:胰腺癌易导致营养不良甚至恶病质发生,营养支持治疗应贯穿胰腺癌治疗的始终。围术期及胰腺癌系统治疗期间也需选择合适的营养支持治疗。

（2）疼痛治疗:胰腺癌的疼痛治疗以镇痛药物治疗为基础,常需手术、介入、神经阻滞、化疗、放疗、心理治疗等多学科合作和多方式联合。镇痛药物管理在胰腺癌疼痛治疗中尤为重要,需 MDT to HIM 讨论后按癌痛治疗三阶梯方法开展。阿片类制剂是胰腺癌疼痛治疗的基石,若阿片类药物不能控制疼痛或导致不能耐受的不良反应,推荐使用神经丛切断、EUS 引导或 CT 引导下的神经丛消融术或无水酒精注射等。

疼痛管理应达到的目标:充分镇痛、最优生存、最小不良反应、避免异常用药。

（3）姑息治疗:胰腺癌姑息治疗目的主要是缓解胆管和消化道梗阻,为其他治疗创造机会,改善生活质量,延长生存时间。对合并梗阻性黄疸且不可切除的胰腺癌患者,首选内镜胆道支架置入术。对支架留置失败或因其他原因无法行内镜治疗的患者,可选择 PTCD。姑息性胆肠吻合术仅适于因技术困难或存在禁忌证,无法通过内镜或 PTCD 减黄者。胰头癌合并消化道梗阻的治疗方式并未达成共识,开放或腹腔镜下胃空肠吻合术以及内镜下消化道支架置入等均为可行之选。对尚无消化道梗阻,但在外科手术探查中发现肿瘤无法行根治性切除的胰腺癌患者,目前并无证据表明预防性胃空肠吻合术可使患者获益,且可能增加围术期并发症而推迟全身系统治疗时间,故不建议行预防性胃空肠吻合术。对在外科探查术中发现肿瘤无法行根治性切除或因消化道梗阻行胃空肠吻合术的患者,若同时合并胆道梗阻,可行姑息性胆肠吻合术或双旁路手术(胆肠吻合+胃空肠吻合术)。

(4)纳米刀:又称不可逆性电穿孔,于2011年被美国食品药品监督管理局批准用于临床,主要针对局部进展期胰腺癌。2015年被中国中国国家药品监督管理局批准用于胰腺癌和肝癌的治疗,2021年国内亦发布纳米刀用于胰腺癌的专家共识。

(5)介入治疗:采用动脉内灌注化疗治疗胰腺癌的效果存在争议,临床操作中建议如下。①若见肿瘤供血动脉,行超选择性动脉灌注化疗;②若未见肿瘤供血动脉,建议胰头、胰颈部肿瘤经胃十二指肠动脉灌注化疗;而胰体尾部肿瘤则根据肿瘤范围、血管造影情况,经腹腔动脉、肠系膜上动脉或脾动脉灌注化疗;③对伴有肝转移者经肝固有动脉灌注化疗,若造影见肝内转移灶血供丰富,可联合栓塞治疗。晚期胰腺癌的介入治疗可参考《晚期胰腺癌介入治疗临床操作指南(试行)(第五版)》。

(6)针对间质的治疗:去间质治疗一直是胰腺癌研究热点,包括透明质酸酶抑制剂、Hedgehog信号阻断剂、基质金属蛋白酶抑制剂及肿瘤相关成纤维细胞去除剂等。近年来聚乙二醇透明质酸酶α的Ⅲ期临床研究备受关注,但即使透明质酸高表达,聚乙二醇透明质酸酶α联合吉西他滨+白蛋白结合紫杉醇在合并远处转移胰腺癌中的疗效并不优于单纯化疗。

8.康复

(1)术后康复:胰腺癌根治性切除术后需要在饮食、休息、活动等多方面加以注意,才能获得良好的术后康复效果。胰腺癌术后,特别是胰十二指肠切除或全胰腺切除术后,饮食需要从流质、半流质向软食、正常饮食逐步过渡,可根据消化吸收情况辅助服用一段时间的胰酶胶囊,以帮助食物特别是脂肪类食物的消化;同时还需注意密切监测血糖,控制血糖的稳定。在日常生活中,胰腺癌患者应放松心情,保持良好心态,养成规律作息习惯,避免熬夜和过度疲劳,同时还应进行适当的锻炼,增强自身抵抗力。术后良好康复能帮助患者更好地耐受术后辅助治疗,同时提高免疫力,减少术后复发机会。

(2)术后随访:术后随访是通过定期应用血清肿瘤标志物和影像学检查等方法尽早地发现局部复发或远处转移,并及时予以治疗。术后第1年,建议每3个月随访1次;第2~3年,每3~6个月随访1次;之后每6个月随访1次,随访时间至少5年。胰腺癌根治切除术后的复发率接近80%,即使生存时间超过5年的患者也会出现复发。随访项目除病史和体征外,包括血常规、生化、血清肿瘤标志物、胸部CT、全腹部增强CT等检查。怀疑肝转移或骨转移者,加行肝脏增强MRI或骨扫描,必要时行PET检查。随访期间除监测肿瘤复发外,还应特别关注其他手术相关远期并发症如胰腺内外分泌功能、营养状态等,最大限度改善患者生活质量。

(3)术后复发的治疗:胰腺癌根治性切除术后接近80%的患者会出现复发,且大多数复发发生在手术后2年内。术后如出现复发,常预后不佳,但仍有相当多患者保持较好的体能状态,可以接受进一步治疗。复发治疗应经MDT to HIM讨论,以制订个体化的整合治疗方案,可参考《中华医学会肿瘤学分会胰腺癌早诊早治专家共识》。

(三)中医治疗

胰腺癌的临床表现往往为全身属虚,局部属实,虚实夹杂的证候。虚者多见脾胃气虚或气血两虚;实者多见为气滞血瘀、热毒蕴结,湿热黄疸之证。临证时抓住其主要病机,分清标本虚实,灵活运用益气健脾、清热利湿、清热解毒、祛瘀散结等治则。

1.辨病基本方治疗

根据胰腺癌患者主要以腹痛、黄疸为主要临床表现。中医学认为,其发病与饮食不节;脾气虚弱,情志失调,肝气郁结;湿热毒内蕴,久之积而成癌,为本虚标实之证。治宜疏肝理气、健脾利湿、清热解毒、散瘀止痛。疏肝理气选用柴胡、郁金、枳壳、八月札等;清热利湿退黄选用茵陈、龙胆草、金钱草、车前子等;清热解毒选用有抗癌作用的白花蛇舌草、半枝莲、石见穿、龙葵等;祛瘀散结选用三棱、莪术等;益气健脾选用黄芪、党参、白术、茯苓等。

基本方:生黄芪 30 g,党参 15 g,白术 16 g,茯苓 15 g,半枝莲 30 g,白花蛇舌草 30 g,茵陈 30 g,金钱草 30 g,三棱 15 g,莪术 15 g,柴胡 10 g,郁金 15 g,石见穿 30 g。

方中党参、黄芪、白术、茯苓益气健脾;柴胡、郁金疏肝解郁,半枝莲、白花蛇舌草、茵陈、金钱草清热解毒,利湿退黄;三棱、莪术祛瘀散结、石见穿清热利湿,尤擅治肿瘤疼痛,诸药配伍,清热解毒,利湿退黄,散瘀止痛,延缓病情发展。

2.辨证论治

本病的辨证分型尚无统一标准,多数医家分为 3~4 型,归纳起来不外正虚、热毒、湿阻、血瘀为主辨治。本病分为以下 4 型。

(1)脾虚湿阻型。

主症:上腹不适或腹胀疼痛、面浮色白、纳呆、便溏、消瘦、乏力、舌质淡、苔薄或薄白腻、脉细或沉细。

治则:健脾理气,燥湿抑痛。

方药:六君子汤(《太平惠民和剂局方》)加减。

党参 30 g,白术 15 g,云苓 15 g,法半夏 15 g,陈皮 10 g,厚朴 15 g,半枝莲 30 g,藤梨根 30 g,山楂 15 g,怀山药 30 g,麦芽 30 g,炙甘草 6 g。

方解:脾主运化,脾失健运则湿浊内生,湿困脾胃,阻塞气机,胃失和降则脘腹胀满疼痛胸膈满闷,纳呆进而消瘦;湿邪下注大肠则便溏,苔白腻,脉细滑,为湿阻中焦之象。方中党参、法半夏健脾益气,燥湿和胃共为君药;白术苦温健脾燥湿,茯苓甘淡,利渗湿浊,厚朴、陈皮理气行滞而和胃止痛、共为臣药;半枝莲、藤梨根,清热解毒抗癌;山药、麦芽健胃和胃为佐;甘草调和诸药为使。诸药合用,使湿浊得化,脾胃健运。

(2)肝胆湿热型。

主症:面目身黄、胁肋疼痛、小便黄赤、皮肤瘙痒、腹胀、口苦口臭、食欲不振、大便色如陶土、发热绵绵、口渴不喜饮、舌红苔红腻,脉弦滑数。

治则:清肝利胆,通腑解毒。

方药,茵陈蒿汤(《伤寒论》)加减。

茵陈 20 g,大黄(后下)10 g,栀子 15 g,厚朴 15 g,枳壳 15 g,黄芩 15 g,半枝莲 30 g,龙胆草 10 g,败酱草 30 g,柴胡 15 g,金钱草 30 g。

方解:由于过食肥甘厚味产生湿热或肝胆感受湿热外邪,湿热既成,壅滞中焦,熏蒸肝胆,疏泄不畅,胆汁外溢肌肤则面目身黄,下流膀胱则尿黄,胆道阻塞,胆汁不能入大肠,则大便如陶土;湿热内蕴,胃失和降而见腹胀满闷疼痛;湿热壅阻脾胃,纳运失常,则纳呆、口苦、口臭;湿热阻滞肝经则胁肋疼痛、腹背痛。方中茵陈苦寒降泄,清利肝胆湿热,为阳黄之要药,用为君药,大黄泄热逐瘀,通利大便,伍茵陈使湿热瘀滞从大便而去;栀子泄热降火,利三焦湿热,合金钱草可使湿热从小便而去,共为臣药;黄芩、半枝莲、龙胆草、败酱草清热解毒,抗癌消肿;柴胡苦辛微寒,入肝胆经,功擅条达肝气而疏郁结、止痛;厚朴、枳壳行气导滞以疏理肝脾,共为佐药。

辨证加减:身热不退酌加金银花、白花蛇舌草、连翘、黄柏等;黄疸较深者加车前子、滑石利尿退黄;腹胀甚酌加大腹皮,莱菔子行气除胀;舌苔白腻而湿重者去大黄、栀子加猪苓、茯苓、泽泻、白蔻仁、砂仁等甘淡利湿药,使湿从小便而去;右胁痛甚者酌加郁金、川楝子,芍药解郁止痛;有呕逆者加竹茹、黄连以降逆止呕;若便通、黄退、热减则酌减苦寒清热之品并考虑加用健脾化湿之药,如白术、茯苓、薏仁之类以防脾阳受伤转为阴黄;若湿重于热而见身热不扬、头重身困、口淡不渴、胸腹痞满、厌恶油腻、腹胀、纳呆、便溏,舌苔厚腻者用茵陈五苓散(《金匮要略》)。

(3)气血瘀滞型。

主症:上腹疼痛、痛如针刺、痛处固定、拒按、胁下包块、脘腹胀满、恶心呕吐、纳呆面色晦暗或黧黑、消瘦、舌质青紫、瘀斑、脉弦细或细涩。

治则:活血化瘀,软坚散结。

方药:膈下逐瘀汤(《医林改错》)加减。

桃仁10 g,红花10 g,川芎10 g,赤芍10 g,半枝莲30 g,白花蛇舌草30 g,藤梨根30 g,三棱15 g,莪术15 g,五灵脂10 g,乌药10 g,枳壳10 g。

方解:湿热郁积肝胆,气机不畅,日久膈下气血瘀滞,形成结块。又胆经行于人身之侧,故有胁肋疼痛及上腹痛、背痛。湿热困脾,阻塞气机,胃失和降则脘腹胀满、纳呆、恶心呕吐等。方中桃仁破血行滞,红花活血祛瘀而止痛共为君药;赤芍、川芎助君药活血祛瘀,枳壳行滞消积共为臣药;半枝莲、白花蛇舌草、藤梨根清热解毒、抗癌,合三棱、莪术破血消癥,消癥散结共为佐药。

(4)阴虚毒结型。

主症:上腹胀满疼痛不适、胁下包块、低热盗汗、口苦咽干、纳呆消瘦、便结溺黄、舌红少苔或光剥苔,脉细数。

治则:养阴涵木,消癥散结。

方药:一贯煎(《续名医类案》)合鳖甲煎丸(《金匮要略》)加减。

生地黄20 g,沙参15 g,麦冬15 g,枸杞子15 g,川楝子6 g,白花蛇舌草30 g,半枝莲30 g,白芍30 g,鳖甲15 g,地骨皮30 g,甘草6 g。

方解:肝肾同源,肝阴不足,阴液不能上承而见口干;形体得不到阴液滋养而见形体消瘦;阴虚相火无制而见低热盗汗,湿热困脾胃,阻塞气机,则脘腹胀满、不思饮食;肝阴不足,不能濡养肝脉,肝气不舒导致气滞血瘀,久则结为癥瘕,又肝经循行两胁,故有胁痛、上腹痛及腰背痛等。方中生地需重用,生地甘寒;枸杞子,甘,平,均有滋养肺肾阴血,涵养肝木作用共为君药;沙参、麦冬滋养肺胃之阴,养肺阴则清金制木,养胃阴以培土荣木,共为臣药;白花蛇舌草、半枝莲清热解毒,抗癌化癥,鳖甲咸、微寒,滋阴潜阳软坚散结;川楝子疏肝泄热,理气止痛;白芍、甘草柔肝止痛,共为佐药,甘草调和诸药为使用。

3.辨证加减

(1)黄疸:酌加大黄、芒硝或玄明粉、虎杖等,阴黄减清热解毒药酌加干姜、制附片等。

(2)腹胀痛加青陈皮、大腹皮、枳壳、厚朴。

(3)气虚加重黄芪、党参或酌加白参、五味子等。

(4)阴虚加知母、地骨皮、沙参、麦冬。

(5)阴虚内热加鳖甲、地骨皮、银柴胡等。

(6)瘀血加桃仁、红花、丹参。

（7）出血加土大黄、蒲公英、血余炭、白及、侧柏叶、生地榆等。

（8）纳呆加谷芽、麦芽、山楂、神曲等。

（9）腹水加赤小豆、葶苈子、猪苓、车前子。

4.辨病选药

辨病用药是指在辨证论治的基础上，可适当选用一些对胰腺癌有抗癌作用的药物，如白花蛇舌草、半枝莲、龙葵、藤梨根、山慈菇、生薏仁、三棱、莪术、全蝎、土鳖虫、鳖甲、蜈蚣、壁虎、八月札、生南星、生半夏等。

（1）白花蛇舌草，性味甘淡，微苦寒；功效：清热解毒，利湿消肿。含三萜类、齐墩果酸、八甾醇类、生物碱、蒽醌、多糖类、强心苷、香豆素等。对白血病和多种实体瘤有显著抑制作用，同时具有增强机体免疫功能作用及抗化学诱变作用，属广谱抗癌中草药，可用于胰腺癌等多种癌症而属于热证者。用量：水煎服，每天 30～150 g。例：白花蛇舌草 150 g，半枝莲 50～100 g，铁树叶 50 g，红藤 50 g，水煎服，主治胰腺癌。（《实用抗癌验方》）

（2）半枝莲，性味辛、苦、寒，功效：清热解毒，散瘀消肿。含生物碱、多糖类、黄酮苷、酚类及甾醇类等。体内外实验证实对多种肿瘤均有显著抑制作用，其半枝莲多糖有免疫调节作用，可用于胰腺癌等多种癌病而属于热证者。用法用量：一般与白花蛇舌草同用，各 30～150 g，水煎服。（《实用抗癌药物手册》）

（3）龙葵，味苦，性寒；功效：清热解毒，活血消肿，主治疔疮、痈肿及肿瘤。含生物碱、各种苷类、甾醇、皂苷等。动物实验对多种肿瘤有抑制作用，而用于多种肿瘤。用量用法 30～100 g，水煎服。（《中国民间单验方》）

（4）藤梨根（猕猴桃根），性平，味淡、微涩。功效：清热解毒，利湿消肿，用治黄疸、痈肿、疮疖及消化道多种肿瘤。含熊果酸、齐墩果酸、胡萝卜苷等，体内外实验，有抗肿瘤及增强免疫作用，用治消化道癌等多种癌病，用法用量：30～60 g，煎汤或捣汁饮用。如藤虎饮：藤梨根 60 g，虎杖 30 g，共煮水 60 mL，分 2 次内服。

（5）山慈菇，味甘、微辛，性凉，功效：清热解毒、化痰散结，主治：痈肿、疔毒、瘰疬、痰核及肿瘤，含菊甘露聚糖、杜鹃素Ⅰ、Ⅱ及秋水仙碱。动物实验对消化道肿瘤、乳腺癌、肺癌和卵巢癌等有抑制作用，并有抗血管生成及抗菌作用。用法用量，5～15 g，水煎服。山慈菇含抗癌成分秋水仙碱，长期应用会引起血小板减少而有出血倾向，应慎用。

（6）肿节风，味辛、苦，性平，功效祛风除湿，清热解毒，活血散瘀，主治风湿痹痛、跌打损伤、肺炎、胃肠炎、胆囊炎及肿瘤。肿节风含左旋类没药素甲、异秦皮定、延胡索酸、琥珀酸、黄酮苷、香豆精及挥发油等，动物实验对白血病、肺腺癌、乳腺癌、肉瘤等均有一定抑制作用以及抗菌、抗病毒作用，用法用量：10～30 g，煎服，宜先煎或久煎。治胰腺癌：肿节风 30 g，大黄 30 g，黄芪 30 g，人参（嚼服），水煎服。（《百病良方》）

（7）薏苡仁，味甘淡，性凉，功效健脾利湿，清热排脓，用治水肿、脾虚泄泻、肺痈、肠痈、扁平疣、带状疱疹等，含薏苡仁酯、硬脂酸、棕榈酸，实验对肝癌、吉田肉瘤、艾氏腹水癌等有杀灭作用以及免疫促进作用，适用于胰腺癌脾虚湿阻患者。用法用量 10～60 g，水煎服。

（8）（生）大蒜 1 个/天，切片待片刻氧化后，混合干饭一并食用。另外，菱角 20 g/d、赤灵芝 20 g/d，煮水 10 小时，持续服用 5 年。

（9）三棱 15 g，莪术 15 g，半枝莲 15 g，生薏仁 30 g，水煎内服，每天一剂。

（10）蒲公英 30 g，败酱草 30 g，田基王 30 g，生黄芪 24 g，大腹皮 12 g，生熟薏仁各 24 g，水煎服,每天一剂。

5.常用中成药

(1)慈丹胶囊。

主要组成:莪术、山慈菇、鸦胆子、马钱子粉、露蜂房等。

功能主治:化瘀解毒,消肿散结,益气养血。主治胰腺癌、肝癌、胆囊癌等恶性肿瘤。

用法用量:口服,每次5粒,每天4次。孕妇禁用。

(2)复方斑蝥胶囊。

主要组成:斑蝥、人参、黄芪、刺五加、三棱、莪术、半枝莲、女贞子、熊胆粉、山茱萸、甘草等。

功能主治:具有解毒逐瘀,破血蚀疮,补益肝脾作用。用于消化道癌、肺癌、妇科癌等。

用法用量:口服,每次3粒,每天2次。

(3)金龙胶囊。

主要组成:鲜守宫、鲜金钱白花蛇、鲜蕲蛇等。

功能主治:破瘀散结,解郁通络。用于血瘀郁结证,症见右胁下积块、胸胁疼痛、神疲乏力、腹胀、纳差等。

用法用量:口服,每次4粒,每天3次。

注意事项:服药期间出现过敏者,应及时停药,并给予相应的治疗措施。妊娠及哺乳期妇女禁用。

(4)化癥回生口服液。

主要组成:益母草、红花、当归、苏木、人参、高良姜、丁香、肉桂、鳖甲胶、大黄、桃仁、熟地黄、紫苏子、白芍、人工麝香等。

功能主治:消癥化瘀。用于癥积、产后瘀血,少腹疼痛拒按,适用于属血瘀气滞型的原发性支气管肺癌及原发性肝癌、消化道恶性肿瘤、卵巢癌等妇科肿瘤。

用法用量:口服。每次10 mL,每天2次。

不良反应:个别患者出现恶心,呕吐,腹泻,腹痛。

注意事项:经期妇女。体质虚弱者,出血性疾病患者慎用。

禁忌:孕妇禁用。

(5)茯苓多糖口服液。

主要组成:茯苓多糖。

功能主治:健脾益气。用于肿瘤患者放化疗脾胃气虚证者。具有免疫增强活性,可用于抗肿瘤、抗病毒、减轻放、化疗副作用,以及治疗慢性肝炎、延缓衰老等。

用法用量:口服,每次10 mL,每天3次。

(6)榄香烯口服乳。

主要组成:β-,γ,δ-榄香烯混合液。

功能主治:主要功能是抑制肿瘤细胞生长,诱发肿瘤细胞凋亡。用于食管癌及胃癌改善症状的辅助治疗。

用法用量:口服,每次20 mL,每天3次。饭前空腹小口吞服,连服4～8周为1个疗程。或遵医嘱。

不良反应:可能有消化道反应,如恶心、呕吐、腹泻等,偶有食欲减退、色素下降、白细胞减少等。不良反应多为轻度,不影响治疗。

禁忌：①高热患者禁用；②有进行性出血倾向的患者应慎用本品；③孕妇及哺乳期妇女不推荐使用。

（7）平消胶囊。

主要组成：郁金、马钱子粉、仙鹤草、五灵脂、白矾、硝石、干漆（制）、枳壳（麸炒）。

功能主治：活血化瘀，散结消肿，解毒止痛。对毒瘀内结所致的肿瘤患者具有缓解症状、缩小瘤体、提高机体免疫力、延长患者生存时间的作用，主要用于肺癌、胃癌、食管癌、肝癌、乳腺癌、骨肿瘤、子宫肌瘤、淋巴瘤、鼻咽癌。

用法用量：口服，每次 4～8 粒，每天 3 次。

不良反应：少见恶心、药疹，偶见头晕、腹泻。停药后上述症状可自行消失。

禁忌：①孕妇禁用；②用药过程中饮食宜清淡，忌食辛辣刺激之品；③本品不可过量服用；④不宜久服；⑤运动员慎用。

（8）复方红豆杉胶囊。

主要组成：红豆杉、红参、甘草。

功能主治：祛邪散结。能抑制肿瘤细胞的分裂，对多种肿瘤有治疗作用。用于中晚期乳腺癌、肺癌、卵巢癌、宫颈癌、食管癌、直肠癌、白血病、头颈部肿瘤的辅助治疗。

用法用量：口服，每次 2 粒，每天 3 次，21 天为 1 个疗程。

不良反应：轻度胃肠道反应，表现为恶心欲呕，轻度的白细胞降低，一般不低于 3.0×10^9/L，不影响治疗。

禁忌：白细胞低于 2.0×10^9/L 时，不宜服用。

（9）华蟾素注射液。

主要组成：吲哚类总生物碱。

功能主治：解毒，消肿，止痛。用于中晚期肿瘤，慢性乙型肝炎等疾病。

用法用量：静脉滴注，1 天 1 次，1 次 10～20 mL（2～4 支），用 5％葡萄糖注射液 500 mL 稀释后缓慢滴注；或 1 次 20 mL，用 5％葡萄糖注射液 40 mL 稀释后，每天用微量泵 6 小时缓慢泵入，用药 10～14 天，休息 7 天，4 周为 1 个疗程。

不良反应：个别患者如用量过大或两次用药间隔不足 6～8 小时，用药后 30 分钟左右，可能出现发冷发热现象，少数患者长期静脉滴注后有局部刺激感或静脉炎，致使滴速减慢，极个别患者还可能出现荨麻疹、皮炎等。

注意事项：个别患者出现不良反应时，应停止用药给予对症治疗，待反应消失后仍可正常用药。

禁忌：避免与剧烈兴奋心脏药物配伍。

（10）艾迪注射液。

主要组成：斑蝥、人参、黄芪、刺五加。

功能主治：清热解毒，消癥散结，用于原发性肝癌、肺癌、直肠癌、恶性淋巴瘤、妇科恶性肿瘤等。

用法用量：静脉滴注，成人 1 次 50～100 mL，加入 0.9％氯化钠注射液或 5％～10％葡萄糖注射液 400～450 mL 中，每天 1 次，可与放化疗同时用。疗程与放化疗同步；手术后使用本品 10 天为 1 个疗程，介入治疗 10 天为 1 个疗程，单独使用 15 天为 1 个疗程，间隔 3 天，2 周期为 1 个疗程，晚期恶病质患者，连用 30 天为 1 个疗程，或视病情而定。

不良反应:首次应用本品,偶有患者出现面红、荨麻疹、发热等反应,极个别患者有心悸、胸闷、恶心等反应。

注意事项:①首次用药应在医师指导下,给药速度开始每分钟 15 滴,30 分钟后如无不良反应,给药速度控制每分钟 50 滴;②如有不良反应发生应停药并做相应处理,再次应用时,艾迪注射液用量从 20~30 mL 开始,加入 0.9%氯化钠注射液或 5%~10%葡萄糖注射液 400~450 mL,用时可加入地塞米松注射液;③本品含有微量斑蝥素,外周静脉给药时注射部位有一定刺激,可在静脉滴注本品前后给予 2%利多卡因 5 mL 加入 0.9%氯化钠注射液 100 mL 静脉滴注。

禁忌:孕妇及哺乳期妇女禁用。

(11)康莱特注射液。

主要组成:注射用薏苡仁油。

功能主治:益气养阴,消肿散结。适用于不宜手术的气阴两虚,脾虚湿困型原发性非小细胞肺癌及原发性肝癌,配合放疗、化疗有一定的增效作用。对中晚期肿瘤患者具有一定的抗恶病质和止痛作用。

用法用量:缓慢静脉滴注 200 mL,每天 1 次,21 天为 1 个疗程,间隔 3~5 天,可进行下 1 个疗程。联合放疗、化疗时,可酌减剂量;首次使用时滴注速度应缓慢,开始 10 分钟滴速应为每分钟 20 滴,20 分钟后可持续增加滴速,30 分钟后可控制在每分钟 40~60 滴。

不良反应:临床偶见脂过敏现象,如寒颤、发热、轻度恶心,使用 3~5 天后此症状大多可自然消失而适应。偶见轻度静脉炎。

禁忌:在血脂代谢严重失调的(急性休克、急性胰腺炎、病理性高脂血症、脂性肾病变等患者)禁用;孕妇禁用。

(12)榄香烯乳注射液。

主要组成:β-榄香烯,并有少量的 γ、δ-榄香烯。

功能主治:主要功能是抑制肿瘤细胞生长,诱发肿瘤细胞凋亡。本品合并放化疗对肺癌、肝癌、胃肠道肿瘤、鼻咽癌、骨转移癌、脑瘤等恶性肿瘤具有增强疗效,降低毒副作用;同时可以用于介入、腔内以及癌性胸腹水的治疗。

用法用量:静注,1 次 400~600 mg(4~6)支,溶入 5%葡萄糖注射液 400~500 mL 或 10%脂肪乳注射液中静脉滴注,每天 1 次。连用 2~3 周为 1 个周期。

不良反应:部分患者用药后可有静脉炎、发热、局部疼痛、过敏反应、轻度消化道反应。

禁忌:高热患者、胸腹水合并感染的患者慎用。

(13)鸦胆子油乳。

主要组成:精制鸦胆子油。

功能主治:用于肺癌、肺癌脑转移及消化道肿瘤。

用法用量:静脉滴注,每次 10~30 mL,每天 1 次(本品需加灭菌生理盐水 250 mL 稀释后立即使用)。

不良反应:有少数患者用药后有油腻感,恶心,厌食等消化道不适反应。

注意事项:①本品外观如有分层,应停止使用;②本品有毒,易损害肝肾功能,应在医师指导下使用,不可过量;③过敏体质者慎用,用药期间出现过敏者,应及时停药,并给予相应的治疗措施;④用药过程中少数患者有油腻感、恶心、厌食等消化道不适的反应,脾胃虚寒者慎用;⑤本品不宜与其他药物同时滴注,以免发生不良反应。

禁忌:孕妇忌用。

(14)康艾注射液。

主要组成:黄芪、人参、苦参素。

功能主治:益气扶正,增强机体免疫功能。用于原发性肝癌,肺癌,直肠癌,恶性淋巴瘤,妇科恶性肿瘤,各种原因引起的白细胞低下及减少症。

用法用量:缓慢静脉注射或滴注每天 1～2 次,每天 40～60 mL,用葡萄糖或生理盐水 250～500 mL 稀释后使用。30 天为 1 个疗程。

(15)消癌平注射液。

主要组成:乌骨藤。

功能主治:清热解毒,消瘤散结,用于食管癌、胃癌、肺癌、肝癌,并可配合放疗、化疗的辅助治疗。

用法用量:肌内注射 1 次 2～4 mL,1 天 1～2 次;或遵医嘱。静脉滴注用 5% 或 10% 葡萄糖注射液稀释后滴注,1 次 20～100 mL,1 天 1 次;或遵医嘱。

不良反应:个别患者在用药期间有低热,多汗,游走性肌肉、关节疼痛。

5.针灸治疗

(1)腹痛明显者取穴:足三里、中脘、内关、中渚、天突、章门、涌泉。配穴:纳呆、恶心或呕吐者加脾俞、胃俞。方法:若虚证为主,则用毫针刺,补法,可加灸,每天 1 次;若实证为主或虚实夹杂,则用毫针刺,泻法或平补平泻,不灸,每天 1 次。

(2)黄疸明显者取穴:至阳、腕骨、足三里、中渚、大陵。配穴:胆囊穴、胆俞、阳陵泉。方法:毫针刺,泻法,每天 1 次,2 周为 1 个疗程。

6.推拿疗法

适用于胰腺癌腹胀、腹痛、恶心呕吐者。采用擦、拿、抹、摇、拍击等手法,达到扶正固本,理气止痛功效。常用取穴:大椎、肩井、脾俞、胃俞、中脘、气海、天枢、足三里以及胰腺在足部、手部及耳部的反射区。

7.贴敷疗法

(1)癌理痛膏。

功能主治:化痰散结,清热解毒,活血止痛,攻毒抗癌。

用法用量:外用,敷于癌痛患处,每次 1 贴,每天 2 次,10 天为 1 个疗程;或遵医嘱。

(2)玉龙散。

功能主治:温经散寒,活血止痛,用于寒邪着络引起的肿物。

用法用量:分为药粉和贴剂两种剂型,外用,敷于患处,每天 1～2 次;或遵医嘱。

(3)金黄散。

功能主治:清热凉血,化瘀止痛,用于疮疡红肿热痛一类的肿物。

用法用量:分为药粉和贴剂两种剂型,外用,敷于患处,每天 1～2 次;或遵医嘱。

六、预防与康复指导

(一)预防要点

预防胰腺癌关键是纠正不健康的生活方式,养成健康的生活方式。

(1)首先要从调整膳食结构着手,尽量少食高脂肪、高蛋白、煎、油炸、烧焦和烤糊的食物,以及少吃咸鱼、咸菜、腌菜等高盐食物,这样可以减少 2/3 以上胰腺癌的发生。日常饮食宜清淡,多选择食用五谷杂粮、豆类、甘薯以及新鲜蔬菜水果。

(2)生活作息要有规律,工作、学习、进餐、睡眠、娱乐应有规律进行,尤其要有充足睡眠,不要打乱人体的"生物钟"。一日三餐应八分饱。切勿暴饮暴食,否则,轻则引起消化不良或超重,重则引起胃肠炎,甚至引起急性胰腺炎危及生命,也为胰腺癌种下隐患。作息不规律,特别经常熬夜,透支身体,导致抵抗力降低,引发多种疾病的发生。

(3)适当体育锻炼,增强体质,避免体重超重和肥胖。肥胖与高血压、心脑血管病、糖尿病、胰腺癌的发生有密切关系。

(4)戒烟酒、少饮咖啡,目前认为烟酒、咖啡与胰腺癌的发生有关。

(5)定期进行防癌普查,对 40 岁以上的人群有条件者定期进行 B 超检查及肿瘤标志物(如 CEA、CA19-9 等)检查,以便早发现、早诊断及早治疗。经过综合治疗的胰腺癌患者也应遵医嘱定期复查,及时发现复发或转移,早诊早治取得更好的治疗效果。

(二)康复要点

(1)心理调整,调整好心态非常重要。胰腺癌患者治疗后需要长期后续治疗与康复。故一定要有必胜的信心和长期与疾病作战和克服困难的思想准备。保持乐观的情绪,尽量避免在遇到困难和病情出现反复时产生急燥、焦虑、恐惧、绝望、抑郁等情绪,以防导致机体内分泌失调、抗病力下降而不利于治疗。

(2)注意劳逸结合,不宜整天卧床或过多过剧锻炼,根据自身条件和爱好,做一些力所能及的运动,如步行、气功、体操、太极拳、爬山等。

(3)饮食调理:适当服食补益气血、健脾和胃之品,如黄芪、党参、怀山药、枸杞子、淡菜、无花果、牛奶、陈皮粥等,因为本病的发生、复发、转移、主要与脾胃失健运,导致抵抗力下降有关。

(4)戒掉不良饮食习惯,养成良好的饮食习惯,戒烟戒酒,忌食一切煎炸、烧、烤食物以及不易消化的食物,多食新鲜蔬果,最好五色俱全的各种蔬菜水果。

(5)遵照医嘱定期复查治疗,前 2 年内每 1～3 个月复查一次,2 年后 3～6 个月 1 次,检查项目根据具体情况有一般体检,肿瘤标志物检查、B 超、胸片、CT 或 MRI 等。

七、饮食调养

(一)药膳食疗

1.柘木瘦肉粥

柘木 60 g,瘦猪肉 30 g,将柘木洗净切碎加水煎汤,取汤入瘦猪肉煮熟加调味佐料少许,喝汤食肉。〔附:柘木为桑科植物柘树的树干部分。性温味甘,无毒。功效化痰散结,化瘀止痛。动物实验对 EC、S180 等癌细胞有明显抑制作用,是一味很好的抗癌中药。本植物的根(穿破石)、树皮、根皮茎叶、果实均供药用,煎汤内服,用量 30～60 g。适用于胰腺癌患者见有疼痛不舒者。〕

2.韭菜饮

韭菜汁 30 g,鸡内金 3 g,人乳 1 匙,羊乳 1 勺。同煮沸,俟温饮之,一天一剂,分 1～2 次服用。

3.车前子粥

车前子 15～30 g,粳米 100 g,将车前子包煎取汁后,放入粳米共煮粥食用。用于胰腺癌湿热

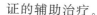

证的辅助治疗。

4.竹叶粥

淡竹叶 15 g,茵陈 15 g,粳米 100 g。将淡竹叶、茵陈煎汁去渣,加入粳米共煮食用。用于胰腺癌湿热证的辅助治疗。

5.南瓜饭

粳米 250 g,南瓜 200 g,油、葱适量。将油、葱和削皮切块的南瓜在铁锅内略炒备用。将洗好的米加水适量一起倒入铁锅中,盖上锅盖,慢慢用火煮,再用炭烬焖至锅内散发出焦香为止。掀开锅盖,用铲翻搅均匀即成。南瓜饭适用于胰腺癌并血糖增高者。

6.桑白皮兔肉汤

桑白皮 30 g,兔肉 250 g,食盐少许。桑白皮先用水洗净,然后和兔肉(切成小块)一起,加水适量,煲熟后加食盐调味后服食。本汤补中益气,行气消肿,适用于胰腺癌并血糖增高者及营养不良性水肿者。(宋《太平圣惠方》云:"治消渴,神效煮兔方。兔一只,新鲜桑白皮半斤,剥去兔皮及肠胃,与桑根皮同煮,烂熟为度,尽力食肉并饮其汁,即效。"兔肉治疗消渴,在《本草纲目》中李时珍云:"消渴极重者不过两兔。")

7.灵芝补脾汤

灵芝 15 g,大枣 30 g,党参 30 g,枸杞子 30 g,人参须 15 g,猪排骨 300 g,食盐适量。将上述灵芝等药材用布袋装好,扎口浸入 6 000 mL 水中 10～20 分钟后加入猪排骨,武火煮沸后,文火煮 3 小时,捞出布袋,加入食盐调味,每次 250～300 mL,吃肉喝汤。每天 1～2 次,多余放入冰箱或者将汤煮沸后,不能掀盖,否则会变味,第二天加热后再食,此汤益气健脾,防癌抗癌。适用于胰腺癌脾胃虚弱者。

8.附子粥

制附子 3 g,干姜 3 g,粳米 100 g,葱白 2 茎。红糖适量。制附子、干姜共研细末,先用粳米煮粥,待粥煮熟后,加入药末及葱白、红糖同煮 5 分钟即可。此粥温中散寒,补阳止痛,适用于胰腺癌属虚寒痛者。

9.三仙芋头汤

芋头 100 g,焦麦芽 30 g,焦谷芽 30 g,焦六曲 30 g。芋头洗净去皮,加入布袋包好的三仙(谷芽、麦芽、六曲)共入锅中,加清水适量,煮至芋头熟透,喝汤吃芋头,每天一次。用于胰腺癌患者有纳差及便秘者。

10.香菇牡蛎豆腐汤

豆腐 100 g,牡蛎肉 50 g,香菇 20 g,姜丝少量。豆腐(切块),香菇(切成条状)、牡蛎肉、姜丝共置锅中,加水适量炖至烂熟,加入适量调味料即成。每天一次,胰腺癌患者可以经常食用。

(二)饮食宜忌

(1)忌煎、炸、烧焦和烤糊的食物。

(2)少食高脂肪、高蛋白等肥甘厚味食物。主食注意选择粗粮、五谷、豆类、甘薯等,每天应有新鲜蔬菜及水果 500～750 g,并在饮食中增加食物纤维及富含维生素的食物。

(3)忌烟、酒、咖啡。

(4)疾病过程中如出现发热、面红、目赤尿黄,舌红苔黄等热毒壅盛表现者,忌热性食物,忌煎、炸及辛辣食物如姜、葱、韭菜、辣椒和荔枝、桂圆等热性食物。如表现气短、乏力、纳呆、怕冷者,证属虚寒,则禁寒性及生冷食物,如大多数蔬菜水果以及甲鱼、乌龟、螃蟹、泥鳅等,对偏寒凉蔬菜等,如要食用应炒用并加姜汁或姜片或胡椒调味。

(5)多程化疗后或疾病后期如出现纳呆、怕冷、气短、乏力、舌淡、脉细弱者属气虚阳虚证,忌食生冷及伤阳助阴的食物,如甲鱼、乌龟等水中食物以及大多数蔬菜水果等。

(6)疾病晚期如出现腹水者忌食高盐食物;如有腹胀、屁多者忌食产气多的食物,如红薯、山芋及各种甜品如糖水、甜牛奶等以及不易消化的食物。

(7)胰腺分泌的胰液中含有淀粉酶、脂肪酶和蛋白酶,而由于唾液、胃液和肠液含有消化糖类和蛋白质的酶,所以胰腺癌的患者主要存在脂肪酶的不足,表现为脂肪消化不良,所以饮食要注意控制脂肪的摄入量,而糖类和蛋白质也要适量。

（臧传鑫）

第十章

肿瘤的护理

第一节　常用护理技术

一、化疗泵的操作技术及使用方法

化疗泵的使用可达到维持药物有效的血药浓度,持续杀灭癌细胞;可延长给药时间,杀灭不同时段进入增殖期的肿瘤细胞;增强药效;降低化疗药物的毒副反应。

（一）适应证

需使用化疗泵的药物。

（1）持续使用化疗药物（氟尿嘧啶、顺铂、卡铂、亚叶酸钙、长春新碱等）。

（2）持续使用镇静剂。

（3）持续使用镇痛剂。

（二）禁忌证

使用外周留置针不宜使用化疗泵,建议在深静脉置管下使用此泵。若符合上述条件,一般无特殊禁忌证。

（三）评估

（1）环境是否安静、清洁、舒适。

（2）患者意识状态及配合程度。

（3）患者血管情况,是否有深静脉置管。

（四）操作前准备

（1）戴好口罩、手套及防护用物（如开启生物安全柜、穿防护服等）。

（2）遵医嘱剂量准确的配制药物。

（3）确认包装完好和标明的型号后再打开使用。

（五）操作程序

（1）取下加药口保护帽,保存备用。

（2）彻底排空加药 50 mL 注射器的气体。不要在注射器上使用针头,否则将破坏加药口。

（3）轻轻地将注射器顶端套进加药口,然后顺时针旋转锁紧。

（4）将注射器置于操作台面，在注射器凸缘上施加稳定的压力，灌注储药囊。

（5）逆时针轻轻地将注射器从化疗泵取下。按顺时针方向，将加药口保护帽轻轻地拧紧加药口。

（6）拧去延长管末端保护帽并保存备用。打开开关，药液从延长管中流出将化疗泵内的空气排除。目测检查是否排气，持续2滴以上药液从延长管流出；延长管内无气泡。如无液体流出，可采用压力排气法，即将一个三通与延长管一端的接头连接，用一个10 mL注射器连接三通的另一端口（将三通旋至注射器与延长管接头开放的位置），将注射器活塞向下拉产生负压，持续抽吸，直至观察注射器内有药液出现。

（7）注意注药泵与PICC接口是否衔接紧密，泵要妥善固定，防止泵重力的牵拉导致PICC管脱出。

（8）注意注药泵储药囊外周缩小情况，了解灌注量，检查注药泵是否妥善固定、连接是否紧密、是否通畅，每班应详细交接泵入量，准确记录泵入时间。

（9）如出现报警等，及时查明原因处理各种故障。①"机器故障报警"：由于驱动装置自身故障或其他外部原因引起。处理方法为按（止鸣/排气）后，更换新电池或重新安装电池后试机。若仍报警，则须更换驱动装置。②"堵塞"报警：由于输液管道堵塞使液体不能输出引起报警。在和其他器械合用不带单向阀和多通阀时，其他器械输出压力大于本泵堵塞阀值时也会发生报警。处理方法为检查各管道是否压迫、打折；导管开关、三通阀是否打开。③"气泡或无液"或"未装夹到位或气泡"报警：由于在输液管路中出现气泡、无液或未装夹到位引起的报警。处理方法为检查储药袋里有无药液及管路中是否有气泡，如有气泡，应立即排掉。若是因驱动装置未装夹到位，须重新装夹。④"到极限量"报警：由于参数设置等原因，使综合输出量大于或等于设置的极限量引起的报警。处理方法为重新准确计算各参数，使极限量的设置值稍大于计算结果，重新设置后再运行。⑤回血的处理：由于本泵为蠕动泵结构，在工作间隙，导管内的压力将低于人体静脉压。所以当给药量较小，间隙较长时；患者体位受压等原因造成静脉压力相对增大时；泵位置（包括导管）比患者给药部位低造成泵及导管内压力相对减小时；生理性或病理性静脉压增高时都会引起部分患者静脉血回流。处理时要解除静脉压力增大的原因；解除静脉压迫等；加大注药泵工作间隙的压力；抬高注药泵（包括导管）；选择一个重力输液系统和注药泵共用一条静脉通路，即用三通阀将泵通道、重力输液通道和患者静脉通道连接给药。

（10）告知患者将注药泵妥善放置，不能发生碰撞或摔，避免浸水、高温或强磁场和电磁场对泵可能发生的干扰。卧床输液时可将输液泵挂于输液架上或放置枕旁，如果放置枕旁，要使驱动装置高于输液装置，以使肉眼看不见的小气泡浮于液面，避免因机器过度敏感而报警。

二、经外周静脉置入中心静脉导管（PICC）维护技术

PICC是经外周静脉置入中心静脉的导管，是指外周静脉（贵要静脉、肘正中静脉、头静脉）穿刺插管，其末端位于上腔静脉的导管。适用于长期输液、老年患者输液、肿瘤化疗、肠外营养等，具有安全、可靠、留置时间长的特点，而在临床上得到广泛应用，并取得显著效果。PICC必须有相对固定的人员进行置管，管路使用寿命与维护技术是分不开的。置管后维护的目的是确保PICC穿刺点的无菌状态；预防导管相关性血流感染；确保PICC导管通畅；维持导管的正常功能。

（一）适应证

置管后保持导管正常功能所进行的处理。

（二）禁忌证

无特殊禁忌证。

（三）维护前评估

（1）必须在指定的换药室、治疗室等进行局部换药。

（2）环境是否安静、清洁、舒适。

（3）患者意识状态及配合程度。

（四）用物准备

治疗盘、弯盘、剪刀、预冲式导管、分隔膜接头、无菌透明敷料、卷尺、胶布、一次性换药包（无菌纱布 3 块、无菌手套 2 副、棉球 10 个、无菌镊 2 把）、导管固定装置。

（五）操作程序

（1）核对患者，了解导管刻度、穿刺点局部情况以及上次维护时间。

（2）评估：向患者讲解更换贴膜的目的，以取得合作。评估穿刺点和周围皮肤情况以及导管位置。

（3）以肘关节上方 10 cm 为中心，测量臂围，并与原资料核对。

（4）洗手、戴口罩，备齐用物。

（5）再次核对患者，暴露换药部位，零角度拆除原有贴膜和胶布并丢弃，避免将导管带出。检查导管刻度以及穿刺点有无红、肿、渗出物，局部有无肿胀疼痛，发现异常给予相应处理。

（6）检查一次性换药包并打开，嘱患者抬手铺治疗单，戴手套，将袋内酒精、碘伏棉球倒入治疗盘中。

（7）更换接头：取出预冲注射器、释放阻力、安装接头，排气；酒精棉球反复螺旋式擦拭接头至少 15 秒后安装新接头。更换手套。

（8）取一块纱包裹接头处，行穿刺点消毒：用酒精棉球消毒避开穿刺点和导管外的皮肤，以清洗干净为原则擦拭三遍，第一遍顺时针，第二遍逆时针，第三遍再顺时针，范围为上下直径 20 cm，待干。再用碘伏棉球消毒穿刺点、周围皮肤及导管 3 遍（按顺、逆、顺的顺序），碘伏消毒面积要小于酒精消毒面积。操作过程中询问患者局部感觉，做好健康教育。

（9）再次核对导管的刻度有无移位、脱出或进入体内，将体外导管妥善摆放，脱手套。

（10）检查透明敷料，待自然干时，无张力粘贴。贴膜以穿刺点为中心，覆盖全部体外部分导管，下面边缘固定到连接器的翼型部分的一半。

（11）在长条胶布上签上导管刻度、换药时间及姓名。

（12）撤去治疗巾，再次核对姓名，告知患者下次维护时间，做好维护宣教。

（13）清理用物，洗手、取口罩。

（六）注意事项

（1）零角度去除透明敷料，注意切忌将导管带出体外。

（2）勿用酒精消毒穿刺点，以免引起化学性静脉炎。

（3）消毒导管时防止将导管拽出。

（4）勿在消毒剂未干时贴透明贴膜，应无张力性粘贴，以免损伤导管和皮肤。

（5）体外导管蓝色部分完全覆盖在透明贴膜下，以避免引起感染。

三、置入式静脉输液港的维护与护理

输液港是一种植入皮下可长期留置在体内的静脉输液装置,由供穿刺的注射座和插入静脉的导管系统组成,用于输注各种药物、补液、营养支持治疗、输血、血样采集等。

(一)置港适应证

(1)长期反复治疗的肿瘤患者、外周浅表静脉难以注射者。

(2)反复抽血、输血及血制品者。

(3)需长期静脉高营养治疗或经静脉抗生素治疗者。

(4)需输入高渗溶液、强酸、强碱类高危药物,易损伤浅表静脉者。

(二)置港禁忌证

(1)局部皮肤有破损、感染者。

(2)全身有菌血症或脓毒血症者。

(3)手术区域有肿瘤者。

(4)有出血倾向者。

(5)有高凝状态者慎用。

(6)预插入部位有放疗史及血管外科手术史。

(7)患者有上腔静脉压迫综合征者。

(8)有严重的心肺疾病,不宜手术者。

(三)维护操作前评估

(1)必须在治疗室进行维护工作。

(2)环境是否安静、舒适。

(3)患者配合程度。

(四)维护操作前准备

用物准备:换药包、无损伤针、正压接头、透明敷料、无菌剪刀、无菌手套、预冲式导管、生理盐水 100 mL、胶布、碘伏、酒精、无菌棉球。

(五)维护操作程序

1.消毒

(1)戴手套,铺治疗巾,消毒以输液港港体为中心先酒精再碘伏由内向外螺旋式消毒皮肤(范围 10 cm×12 cm)三遍,以顺、逆、顺的顺序消毒。

(2)无损伤针连接预冲、排气。

2.穿刺

非主力手触诊,找到输液港注射座,确认注射座边缘,非主力手拇指、示指、中指固定注射座,将注射座拱起,无损伤针自三指中心处垂直刺入穿刺隔,经皮肤和硅胶隔膜,直达储液槽基座底部。

3.维护注意事项

(1)针头必须垂直刺入,以免针尖刺入输液港侧壁。

(2)穿刺动作轻柔,感觉有阻力不可强行进针,以免针尖与注射座底部推磨,形成倒钩。

(3)注射、给药前应抽回血确认位置。若抽不到回血,可注入 5 mL 生理盐水后再回抽。

(4)穿刺成功后,应妥善固定穿刺针,不可任意摆动,防止穿刺针从穿刺隔中脱出。

4.冲洗

正压手法冲洗。

5.退针

为减少导管头部血液回流和导管堵塞,应缓慢撤出无损伤针,在注入最后 0.5 mL 液体时即开始退针,撤针时用两指固定输液港基座。

6.抽血注意事项

(1)取血量:穿刺成功后抽出至少 5 mL 血液弃置不用,儿童减半。

(2)更换注射器,换一新的 10 mL 以上注射器抽足量血标本。

(3)采血后维护:立即用 20 mL 澄清生理盐水以脉冲方式冲洗导管。

(冯倩倩)

第二节　放疗的护理

放射治疗(放疗)是利用放射性核素产生的 α、β、γ 射线和各类 X 射线治疗机或加速器产生的 X 射线、电子线、质子束及其他粒子束等放射线治疗恶性肿瘤的一种方法。放疗是治疗肿瘤的重要手段,对于一些早期肿瘤,如鼻咽癌、喉癌等,放疗不仅可取得根治性治愈的效果,还能保留患者组织、器官解剖结构的完整性,提高患者的生活质量。对中晚期肿瘤患者,通过术前放疗、术后放疗或联合化疗,可明显降低肿瘤的远处转移率和复发率,提高局部控制率,延长患者的生存期。

一、放疗前护理

(1)了解患者的治疗时间、方案(疗程、次数、射线种类、照射部位)、有无辅助装置等。多数患者对放疗缺乏正确的认识,治疗前应简明扼要地向患者及家属介绍有关放疗的知识、治疗中可能出现的不良反应及放疗的预期效果,使患者消除恐惧心理,积极配合治疗。

(2)陪同患者到放射治疗室参观并讲解放射治疗流程,协助患者做好定位前准备,尤其X 刀、射波刀定位及治疗时遵医嘱固定一套专用衣服,头颈部需理发以保证放疗的精确性。

(3)了解患者的身体情况及营养状况,予以高蛋白、高维生素饮食,以增强体质。一般情况较差者,及时纠正贫血以及水、电解质紊乱等。另外,需检查血象,一般情况下,如白细胞$<4\times10^9$/L,血小板$<10\times10^9$/L 应停止治疗,待升高后再进行放疗,并行肝肾功能等各项检查。

(4)指导患者注意口腔卫生,如有龋齿或口腔疾病应于治疗前就医;照射部位有切口者需待愈合后再行放疗;有全身或局部感染者需先控制感染;年轻妇女放疗前需做好计划生育。

二、放疗期间护理

(1)指导患者进入放射治疗室前必须摘除金属物品和饰品,如手表、钢笔等,穿原定位时的衣服,体位摆放与定位时的治疗体位一致,保证放疗效果精准性。

(2)指导患者保持放射野标识清晰,因洗澡、出汗、衣服摩擦等使定位标识模糊不清时,需及时请医师重新标记。

（3）每周检查一次血常规，如体温＞38 ℃、白细胞＜$4×10^9/L$、血小板＜$10×10^9/L$ 或放疗反应严重者，应遵医嘱停止放疗。

（4）严密观察患者各种放疗反应，及时采取相应的措施。

三、放疗后护理

（1）向患者讲解后期仍可能出现的放疗不良反应，并指导患者随时观察照射野局部及全身反应情况。

（2）告知患者照射野皮肤仍须继续保护至少 1 个月。在放疗后，照射野的标记应在医师的指导下拭去。

（3）告知患者放疗后 3 年内避免拔牙。在出现牙齿或牙龈疾病时，应积极保守治疗；若迫不得已拔牙，一定告知牙医既往接受放疗的病史；拔牙前后应使用抗生素，以减少口腔感染和放射性口腔炎及骨坏死的发生。

（4）指导患者放疗后应多服用滋阴生津、清热降火之品，如苦瓜、胡萝卜等，主食以半流质或软烂食物为宜。放疗可抑制骨髓造血功能，使红细胞、白细胞、血小板数量下降，故要加强营养，多吃鸡、鱼肉等，还可选择含铁较多的食物，如动物的肝、肾、心、瘦肉和蛋黄等。

（5）指导患者继续张口功能锻炼 3～6 个月，预防颞颌关节功能障碍。保持鼻腔清洁，勿用力挖鼻，防止出血。大部分患者几年内会口干，可用金银花、菊花泡茶饮用。

（6）嘱患者按医嘱定期复查。一般出院 1 个月复查，以后根据情况在治疗后第 1～3 年内3～6 个月复查一次，每年应做 3～4 次全面体格检查（包括实验室检查、颈腹 B 超、胸部 X 线、CT、MRI），第 3～5 年每 6 个月复查一次。

四、放疗反应护理

（一）全身性反应

放疗引起的全身反应表现为虚弱、疲乏、食欲下降、头晕等症状，应对进行患者以下指导。

（1）照射前进食少量食物，避免形成条件反射性厌食，放疗期间清淡饮食，指导患者大量饮水或输液增加尿量，使因放疗所致肿瘤细胞破裂坏死而释放的毒素迅速排出体外，减轻全身放疗反应。

（2）照射后完全静卧休息 30 分钟，保证充足的休息与睡眠，放疗期间可进行练气功等适当的体育锻炼。患者思想紧张时会加重身体的不适症状，护士应鼓励和帮助患者，提高患者对放疗的适应性。

（二）骨髓抑制

放疗可引起不同程度的骨髓抑制，临床中常以白细胞及血小板减少较为多见。放疗中应每周监测血常规指标，遵医嘱使用生血药物或输入血液制品，并根据检查结果实施相应的护理措施。

（1）贫血患者应指导其适当休息；多进食红色肉类及绿色蔬菜，促进红细胞的生成；口服铁剂时指导患者于餐后使用，吸管服用，减少铁剂对胃的刺激和牙齿的附着，告知患者服用铁剂会引起黑便，避免患者恐慌。

（2）患者白细胞计数降低时应指导患者注意保暖，密切观察患者有无发热等感染征象。当患者白细胞计数降至$(1～3)×10^9/L$、中性粒细胞降至 $1.5×10^9/L$ 时应给予一般性隔离；减少探视,定时对病室进行通风换气和空气消毒,有条件时使用空气净化器,人员进入病室时必须戴口罩,禁止患传染性疾病者与患者接触;患者白细胞<$1×10^9$/L、中性粒细胞<$0.5×10^9$/L时予以保护性隔离:将患者安置于无菌层流室或层流床内,所使用的物品均应先进行灭菌处理,医护人员进入时必须戴无菌口罩、手套,穿无菌隔离衣和鞋套等。

(3)患者血小板减少时应指导患者注意维持皮肤和黏膜的完整性,活动时避免磕碰,避免使用刮胡刀和用手指挖鼻孔,刷牙时使用软毛牙刷,空气干燥时可涂液状石蜡防止口唇部和鼻黏膜干裂出血。护士进行注射时需延长压迫时间。患者血小板<$50×10^9$/L时需密切观察患者的出血倾向,检查患者全身皮肤有无瘀点或瘀斑、有无牙龈出血和黑便等。

(三)放射性皮肤炎

放射性皮肤炎是由放射线照射引起的皮肤黏膜炎症性损害,照射前应向患者说明预防皮肤反应的重要性及保护照射野皮肤的方法。

(1)颈部有照射野时穿质地柔软或低领开衫。

(2)照射野皮肤可用温水和柔软毛巾轻轻沾洗,局部禁用肥皂擦洗或热水浸浴。

(3)禁用刺激性消毒液和护肤品,避免冷热刺激如热敷、冰袋等。

(4)照射区皮肤禁止剃毛发,宜用电动剃须刀,防止损伤皮肤造成感染。

(5)照射区皮肤禁做注射点;外出时防止日光直接照晒,应予遮挡。

(6)局部皮肤不要搔抓,皮肤脱屑切忌用手撕剥。

(7)多汗区皮肤保持清洁干燥。指导患者局部照射野遵医嘱及早使用放疗皮肤保护剂如多磺酸粘多糖乳膏、三乙醇胺软膏和医用射线防护喷剂等。每天随时观察照射野皮肤反应的变化程度,倾听患者的主诉感觉,如干燥、瘙痒、疼痛等,出现干性反应不用特殊处理,按时使用皮肤保护剂,禁忌抓挠损坏放射区域皮肤以防破溃;出现湿性反应,可先用生理盐水清洁创面,待干后外涂三乙醇胺软膏,也可吹氧加速创面干燥,再涂软膏减少炎性渗出,加快创面愈合;出现皮肤湿性脱皮时使用湿性敷料更有利于皮肤破损愈合。

(四)放射性口腔黏膜炎

放疗会使高度敏感的口腔黏膜细胞充血、水肿,继而出现疼痛、溃疡等。护士应密切观察和评估患者的口腔黏膜情况,实施相应的护理措施。

(1)向患者及家属讲解口腔黏膜炎的预防和观察方法。

(2)指导患者保持口腔清洁,使用软毛牙刷刷牙,遵医嘱使用漱口液含漱。

(3)指导患者进食易于咀嚼和吞咽的温凉流质、半流质饮食,避免进食过热、过冷、过硬及辛辣粗糙食物,餐前餐后坚持用淡盐水漱口。口腔疼痛明显时,进食前口含丁卡因或利多卡因可缓解疼痛,以便进食。如患者口腔反应较重,经口进食不能满足机体需要时,应给予静脉补充营养。

(4)放疗期间指导患者口含冰块或使用含有复方茶多酚的口腔黏膜保护剂,可减少口腔黏膜炎的发生。

(5)口干患者可大量饮水,多进食水分含量高的水果和蔬菜,咀嚼口香糖,避免吸烟等加重口干症状。

(五)放射性颞颌关节障碍、颈部强直

头颈部根治性放疗会导致张口困难、颈部强直,因此放疗期间及放疗后应及时有效地进行早期预防性功能锻炼,具体如下。

1.叩齿

最大程度地张口和闭合。

2.咀嚼

口唇闭合,上下白齿对合,用力咬合。

3.磨牙

口唇闭合,上下门齿交替侧向和前伸。

4.转头

旋转头部。进行功能锻炼时应向患者讲解训练的益处,使患者主动训练并坚持到出院后6个月至1年。

(六)其他反应

(1)治疗期间应密切观察患者有无喉头水肿、痉挛等不良反应。当患者出现喉头水肿、痉挛进而引起呼吸困难时,应及时通知医师,遵医嘱给予吸氧、雾化吸入或静脉滴注地塞米松减轻症状。

(2)鼻腔及鼻窦受到照射时,应教会患者鼻腔冲洗的方法,预防鼻腔粘连、鼻窦炎等并发症。具体方法:患者取坐位或站位,头稍前倾,胸前置小毛巾,清洁鼻孔,颌下放接水容器;患者将冲洗器一端放入温盐水或温开水内,连有冲洗头的另一端放入一侧鼻腔内,嘱患者一手缓慢挤压冲洗球,冲洗液及鼻腔分泌物由另一侧鼻腔流出,每侧鼻腔冲洗液量 $100 \sim 200$ mL,鼻腔交替进行,每天 $1 \sim 2$ 次。冲洗时勿吸气、讲话、咳嗽,以免呛咳。

(张黎芳)

第三节　化疗的护理

随着现代医疗科技的进步,化疗药物在恶性肿瘤治疗中作用越来越受到人们的重视。化疗是肺癌的一种全身性治疗方法,对局部肺内病灶及经血液途径和淋巴途径的微转移病灶均有作用。但由于抗癌化学药物对肿瘤细胞与机体内增殖健康旺盛的正常细胞缺乏选择性,因而不仅对肿瘤有杀伤作用,同时对人体正常细胞亦有一定的杀伤和抑制作用,容易出现一些较严重并发症,带来痛苦甚至危及生命。

一、化疗前护理

(一)心理护理

一般对恶性肿瘤都有恐惧感和悲观绝望心理,同时担心化疗毒副反应不能承受,尤其是多次化疗者,对化疗不良反应有过切身体验。因此,护理人员应倾听患者诉说其恐惧、不适及疼痛,充分理解其焦躁情绪,进行耐心细致的照顾,多交谈沟通,取得其信任,与之推心置腹,以减轻心理负担。开始治疗前应先讲解治疗目的、步骤、药物反应及注意事项,使有一定预见性。积极采用各种对症处理方法减轻毒副作用。鼓励病友之间相互交流,介绍成功病例,使其心胸开阔、情绪稳定、树立战胜疾病的信心,积极配合治疗。做好家属的思想工作,使家属对病情变化保持镇静,以免恶性情绪扩散,加重病情。

（二）一般护理

化疗前应询问有无药物过敏史及心脏病史，做血、尿、粪便常规检查。检查肝、肾功能及心电图。各项检查指标在正常范围（白细胞≥4.0×10^9/L）方可进行化疗。为充分发挥化疗效果，准确药量，用药前要准确称体重（晨起空腹、排空大小便）。如消化道反应严重，用药时间长，应每天或隔天测体重一次，以便调整用药剂量，减轻药物毒副反应。良好的饮食护理有利于化疗计划的顺利完成，化疗前建议食用高蛋白饮食，如蛋类、乳类、瘦肉、禽类、豆制品、蔬菜、水果等。化疗期间多食含维生素及碳水化合物的食物，如西红柿、红萝卜、绿黄色蔬菜、水果，忌辛辣、煎炸、油腻食物；尊重主观感受，与家属共同制订饮食计划，尽量满足个体需要。

二、化疗中护理

（一）查对

根据医嘱认真三查七对，正确溶解和稀释药物，并做到现用现配。联合用药时要根据药物性质排出先后顺序，有些药物见光易分解，要注意避光。

（二）穿刺部位护理

化疗药物有强烈局部刺激性，一旦外漏，可引起周围组织损伤，表现为局部红、肿、热、痛，严重者可出现局部组织坏死、深浅不等溃疡。因此要选择弹性良好、无破损、无炎症的静脉，有计划地从远端开始使用，左右交替，避免在一条静脉上反复穿刺，减少对血管的损伤。给药前要先用生理盐水进行静脉穿刺，待液体输入通畅后再接上化疗药物。在多种药液化疗时每种药液间隔输注5%～10%葡萄糖或0.9%氯化钠注射液不得少于200 mL，间隔时间应在15分钟以上。拔针前应先用生理盐水冲洗头皮针内药液，然后关开关，最后拔针头，可防止微量药液漏入皮下组织。拔针后用无菌棉球按压针眼处5分钟，以防发生出血和感染。输液时加强观察，掌握滴速，防止药物外漏。如不慎漏于皮下，应立即停止注入药液，保留针头接注射器，回抽皮下的药液，可以皮下注入解毒剂（5%碳酸氢钠、维生素C、1%普鲁卡因），也可注入5～10 mL生理盐水，虽然局部肿胀更明显，但可冲淡局部组织和血管内药物浓度，减轻局部刺激。或用5%利多卡因5 mL＋地塞米松5 mg局部封闭，并在24小时内冰敷6～12小时，以使血管收缩、减少药物向周围扩散。也可用50%葡萄糖20 mL＋25%硫酸镁10 mL＋维生素B_{12} 500 μg混合液，浸湿于纱布上冷敷。如遇药物外渗应立即通知护士，切勿热敷。如有静脉炎或局部软组织炎症，可给予六神丸30粒研末加适量蜂蜜调成糊状敷于患处，采用暴露方法，每天2次。或请理疗科协助进行理疗。

三、化疗后护理

化疗后2周内注意卧床休息，减少外出活动，防止感冒。复查血常规2次/周，复查心、肝、肾功能1次，加强皮肤护理，保持口腔、皮肤、会阴及肛周清洁，防治疖肿。加强营养，做好饮食指导，忌吃辛辣和刺激性食物。

四、化疗药物毒副反应护理

（一）骨髓抑制的护理

抗肿瘤药物对骨髓均有抑制作用，表现为白细胞和中性粒细胞减少。因此临床用药要特别注意，尽量不要把对造血系统有近期、中期及延期毒性反应药物联合应用，以免造成长期白细胞降低现象。遵医嘱定期检查血常规,如白细胞计数<$3.0×10^9$/L或血小板<$5.0×10^9$/L,应及时与医师联系,并考虑停止化疗。对白细胞计数低于正常要预防感染,如查白细胞<$1.0×10^9$/L时要进行保护性隔离,住小房间,减少或谢绝探视。严格各项无菌操作,病室紫外线消毒2次/天,用生理盐水漱口4次/天,防止口腔炎、牙龈炎。观察皮肤黏膜有无出血倾向,给予少量多次输入新鲜血或成分输血,皮下注射非格司亭(粒细胞集落刺激因子,G-CSF)以加速白细胞恢复正常。避免使用阿司匹林等药物,静脉输液拔针时要压迫针眼5~10分钟。加强饮食护理,增加营养,提高机体免疫力,减少并发症发生。

(二)消化道反应的护理

胃肠道反应常见口腔及消化道黏膜的溃疡,出现食欲缺乏、厌食、恶心、呕吐、腹痛及腹泻等症状,严重时可引起胃肠道出血、肠梗阻及肠坏死等。在化疗期间,应给予高蛋白、高维生素、营养丰富、易消化的清淡饮食,忌食辛辣、生硬、油腻食物及饮酒。对于食欲缺乏、厌食的患者,膳食方面需注意避免浓厚调味品及煎炸、油腻食品,可以少量多餐,吃易消化、营养丰富饮食;另外,喝少量牛奶有助于症状改善。对于恶心、呕吐严重者可于化疗前30分钟和化疗后4小时给予恩丹司酮、甲氧氯普胺(胃复安)等镇吐药。呕吐严重不能进食者,静脉营养支持以维持水、电解质及体液平衡。在对症处理的同时注意配合心理护理,对患者多询问,多关心,采取分散注意力的方式减轻其思想压力。因精神紧张、恐惧会诱发或加重消化道症状。对于腹痛、腹泻者,应注意观察腹痛性质、大便次数、性状等症状,并及时送检。嘱患者进食质软、少渣、低纤维、无刺激性食物,避免吃易产气食物。注意饮食卫生,防止胃肠道感染。

(三)肾脏毒性反应的护理

化疗药物的代谢产物均由肾脏及膀胱排出,可以造成肾脏损害,出现蛋白尿、血尿等,尿量仍少者,应及时向医师报告,应用利尿剂。观察尿液颜色及性质,若尿液色深而浑浊,且呈酸性,应立即通知医师,以防急性肾衰竭发生。定期进行肾功能检查及监测电解质,一旦发现异常,给予及时处理。

(四)心脏毒性反应的护理

多柔比星可导致心肌损害,所以心电图不正常者不得使用,化疗期间心电图出现异常也应立即停药。对采用多柔比星化疗者,应注意脉搏节律、速率及强弱变化。对房性期前收缩(房早)、窦性心动过速(窦速)等轻度心脏损害表现,一般不做特殊处理。当出现呼吸困难、咳嗽及咳白色泡沫痰、尿少、血压低等心力衰竭症状时,要密切观察血压变化,以防低血压休克。准确记录出入量,防止应用利尿药引起低钾及低镁血症。绝对卧床休息,给予氧疗,以减少心肌耗氧量,提高心脏对氧利用率。

(五)口腔的护理

加强口腔卫生宣教,每天晨起、睡前使用软毛牙刷清洁口腔,三餐后生理盐水漱口。每天进行口腔检查,并重视口腔黏膜早期变化,注意有无充血、水肿、糜烂、分泌物等,判别其性质及测定pH,根据测试的口腔pH选用合适溶液。中性者选用1:5 000呋喃西林液;偏酸者选用2%碳酸氢钠或0.3%过氧化氢溶液;偏碱者选用2%硼酸溶液,亦可用冷开水漱口。有龋齿和牙龈病变者,在接受化疗前应先请口腔科医师解决口腔疾病,否则接受免疫抑制药时,有引起败血症危险。口腔溃疡多在机体免疫力降低时发生,发生部位多在口唇黏膜与左右颊黏膜,持续时间一般为7天左右。口腔溃疡疼痛一般较剧烈,影响吞咽进食,可在进餐前用1%普鲁卡因加庆大霉素含漱镇痛,饮食应避免食用太热、酸性强或粗糙生硬、刺激性食物与饮料,例如咖啡、辣椒等。同

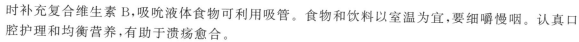

时补充复合维生素 B,吸吮液体食物可利用吸管。食物和饮料以室温为宜,要细嚼慢咽。认真口腔护理和均衡营养,有助于溃疡愈合。

(六)皮肤的护理

5-Fu 可使面部及沿静脉给药血管走行的皮肤出现色素沉着,血管变硬,需要较长时间才可恢复。用药时要注意观察皮肤的改变,出现皮疹早期应积极治疗,防止剥脱性皮炎发生。

(七)发热反应的护理

平阳霉素可使患者体温升高,最高可达 40 ℃左右。故在使用平阳霉素当日清晨,预防性给予吲哚美辛栓 1 枚入肛。但有些患者体温仍高,当体温在 38.5 ℃以上时,给予物理降温,如头枕冰袋,乙醇擦浴,腋下、腹股沟等大血管流经处放置冰袋。若效果不佳,可予药物降温,如肌内注射柴胡 4 mL,并且每天测量体温 4 次,同时做好记录。

(八)脱发的护理

化疗药物对正常细胞有损伤作用。在治疗后 10～15 天,患者会出现脱发现象。护士应及时整理和清扫床单,并对其头部进行清洁护理。解释脱发原因和性质,并给予开导和安慰,鼓励表达感受,使其认识脱发是暂时现象,化疗停止后可逐渐恢复正常,鼓励患者通过戴帽子或假发改变现有形象紊乱,树立生活勇气和信心。帮助其了解相关疾病知识,促使配合治疗,达到最佳治疗效果。

(九)神经系统损害的护理

可有意识障碍、四肢刺痛、腱反射减退等症状。长春新碱对神经系统有损害,应密切观察意识变化。当诉头痛、四肢刺痛、意识淡漠时,应及时通知医师,根据病情考虑停止化疗。

五、健康教育指导

由于化疗药物远期毒性反应不可预测,出院前应详细说明治疗效果,疾病现状及预后,指导继续用药,定期复查血常规、肝肾功能、CT,防止出现其他脏器损害,保证治疗持续性和彻底性。指导患者心情舒畅,避免过度劳累,生活规律,合理调节饮食;坚持康复锻炼,以增强体质,提高抗病能力,改善生活质量,延长生存期。

禁止吸烟,防止有害气体吸入,减轻精神压力,树立正确人生观,保持健康心理,改变不健康生活方式,合理休息,使精力充沛,生活愉快。加强营养,多食水果和新鲜蔬菜,补充蛋白质含量高食品,食用含钙、磷、钾高的食品。缓解期适度进行合理体育锻炼,增强机体免疫力,掌握下次化疗时间,准时就诊。

（冯倩倩）

参 考 文 献

［1］杨忠光.肿瘤综合治疗学［M］.西安:陕西科学技术出版社,2021.

［2］罗迪贤,颜宏利,夏承来,等.肿瘤临床检验诊断学［M］.北京:科学技术文献出版社,2021.

［3］张丹丹.常见肿瘤疾病诊断与治疗［M］.北京:中国纺织出版社,2022.

［4］李雁,殷晓聆.中医肿瘤专科实训手册［M］.上海:上海科学技术出版社,2021.

［5］范述方.肿瘤临床治疗拾奇［M］.北京:中国中医药出版社,2022.

［6］刘凤强.临床肿瘤疾病诊治与放化疗［M］.哈尔滨:黑龙江科学技术出版社,2021.

［7］付艳枝,席祖洋,许璐.肿瘤内科治疗护理手册［M］.北京:科学出版社,2022.

［8］赫文,王晓蕾,王璟璐.肿瘤超声诊断与综合诊疗精要［M］.北京:中国纺织出版社,2021.

［9］葛明华,张大宏,牟一平.肿瘤微创手术学［M］.厦门:厦门大学出版社,2022.

［10］张龙,于洪娜.临床常见肿瘤诊断思维与治疗技巧［M］.北京:中国纺织出版社,2021.

［11］闫震.妇科肿瘤化疗手册［M］.北京:人民卫生出版社,2022.

［12］宋明,杨安奎,张诠.头颈肿瘤外科临床实践与技巧［M］.广州:广东科学技术出版社,2021.

［13］詹启敏,钦伦秀.精准肿瘤学［M］.北京:科学出版社,2022.

［14］曾普华.中医谈肿瘤防治与康复［M］.北京:科学技术文献出版社,2021.

［15］魏玮.实用临床肿瘤学［M］.沈阳:辽宁科学技术出版社有限责任公司,2022.

［16］张晟,魏玺.颈部常见肿瘤超声诊断图谱［M］.天津:天津科学技术翻译出版有限公司,2021.

［17］林宇,宝莹娜.临床肿瘤放疗［M］.长春:吉林科学技术出版社,2022.

［18］王晖.现代肿瘤放射治疗临床实践指导［M］.长沙:湖南科学技术出版社有限责任公司,2021.

［19］邓清华,马胜林.转移性肿瘤放射治疗［M］.杭州:浙江大学出版社,2022.

［20］刘方.肿瘤综合诊断与治疗要点［M］.北京:科学技术文献出版社,2021.

［21］温娟,王国田,姬爱国,等.现代肿瘤病理诊断与治疗［M］.哈尔滨:黑龙江科学技术出版社,2022.

［22］王博.常见肿瘤诊断与治疗要点［M］.北京:中国纺织出版社,2021.

［23］梁廷波.实体肿瘤规范诊疗手册［M］.杭州:浙江大学出版社,2022.

［24］周睿.泌尿系统肿瘤综合治疗［M］.北京:中国纺织出版社,2021.

［25］夏廷毅,张玉蛟,王绿化,等.肿瘤放射外科治疗学［M］.北京:人民卫生出版社,2022.

［26］刘延庆.中医肿瘤临证对药［M］.北京:化学工业出版社,2021.

［27］訾华浦.临床肿瘤诊疗方法与实践［M］.长春:吉林科学技术出版社,2022.

［28］孔令泉,吴凯南.乳腺肿瘤内分泌代谢病学［M］.北京:科学出版社,2021.

［29］刁为英.现代肿瘤诊断技术与治疗实践［M］.北京:中国纺织出版社,2022.

［30］杨毅,李波.肿瘤放射治疗技术学［M］.昆明:云南科技出版社,2021.

［31］李萍萍.中医肿瘤临证论治［M］.北京:学苑出版社,2022.

［32］黄传贵.中医肿瘤辨证论治［M］.昆明:云南科技出版社,2021.

［33］刘媛媛.肿瘤诊断治疗学［M］.北京:中国纺织出版社,2021.

［34］谭晶,李汝红,侯宗柳.肿瘤临床诊断与生物免疫治疗新技术［M］.北京:科学出版社,2021.

［35］朱德东,韦勇宁.肝脏肿瘤微创治疗［M］.北京:科学技术文献出版社,2021.

［36］吕祥瑞,皇甫娟,王孟丽,等.血清肿瘤标志物与肺癌病理类型的相关性研究［J］.癌症进展,2021,19(14):1451-1455.

［37］刘巧庆,朱玲,廖阳,等.恶性淋巴瘤的精准治疗进展［J］.右江医学,2021,49(12):948-952.

［38］曹献启,李之拓,李浩然.胆囊结石诱发胆囊癌的危险因素及治疗进展［J］.医学综述,2022,28(4):706-711.

［39］王微.肝动脉化疗联合介入栓塞术对肝癌患者外周血肿瘤标志物及不良反应的影响［J］.基层医学论坛,2021,25(20):2894-2895.

［40］叶媛媛,巴菲,王静静.恶性淋巴瘤自体造血干细胞移植治疗后的生存与预后因素分析［J］.实用癌症杂志,2022,37(5):801-803.